WHO 西太区资助项目

中医循证临床实践指南

中医内科

Evidence – based Guidelines of Clinical
Practice in Chinese Medicine
Internal Medicine

中国中医科学院　组织编写

中国中医药出版社
·北　京·

图书在版编目（CIP）数据

中医循证临床实践指南．中医内科/中国中医科学院编写．—北京：中国
中医药出版社，2011.1　（2012.6 重印）
ISBN 978 - 7 - 5132 - 0270 - 1

Ⅰ.①中…　Ⅱ.①中…　Ⅲ.①中医内科学—指南　Ⅳ.①R2 - 62

中国版本图书馆 CIP 数据核字（2011）第 001909 号

中国中医药出版社出版
北京市朝阳区北三环东路 28 号易亨大厦 16 层
邮政编码　100013
传真　010 64405750
三河市双峰印刷装订有限公司
各地新华书店经销
＊
开本 880×1230　1/16　印张 29.75　字数 870 千字
2011 年 1 月第 1 版　　2012 年 6 月第 2 次印刷
书号　ISBN 978 - 7 - 5132 - 0270 - 1
＊
定价　58.00 元
网址　www.cptcm.com

前　言

　　《中医循证临床实践指南》（以下简称《指南》）是中医药领域第一部通过国际合作、基于证据的指导中医临床实践的专著。

　　中医学是中华民族几千年来与疾病斗争过程中积累的宝贵财富，其丰富的理论知识与有效的医疗实践中蕴含着深厚的科学内涵，是中华民族优秀文化的重要组成部分。中医学的优势和特色在于天人合一、形神统一的整体观和辨证论治的个体化诊疗模式。规范化和标准化建设是发展中医药、促进其走向世界的必由之路。编撰临床实践指南（Clinical Practice Guideline, CPG）的目的旨在针对特定的临床情况，制定系统的、能帮助临床医生和患者做出恰当处理的指导方案。在指南的指导下结合患者的具体病情做出诊断和治疗的决策，有助于循证医学的原则在临床医疗实践中得到更好的贯彻和实施，有助于规范临床医生的医疗行为，提高中医医疗服务质量。

　　2007 年，中国中医科学院与世界卫生组织西太区达成合作意向，编写一套基于证据、有中医诊疗特色和优势的 28 种疾病的中医临床实践指南和 5 种疾病的针灸临床实践指南。7 月，曹洪欣院长与世界卫生组织西太区签署了编写第一批 11 种疾病基于证据的传统医学临床实践指南的实施协议（APW）。项目组聘请名誉院长王永炎院士为负责人，成立了专家指导委员会和项目办公室，《指南》编制工作正式启动。为保证《指南》的编撰质量，我们组织 200 余名专家展开研究与编写工作，多次召开编写工作会议，确定编写体例与工作细则，研究解决编写中遇到的困难与问题。成立审定委员会，包括中文统审组和英文统审组。2007 年 9 月，为保证项目高质量按时完成，中国中医科学院决定立项，给予专项经费资助。项目办公室与 11 个指南和 5 个针灸指南编写组分别签署工作协议。12 月完成了第一批 11 个指南和 5 个针灸临床实践指南的中英文编写工作，并向 WHO 西太区提交了中英文文稿和技术报告。

　　第一批 11 个病种包括：原发性支气管肺癌、年龄相关性黄斑变性（湿性）、慢性稳定性心绞痛病、脑梗死、2 型糖尿病、感冒、类风湿关节炎、偏头痛、失眠症、原发性骨质疏松症、慢性胃炎。第二批 17 个病种包括：血管性痴呆、高血压病、慢性阻塞性肺疾病、慢性乙型肝炎、艾滋病、IgA 肾病、再生障碍性贫血、单纯性肥胖病、慢性盆腔炎、小儿肺炎、特应性皮炎、寻常型银屑病、慢性前列腺炎、神经根型颈椎病、桡骨远端骨折、抑郁症、2009 甲型 H1N1 流感。并将这 28 个病种分为《中医内科》（20 种）和《专科专病》（8 种）两个分册。5 个针灸指南由中国针灸学会主持编写，病种包括：面瘫、带状疱疹、抑郁症、偏头痛和中风假性球麻痹。《指南》的体例系在 WHO 西太区提供的框架下，经过《指南》编写指导委员会、审定委员会、项目办公室和编写组反复讨论，结合中医学的特点，并按照"研制基于证据的传统医学临床实践指南"香港研讨会通过的《指南》模板，对已完成的《指南》进行了反复修改和完善。指南的内容主要由介绍、背景、临床特征、诊断标准（包括西医诊断标准和中医证候诊断）、干预、管理和推荐及方法构成。附件包括指南编写人员情况、信息资源、证据分级与推荐强度、指南评价及指南涉及的专业词汇表。

　　指南编制工作在统一部署下顺利进行。

　　专家指导委员会对指南编写的总体框架、编写体例、共性技术（文献检索方法、策略、范围、文献证据级别、文献质量等级、推荐强度等级）反复论证，对各指南编制方案进行专题研讨，审定委员会提出中、英文稿编写、翻译细则，并指导统审工作。项目办公室组织、协调，形成了一个大军团作战的高水平编写队伍。同时邀请相关领域的专家，对指南编写的关键环节，从文献检索、证据分级、证据合成与专家共识到指南撰写、翻译举行专题讲座，对指南编写人员进行培训等，共召开不同层次的编写工作会议近 20 次，对各指南逐一进行多次论证、中英文统审和讨论，组织编写组对指南草案进行反复修改、完善。

各疾病编写组分别成立起草小组，形成了汇集循证医学、临床流行病学、临床医学、中医学、文献学、统计学等专业人员参与的编写队伍，包括各专业领域著名专家学者、临床医生及护理人员的老中青结合、多学科参与的团队，分工协作，共同推进。各组在项目办公室统一工作方案和组织协调下，按照国际临床实践指南编制办法，进行了相关文献检索和信息收集。检索的数据库包括中外文大型生物医学数据库和检索文本文献，包括中、日、英文文献以及中国古代医籍等。本指南所有证据均选用结构性摘要表，并按照本指南选用的分级体系进行评价。通过文献检索与评价、证据评价、合成推荐建议等程序，形成指南中文版文稿。

在广泛征求意见的基础上，特别是围绕保证编写质量，各组分别召开多次专家咨询会，部分编写组通过函审广泛征求意见，经过反复论证达成共识，对指南中文稿进行反复修改。审定委员会对指南中文稿和英文稿进行了认真的统稿和审定。

中国针灸学会成立了专家委员会，全程参与了针灸临床实践指南编制的咨询与指导工作，学会常务理事会通过决议，将 5 个针灸临床实践指南作为学会标准，向全国推行。

《指南》的特色在于引进国际通行的临床实践指南编写的思路和方法，旨在制定融合西太区各国传统医学精华和最新成就，整合和吸纳国际中医药临床研究成果和成功经验，借鉴临床流行病学的研究方法。多学科交叉组成的编写人员队伍，突破单纯由中医药领域专家共识形成指南的局限，形成具有循证医学证据的中医药防治疾病的临床实践指南。这对于规范使用中医药，提高中医药的临床疗效具有重要意义。指南的编写参照 WHO 西太区组织专家讨论推荐的要求和模板进行，这在国际上尚属首次。中国中医科学院通过实施这一项目，锻炼了一支编写临床实践指南、能与国际接轨的专业队伍，为促进中医药走向世界奠定了坚实基础。

《指南》的编写与出版，凝聚着我院专家学者与管理人员的辛勤汗水，是集体智慧的结晶。由于辨证论治的个体化诊疗模式是中医学理论与实践的精华，与循证医学有机结合存在着很大的难度，广大编写人员不辞辛苦，精益求精，几易其稿，使指南的系统性、完整性更加完善。然而由于编写者时间和编写经验有限，难免出现疏漏之处，恳请广大读者提出宝贵意见。

应该说明的是，直接或间接资助指南制定的资助者没有对指南最终的推荐意见产生任何影响。指南工作组成员和咨询专家与指南的制定均无利益冲突或潜在的利益冲突。

《指南》的问世，要感谢 WHO 西太区对此项目的资助支持，感谢中国中医科学院的专项资助，感谢国家中医药管理局国际合作司和政策法规司领导的热心指导，感谢各位专家的通力合作，感谢中国中医药出版社的编辑出版。

曹洪欣　王永炎

2010 年 11 月

《中医循证临床实践指南》编委会

主编：曹洪欣　王永炎

副主编：陈可冀　刘保延　梁菊生　范吉平　翁维良　吕爱平　刘建平

编委：

审定委员会(中文稿)：王永炎　曹洪欣　刘保延　晁恩祥　李乾构　沈绍功　谢雁鸣

　　　　　　　　　　韩学杰　王志国　王泓午　张明雪　王　忠　刘　峘　黎元元

　　　　　　　　　　宇文亚　王丽颖　史楠楠　房繄恭　訾明杰　刘炜宏　武晓冬

　　　　(英文稿)：吕爱平　谢竹藩　邹建华　王　奎　朱　明　薛崇成　刘建平

　　　　　　　　　张允岭　王惠珠

项目办公室：邹建华　谢雁鸣　赵宜军　张咏梅　刘　峘　宇文亚

编写组：

中医内科

慢性乙型肝炎指南编写小组

组长：姚乃礼

成员：刘绍能　陈兰羽　陶夏平　周　斌　吕文良　刘　震　白宇宁　王少丽　燕　东
　　　刘慧敏

艾滋病指南编写小组

组　长：梁菊生　王　健

成　员：刘　颖　邹　雯　陆嘉明　董继鹏　王　莹

原发性支气管肺癌指南编写小组

组长：林洪生

成员：花宝金　侯　炜　张培彤　李　杰　李道睿　张培宇　董海涛　杨宗艳　贺用和
　　　卢雯平　闫洪飞　石闻光　郑红刚　蒋宇光

再生障碍性贫血指南编写小组

组长：麻　柔

成员：刘　锋　唐旭东

2 型糖尿病指南编写小组

组长：林　兰

成员：倪　青　魏军平　梁晓春　王学美　方邦江　曹烨民　阙华发　李显筑　郭　力
　　　余江毅　苏诚炼　王洪武　龚燕冰　庞健丽　肖月星　王秀秀　孔文文

单纯性肥胖病指南编写小组

组长：翁维良　高　蕊

成员：郭中宁　李　博　许　云　李　智　田元祥　耿　涛

抑郁症指南编写小组

组长：赵志付

成员：王彩凤　熊抗美　王　敏　张　成　刘　超　肖　怡　孙　璐　赵　鹏
廖洪超　汪卫东　杨秋莉　黄世敬　唐启盛　张　捷　苏建民　冯秀杰
李　丽　郭荣娟

失眠症指南编写小组

组长：刘艳骄

成员：何丽云　汪卫东　齐向华　许　良　徐　建　闫　雪　胡春宇　吕学玉
吕梦涵　王　芳　滕　晶　张艳红　米歇尔（加拿大）

血管性痴呆指南编写小组

组长：周文泉

成员：罗增刚　李　浩　时　晶　荆志伟　刘　方　程　伟　刘征堂　郭明冬
郭仁真　张　晋　李鸿涛　倪敬年　刘　峘

偏头痛指南编写小组

组长：何良志

组员：李　涛　刘红梅　石学敏　刘长信　郭　兰　杨　霞　周哲屹　鲁　岩
冯　柯　杨　苗　吴平凡　李　扬　高金柱　石秋杰　袁洪雷

高血压病指南编写小组

组长：雷　燕

成员：王　阶　陈可冀　蒋跃绒　詹思延　杨　静　王振华　杜雪君　陶丽丽

慢性稳定性心绞痛指南编写小组

组长：曹洪欣　史大卓

成员：殷惠军　蒋跃绒　高铸烨　董国菊　王承龙　张华敏　李立志　郭　艳
郭春雨

脑梗死指南编写小组

组长：王永炎　高　颖

成员：张允岭　邹忆怀　刘建平　周　莉　常静玲

感冒指南编写小组

组长：姜良铎

成员：刘建平　赵百孝　刘清泉　张纾难　焦　扬

2009 甲型 H1N1 流感指南编写小组

组长：王永炎

成员：晁恩祥　王融冰　王书臣　周平安　姜良铎　张燕萍　李国勤　李秀惠
　　　刘清泉　王玉光　刘　薇　焦　扬

慢性胃炎指南编写小组

组长：唐旭东

成员：吕　宾　周丽雅　詹思延　李振华　李保双　高　蕊　王凤云　王　萍
　　　卞立群　刘　赓　张引强　林　媚　李　博　赵迎盼

类风湿关节炎指南编写小组

组长：冯兴华

成员：姜　泉　何夏秀　张华东　曹　炜　母小真　唐晓颇　刘宏潇　葛　琳
　　　王海隆　张显彬　梁慧英　石英杰　张鹏翔　莫　捷　袁　永　许凤全
　　　焦　娟

原发性骨质疏松症指南编写小组

组长：谢雁鸣

成员：董福慧　孙树椿　王和鸣　宇文亚　刘庆思　马良宵　廖　星　徐桂琴
　　　支英杰　牛潞芳　武常生

IgA 肾病指南编写小组

组长：聂莉芳

成员：徐建龙　李　赛　薛武更　余仁欢　于大君　韩东彦　孙红颖　高　蕊

慢性阻塞性肺疾病指南编写小组

组长：王书臣

成员：张燕萍　赵兰才　苗　青　何昌生　张文江　许宗伟　崔　云　樊茂蓉
　　　谭素贞　韩克华　祁海艳　罗海丽　代昭欣

专科专病

年龄相关性黄斑变性（湿性）指南编写小组

组长：唐由之

成员：巢国俊　冯　俊　王慧娟　张　励　李学晶　梁丽娜　周尚昆　钟舒阳
　　　王　影　任燕茹　于　静

特应性皮炎指南编写小组

组长：黄尧洲

成员：姚春海　刘青云　陈少君　柏燕军　高　蕊　李云峰　宋艳丽　迟慧彦
　　　佘远遥　郎　娜　赵一丁　李　彬　罗　然　刘　洋　关雅素　张婉容

寻常型银屑病指南编写小组

组长： 刘瓦利

成员： 庄国康　王俊慧　颜志芳　闫雨荷　陈　岩　王君伟　聂　晨　潘　军

神经根型颈椎病指南编写小组

组长： 朱立国

成员： 于　杰　王尚全　王　乾　李金学　高景华　张　清　冯敏山　金哲峰
　　　　徐凡平　甄朋超　魏　戍

慢性前列腺炎指南编写小组

组长： 贾金铭

成员： 马卫国　董佳晨　罗少波　焦拥政　孔令青

慢性盆腔炎指南编写小组

组长： 李光荣

成员： 郭永红　赵瑞华　王　燕　陈瑞雪　刘新敏　艾　莉　曾　玲

小儿肺炎指南编写小组

组长： 安效先

成员： 冀晓华　彭征屏　刘　昆　潘　潞　崔　宁

桡骨远端骨折指南编写小组

组长： 张兴平

成员： 周　卫　高　云　李金学　赵　勇　孙瑞华　郑移兵　徐　聪　孙　研
　　　　余　跃　李文杰　陈青海　宋山峰

针　灸

针灸临床实践指南制定方法编写小组

组长： 刘保延

成员： 梁繁荣　吴中朝　刘志顺　赵吉平　赵　宏　武晓冬　訾明杰　吴　曦
　　　　彭唯娜　房緊恭

带状疱疹指南编写小组

组长： 刘志顺

组员： 彭唯娜　刘保延　王　晶　毛　湄　邓艳华　于金娜　廖育麟　穆　岩
　　　　罗　云　肖晓玲　王　扬　武晓东　赵　宏　訾明杰　郭　旭

面瘫指南编写小组

组长：梁繁荣

成员：李 瑛 吴 曦 陈 勤 李学智 罗 玲 郑 晖 曾 芳 黄文静
　　　赵 凌 武晓冬 赵 宏 訾明杰 郭 旭

抑郁症指南编写小组

组长：赵 宏

成员：郭 旭 柏巧玲 王 寅 刘 军 王 澍 姚 明 王 杨 苏 苇
　　　赵玉雪 陶 莎 陈锦宇 罗 云 顾宝光

中风假性球麻痹指南编写小组

组长：赵吉平

成员：王 军 刘保延 李 俊 白 鹏 王 朋 王 鹏 赵 宏 武晓东
　　　訾明杰 郭 旭

偏头痛指南编写小组

组长：吴中朝

成员：杨金洪 王京京 胡 静 焦 玥 黄子明 王丽娜 郭宇鹏 陈仲杰

总目录

慢性乙型肝炎中医临床实践指南

要点说明

1 关键事项

本指南主要根据中国慢性乙型肝炎的中医药临床研究成果并结合专家的经验制订，力争做到与中医药治疗慢性乙型肝炎的临床实际相符。

需要说明的是，本指南并不是医疗行为的标准或者规范，仅是根据现有的研究证据而形成的一个文本，随着临床实践的发展，新的证据不断出现，指南所提供的建议亦会随之不断修正。就指南本身而言，并不包括所有有效的处理方法，也并不排斥其他有效的处理方法，最终临床治疗措施的选择，需要医疗工作者根据辨证论治的原则，针对临床的具体情况，结合自身的经验及患者的意愿做出。

2 关键建议

中医药治疗慢性乙型肝炎以中药汤剂为主，中成药、针灸等治疗为辅，配合饮食调节、心理疏导等综合干预，关键建议如下：

对肝气郁结证患者，可选用柴胡疏肝散为主方加减治疗（推荐强度：B）；肝气郁结证为主而有其他兼夹证候者，应根据中医理论进行辨证治疗（推荐强度：C）。

对肝胆湿热证患者，可选用茵陈蒿汤为主方加减治疗（推荐强度：A）；甘露消毒丹、茵陈五苓散、龙胆泻肝汤随证加减可用于肝胆湿热证的治疗（推荐强度：B）。

对肝郁脾虚证患者，可选用逍遥散为主方加减治疗（推荐强度：B）；肝郁脾虚证为主而有其他兼夹证候者，应根据中医理论进行辨证治疗（推荐强度：C）。

对肝络瘀阻证患者，可选用桃红四物汤、复元活血汤、血府逐瘀汤加减治疗（推荐强度：B）；肝络瘀阻证为主而有其他兼夹证候者，应根据中医理论进行辨证治疗（推荐强度：C）。

对肝肾阴虚证患者，可选用六味地黄汤、一贯煎加减治疗（推荐强度：B）；肝肾阴虚证为主而有其他兼夹证候者，应根据中医理论进行辨证治疗（推荐强度：C）。

对脾肾阳虚证患者，可选用肾气丸、右归饮加减治疗（推荐强度：B）；脾肾阳虚证为主而有其他兼夹证候者，应根据中医理论进行辨证治疗（推荐强度：C）。

目前的证据表明，中医药具有抗乙肝病毒的作用，其中猪苓多糖、冬虫夏草、叶下珠、苦参碱可用于抗乙肝病毒的治疗。（推荐强度：B）

清热解毒法是慢性乙型肝炎抗病毒治疗的常用方法，但临床上仍以辨证论治为原则，应注意邪正关系，从扶正和祛邪两方面进行调整而采取适当的治疗方法。（推荐强度：B）

中医药与抗病毒西药联合应用可增强其抗病毒效果。（推荐强度：B）

基于目前的证据，补阳还五汤、血府逐瘀汤、小柴胡汤、青蒿鳖甲汤加减可用于慢性乙型肝炎肝纤维化的治疗，但需辨证使用。气虚血瘀者用补阳还五汤、瘀血阻络者可用血府逐瘀汤、和解少阳者用小柴胡汤、阴虚内热者可用青蒿鳖甲汤。（推荐强度：B）

肝纤维化是在慢性乙型肝炎基础上发生的，因此，抗乙型肝炎病毒有益于肝纤维化的治疗。（推荐强度：B）

中医药在保肝降酶方面有一定的优势，临床应用仍需辨证论治。苦参素有明显的保肝降酶效果。（推荐强度：A）其他中成药可根据辨证选当飞利肝宁胶囊、垂盆草冲剂等。（推荐强度：B）

针刺是治疗慢性乙型肝炎的另一种选择。对脾肾阳虚证患者，可使用温针，并配合艾灸治疗。（推荐强度：B）

慢性乙型肝炎患者有必要养成良好的生活习惯，应适当休息、营养摄入保持平衡、禁止饮酒。（推荐强度：A）

加强心理疏导对慢性乙型肝炎疾病的治疗，减轻症状，提高生活质量有一定的帮助。（推荐强度：B）

慢性乙型肝炎患者应定期复查。（推荐强度：A）

3 实施过程

对确诊为慢性乙型肝炎的患者，可以按如下流程实施操作：

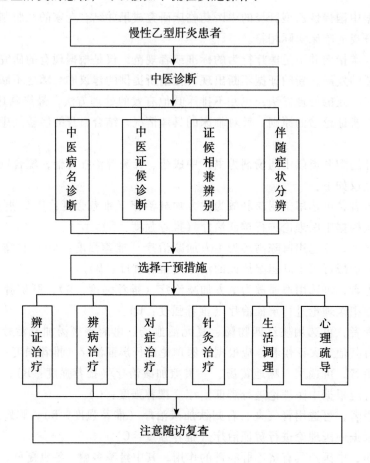

目 录

介　绍

在中国，慢性乙型肝炎（Chronic hepatitis B，CHB）的规范化研究始于 1978 年"病毒性肝炎防治方案"的提出[1]；1983 年 11 月，中华医学会第二届全国传染病与寄生虫病专题学术会议对"病毒性肝炎防治方案"进行了修订，增加了病理诊断分型标准[2]；1995 年 5 月在北京召开的第五次全国传染病与寄生虫病学术会议上，对"病毒性肝炎防治方案"又进行较大的修改[3]；2000 年，由中华医学会传染病与寄生虫病学分会、肝病学会联合召开的"全国第十次病毒性肝炎和肝病学术会议"对"病毒性肝炎防治方案"进行了修订[4]；2005 年 12 月 2 日，中华医学会肝病学分会和感染病学分会发布了中国首部针对乙型肝炎的防治指南[5]。至今，国际上已形成了 2001 年美国肝病学会（AASLD）指南[6]、2003 年欧洲肝病学会共识[7]、2005 年亚太肝病学会（APASL）共识[8]等影响较大的慢性乙型肝炎的防治指南或共识。

中医学对肝病的治疗具有悠久的历史，早在秦汉时期的《黄帝内经》对肝病、黄疸等病证就有较多的论述，汉代张仲景的《伤寒杂病论》对肝病及黄疸的病机认识及诊治方法已有专论，并一直影响到现代。中医对乙型病毒性肝炎的研究自上世纪 70 年代开始便不断探索，到 1991 年 12 月，中国中医药学会内科肝胆病专业委员会制订了"病毒性肝炎中医辨证标准"及"疗效判定标准（试行）"[9]。1994 年，中国中西医结合学会消化系统疾病专业委员会制订了"肝硬化临床诊断、中医辨证和疗效评定标准"[10]。上述共识和指南对慢性乙型肝炎的中医诊治和评价进行了规范，促进了慢性乙型肝炎的中医药研究工作。

目前，国际上尚未有中医药治疗慢性乙型肝炎的循证临床实践指南。慢性乙型肝炎指南编写小组遵循循证医学的理念，在系统分析国内外学术界指南制作方法和指南评价方法的基础上，将其与中医学的特点相结合，通过文献预调查、临床问题的分解与定义、文献检索、文献评价与证据形成、证据评价与推荐建议形成、指南草案书写、专家评审、草案修改等步骤，完成了本指南的编写工作，以期对近几十年来中医、中西医结合的研究成果加以总结，对中医药治疗慢性乙型肝炎的临床操作方案进行规范。指南编写小组成员包括卫生保健政策制定者、医学专家、方法学专家、文献专家及患者代表等。

背　景

慢性乙型肝炎（ICD - 10 编码：B15 - B19）是指由乙型肝炎病毒（hepatitis B virus，HBV）感染引起的，病程至少持续 6 个月以上的肝脏传染性疾病，可分为 HBeAg 阳性慢性乙型肝炎及 HBeAg 阴性慢性乙型肝炎两种类型。根据其临床特征、生化试验及其他辅助检查结果，上述两型慢性乙型肝炎也可进一步分为轻度、中度和重度。HBV 感染呈世界性流行，是全球性公共卫生问题，据报道[11]，全球约 20 亿人曾感染过 HBV，其中 4 亿人为慢性 HBV 感染者，估计每年约有 100 万人死于 HBV 感染的相关性疾病，如肝衰竭、肝硬化和原发性肝细胞癌（HCC）等。中国属 HBV 感染高流行区，现在全国 HBV 平均感染人数已达 1.4 亿左右[12]，现症患者估计在 2000 万人以上，导致每年约 28 万人死亡[13]。慢性乙型肝炎起病缓慢或隐匿，多数患者为母婴垂直传播，无明显急性肝炎史，少数则由急性起病，持久不愈，从而演变成慢性乙型肝炎。感染 HBV 时的年龄影响临床结局，母婴传播者有 90% 会慢性化，0~5 岁感染者则有 25%~50% 慢性化，成人感染者则少于 5% 慢性化[14]（证据级别：Ib）。

慢性乙型肝炎属于现代医学病名，根据本病的临床表现，中医归属于"胁痛"、"黄疸"、"积聚"和"虚劳"等范畴。认为本病多因湿热疫毒之邪入侵所致[15-19]，早期轻度阶段多表现为湿热蕴结肝胆或肝郁脾虚之证。但随着病情的多次反复，使病变逐渐加重，湿热瘀毒相互胶结，阻塞肝络，导致"久病入络"，出现瘀血内停证。肝肾同居下焦，肝肾同源，精血可互相滋生，若肝不藏血，血不化精，则可导致肾精亏虚；湿热内蕴，或肝郁气滞，均可化燥化火，损及肝肾之阴，从而形成肝肾亏虚之证。总之，慢性乙型肝炎病因病机与湿热疫毒有关，病机特点为正虚邪恋、本虚标实，病势缠绵难愈。

中医治疗慢性乙型肝炎，目前仍以内服中药为主。临床以中医基础理论为指导，辨证论治，并加强中医辨证与西医辨病相结合，综合运用多种疗法，以充分发挥中医药的治疗优势，缩短疗程，提高疗效，并提高患者的生存质量。

临床特征

1 临床表现
部分慢性乙型肝炎患者可无明显临床症状，有症状者主要表现为肝区不适或疼痛、乏力、全身不适、食欲减退、恶心欲呕、腹胀、失眠、低热等。患者可出现面色晦暗，巩膜黄染；可有蜘蛛痣及肝掌；可有肝肿大，肝脏质地中等硬度或有充实感，有压痛及叩痛；亦可出现脾肿大。

2 理化检查
2.1 血清标志物检查
慢性乙型肝炎血清标志物包括 HBsAg、抗－HBs、HBeAg、抗－HBe、抗－HBc 和抗－HBc IgM。HBsAg 阳性表示 HBV 感染；抗－HBs 为保护性抗体，其阳性表示对 HBV 有免疫力，见于乙型肝炎康复及接种乙型肝炎疫苗者；HBsAg 转阴而抗－HBs 转阳，称为 HBsAg 血清学转换；HBeAg 阳性可作为 HBV 复制和传染性高的指标；抗－HBe 阳性表示 HBV 复制水平低（但有前 C 区突变者例外）；HBeAg 转阴而抗－HBe 转阳，称为 HBeAg 血清学转换；抗－HBc 总抗体主要是抗－HBc IgG，只要感染过 HBV，无论病毒是否被清除，此抗体均为阳性。

2.2 HBV－DNA 检测
慢性乙型肝炎 HBV－DNA 定性和定量检测反映病毒复制水平。血清 HBV－DNA 的检测主要用于慢性 HBV 感染的诊断及抗病毒疗效评价。

2.3 生化检查
2.3.1 酶学检测
血清丙氨酸转氨酶（ALT）、血清天门冬氨酸转氨酶（AST）、血清碱性磷酸酶（ALP）、血清γ-谷氨酰转肽酶（γ-GT）均反映肝细胞损伤的程度。当肝脏受损时，这些酶可有升高。

2.3.2 胆红素
可检测的胆红素有总胆红素（TBil）、直接胆红素（DBil）和间接胆红素（IBil）。通常血清胆红素水平与肝细胞坏死程度有关，但需与肝内和肝外胆汁淤积所引起的胆红素升高相鉴别。

2.3.3 凝血酶原时间（PT）、凝血酶原活动度（PTA）及部分凝血酶原时间（APTT）
这些是反映肝脏凝血因子合成功能的重要指标。重度慢性乙型肝炎可有 PT 及 APTT 的延长，对判断疾病进展及预后有重要意义。

2.3.4 胆碱酯酶
可反映肝脏合成功能，对了解病情轻重和监测肝病进展有参考价值。

2.3.5 血清蛋白
可反映肝脏合成功能。慢性乙型肝炎可有总蛋白（TP）、白蛋白（ALB）、白蛋白/球蛋白（A/G）比值降低。

3 影像学检查

可对肝脏、胆囊、脾脏等进行 B 超、电子计算机断层扫描（CT）和磁共振成像（MRI）等检查。影像学检查的主要目的是鉴别诊断和监测慢性乙型肝炎的病情进展及发现肝脏的占位性病变。

4 病理学诊断

慢性乙型肝炎的肝组织病理学特点：明显的汇管区炎症，浸润的炎症细胞主要为淋巴细胞，少数为浆细胞和巨噬细胞；炎症细胞聚集常引起汇管区扩大，并可破坏界板引起界面炎症。汇管区炎症及其界面肝炎是慢性乙型肝炎病变活动及进展的特征性病变。小叶内肝细胞变性、坏死，包括融合性坏死和桥形坏死等，随病变加重而日趋显著。肝细胞炎症坏死、汇管区及界面肝炎可导致肝内胶原过度沉积，肝纤维化及纤维间隔形成。如进一步加重，可引起肝小叶结构紊乱，形成假小叶并进展为肝硬化。

诊断标准

1 西医诊断[5]

1.1 慢性乙型肝炎的诊断

有乙型肝炎或 HBsAg 阳性史超过 6 个月，现 HBsAg 和/或 HBV – DNA 仍为阳性者，可诊断为慢性 HBV 感染，临床分为 HBeAg 阳性慢性乙型肝炎和 HBeAg 阴性慢性乙型肝炎两类。

1.1.1 HBeAg 阳性慢性乙型肝炎

血清 HBsAg、HBV – DNA 和 HBeAg 阳性，抗 – HBe 阴性，血清 ALT 持续或反复升高，或肝组织学检查有肝炎病变。

1.1.2 HBeAg 阴性慢性乙型肝炎

血清 HBsAg 和 HBV – DNA 阳性，HBeAg 持续阴性，抗 – HBe 阳性或阴性，血清 ALT 持续或反复异常，或肝组织学检查有肝炎病变。

1.2 慢性乙型肝炎的分度[20]

根据生化试验及其他临床和辅助检查结果，慢性乙型肝炎分为轻度、中度和重度三型。

轻度：临床症状及体征轻微或缺如，肝功能指标仅 1 项或 2 项轻度异常。

中度：症状、体征、实验室检查均居于轻度和重度之间。

重度：有明显或持续的肝炎症状，如乏力、纳差、腹胀、恶心、呕吐、尿黄、便溏等，伴有肝病面容、肝掌、蜘蛛痣、脾大并排除其他原因，且无门静脉高压征者。实验室检查血清 ALT 和/或 AST 反复或持续升高，白蛋白降低或 A/G 比值异常、丙种球蛋白明显升高。除前述条件外，凡具备有白蛋白≤32g/L、胆红素大于 5 倍正常值上限、凝血酶原活动度为 40% ~ 60%、胆碱酯酶 < 2500U/L 这四项检测中的任一项患者，即可诊断为重度慢性肝炎。

2 中医病名诊断

慢性乙型肝炎中医病名诊断以主要临床表现特征作为诊断依据。以黄疸为主症者，诊断为黄疸；以右胁部疼痛为主症者，诊断为胁痛。若黄疸或胁痛症状不明显者，可根据主要临床表现特征诊断为痞满、郁证、胃痞、积证等病[21]。

3 中医证候诊断

指南编写小组在分析文献的基础上，结合现有共识和标准，对临床常见的证候进行统计，确定慢性乙型肝炎常见证候，如肝气郁结证、肝胆湿热证、肝郁脾虚证、肝络瘀阻证、肝肾阴虚证、脾肾阳虚证[9,10,22]。上述证候可单独出现，也可相兼出现，临床应在辨别单一证候的基础上辨别相兼证候。同时，随着病情的变化发展，证候也呈现出动态变化的过程。

3.1 肝气郁结证

胁肋胀痛随情志变化而有增减，纳呆，嗳气或泛吐酸水，善太息，舌质淡红，苔薄白，脉弦。

3.2 肝胆湿热证

胁肋胀痛，头身沉重，口苦或口黏腻，发热或身热不扬，恶心呕吐，腹胀纳呆，大便秘结或溏而不爽，小便黄赤，或面目肌肤色黄鲜明，舌质红，苔黄腻，脉弦滑数。

3.3 肝郁脾虚证

两胁或脘腹胀满窜痛，嗳气频繁或泛吐酸水，精神抑郁，善太息，神疲懒言，体倦乏力，胃纳减少或食后腹胀，大便溏而不爽或时溏时干，舌质淡红，苔薄白，脉弦细。

3.4 肝络瘀阻证

胁痛如刺而痛处不移，胁下痞块，或红丝赤缕或见肝掌，舌质暗或舌有瘀斑，舌下脉络增粗、延长、迂曲或紫暗，唇色紫暗，脉弦涩。

3.5 肝肾阴虚证

胁肋隐痛，头晕目眩，两目干涩或视物模糊，腰膝酸软，耳鸣，失眠多梦，五心烦热或午后低热，口干咽燥，盗汗，舌红苔少，脉细数或弦细数。

3.6 脾肾阳虚证

胁肋隐痛，神疲懒言，体倦乏力，腰膝酸软，恶寒怯冷，头晕目眩，食欲差或食后腹胀，大便溏泻或五更泻泄或完谷不化，口淡不渴，面色晦暗，舌淡胖，苔薄白，脉沉迟或沉细。

4 辨证要点

4.1 辨病位

慢性乙型肝炎病位在肝，而与脾、肾关系密切，病变过程中还可导致胆、胃、三焦等脏腑功能受损。

4.2 辨在气与在血

中医诊断为胁痛者，要辨别在气或在血。在气，多以气滞为主，以胁部胀痛为主，且游走不定，痛无定处，时轻时重，症状的轻重每与情绪变化有关；在血，多以血瘀为主，以胁部刺痛为主，且痛处固定不移，疼痛持续不已，局部拒按，入夜尤甚。也有表现为气虚、血虚，或气血同病，气滞血瘀者，临床应注意辨别。

4.3 辨阳黄与阴黄

中医诊断为黄疸者，要辨别阳黄与阴黄。阳黄起病较急，黄色鲜明如橘色，口干口苦，发热，小便黄赤，大便秘结，舌质红，苔黄腻，脉弦数；阴黄起病缓慢，病程长，黄色晦暗如烟，脘闷腹胀，畏寒神疲，口淡不渴，舌质淡，苔白腻，脉濡缓。阳黄多由湿热所致，临床还需辨别湿重于热与热重于湿。阳黄与阴黄可以互相兼夹与转化，阳黄可演变成阴黄，阴黄可伴有阳黄。

4.4 辨虚实

实证以气滞、血瘀、湿热为主，病程较短，症见胁痛拒按或见阳黄脉实有力；虚证多为阴血不足，脉络失养，或阳虚气虚所致，病程长，症见胁痛隐隐或见阴黄脉虚无力。

干预、管理和推荐

1 干预

慢性乙型肝炎的治疗包括：适当休息，对症治疗，补充热能和维生素，调节免疫功能，抗病毒治疗和中医辨证论治。

迄今为止，临床上已获批准的抗乙肝病毒药物有6种：普通干扰素α、聚乙二醇化干扰素α、拉米夫定、阿德福韦酯、恩替卡韦、替比夫定。在医生指导下，根据患者的具体情况进行抗病毒治疗。

此外，可根据病情配合使用免疫调节、抗炎保肝、抗肝纤维化和对症治疗等方法。

中医药治疗肝脏疾病已经有两千多年的历史。近年来中医药在治疗慢性乙型肝炎的过程中积累了丰富的经验。临床研究发现，中医药在抗肝纤维化、改善肝功能、保护肝细胞、减轻症状及控制病情发展等方面具有肯定的作用。同时，经试验证明某些中药有一定的抗乙肝病毒作用。中药治疗慢性乙型肝炎有单味药及复方，制剂有汤剂、丸剂、冲剂、片剂、胶囊等多种剂型。近年来发现，一些中药有效成分对于慢性乙型肝炎的治疗起到积极的作用，展示了良好的前景。此外，针灸等方法也用于慢性乙型肝炎的辅助治疗，发挥了中医药灵活简便的优势。

辨证论治是中医治疗的特色。以中医理论为指导，充分发挥辨证治疗的优势，使中医辨证与西医辨病相结合，综合运用多种疗法，以提高临床疗效及患者的生存质量，是中西医结合治疗慢性乙型肝炎的基本思路。

2 管理

2.1 辨证治疗

2.1.1 肝气郁结证

病机特点：情志抑郁，邪毒入肝，肝失调达，气机郁滞，肝气横逆，克伐脾胃。

治法：疏肝解郁。

推荐方药：柴胡疏肝散（《证治准绳》引《医学统旨》方）加减。柴胡、枳实或枳壳、赤芍、川芎、香附、陈皮、炙甘草。水煎服，每日1剂，分2~3次服用。（推荐强度：B，证据级别：Ⅱb/Ⅲb）

推荐中成药：和络舒肝胶囊（《中华人民共和国药典·2005》），每次5粒，每日3次，口服。（推荐强度：C，证据级别：Ⅳ）

2.1.2 肝胆湿热证

病机特点：湿热疫毒之邪内侵，熏蒸肝胆，肝失疏泄，脾失健运，而致湿热留滞。

治法：清利肝胆湿热。

推荐方药：

茵陈蒿汤（《伤寒论》）加味。茵陈蒿、栀子、大黄。水煎服，每日1剂，分2~3次服用。（推荐强度：A，证据级别：Ⅰb/Ⅲb/Ⅴ）

甘露消毒丹（《杂病证治新义》）加减。茵陈、滑石、黄芩、石菖蒲、连翘、藿香、白豆蔻、甘草等。水煎服，每日1剂，分2~3次服用。（推荐强度：B，证据级别：Ⅱb）

龙胆泻肝汤（《医方集解》）加减。龙胆草、黄芩、栀子、泽泻、木通、当归、生地、柴胡、甘草、车前子（包煎）。水煎服，每日1剂，分2~3次服用。（推荐强度：B，证据级别：Ⅲb）

推荐中成药：

茵栀黄颗粒（国家食品药品监督局），每次3g，每日3次，口服。（推荐强度：B，证据级别：Ⅲb）

垂盆草冲剂（国家食品药品监督局），每次2袋，每日3次，口服。（推荐强度：C，证据级别：Ⅳ）

乙肝清热解毒颗粒（国家食品药品监督局），每次2袋，每日3次，口服。（推荐强度：C，证据级别：Ⅳ）

双虎清肝颗粒（《中华人民共和国药典·2005》），每次2袋，每日2次，口服。（推荐强度：C，证据级别：Ⅳ）

2.1.3 肝郁脾虚证

病机特点：邪毒伤肝，肝气郁结，久而不解，损伤脾土；或素体脾虚，又感受疫毒之邪，而致肝脾不调。

治法：疏肝解郁，健脾益气。

推荐方药：逍遥散（《太平惠民和剂局方》）加减。柴胡、当归、白芍、茯苓、白术、丹参、薄荷、陈皮、甘草。水煎服，每日1剂，分2～3次服用。（推荐强度：B，证据级别：Ⅱb）

推荐中成药：

逍遥颗粒（《中华人民共和国药典·2005》），每次6g，每日3次，口服。（推荐强度：C，证据级别：Ⅳ）

乙肝益气解郁颗粒（国家食品药品监督局），每次20g，每日3次，口服。（推荐强度：C，证据级别：Ⅳ）

2.1.4 肝络瘀阻证

病机特点：肝气郁结，失于疏泄，气血不和，久则邪毒瘀浊阻滞肝络，而引起肝络瘀阻。

治法：柔肝养血，化瘀通络。

推荐方药：

桃红四物汤（《医宗金鉴》）加减。桃仁、当归、赤白芍、柴胡、生地、郁金、延胡索、丹参、枳壳、红花、甘草。水煎服，每日1剂，分2～3次服用。（推荐强度：B，证据级别：Ⅱb）

复元活血汤（《医学发明》）加减。柴胡、栝楼根、当归、红花、大黄、桃仁、甘草。水煎服，每日1剂，分2～3次服用。（推荐强度：B，证据级别：Ⅲb）

血府逐瘀汤（《医林改错》）加减。桃仁、红花、当归、生地、川芎、赤芍、牛膝、桔梗、柴胡、枳壳、甘草。水煎服，每日1剂，分2～3次服用。（推荐强度：C，证据级别：Ⅴ）

推荐中成药：复方鳖甲软肝片（国家食品药品监督局），每次4片，每日3次，口服。（推荐强度：C，证据级别：Ⅳ）

2.1.5 肝肾阴虚证

病机特点：肝郁日久化热，耗伤肝阴，或久病体虚，精血亏损，日久形成肝肾阴虚，肝络失养。

治法：滋补肝肾。

推荐方药：

一贯煎（《柳州医话》）加减。生地、熟地、北沙参、麦冬、当归、枸杞子、川楝子。水煎服，每日1剂，分2～3次服用。（推荐强度：B，证据级别：Ⅲb）

六味地黄丸（《小儿药证直诀》）加减。熟地、山茱萸、干山药、泽泻、茯苓、丹皮。水煎服，每日1剂，分2～3次服用。（推荐强度：B，证据级别：Ⅱb）

滋肾生肝饮（《四明心法》）加减。熟地、山茱萸、干山药、泽泻、茯苓、丹皮、五味子、柴胡、白术、当归、甘草。水煎服，每日1剂，分2～3次服用。（推荐强度：B，证据级别：Ⅱb）

推荐中成药：

乙肝养阴活血冲剂（国家食品药品监督局），每次20g，每日3次，口服。（推荐强度：C，证据级别：Ⅳ）

复方益肝灵片（《中华人民共和国药典·2005》），每次4片，每日3次，口服。（推荐强度：C，证据级别：Ⅳ）

2.1.6 脾肾阳虚证

病机特点：病久伤及脾阳，脾损及肾，脾肾阳气两虚，虚寒内生。

治法：温补脾肾。

推荐方药：

肾气丸（《金匮要略》）加减。干地黄、山药、山茱萸、泽泻、茯苓、丹皮、桂枝、附子。水煎服，每日1剂，分2～3次服用。（推荐强度：B，证据级别：Ⅱb）

右归饮（《景岳全书》）加减。熟地黄、山药、山茱萸、肉桂、杜仲、附子、枸杞子、甘草。水

煎服，每日1剂，分2~3次服用。（推荐强度：C，证据级别：V）

推荐中成药：

金匮肾气丸（《中华人民共和国药典·2005》），每次6g，每日2次，口服。（推荐强度：C，证据级别：IV）

右归丸（《中华人民共和国药典·2005》），每次6g，每日3次，口服。（推荐强度：C，证据级别：IV）

2.2 辨病治疗

慢性乙型肝炎是由乙型肝炎病毒引起的，病变过程中伴随有肝纤维化，因此抗病毒、抗肝纤维化是临床治疗的重点。此外，降低转氨酶、消除黄疸也是辨病治疗的重要内容。下面根据现有证据，列出中医药在抗病毒、抗肝纤维化、保肝降酶及退黄等方面的治疗。

2.2.1 抗乙肝病毒治疗

在抗乙肝病毒方面，一般采用抗乙肝病毒西药规范治疗。

中医药有一定的抗乙肝病毒效果，基于现有的证据，慢性乙型肝炎多因湿热疫毒之邪入侵所致[23-24]。因此，抗病毒治疗多用清热解毒、清热利湿之法，但在祛邪同时，一定注意顾护正气，只有正气充盛，才能驱邪外出。此外，在病变过程中，常可出现肝、脾、肾功能失调，导致气滞、痰阻、血瘀及正气虚损的病理变化，故相应的治疗方法亦随证而变。（各证候的推荐方剂见"辨证论治"一节）。

部分单味药及其有效成分显示了一定的抗乙肝病毒作用，如猪苓多糖[25-27]、冬虫夏草[28]、叶下珠[29-31]、苦参碱[32-36]可用于抗乙肝病毒的治疗。（证据级别：Ib/IIb）

在辨证论治的基础上，可酌加冬虫夏草、叶下珠、苦参、白英等有抗病毒作用的药物。（证据级别：V）

中医药配合具有抗病毒作用的西药，有协同的治疗作用[37-41]。（证据级别：IIb）

2.2.2 抗肝纤维化治疗

肝纤维化是慢性乙型肝炎长期发展的一种病理状态，也是慢性乙型肝炎向肝硬化发展的必经阶段。现认为[17,42]肝纤维化的基本病理因素有湿热、疫毒、痰瘀、虚损等。正气虚弱是内因，湿热疫毒是外因，痰瘀阻络是病理基础。肝气郁滞、肝病传脾及肝肾阴亏、脾肾阳虚是病机演变过程。因此，其治疗大致分为两类，即扶正和祛邪。扶正主要是培肝脾肾之本、补益气血之源；祛邪主要包括活血化瘀、软坚散结、疏肝和络、清热利湿、解毒等。（证据级别：V）

毒损肝络、瘀血阻滞是肝纤维化的常见病机。因此，活血化瘀、解毒通络为治疗本病的常用方法。但也有从痰论治肝纤维化的报道[43]。临床上，肝纤维化亦可出现痰瘀互结的病理变化，而采用痰瘀同治之法[44]。补阳还五汤[45]、血府逐瘀汤[46]，以及具有软坚散结功效的中成药如复方鳖甲软肝片[47]、扶正化瘀胶囊[48]等均有抗肝纤维化作用。

2.2.3 保肝降酶

保护肝细胞，改善肝功能，降低过高的转氨酶是治疗慢性乙型肝炎的重要方面，中医药在保肝降酶方面有一定的优势。辨证论治能达到保肝降酶的效果，相应的治疗方法亦随证而立。（各证候的推荐方剂见"辨证论治"一节）

辨证应用中药复方[49-51]、中成药[52,53]有一定的保肝降酶作用，而中药与有抗病毒作用的西药联合使用，可提高改善肝功能、保护肝细胞的作用[54,55]。（证据级别：IIb/IIIb）

系统评价分析表明[56]，苦参素有明显的保肝降酶作用。（证据级别：Ib）

在辨证论治的基础上，可酌加五味子[57]等有保肝降酶作用的药物。（证据级别：V）

2.2.4 退黄

对于有黄疸的慢性乙型肝炎，退黄治疗很重要。中医药在退黄方面具有明显的优势，可在辨病、辨证的基础上进行治疗。此外，有些中草药如茵陈、鸡骨草、田基黄、垂盆草等有一定的退黄作用，常在辨证治疗的基础上配伍使用。（证据级别：V）

2.3 对症治疗

慢性乙型肝炎临床症状表现各异，可在辨证、辨病论治的基础上配合对症治疗，以提高疗效，改善患者的生活质量。

胁肋疼痛甚者，可加延胡索、佛手等；便秘不畅者，可加枳实、虎杖、决明子等；湿热黄疸者，可加茵陈、鸡骨草等；纳呆食少者，可加鸡内金、神曲；恶心呕吐者，可加陈皮、半夏、茯苓、生姜等。（证据级别：V）

2.4 针灸治疗[58-63]（证据级别：IIb/IIIb）

2.4.1 主穴

肝俞、足三里、曲池、胆俞、膈俞、阳陵泉、脾俞、三阴交、血海。

2.4.2 配穴

气滞加太冲、行间；湿热加阴陵泉、梁丘；虚证加气海、关元，虚寒加灸。

2.4.3 操作方法

以毫针为主，可单独应用，也可配合艾灸、电针等使用。

2.4.4 温针操作

器具：毫针、艾条（切成段）。

操作：以足三里为例：选定穴位，常规皮肤消毒，以毫针直刺足三里 1～1.5 寸，然后点燃艾条段，插在针柄上。针柄下端可垫一纸片，以防烫伤。

2.2.5 疗程

7 天为 1 个疗程，使用 1～2 个疗程。

2.5 调护

慢性乙型肝炎患者在病变活动期应注意休息，病情好转后注意动静结合，恢复期逐渐增加活动，但要避免过劳。

慢性乙型肝炎患者饮食的营养摄入应平衡，热量和主食适当，可进高蛋白饮食，增加新鲜蔬菜、食用菌类、水果等，减少脂肪量和高糖食品，避免体重增加过多及脂肪肝的发生。

慢性乙型肝炎患者应忌酒，饮酒可加重肝脏的损害。

慢性乙型肝炎患者要正确认识和对待疾病，保持良好的心情对疾病的治疗很有帮助。

2.6 随访[64]

慢性乙型肝炎患者可演变成肝硬化，部分可癌变，故随访很重要。治疗结束后，不论有无治疗效果，停药后半年内至少每 2 个月检测 1 次 ALT、AST、血清胆红素、HBV 血清学标志和 HBV - DNA，以后每 3～6 个月检测 1 次，至少随访 12 个月。随访中如有病情变化，应缩短随访间隔。

对于持续 ALT 正常且 HBV - DNA 阴性者，建议每 6 个月进行 HBV - DNA、ALT、AFP 和 B 超检查。对于 ALT 正常但 HBV - DNA 阳性者，建议每 3 个月检测 1 次 HBV - DNA 和 ALT，每 6 个月进行 AFP 和 B 超检查；如有可能，应作肝穿刺检查。

对于慢性乙型肝炎、肝硬化患者，特别是原发性肝癌（HCC）高危患者（>40 岁，男性、嗜酒、肝功能不全或已有 AFP 增高），应每 3～6 个月检测 1 次 AFP 和腹部 B 超（必要时作 CT 或 MRI），以早期发现 HCC。对肝硬化患者还应每 1～2 年进行胃镜检查或上消化道 X 线造影，以观察有无食管胃底静脉曲张及其进展情况。

3 推荐建议

3.1 肝气郁结证

对肝气郁结证患者，可选用柴胡疏肝散加减治疗（推荐强度：B）；肝气郁结证为主而有其他兼夹证候者，应根据中医理论进行辨证治疗（推荐强度：C）。

柴胡疏肝散[65]加减联合甘草酸二铵对慢性乙型肝炎有一定的治疗效果；对照组用甘草酸二铵150mg静脉滴注，每日1次，同时口服肝泰乐、维生素。疗程1个月，治疗组症状及ALT、AST的改善明显优于对照组。（证据级别：Ⅱb）。

柴胡疏肝散合五苓散加减[66]治疗慢性乙型肝炎肝郁合并湿浊壅塞者，药用柴胡、枳壳、赤白芍、川芎、香附、青陈皮、茯苓、猪苓、泽泻、炒白术、生麦芽、土茯苓。全部病例均以30天为1个疗程。症状及肝功能改善方面，显效率为88.88%，有效率为5.56%，无效率为5.56%。（证据级别：Ⅲb）

3.2 肝胆湿热证

对肝胆湿热证患者，可选用茵陈蒿汤为主方加减治疗（推荐强度：A）；甘露消毒丹、茵陈五苓散、龙胆泻肝汤随证加减皆可用于肝胆湿热证的治疗（推荐强度：B）。

茵陈蒿汤始载于《伤寒论》，由茵陈、栀子、大黄组成，具有清热利湿、利胆退黄的功效，是治疗湿热型黄疸的首选方剂。研究表明[67-69]，该方治疗慢性乙型肝炎有较好的改善症状和保肝作用，能够促使黄疸消退及降低血清转氨酶。（证据级别：Ⅰb/Ⅲb/Ⅴ）

甘露消毒丹、茵陈五苓散用于慢性乙型肝炎的治疗，亦可减轻黄疸、降低血清转氨酶。一般认为，热重于湿者用茵陈蒿汤、湿重于热者用茵陈五苓散、湿热并重者用甘露消毒丹[70]。甘露消毒丹加减治疗慢性乙型肝炎[71]，药用茵陈、滑石、黄芩、栀子、大黄、白豆蔻、金钱草、白花蛇舌草、虎杖等，加服参七散（由白参、田三七、鸡内金、板蓝根等组成，按传统方法制成散剂）每次5~10g，以温开水调服或者以汤药冲服，每日2次，3个月为1个疗程。2个疗程后，在治愈率，改善乏力、纳差、退黄、提高白蛋白、降低球蛋白、改善肝纤维化等指标上均有效。（证据级别：Ⅱb）

龙胆泻肝汤加味[72]治疗慢性乙型肝炎有一定疗效。热毒重者加白花蛇舌草；伴黄疸者加黄柏、茵陈；若黄疸久治不退者，选加刘寄奴、石见穿、茜草、丹参；食欲不振者加麦芽、炙鸡内金（研末吞服）。（证据级别：Ⅲb）

3.3 肝郁脾虚证

对肝郁脾虚证患者，可选用逍遥散为主方加减治疗（推荐强度：B）；肝郁脾虚证为主而有其他兼夹证候者，应根据中医理论进行辨证治疗（推荐强度：C）。

逍遥散[73]治疗肝郁脾虚证慢性乙型肝炎显示有一定疗效。夹湿热者，加茵陈、山栀、白豆蔻；夹血瘀者，加丹皮、桃仁。治疗3个月，按照自觉症状消失、肝脾肿大稳定不变或缩小、无压痛及叩击痛、肝功能检查正常，且上述指标稳定6个月以上为基本治愈；主要症状消失或基本消失，肝脾肿大稳定不变，且无明显压痛及叩击痛，肝功能检查正常或原值下降50%以上，并持续3个月者为显效评定。基本治愈30例，显效8例，明显优于肝炎灵注射液治疗组。（证据级别：Ⅱb）

3.4 肝络瘀阻证

对肝络瘀阻证患者，可选用桃红四物汤、复元活血汤、血府逐瘀汤加减治疗（推荐强度：B）；肝络瘀阻证为主而有其他兼夹证候者，应根据中医理论进行辨证治疗（推荐强度：C）。

复元活血汤加减[74]（柴胡、桃仁、枳壳、当归、赤芍、白芍、生地、郁金、延胡索、丹参、泽兰、白花蛇舌草、川芎、红花、虎杖、甘草）治疗慢性乙型肝炎有效，每日1剂，30天为1个疗程，服药2~4个疗程。结果显示：在缓解乙型肝炎的临床症状、改善肝功能、抑制乙肝病毒复制等方面确有较好的疗效。（证据级别：Ⅲb）

桃红四物汤[75,76]治疗慢性乙型肝炎肝络瘀阻证有效。一组资料显示，桃红四物汤加一贯煎，每日1剂，30天为1个疗程，连用2个疗程，并与西药保肝治疗进行对照。结果显示：治疗组在改善患者症状、降低ALT等方面均优于对照组。（证据级别：Ⅱb）

血府逐瘀汤[77]化裁，亦可用于慢性乙型肝炎肝络瘀阻证的治疗。（证据级别：Ⅴ）

3.5 肝肾阴虚证

对肝肾阴虚证患者，可选用六味地黄汤、一贯煎加减治疗（推荐强度：B）；肝肾阴虚证为主而有其他兼夹证候者，应根据中医理论进行辨证治疗（推荐强度：C）。

六味地黄汤可用于慢性乙型肝炎肝肾阴虚证的治疗。一组资料显示，用该方加味[78]治疗6个月后，治疗组在治疗前后的症状、生化指标和病毒标志物指标等均有明显改善，疗效明显优于对照组。（证据级别：Ⅱb）

一贯煎加味[66,79]可用于慢性乙型肝炎肝肾阴虚证的治疗。（证据级别：Ⅲb）

滋肾生肝饮出自清代高鼓峰的《四明心法》，由六味地黄丸加柴胡、当归、白术、甘草、五味子而成，具有滋阴疏肝之功效。一组研究资料显示[80]，90例慢性乙型肝炎患者随机分为滋肾生肝饮加味治疗及用复方益肝灵片治疗作为对照，治疗6个月后，治疗组症状、生化指标和病毒标志物指标均有明显改善，且疗效明显优于对照组。（证据级别：Ⅱb）

3.6 脾肾阳虚证

对脾肾阳虚证患者，可选用肾气丸、右归饮加减治疗（推荐强度：B）；脾肾阳虚证为主而有其他兼夹证候者，应根据中医理论进行辨证治疗（推荐强度：C）。

肾气丸[81]能调节慢性乙肝患者T淋巴细胞亚群紊乱，提高细胞免疫功能，有利于慢性乙肝患者的康复。（证据级别：Ⅱb）

右归饮[82]等方加减可用于慢性乙型肝炎脾肾阳虚证的治疗。（证据级别：Ⅴ）

3.7 抗乙肝病毒中药

目前的证据表明，中医药具有抗乙肝病毒的作用，其中猪苓多糖、冬虫夏草、叶下珠、苦参碱可用于抗乙肝病毒的治疗。（推荐强度：B）

清热解毒法是慢性乙型肝炎抗病毒治疗的常用方法，但临床上仍以辨证论治为原则，应注意邪正关系，从扶正和祛邪两方面进行调整而采取适当的治疗方法。（推荐强度：B）

猪苓多糖[25-27]与安慰剂比较，猪苓多糖具有抑制血清HBeAg的作用，但对HBsAg无明显效果，与非特异性治疗比较，猪苓多糖对HBeAg和血清HBV-DNA具有抑制效果，其作用与干扰素接近。

冬虫夏草[28]对清除血清HBsAg、HBeAg以及HBV-DNA有作用，优于对比的非特异性治疗方法。

叶下珠[29,30]对清除血清HBeAg有作用；复方叶下珠[31]清除血清HBeAg、HBV-DNA的作用与干扰素接近，并有明显的改善肝功能作用。（证据级别：Ⅰa）

苦参素（氧化苦参碱）[32-36]清除血清HBeAg、HBV-DNA的作用与干扰素接近，并有明显的改善肝功能作用。（证据级别：Ⅰa）

Meta分析的结果表明[83]，尽管文献报道某些中草药显示有抗乙肝病毒作用，然而，由于试验的方法不够规范，在临床上的推广应用还需要进一步大样本试验的支持。（证据级别：Ⅰa）

3.8 中西药联合应用

中医药与抗病毒西药联合应用可增强其抗病毒效果。（推荐强度：B）

将90例慢性乙型肝炎患者随机分为治疗组及对照组各45例。对照组给予一般保肝、对症及抗病毒治疗；治疗组在对照组用药基础上，按照辨证论治原则组方治疗。结果显示：治疗组与对照组患者血清丙氨酸氨基转移酶（ALT）正常率分别为91%与75.5%，两组相比，差异有显著性（$P < 0.05$）；HBeAg、HBV-DNA阴转率分别为29%、14%及31%、21%，两组相比差异有显著性（$P < 0.01$ 或 $P < 0.05$）。表明中医药联合拉米夫定治疗慢性乙型肝炎有改善肝功能和抑制乙肝病毒复制的功效[39]。健脾活血方中药[37]、小柴胡汤[38]、肝乐冲剂[40]与拉米夫定联合应用治疗慢性乙型肝炎，在改善患者生存质量、抗乙肝病毒及改善肝功能方面均优于单独拉米夫定治疗组。另一组资料表明[41]，疏肝扶正合剂与干扰素α-2b合用治疗HBeAg阴性慢性乙型肝炎，疗程6个月，HBV-DNA

13

阴转率明显高于单纯干扰素 $\alpha - 2b$ 对照组（$P < 0.05$）。（证据级别：Ⅱb）

3.9 抗肝纤维化

基于目前的证据，补阳还五汤、血府逐瘀汤、小柴胡汤、青蒿鳖甲汤加减可用于慢性乙型肝炎肝纤维化的治疗，但需辨证使用。气虚血瘀者用补阳还五汤，瘀血阻络者可用血府逐瘀汤，和解少阳者用小柴胡汤，阴虚内热者可用青蒿鳖甲汤。（推荐强度：B）

肝纤维化是在慢性乙型肝炎基础上发生的，因此，抗乙型肝炎病毒有益于肝纤维化的治疗。（推荐强度：B）

补阳还五汤[45]加味治疗慢性乙型肝炎肝纤维化属气虚血瘀者有效。将慢性乙型肝炎患者 106 例随机分为治疗组（56 例）和对照组（50 例），分别给予补阳还五汤及大黄䗪虫丸治疗 3 个月，治疗组治疗后症状改善，血清 HA、C - Ⅳ、PⅢP、LN 显著下降，肝功能明显改善，肝脏 B 超显示在缩小门静脉、脾静脉内径和脾脏厚度等方面疗效均优于对照组。（证据级别：Ⅱb）

青蒿鳖甲汤[84]是治疗温病后期邪伏阴分之要方，由青蒿、鳖甲、生地、丹皮、知母等组成。选择慢性乙型肝炎肝纤维化患者 143 例，随机分为青蒿鳖甲汤治疗组 75 例和大黄䗪虫丸对照组 68 例，进行疗程相同的对照治疗。治疗组 HA、PCⅢ、LN、C - Ⅳ 均有明显下降，两组比较有显著性差异（$P < 0.01$）。在中医辨证施治方面，治疗组对各证型的肝纤维化均有显著疗效（$P < 0.01$）；而对照组较适合于气滞血瘀型的肝纤维化者。（证据级别：Ⅱb）

小柴胡汤由柴胡、黄芩、半夏、人参、甘草、生姜、大枣组成。观察小柴胡汤和凯西莱联用对慢性乙型肝炎肝纤维化的临床治疗效果[85]。治疗组 50 例，每天 1 剂小柴胡汤，并同时口服凯西莱片剂；对照组 40 例，口服安络化纤丸。两组基础治疗均为保肝对症、休息营养等综合疗法。结果提示：小柴胡汤联用凯西莱对降低肝纤维化指标有显著效果。（证据级别：Ⅱb）

血府逐瘀汤[46]为主治瘀血证之基本方，对慢性乙型肝炎肝纤维化及门脉血流动力学有较大的影响。将 60 例慢性乙型肝炎肝纤维化患者随机分为两组，治疗组（28 例）口服血府逐瘀汤加常规护肝治疗，对照组（32 例）只用常规护肝治疗，疗程 3 个月。结果显示：治疗组治疗后血清肝纤维化指标（HA、PCⅢ、LN）和门脉主干血流动力学指标中平均血流速度、血流量等参数均有改善（$P < 0.05$ 或 $P < 0.01$），与对照组比较差异有显著性（$P < 0.05$ 或 $P < 0.01$）。（证据级别：Ⅱb）

3.10 保肝降酶

中医药在保肝降酶方面有一定的优势，临床应用仍需辨证论治。苦参素有明显的保肝降酶效果（推荐强度：A）；其他中成药可根据辨证选当飞利肝宁胶囊、垂盆草冲剂（推荐强度：B）。

降浊保肝胶囊[49]内含当归、党参、黄芪、五味子、水飞蓟、茵陈。每日口服 2 次，每次 6 粒，3 个月为 1 个疗程，用药 2～3 个疗程，同时加用维生素 C 及 E；对照组用益肝灵、维生素 C 及 E。降浊保肝胶囊对慢性乙型肝炎患者可明显改善症状，具有降酶降浊作用，优于对照组。三仁化湿合剂[50]、祛湿保肝汤[51]等均有保肝降酶作用。（证据级别：Ⅱb/Ⅲb）

另有资料显示，当飞利肝宁[52]结合中药蒲芍方治疗慢性乙型病毒性肝炎 61 例，另 60 例口服肝泰乐片、维生素 C 片作为对照组，每组均治疗 3 个月。结果显示：治疗组肝功能改善较对照组更显著（$P < 0.01$）。（证据级别：Ⅲb）

系统评价分析表明[56]，苦参素有明显的保肝降酶作用。（证据级别：Ib）

3.11 针灸

针灸是治疗慢性乙型肝炎的另一种选择。对脾肾阳虚证患者，可使用温针并配合艾灸治疗。（推荐强度：B）

少量的研究表明，针灸可用于慢性乙型肝炎的治疗，对提高机体免疫功能，减轻症状和改善肝功能有帮助[58-60]。针药联合与单纯针刺或中药组对比疗效有明显提高[61]。针刺疗法可调节患者的免疫功能[62,63]，增加血清 IgG、IgA、补体 C_3 的含量，使 T 淋巴细胞中 CD_3、CD_4 亚群增加，CD_8 亚群减

少，CD_4/CD_8 比值上升。（证据级别：Ⅲb级/Ⅱb级）

3.12 养成良好的生活习惯

慢性乙型肝炎患者有必要养成良好的生活习惯，应适当休息、营养摄入保持平衡、禁止饮酒。（推荐强度：A）

一组资料显示，对 2038 例病毒性肝炎患者依饮酒程度分为三组：不饮酒组、饮酒组和酗酒组。观察不同临床类型在各组中分布、病情演变及预后。结果显示：饮酒因素与感染肝炎病毒类型无关，但各组患者中急性肝炎、重型肝炎、慢性肝炎、肝硬化等发生率，以及病情、预后则有显著性差异（$P < 0.05$）。饮酒可加重病情，延长病程，加速不良预后[86]。饮酒可加重慢性乙型肝炎患者的肝脏损伤，使肝组织炎症活动度、纤维化程度及脂肪变性程度加重[87]。（证据级别：Ib/Ⅱb）

3.13 心理疏导

加强对慢性乙型肝炎患者的心理疏导，可对疾病的治疗、减轻症状、提高生活质量有一定的帮助。（推荐强度：B）

慢性乙型肝炎患者有较为严重的心理问题，主要表现为焦虑、忧郁、无助、社交隔离、自我概念紊乱，甚至绝望[88]。因此，保持良好的心情，正确认识和对待疾病，避免不良情绪的影响，做到怡情养性，对疾病的治疗很有帮助。有研究表明，在药物治疗的基础上加强对患者的心理干预，与单纯的药物治疗相比，其疗效明显增加[89]。（证据级别：Ⅱb）

3.14 定期复查

慢性乙型肝炎患者应定期复查。（推荐强度：A）

慢性乙型肝炎的早期临床表现缺乏特异性，因此，定期检查是发现此病的重要方法。慢性乙型肝炎可发展为肝硬化、肝癌，一项 684 例慢性乙型肝炎患者的前瞻性研究表明[90]，慢性乙型肝炎患者发展为肝硬化的估计年发生率为 2.1%。发生肝硬化的高危因素包括病毒载量高、HBeAg 持续阳性、ALT 水平高或反复波动、嗜酒及合并 HCV、HDV 或 HIV 感染等，HBeAg 阳性患者的肝硬化发生率高于 HBeAg 阴性者[91]。因此，定期复查血生化、病毒学指标、AFP 和肝脏影像学检查是必要的。（证据级别：Ib/Ⅱb）

方　　法

1 临床证据的检索策略

指南编写小组制订了文献检索策略，采取了电子检索与手工检索相结合的方式，系统检索了中医药治疗慢性乙型肝炎的国内外文献（见附件2）。

2 证据级别和质量评价

指南编写小组对检索的文献根据文献的初筛标准进行了初筛，初筛合格的文献根据文献质量评价标准进行了第二次筛查，合格的文献采用了温哥华格式的文献摘要表对文献进行了结构性的摘要，并最终汇总成证据表（见附件3）。

3 推荐强度

推荐强度参考美国国家临床指南交换所建议分级划分标准，并作适当修改（见附件3）。

4 评议和咨询过程

慢性乙型肝炎中医药临床实践指南在初稿完成后，进行了两次专家评审。第一次采取专家函审的方式，指南编写小组对指南草案进行了编排，由专家在边页提出修改意见。指南编写小组对专家的意见进行了集中和整理，形成了函审意见表；第二次采取了专家现场评审的方式，各评审专家在审阅指南草案后，一方面对第一次的专家函审意见表进行讨论，另一方面又提出自己的修改意见。指南编写小组根据两次专家评审的意见，对指南草案作了修改，并经指南指导委员会审核通过。

5　宣传

本指南将以中华中医药学会肝胆病专业委员会及世界中医药联合会肝病专业委员会为平台，在广大中医药医务人员中开展慢性乙型肝炎中医临床实践指南的宣传工作。

6　执行

引进苏格兰地区学院间指南网络（SIGN）和世界卫生组织（WHO）所提供的指南制作方法，制订慢性乙型肝炎传统医学临床实践指南在中国和亚太区均属首次。本次指南的制作只是一个开端和尝试，更多的经验尚待以后作进一步总结。对于使用过程中出现的问题，我们欢迎您提出宝贵意见。

联系方式：中国中医科学院广安门医院消化科。

联系地址：北京市宣武区北线阁5号（100053）。

E – mail：nailiyao@ gmail. com

7　更新

指南制订委员会定期委托相关人员对指南进行评议，对新出现的证据进行收集、整理和分析，最后由指南制订委员会决定是否对指南予以修订。一般而言，在下列情况下，需要对指南进行修订或更新：产生新的干预方法；产生证明现有干预方法为最佳、有利或有弊的证据；产生新的重要或有意义的结论；产生新的医疗资源。如果对指南修订有任何新的建议，欢迎与我们联系。

参考文献

[1] 中华医学会全国病毒性肝炎学术会议. 病毒性肝炎防治方案（试行）. 中华内科杂志，1979，18（3）：221.

[2] 中华医学会第二届全国传染病与寄生虫病专题学术会议. 病毒性肝炎防治方案. 中华内科杂志，1984，23（5）：312.

[3] 第五次全国传染病寄生虫病学术会议. 病毒性肝炎防治方案（试行）. 中华内科杂志，1995，34（11）：788.

[4] 中华医学会传染病与寄生虫病学分会肝病学分会联合修订. 病毒性肝炎防治方案. 中华传染病杂志，2001，19（1）：56.

[5] 中华医学会肝病学分会，中华医学会感染病学分会. 慢性乙型肝炎防治指南. 中华肝脏病杂志，2005，13（12）：881.

[6] Lok ASF, McMahon BJ. ASLD Practice Guidelines：Chronic hepatitis B. Hepatology，2001，34（6）：1225.

[7] EASL Jury. EASL International Consensus Conference on hepatitis B. J Hepatol，2003，39（Supplement）：3.

[8] Liaw YF, Leving N, Guan R, et al. Asian – Pacific consensus statement on the management of Chronic hepatitis B（a 2005 update）. Liver International，2005，25（3）：472.

[9] 中国中医药学会内科肝病专业委员会. 病毒性肝炎中医辨证标准（试行）. 中医杂志，1992，（5）：39.

[10] 中国中西医结合学会消化系统疾病专业委员会. 肝硬化临床诊断、中医辨证和疗效评定标准. 中国中西医结合杂志. 1994，14（4）：237.

[11] Ocama P, Opio CK, Lee WM. Hepatitis B virus infection：current status. Am J Med，2005，118（12）：1413. e15.

[12] 庄辉. 我国乙型肝炎病毒感染与挑战. 中华传染病杂志，2005，23（S1）：2.

[13] 巫善明，张占卿. 慢性乙型肝炎病毒感染的自然过程. 世界感染杂志，2006，6（1）：1.

[14] Lok ASF, Heathcote EJ, Hoofnagle JH. Management of hepatitis B：2000 summary of a workshop.

Gastroenterology, 2001, 120 (7): 1828.

［15］华海清. 慢性乙型肝炎病因病机探讨. 南京中医药大学学报（自然科学版），2001，17（4）：210.

［16］王晋源，雷毅华. 乙型肝炎辨证分型与检测指标关系的探讨. 现代中医，1990，(1)：30.

［17］刘绍能. 慢性乙型肝炎肝纤维化证治规律探讨. 中国中医药信息杂志，2001，8 (11)：10.

［18］张秋云，刘绍能. 慢性乙型肝炎毒邪论. 中国中医药信息杂志，2006，13 (8)：82.

［19］刘绍能，陶夏平，王融冰，等. 慢性乙型肝炎中医病因病机演变规律研究. 中国中医药信息杂志，2007，14 (12)：14.

［20］中华医学会传染病与寄生虫病学分会肝病学分会联合修订. 病毒性肝炎防治方案. 中华传染病杂志，2001，19 (1)：56.

［21］刘绍能，陶夏平，吕文良，等. 慢性乙型肝炎中医病名诊断分析. 中国中医药信息杂志，2008，15 (1)：89.

［22］刘绍能，陶夏平，王融冰，等. 慢性乙型肝炎中医证候演变规律研究. 中国中医药科技，2008，15 (3)：161.

［23］张德邦. 中医对慢性乙型肝炎的再认识. 现代中西医结合杂志，2009，18 (13)：1521.

［24］刘燕华. 刘渡舟教授治慢性病毒性肝炎临床经验浅述. 北京中医药大学学报，1996，19 (5)：46.

［25］严述常，曹望芳，张英华，等. 猪苓多糖治疗慢性病毒性肝炎的临床和实验研究. 中国中西医结合杂志，1988，8 (3)：141.

［26］王嘉会，卢联新，左建华. 猪苓多糖与补气解毒汤治疗慢性乙型肝炎疗效观察. 中西医结合肝病杂志，1994，4 (2)：35.

［27］陈焱生，周庭雄，左建华. 猪苓多糖与重组干扰素治疗慢性乙肝对比观察. 时珍国医国药，2000，11 (10)：941.

［28］刘玉凤，李彩霞. 冬虫夏草多糖脂质体治疗慢性乙型肝炎 86 例临床观察. 山西中医杂志，1998，14 (1)：15.

［29］孙家敏，吴永良. 闽西产叶下珠治疗慢性乙型肝炎 98 例. 福建中医药，1998，29 (5)：21.

［30］黄昆明. 叶下珠治疗慢性乙型肝炎 38 例. 中医药信息，1999，16 (6)：32.

［31］李常青，王新华，李广谦，等. 叶下珠复方治疗慢性乙型肝炎的临床观察. 新中医，1998，30 (6)：45.

［32］侯周华，谭德明，谢玉桃，等. 苦参碱治疗慢性乙型肝炎的临床研究. 实用预防医学，2005，12 (4)：824.

［33］Chen C, Guo SM, Liu B. A randomized controlled trial of kurarinone versus interferon alfa – 2a treatment in patients with chronic hepatitis B. Journal of Viral Heptitis, 2000, (7)：225.

［34］陆伦根，曾民德，茅益民，等. 氧化苦参碱胶囊治疗慢性乙型病毒性肝炎的随机双盲、安慰剂对照多中心临床研究. 肝脏，2002，7 (4)：218.

［35］于岩岩，王勤环，朱理珉，等. 苦参素治疗慢性乙型肝炎的临床研究. 中华肝脏病杂志，2002，10 (4)：280.

［36］于岩岩，斯崇文，曾争，等. 苦参素制剂治疗慢性乙型肝炎的临床试验. 中华内科杂志，2001，40 (12)：843.

［37］樊冬梅，欧志穗，余燕娜，等. 中西医结合治疗方案对慢性乙型肝炎患者抗病毒效应及生存质量的影响. 广州中医药大学学报，2007，24 (6)：441.

［38］李正秋. 小柴胡汤联合拉米夫定治疗慢性乙型病毒性肝炎的临床观察. 河北中医，2009，31

　　（5）：709.

[39] 崔德广，龚伟峰．按阴阳辨证分类组方联合拉米夫定治疗慢性乙型肝炎临床研究．亚太传统医药，2007，3（7）：62.

[40] 张国梁，杨素霞，施卫兵，等．中西医结合治疗 HBeAg 阳性慢性乙型肝炎疗效观察．山西中医，2008，24（6）：26.

[41] 谷灿立，张振强，付月箫，等．中西医结合治疗 HBeAg 阴性慢性乙型肝炎的临床研究．世界中医药，2008，3（4）：204.

[42] 梁治学，王晓萍．肝纤维化的中医病因病机研究概况．甘肃中医，2006，19（4）：43.

[43] 张秋云，刘绍能．从痰论治肝纤维化探讨．中国中医药信息杂志，2007，14（11）：86.

[44] 付丽，卢宁，周红．活血化痰法抗乙型肝炎肝纤维化的临床观察．中医药信息，2002，19（4）：31.

[45] 宋家驹．补阳还五汤加味治疗慢性乙型肝炎肝纤维化临床观察．河北中医，2004，26（7）：523.

[46] 茹清静，唐智敏，张振鄂，等．血府逐瘀汤治疗慢性乙型肝炎肝纤维化患者的临床观察．中国中西医结合杂志，2004，24（11）：983.

[47] 万军，何基德．复方鳖甲软肝片治疗慢性乙型肝炎肝纤维化的疗效观察．中国乡村医药杂志，2006，13（11）：53.

[48] 王晖，周霞秋．扶正化瘀胶囊治疗慢性乙型肝炎疗效观察．中国医药导刊，2003，5（1）：66.

[49] 李翔．降浊保肝胶囊治疗慢性乙型肝炎 80 例．陕西中医，2006，27（1）：16.

[50] 刘旭强，李秋伟，赵杰，等．三仁化湿合剂治疗慢性乙型肝炎的临床研究．辽宁中医杂志，2008，35（1）：85.

[51] 周庭前，杨荣．祛湿保肝汤为主治疗慢性乙型肝炎疗效观察．实用中医药杂志，2006，22（4）：204.

[52] 陈鸿濂．当飞利肝宁胶囊合蒲芍方治疗慢性乙型肝炎 61 例临床观察．上海中医药杂志，2007，41（6）：41.

[53] 吴敦煌，周虎珍．垂盆草冲剂治疗慢性乙肝 ALT 反复升高疗效观察．现代中西医结合杂志，2004，13（6）：759.

[54] 路晶，陈曦．苦参素联合干扰素 α－2b 治疗慢性乙型肝炎的临床应用研究．临床肝胆病杂志，2007，23（4）：291.

[55] 阳义成．贺普丁与三清乙肝汤交替治疗慢性乙型肝炎 92 例．中西医结合肝病杂志，2004，14（4）：233.

[56] 王少丽，姚乃礼，吕文良，等．苦参素治疗慢性乙型肝炎的系统评价．中国循证医学杂志，2008，8（2）：102.

[57] 傅远忠，林如平，武云霞，等．五味子粉对慢性病毒性肝炎降酶疗效的观察．湖北中医杂志，2000，22（1）：32.

[58] 邱蔚蔚，常洁，沈素娥，等．电针治疗慢性乙型肝炎 30 例临床研究．江苏中医药，2006，27（6）：39.

[59] 张锦华，邵志林，费新，等．子午流注针法对慢性乙型肝炎患者免疫功能的影响．中国针灸，2004，24（10）：693.

[60] 黄晓菁，李永堂．针刺治疗慢性乙型肝炎恢复期 50 例观察．实用中医药杂志，2005，21（3）：159.

[61] 刘文涛，陈海燕．针灸联合中药复方治疗慢性乙型肝炎临床观察．时珍国医国药，2006，17

（8）：1532.

[62] 陈家福，陈民，赵斌，等．针刺对 HBV 携带者免疫功能影响的对比观察．湖南中医杂志，1998，14（5）：20.

[63] 张锦华，邵志林，费新应，等．子午流注针法对慢性乙型肝炎患者免疫功能的影响．中国针灸，2004，24（10）：693.

[64] 中华医学会肝病学分会，感染病学分会．慢性乙型肝炎防治指南．实用肝脏病杂志，2006，9（1）：8.

[65] 刘丽群，王嘉会．柴胡疏肝散加减联合甘草酸二铵治疗证属肝郁气滞慢性乙型肝炎疗效观察．时珍国医国药，2006，17（1）：32.

[66] 杨少军．辨证分型治疗病毒性乙型肝炎 78 例．中医药学刊，2003，21（6）：992.

[67] 朱世敏．茵陈蒿汤护肝作用研究进展．上海中医药杂志，2008，42（2）：73.

[68] 王德银．茵陈蒿汤加味治疗 20 例黄疸型病毒性肝炎疗效观察．中外健康文摘，2007，（11）：54.

[69] 陈名敏．茵陈蒿汤加味煎剂对 150 例传染性肝炎的疗效观察．深圳中西医结合杂志，1997，7（3）：35.

[70] 赵国荣，贺又舜，张桂华，等．辨证治疗病毒性肝炎肝功能损害 295 例疗效分析．湖南中医杂志，1998，14（1）：11.

[71] 李雅．中医辨证配合参七散治疗慢性乙型肝炎 103 例临床观察．湖南中医杂志，2000，16（3）：6.

[72] 黄新．辨证治疗慢性乙型肝炎 73 例临床分析．甘肃中医，1997，10（5）：17.

[73] 陈兰玲．逍遥散加减治疗慢性乙型肝炎 42 例疗效观察．湖南中医杂志，2002，18（1）：5.

[74] 汪冬梅．中医辨证治疗慢性乙型病毒性肝炎 100 例．湖北中医杂志，2003，25（11）：38.

[75] 于培龙，董圣山，刘朝阳．桃红四物汤加一贯煎治疗慢性肝炎 176 例．中医研究，1999，12（3）：32.

[76] 赵建学，邵铭，车军勇，等．中西医结合治疗慢性乙型肝炎 89 例临床观察．江苏中医药，2007，39（11）：33.

[77] 颜永潮．慢性乙型肝炎证治六法．光明中医，1997，（3）：20.

[78] 葛香芹．六味地黄汤加味治疗慢性乙型肝炎 50 例疗效观察．华夏医学，2007，20（6）：1229.

[79] 狄艳丽，罗欣拉．一贯煎加减治疗阴虚型慢性肝炎的临床观察．湖北中医杂志，2009，31（2）：39.

[80] 葛香芹．滋肾生肝饮加味治疗肝肾阴虚型慢性乙肝的临床研究．辽宁中医药大学学报，2008，10（4）：88.

[81] 刘瑞华，李维，王恒和．温肾补阳法对慢性乙型肝炎患者外周血 T 淋巴细胞亚群的影响．福建中医药，2000，31（4）：14.

[82] 陈金红．姚沁治疗慢性乙型病毒性肝炎经验．湖北中医杂志，2003，25（10）：16.

[83] 刘建平，林辉，Heather McIntosh. 草药叶下珠治疗慢性乙型肝炎病毒感染的系统评价．中国循证医学，2001，1（2）：78.

[84] 王宏论，吴月娥．青蒿鳖甲汤与大黄䗪虫丸抗肝纤维化疗效比较．中西医结合肝病杂志，2001，11（6）：324.

[85] 刘爱丽，魏敏，甄增国，等．小柴胡汤凯西莱联用抗肝纤维化 50 例．陕西中医，2005，26（9）：873.

[86] 李庚元，刘福臣，彭国琴，等．饮酒对病毒性肝炎病程及转归影响的临床调查．胃肠病学和肝

病学杂志，2002，11（1）：66.

[87] 牛凤丽，洪尚游，万谟彬.饮酒对慢性乙型病毒性肝炎患者肝脏炎症和纤维化的病理影响.世界华人消化杂志，2006，14（26）：2610.

[88] 林彩洪.66 例慢性乙型肝炎患者心理调查及护理.齐鲁护理杂志，2005，11（8）：995.

[89] 陈爱娣.慢性乙型肝炎的护理干预.中国初级卫生保健，2006，20（5）：57.

[90] Liaw YF, Tai DI, Chu CW, et al. The development of cirrhosis in patients with chronic type B hepatitis: a prospective study. Hepatology, 1988, (8): 493.

[91] Di Marco V, Lo Iacono O, Camma C, et al. The long – term course of chronic hepatitis B. Hepatology, 1999, (30): 257.

附　件

附件1：指南工作组

慢性乙型肝炎指南编写组：

组长：姚乃礼

成员：刘绍能　陈兰羽　陶夏平　周　斌　吕文良　刘震　白宇宁　王少丽　燕　东　刘慧敏

姚乃礼　男，医学硕士，主任医师，中国中医科学院，主要负责指南的总体设计。

刘绍能　男，医学博士，主任医师，中国中医科学院广安门医院，主要负责指南的起草。

陈兰羽　女，医学博士，副主任医师，中国中医科学院广安门医院，主要负责指南的起草。

陶夏平　男，医学博士，副主任医师，中国中医科学院广安门医院，主要负责文献资料的整理。

周　斌　男，医学博士，副主任医师，中国中医科学院广安门医院，主要负责文献资料的整理。

吕文良　男，医学博士，副主任医师，中国中医科学院广安门医院，主要负责文献资料的整理。

刘　震　男，医学博士，主治医师，中国中医科学院广安门医院，主要负责文献资料的整理。

白宇宁　男，医学博士，主治医师，中国中医科学院广安门医院，主要负责文献检索。

王少丽　女，医学博士，主治医师，中国中医科学院广安门医院，主要负责文献资料的整理。

燕　东　男，医学硕士，主治医师，中国中医科学院广安门医院，主要负责文献检索。

刘慧敏　男，医学硕士，主治医师，中国中医科学院广安门医院，主要负责文献检索。

慢性乙型肝炎指南咨询专家：

钱英　王融冰　刘平　李筠　李秀惠　叶永安

钱　英　男，医学学士，教授，首都医科大学中医药学院。

王融冰　女，医学学士，主任医师，首都医科大学附属地坛医院。

刘　平　男，医学博士，教授，上海中医药大学。

李　筠　女，医学学士，主任医师，中国人民解放军第 302 医院。

李秀惠　女，医学学士，主任医师，首都医科大学附属佑安医院。

叶永安　女，医学博士，主任医师，北京中医药大学附属东直门医院。

附件2：信息资源

1　检索的数据库

1.1　中文文献

中国生物医学文献数据库（CBMdisc）、中文科技期刊数据库（全文）、中国期刊全文数据库（CNKI）、万方数据资源、重庆维普（VIP）数字期刊全文数据库、中国中医药信息网、台湾 CEPS 中文电子期刊服务。

1.2 英文文献

美国国立图书馆 MEDLINE、PUBMED、EMBASE、Cochrane Library、AMED。

2 检索类型

已有的指南、系统评价或 Meta 分析、随机对照临床试验（RCT）、其他类型的临床研究，如病例对照研究、队列研究、专家经验、个案报道及部分基础研究。

3 检索策略

用主题词或关键词结合自由词检索，关键词包括肝炎、慢性肝炎、慢性乙型肝炎、辨证论治及部分根据特定临床问题确定的关键词。检索年限，中文文献从 1979 年到 2009 年 9 月，英文文献检索近 15 年内的文献。

4 手工检索

古典医籍如《伤寒论》、《金匮要略》、《备急千金要方》、《千金翼方》、《外台秘要》、《太平惠民和剂局方》、《医林改错》、《医宗金鉴》、《脾胃论》、《儒门事亲》、《临证指南医案》、《名医类案》，以及《杂病广要》、《东医宝鉴》、《寿世保元》等。

附件3：证据分级与推荐强度标准

1 证据分级

证据分级标准参考刘建平教授提出的传统医学证据体的构成及证据分级的建议，本指南结合临床实际作适当修订。

Ⅰa：在随机对照试验、队列研究、病例对照研究、病例系列这四种研究中至少两种不同类型的研究构成的证据体，且不同研究结果的效应一致；实施较好的 Meta 分析或系统评价。

Ⅰb：具有足够把握度的单个随机对照试验。

Ⅱa：非随机对照研究或队列研究（有对照的前瞻性研究）。

Ⅱb：病例对照研究。

Ⅲa：历史性对照的系列病例。

Ⅲb：自身前后对照的病例系列。

Ⅳ：长期在临床上广泛运用的病例报告和史料记载的疗法；专家共识意见。

Ⅴ：未经系统研究验证的专家观点和临床经验，以及没有长期在临床上广泛运用的病例报告和史料记载的疗法。

2 推荐强度

推荐强度参考美国国家临床指南交换所建议分级划分标准，并作适当修改。

A 级：需要至少一个随机对照临床试验作为高质量和连贯性地提出具体建议的文献整体的一部分（证据来自 Ⅰa 和 Ⅰb）。

B 级：需要与主题相关的完成良好的临床研究，但没有随机对照临床试验（证据来自 Ⅱa、Ⅱb 和 Ⅲ级）。

C 级：需要来自专家委员会的报告或意见和/或临床经验，但缺乏直接的高质量的临床研究（证据来自 Ⅳ 和 Ⅴ 级）。

附件4：指南评价

AGREE 评测结果

六大领域标准化得分（表1）：

表1 　　　　　　　　　　　　六大领域标准化得分

研究领域	条目编号	标准化得分
范围与目的	1，2，3	92.59%
参与人员	4，5，6，7	66.67%
制订的严谨性	8，9，10，11	87.18%
清晰性和可读性	12，13，14，15，16，17，18	94.67%
应用性	19，20，21	25.93%
编辑独立	22，23	100%

对指南进行全面评估，建议在局部地区进行预试验后，再行推广。指南应提供支持指南应用的工具，如手册、计算机或其他手段。对指南推行的障碍及费用，疗效评价标准也应加以考虑。

附件5：词汇表

嗳气：指气从胃中上逆，嗳出有声。

辨证：指运用中医学理论与技术方法，通过对患者所有发病情况与各种相关症状的采集与分析，确立证候诊断与治疗原则的全过程。

辨证论治：又称辨证施治。指运用中医学理论与技术方法，通过对患者所有发病情况与各种相关症状的采集与分析，确立证候诊断与治疗原则，并据以处方用药的全过程；是中医师将理、法、方、药一以贯之，并运用于临床的决策与实践的全过程。

盗汗：指入睡后出汗，醒后汗止。

耳鸣：自觉耳内鸣响的症状。

泛吐酸水：胃中酸水上泛，若随即咽下称为吞酸；不咽下而由口吐出者，称吐酸。

乏力：自觉肢体懈怠、疲乏无力的表现。

黄疸：以白睛、皮肤黏膜、小便发黄为特征的一组症状。

久病入络：是指很多慢性病到了后期，病变波及血脉及内脏的现象。

积证：由于正气亏虚，脏腑失和，气滞、血瘀、痰浊蕴结腹内而致。以腹内结块、固定不移、并且结块大多由小渐大、由软渐硬的病证。

口苦：患者自觉口中有苦味。

气滞：某些脏腑或局部气机阻滞。以胸胁脘腹胀闷疼痛，时轻时重，走窜不定，胀痛常随太息、嗳气、肠鸣、矢气而减，脉弦等为常见证候。

气虚：元气不足，脏腑机能衰退。以气短乏力，神疲懒言，自汗，舌淡，脉虚等为常见证候。

食欲减退：又称为"纳呆"或"纳少"，即患者不思进食，甚则厌食。

善太息：指频频叹气。

头晕目眩：患者自觉头部晕眩，视物旋转。

五心烦热：指两手两足心发热，并自觉心胸烦热。

五更泻：指黎明前腹痛泄泻。

胃痞：胃脘部饱胀、满闷不舒。

完谷不化：即大便中含有较多未消化的食物。

温补脾肾：具有温补脾肾之阳的作用，适用于脾肾阳虚证的治疗方法。

胁痛：自觉一侧或两侧胁肋部疼痛的症状。

邪：又称邪气，与人体正气相对而言。泛指各种致病因素及其病理损害。亦特指风、寒、暑、湿、燥、火六淫和疫疠之气等外感致病因素。

虚劳：指阴阳气血不足、脏腑虚损所致的多种慢性衰弱性病证。

血虚：血液亏虚，脏腑、经络、形体失养。以面色淡白或萎黄，唇舌爪甲色淡，头晕眼花，心悸多梦，手足发麻，妇女月经量少、色淡、衍期或闭经，脉细等为常见证候。

郁证：指情志不舒，气机郁结引起的一类病证。

瘀血：瘀血内阻，血行不畅。以局部出现青紫肿块、疼痛拒按，或腹部肿块、刺痛不移、拒按，或出血紫暗成块，舌紫或有斑点，脉弦涩等为常见证候。

阳黄：黄色鲜明如橘子色，伴有汗、尿色深黄如黄柏汁、口渴而舌苔黄腻，多因脾胃为湿热所困。

阴黄：黄色晦暗如烟熏，伴有畏寒、口淡苔白腻，多因脾胃为寒湿所困。

滋补肝肾：指用补益肝肾之阴的药物以治疗肝肾阴虚的方法。

脏腑：指人体内脏器官组织的总称。包括心、肝、脾、肺、肾五脏，胆、胃、大肠、小肠、膀胱、三焦六腑，脑、髓、骨、脉、胆、女子胞等奇恒之腑。

正气：泛指人体生命活动与功能总体水平的反映。

针灸：即针刺和艾灸两种治法的总称。针法是用金属针具，刺入人体一定的穴位，运用手法以疏通经络、调整营卫气血。灸法是用艾绒搓成艾条或艾炷，点燃后温灼穴位的皮肤表面，达到温通经脉、散寒助阳目的。

证：即证候。

证候：指患病时出现的互相有联系的一组症状与征象，是指疾病处于某一阶段的病因、病性、病位、病机、病势等病理要素的综合反映与概括。

艾滋病中医临床实践指南

要点说明

1 关键事项

本指南主要针对艾滋病的无症状 HIV 感染期、艾滋病期，提供以中医药为主要内容的临床表现、诊断、辨证治疗及调养等建议。

本指南的内容以专家共识获得的证据为主，采用专家咨询会和问卷调查相结合的方式，征求国内从事中医药治疗艾滋病一线基层医生、省级专家和中国中医科学院艾滋病专家咨询委员会委员的意见，最终形成指南初稿。部分随机双盲对照试验的证据表明某个诊疗措施有效，本指南会做出"推荐应用"的建议。

2 关键建议

中医药治疗艾滋病强调以患者为中心、整体调节、辨证论治、个体化治疗为原则，根据疾病各阶段的证候动态变化遣方用药，同时可配合使用针灸拔罐、辨证饮食、气功导引、心理疏导等综合干预方法，关键建议如下：

2.1 急性感染期

急性感染期以清热解表、凉血解毒为主要治法，根据所表现的方证不同，可选用银翘散或柴葛解肌汤加减。（推荐强度：B）

2.2 无症状感染期

无症状 HIV 感染期以气血双补、疏肝理气、清热化痰为主。气血亏虚证以归脾汤加减；肝郁气滞火旺证以加味柴胡疏肝散为主化裁；痰热内扰证以温胆汤为主加减。（推荐强度：B）

2.3 艾滋病期

艾滋病期建议根据患者的 CD_4^+ 细胞水平，采用中西医结合方法治疗。此期中医以脏腑辨证为主，针对艾滋病患者所出现的常见症状，如乏力、腹泻、纳呆、低热、咳嗽、淋巴结肿大、皮疹或拮抗高效抗反转录病毒疗法（HAART）毒副作用进行治疗：

艾滋病发热患者以阴虚发热最常见，可选用青蒿鳖甲汤合小柴胡汤加减。（推荐强度：B）

艾滋病咳嗽患者表现为痰热壅肺证者，可选用清金化痰汤合麻杏石甘汤加减。（推荐强度：B）

艾滋病慢性腹泻属脾虚湿盛者，可使用参苓白术散；寒热错杂者，可使用半夏泻心汤化裁；中焦寒盛者，可选用痛泻要方合四神丸、补中益气汤加减。（推荐强度：B）

艾滋病卡波肉瘤患者，以活血凉血消癥为主，可选用桃红四物汤、犀角地黄汤为主方化裁。（推荐强度：B）

艾滋病中枢系统感染者，可选用大补元煎合涤痰汤为主方化裁。（推荐强度：B）

艾滋病口腔念珠菌感染，可选用甘草泻心汤为主方加减治疗。（推荐强度：B）

艾滋病淋巴结肿大者，可使用消瘰丸为主方加减治疗。（推荐强度：B）

艾滋病并发带状疱疹者，可选用龙胆泻肝汤为主方加减治疗。（推荐强度：B）

对 HAART 治疗所造成的肝功能损害患者，建议使用当归芍药散为主方加减治疗。（推荐强度：B）

艾滋病期临床表现十分复杂，对多证候相兼患者，可以根据相应的证候，使用对应证候的合方化裁治疗。

由于艾滋病的特殊社会敏感性，心理干预与疏导在艾滋病防治中是十分重要的，引导患者读书、练字、做操、养花等移情于物的方法对于缓解患者的心理压力有益。

感染 HIV 病毒后，患者可能长期处于无症状的潜伏期，因此日常的饮食调理对于延缓发病，缓解症状可以起到一定的作用。艾滋病患者的饮食当以高营养，少食多餐，辨证饮食和避免过食辛辣、生冷、油腻食品为原则。

3 实施过程

对确诊为 HIV 阳性者，可以按如下实施流程操作：

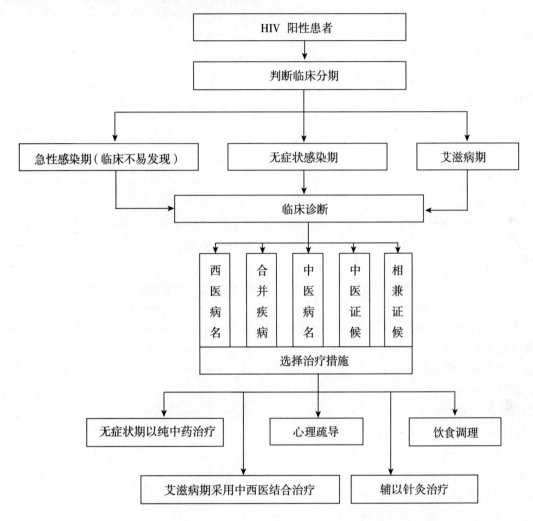

目　录

介　　绍

本指南主要针对艾滋病的无症状 HIV 感染期及艾滋病期，提供以中医药为主要内容的保健、诊断、治疗和建议。主要目的是推荐有循证医学证据的艾滋病的中医诊断与治疗方法，指导临床医生、护理人员规范使用中医药进行实践活动，加强对艾滋病患者的管理。

目前在国际上颁布的艾滋病临床实践指南中，比较权威的是来自美国人类及健康事务服务部（Department of Health and Human Services，DHHS）指南[1-3]和世界卫生组织（World Health Organization，WHO）指南[4]，其中以 DHHS 指南最为全面，资料最新，代表目前发达国家的治疗现状和水平。WHO 指南则基于普遍实用原则，主要针对发展中国家的普遍实用情况而制订。2007 年，中国疾病预防控制中心、性病艾滋病预防控制中心在卫生部艾滋病临床专家工作组的指导下，于 2007 年 12 月颁布了国家免费艾滋病抗病毒药物治疗手册（第二版）[5]。

2004 年，国家中医药管理局组织有关专家，根据中国和坦桑尼亚合作进行中医治疗艾滋病研究项目十七年积累的实践经验，结合中国艾滋病的临床特点和全国中医药界在艾滋病中医药治疗研究中的经验起草了《中医药治疗艾滋病临床技术方案》（试行）。方案重点介绍了中医药对艾滋病发生、发展的不同阶段的认识、中医辨证分型（三期十二型）论治和针对机会性感染的临床有效治疗方药。该方案的形成为以中医药治疗为主要内容的传统医药治疗艾滋病临床实践指南的制订奠定了部分工作基础。近 20 年来，中医药治疗艾滋病在以下方面进行了研究和探索，包括病因病机、证候类型、辨证论治、药物筛选、中药新药、非药物疗法、中西医结合治疗、艾滋病机会性感染、疗效评价研究等。本指南根据上述研究成果和相关标准制订。但是，由于中医药治疗艾滋病临床研究工作在全国范围内大规模展开只有几年的时间，积累的经验不多，有效的方法和方药仍处于一个探索阶段，因此，本指南只是一个初步的认识，其内容会随着今后研究的不断深入而逐步完善。

中医和中西医结合专家、医学统计学人员和流行病学专家等参与了本指南的编制过程，其中长期从事中医药治疗艾滋病工作的中医专家负责疾病诊疗内容的确定和共识的形成，从事流行病学和循证医学专业的人员参与临床研究证据的评价等。

背　　景

艾滋病（ICD - 10 编码：B23、R75、Z21、B20 - B24）是获得性免疫缺陷综合征（Acquired Immunodeficiency Syndrome，AIDS）的简称，是由人类免疫缺陷病毒（Human Immunodeficiency Virus，HIV）引起的以特异性免疫功能受损为主要特点的全身性疾病。临床上表现为发热、咳嗽、慢性腹泻、皮疹、体重减轻、淋巴结肿大等症状，随着病情进展而出现各种机会性感染、肿瘤、精神障碍等严重疾病，最后全身衰竭而死亡，整个病程经历 10～15 年。

据卫生部、联合国艾滋病规划署和 WHO 在 2008 年 11 月 30 日举行的世界艾滋病新闻发布会上联合通报的中国艾滋病疫情显示，截至 2008 年 9 月 30 日，我国累计报告艾滋病病毒感染者 264302 例，其中艾滋病患者 77753 例、死亡病例 34864 例。我国的艾滋病疫情处于总体低流行，特定人群和局部地区高流行的态势。自从 1996 年高效抗反转录病毒疗法（HAART）实施以来，发病率和病死率显著降低，艾滋病患者的生存状况和生活质量有了明显改善。但由于 HIV 致病的特殊性和复杂性，以及抗病毒药物的某些毒副反应和耐药性的产生，从而影响了抗病毒的治疗效果。目前，西药抗病毒治疗主要用于艾滋病患者。艾滋病的病程较长，无症状期 HIV 感染者一般不主张抗病毒治疗，艾滋病的机会性感染、抗病毒药的某些副作用等影响了患者的生存质量。中医药历史悠久，对我国人民的健康保健、防病治病方面发挥了重要作用，具有广泛的群众基础，特别是在广大的农村，患者更容易接受中医药的治疗。目前我国 HIV/AIDS 患者求助于中医药治疗的主要原因有：改善或调节免疫功能；治疗 HIV 相关症状；针对抗病毒疗法的毒副作用[6]。美国的一些研究报告显示，HIV/AIDS 患者也越来越多地求助于补充和替代医学疗法，这方面的治疗费用不断增加且治疗手段有所提高[7,8]。

艾滋病是一种新发现的传染病，虽然历代中医文献中尚无其名，但根据其传播方式、流行情况、发病特点、临床表现及国内外运用中医药治疗本病的临床实践等方面来看，与中医的某些病症如"瘟疫"、"虚劳"、"伏气温病"等类似。这种相关性为中医药治疗艾滋病提供了理论依据和诊治经验。关于艾滋病的病因病机，多数学者认为属本虚标实，再加上吸毒、性滥、劳累、外感等，易招致各种机会性感染的出现而发病。但若一个人的正气尚足，即使感染了 HIV，因机体适应性强，也可与它共存，成为 HIV 的长期携带者，延缓由无症状感染期进入艾滋病期的时间。"西医治病，中医治人（得病的人）"，中医强调的是机体对致病因子的反应性和适应性，中医的治疗手段包括中药、针灸、气功等疗法，综合作用于患者，提高机体免疫功能，或阻断病情发展、延缓发病（由无症状 HIV 感染期发展为艾滋病期），或减轻症状体征，从而提高生存质量，延长寿命。

中医治疗艾滋病强调以人为本、整体调节、辨证论治、重视个体化，治疗主要针对艾滋病患者而非单纯的病毒。治疗以辨病与辨证相结合：早中期以辨病治疗为主，针对病毒和免疫功能；中晚期以辨证治疗为主，主要针对机会性感染，同时配合抗病毒治疗，帮助免疫重建和减少其毒副作用。

中医治疗艾滋病的研究开始于 20 世纪 80 年代末期，中国中医科学院自 1987 年起开始派出中医专家赴坦桑尼亚进行中医药试治艾滋病的临床工作。20 世纪 90 年代开始，我国科技部把中医药治疗艾滋病的研究课题列入国家"八五"、"九五"、"社会公益专项基金"项目中。特别是近几年来，国家中医药管理局高度重视中医药防治艾滋病的各项工作，制定了一系列的政策法规和文件；在全国范围内组织开展了中医治疗艾滋病干预救治项目和科研项目。通过大量的临床实践，初步掌握 HIV/AIDS 中医发病及演变规律，总结出清热解毒、清热利湿、凉血解毒、活血化瘀、补益气血、益气养阴、健脾补肾等一系列中医治疗大法，对临床科研用药，如中研 1 号、艾宁颗粒、益艾康胶囊、喘可治注射液、唐草片、乾坤宁片、复方 SH（司艾特散）、扶正排毒片、复方三黄片、克艾特胶囊等 50 余种进行了临床和基础方面的研究[9-12]。唐草片已于 2003 年被中国食品与药品监督管理局正式批准作为治疗艾滋病的辅助用药而生产上市；艾宁颗粒、艾奇康胶囊、喘可治注射液等正在进行新药临床试验。

目前，国际上尚无中医治疗艾滋病的临床实践指南，因此，在全面检索国内文献的基础上，整合和吸纳国内外中医防治艾滋病的研究成果和成功经验，借鉴临床流行病学的研究方法，形成具有循证医学证据的中医防治艾滋病的临床实践指南，对于充分发挥中医防治艾滋病的作用具有重要意义。

临床特征

根据 WHO 于 2006 年颁布的以监测为目的的 HIV 病例定义和修改的成人和儿童 HIV 相关疾病临床分期和免疫学分类标准，将成人和儿童的 HIV 相关疾病分为有临床指征性疾病的四期[4]。以下是世界卫生组织在原有标准的基础上修改发布的切合临床应用的能反映临床特征的分期标准。

1 WHO 临床 1 期——无症状期

无症状。

持续广泛的淋巴结肿大。

2 WHO 临床 2 期——轻度疾病期

轻度不明原因的消瘦（体重减轻 <10%）。

反复发作的呼吸道感染，如鼻窦炎、扁桃腺炎、耳炎、咽炎等。

带状疱疹。

口角炎。

反复发作的口腔溃疡。

丘疹瘙痒。

脂溢性皮炎。

真菌性甲沟炎。

3 WHO 临床 3 期——中度疾病期

不明原因的严重消瘦（体重减轻 >10%）。

慢性腹泻超过一个月。

长时间发热超过一个月（高于 37.6°C，持续或间歇热）。

长期持续的口腔念珠菌病。

口腔毛状白斑。

肺结核。

严重的细菌感染，如肺炎、骨关节炎、脑膜炎或菌血症。

急性坏死性溃疡性口炎、龈炎、牙周炎。

不明原因的贫血（<8g/dl），中性粒细胞减少症（<0.5×10⁹）或慢性血小板病（<50×10⁹）

4 WHO 临床 4 期——严重疾病期（艾滋病期）

HIV 消耗综合征。

肺孢子菌肺炎。

反复发作的急性细菌性肺炎。

慢性单纯性疱疹感染。

食管念珠菌病。

肺外结核病。

卡波肉瘤。

巨细胞病毒感染。

中枢神经系统弓形体病。

HIV 脑病。

肺外隐球菌病包括脑炎。

播散性非结核分枝杆菌感染。

进行性多灶性白质脑病。

隐孢子虫病。

慢性等孢子虫病。

播散性霉菌病。

反复发作的非伤寒样沙门菌菌血症。

淋巴瘤。

侵袭性子宫颈癌。

非典型性弥散性利什曼病。

有症状的 HIV 相关神经炎或者心肌炎。

诊断标准

1 西医诊断

根据 2008 年 9 月 1 日颁布的"中华人民共和国卫生行业标准——艾滋病和艾滋病毒感染诊断标准"（WS 293 – 2008）。

1.1 HIV 感染者

成人及 15 岁（含 15 岁）以上青少年符合下列一项者即可诊断：

HIV 抗体确证试验阳性或血液中分离出 HIV 毒株。

有急性 HIV 感染综合征或流行病学史，且不同时间的两次 HIV 核酸检测结果均为阳性。

1.2 艾滋病病例

成人及 15 岁（含 15 岁）以上青少年符合下列一项者即可诊断：

HIV 感染和 CD_4^+ 细胞 $< 200/mm^3$。

HIV 感染和至少一种成人艾滋病指征性疾病（C 组临床表现）。

C 组临床表现包括：HIV 消耗综合征；肺孢子菌肺炎；食管念珠菌感染；播散性真菌病（球孢子菌病或组织胞浆菌病）；反复发生的细菌性肺炎，近 6 个月内≥2 次；慢性单纯疱疹病毒感染（口唇、生殖器或肛门直肠）超过 1 个月；任何的内脏器官单纯疱疹病毒感染；巨细胞病毒感染性疾病（除肝、脾、淋巴结以外）；肺外结核病；播散性非结核分枝杆菌病；反复发生的非伤寒沙门菌败血症；慢性隐孢子虫病（伴腹泻，持续 >1 个月）；慢性等孢子虫病；非典型性播散性利什曼病；卡波肉瘤；脑或 B 细胞非霍奇金淋巴瘤；浸润性宫颈癌；弓形虫脑病；肺外隐球菌病，包括隐球菌脑膜炎；进行性多灶性脑白质病；HIV 脑病；有症状的 HIV 相关性心肌病或肾病。

2 中医诊断

根据艾滋病的病原学、流行病学、临床表现以及预后转归等特征，结合国内外运用中医治疗艾滋病的临床实践，可将艾滋病列入中医学中的疫病或瘟疫[13]、伏气温病[14]、虚劳[15]等范畴。

干预、管理和推荐

1 干预

目前艾滋病治疗主要以 HAART 疗法为主，HAART 疗法的广泛运用使得艾滋病的发病率和病死率大大下降。但因其存在某些局限性（如毒副反应、耐药性等），从而影响其治疗效果和依从性。此外，大量的无症状期 HIV 感染者由于目前不主张进行抗病毒治疗而处于一种无药可用的状态。中医药干预的特点和优势在于辨证论治和对机体的整体调节，消除或减轻患者的症状体征，改善生活质量。初步研究结果表明，中医药可以明显减轻或消除发热、乏力、气短、咳嗽、纳呆、腹泻、皮疹等症，提高或稳定患者免疫功能，改善患者体质和生活质量。长期以来，我国患者对中医药能够接受，依从性好。且毒副作用小，没有耐药性，可长期服用。这些优势都为中医治疗艾滋病奠定了较好的基础。中医药干预是以药物治疗为主，针灸为辅，配合饮食调节、心理疏导等手段的综合治疗方法。其目的在于提高临床疗效，降低病死率和发病率，改善生存质量，丰富 HIV/AIDS 患者的治疗手段。

2 管理

2.1 西医治疗

艾滋病目前尚无疫苗或特效的治疗药物，主要用抗反转录病毒疗法（ART）或 HAART 疗法[16]。目前国际上已有的 ART 药物可以组成以 2 种核苷类逆转录酶抑制剂（NRTIs）为骨架的联合非核苷类逆转录酶抑制剂（NNRTI）或蛋白酶抑制剂方案，需根据患者的具体情况来掌握。

HAART 疗法既不能治愈艾滋病也不能完全消除症状，一旦治疗中断就有可能产生病毒载量的反弹或耐药性的出现[17,18]。甚至对艾滋病患者带来终身的影响[19]。尽管如此，HAART 疗法的出现仍然大大降低了艾滋病的发病率和病死率。[20-22]

2.2 中医辨证论治

艾滋病病毒感染人体后是一个缓慢的发展过程。不同的个体和不同的阶段，其中医病机表现不一。通过十多年的探索，中医对艾滋病的病因病机有了一定的认识，形成了治疗艾滋病的一些基本方药。目前中医对艾滋病治疗的主要目标是稳定或提高机体免疫功能、减轻或消除患者的临床症状，改善生存质量，使患者带毒生存。艾滋病病毒感染后的各种机会性感染错综复杂，为了易于临床操作，对中医药治疗比较擅长的无症状 HIV 感染期和艾滋病期进行如下辨证分型论治，所举常用方剂，均需按患者的具体临床表现予以适当加减。

2.2.1 潜伏期（无症状 HIV 感染）

此期的治疗原则是稳定或增强机体的免疫功能，使正邪处于平衡状态，尽量延缓发病时间。

2.2.1.1 气血两亏证

临床症状：平素体质虚弱，面色苍白，畏风寒，易感冒，声低气怯，时有自汗，舌质淡，脉虚弱或细弱。

治法：气血双补。

推荐方药：归脾汤加减（《济生方》）。当归、川芎、白芍、熟地黄、人参、白术、茯苓、炙甘草、黄芪、龙眼肉、酸枣仁、远志等。水煎服，每日 1 剂，分 2 ~ 3 次服用。（推荐强度：B，证据级别：IV）

推荐中成药：人参健脾丸（《中华人民共和国药典·2005》），水蜜丸每次 8g，大蜜丸每次 2 丸，每日 2 次，口服。（推荐强度：C，证据级别：IV）

2.2.1.2 肝郁气滞火旺证

临床症状：平素性格内向，情感脆弱，情绪易抑郁，得知自己感染 HIV 后更是焦虑恐惧，胸胁胀闷，失眠多梦，不能控制自己的情绪，甚至产生轻生念头；妇女可有月经不调，乳房少腹结块；查体可较早出现淋巴结肿大。舌苔薄白，脉弦。

治法：疏肝理气降火。

推荐方药：加味柴胡疏肝散（《景岳全书》）。柴胡、陈皮、川芎、香附、枳壳、芍药、甘草、当归、白术、茯苓、丹皮、栀子等。水煎服，每日 1 剂，分 2 ~ 3 次服用。（推荐强度：B，证据级别：IV）

推荐中成药：加味逍遥丸（《中华人民共和国药典·2005》），水蜜丸每次 6 ~ 9g，大蜜丸每次 1 丸，每日 2 次，口服。（推荐强度：C，证据级别：IV）

2.2.1.3 痰热内扰证

临床症状：呕恶嗳气，目眩头晕，心烦急躁，口苦吞酸，失眠，平素饮食不节，或嗜食辛辣厚味，苔腻而黄，脉滑数。

治法：清热化痰，理气和中。

推荐方药：温胆汤加减（《三因方》）。半夏、陈皮、茯苓、枳实、竹茹、甘草、生姜等。水煎服，每日 1 剂，分 2 ~ 3 次服用。（推荐强度：B，证据级别：IV）

2.2.2 发病期

此期的治疗原则是减轻患者的症状，提高生存质量，延长生命，减少死亡率。

2.2.2.1 热邪内蕴，痰热壅肺证

临床症状：咳嗽，喘息，痰多色黄，发热，头痛；胸痛，口干，口苦。舌红，苔黄腻，脉滑数有力。

治法：清热解毒，宣肺化痰。

推荐方药：清金化痰汤（《医学统旨》）合麻杏石甘汤（《伤寒论》）加减。半夏、杏仁、陈皮、瓜蒌仁、黄芩、枳实、茯苓、麻黄、生石膏、甘草等。水煎服，每日1剂，分2~3次服用。（推荐强度：B，证据级别：IV）

推荐中成药：

羚羊清肺丸（《中华人民共和国药典·2005》），大蜜丸，每次1丸，每日3次，口服。（推荐强度：C，证据级别：IV）

清气化痰丸（《中华人民共和国药典·2005》），每次6~9g，每日2次，口服。（推荐强度：C，证据级别：IV）

2.2.2.2 心肺肾亏，气阴两虚证

临床症状：低热盗汗，五心烦热，干咳少痰，痰稠黏难咳，乏力，口干咽燥，午后或夜间发热；或骨蒸潮热，心烦少寐，颧红，尿黄；或面色㿠白，气短心悸，头晕，咳嗽无力，咳痰困难或痰中血丝。舌红少苔，脉细数。

治法：补肺益气，滋肾养阴。

推荐方药：生脉散（《千金要方》）合百合固金汤（《医方集解》）加减。人参、麦冬、五味子、熟地、百合、甘草、生地、贝母、白芍、玄参、桔梗等。水煎服，每日1剂，分2~3次服用。（推荐强度：B，证据级别：IV）

推荐中成药：养阴清肺丸（《中华人民共和国药典·2005》），大蜜丸，每次1丸，每日2次，口服。（推荐强度：C，证据级别：IV）

2.2.2.3 气虚血瘀，邪毒壅滞证

临床症状：乏力气短，躯干或四肢有固定痛处或肿块，甚至肌肤甲错，面色萎黄或黯黑；口干不欲饮，午后或夜间发热，或自感身体某局部发热，或热势时高时低，遇劳而复发或加重，自汗，易感冒，食少便溏，或肢体麻木，甚至偏瘫，或脱发，舌暗红，或有瘀点瘀斑，脉涩。

治法：益气活血，化瘀解毒。

推荐方药：补中益气汤（《内外伤辨惑论》）合血府逐瘀汤（《医林改错》）加减。黄芪、桃仁、红花、当归、生地黄、川芎、赤芍、牛膝、桔梗、枳壳、甘草、人参、橘皮、升麻、柴胡、白术等。水煎服，每日1剂，分2~3次服用。（推荐强度：B，证据级别：IV）

2.2.2.4 肝经风火，湿热蕴结证

临床症状：疱疹，口疮，不易愈合。皮肤瘙痒或糜烂、溃疡，或小水泡、疼痛、灼热，或发于面部躯干，或发于口角、二阴，口苦，心烦易怒，舌边尖红，苔黄，脉弦数。

治法：清肝泻火，利湿解毒。

推荐方药：龙胆泻肝汤（《校注妇人良方》）加减。龙胆草、黄芩、栀子、泽泻、车前子、当归、生地黄、柴胡、生甘草、白鲜皮、地肤子等。水煎服，每日1剂，分2~3次服用。（推荐强度：B，证据级别：IV）

推荐中成药：防风通圣丸（《中华人民共和国药典·2005》），水丸，每次6g，每日2次，口服。（推荐强度：C，证据级别：IV）冰硼散、锡类散、湿毒膏外涂患处。

2.2.2.5 气郁痰阻，瘀血内停证

临床症状：瘰疬肿块，抑郁寡欢，病情常随情绪而变化，善太息，按之不痛或轻痛，胸胁胀满；梅核气，或大便不爽，妇女可见月经不调或痛经或兼血块。舌暗，或有瘀点瘀斑，脉涩或弦。

治法：利气化痰，化瘀散结。

推荐方药：消瘰丸（《医学衷中参西录》）合逍遥丸（《太平惠民和剂局方》）加减。海藻、昆布、牡蛎、玄参、半夏、陈皮、连翘、贝母、川芎、茯苓、桔梗、当归、柴胡、白术、芍药等。水煎服，每日1剂，分2~3次服用。（推荐强度：B，证据级别：IV）

2.2.2.6 脾肾亏虚，湿邪阻滞证

临床症状：腹泻便溏，脘闷食少，大便如稀水，间歇发作，或持续不断而迁延难愈；或大便时溏时泻，时发时止，日久不愈，水谷不化，稍进油腻等难消之物或凉食则发，食少腹胀，面色萎黄；或五更泄泻，甚则滑泄不禁，迁延反复，形寒肢冷，腰膝酸软，腹痛绵绵，下腹坠胀，脱肛；或伴腰酸腿软，消瘦瘈弱，毛发疏落，耳聋耳鸣。舌体胖大，舌质淡苔白腻或水滑，脉沉迟无力。

治法：补肾健脾，利湿止泻。

推荐方药：参苓白术散（《太平惠民和剂局方》）合四神丸（《证治准绳》）加减。党参、白术、茯苓、桔梗、缩砂仁、白扁豆、山药、薏苡仁、补骨脂、肉豆蔻、吴茱萸、五味子、生姜、大枣等。水煎服，每日1剂，分2~3次服用。（推荐强度：B，证据级别：IV）

推荐中成药：

参苓白术散（《中华人民共和国药典·2005》），每次6~9g，每日2~3次，口服。（推荐强度：C，证据级别：IV）

四神丸（《中华人民共和国药典·2005》），每次9g，每日1~2次，口服。（推荐强度：C，证据级别：IV）

艾滋病以消化道为主的各种慢性疾病可参考此型论治[23,24]，还有学者报道用加味半夏泻心汤治疗HAART后消化道不良反应（痞满证）[25]。

2.3 针灸治疗

选穴：中脘、关元、气海；肾俞、命门、胃俞；肺俞、大椎、曲池。

操作：穴区常规消毒，使用一次性针灸针，3组穴位交替使用，每次选用1组穴位，每日1次。气海、中脘、关元、肾俞、命门、胃俞、肺俞用纯艾条灸治，每穴10分钟；大椎、曲池采用针刺治疗，施平补平泻手法，留针30分钟。30次为1个疗程，休息3~5日后，继续下一疗程。（推荐强度B，证据级别Ⅲb）[26]

此期具体症状的针灸治疗可参照相关针灸指南。

2.4 调摄护理

艾滋患者体质虚弱，消化力弱，又往往兼夹其他系统的多种机会性感染，在饮食方面应注重下述原则和方法。

进食适宜：一是食量要因人、因病制宜；二指冷热适当；三指不要偏嗜；四是定时进餐；五指选易消化的食品及流质。

食物宜忌：艾滋患者的机会性感染变化多端，应遵循虚证用补、实证用消、寒证用温、热证用凉的原则。

艾滋病患者应该克服恐惧心理和悲观、厌世情绪，通过对疾病的认识，逐步接受现实，树立与疾病抗争的勇气和信心，集中注意力思考一些有益的生活和工作内容；亦可进行心理疏导、精神安慰或者心理治疗。

3 推荐建议

尽管HIV侵犯人体，可划分为不同的阶段，各自又有不同的临床表现及治疗方法，但总的治疗

原则是扶正固本，解毒祛邪。艾滋病病程虽长，但从 HIV 感染到病情发展直至死亡的整个过程，疾病处在一个正邪抗争的动态变化之中，虚实夹杂，或邪实致正虚，或正虚致邪实。在治则上，是先去邪实而后补正虚，抑或通过扶正以祛邪，正确把握邪正关系至关重要。在辨证论治的同时，还要重视机体的免疫功能。因为 CD_4^+ 细胞是决定 HIV 病情变化（好转或恶化）的基础和前提条件[27]，也是治疗干预是否有效的客观指标之一，有时仅凭中医的辨证分型难以全面反映艾滋病的复杂性和严重性。

推荐一

王健等[11]采用随机双盲、安慰剂平行对照、单中心的临床观察方法，对 100 例 HIV/AIDS 患者进行观察。其中，治疗组 50 例［艾宁颗粒 + HAART（d4T + ddI + NVP）］，对照组 50 例［安慰剂 + HAART（d4T + ddI + NVP）］，服药时间为 11 个月。结果显示：艾宁颗粒和 HAART 合用，未发现毒副反应；两组都出现了 CD_4^+ 细胞下降的情况，但治疗组 CD_4^+ 细胞下降的均值比对照组小，组间比较具有统计学差异；在改善乏力、纳呆、恶心、腹泻、皮疹等方面，治疗组优于对照组；两组的病毒载量均上升，组间比较无统计学差异[10]。有研究表明，该药可以延缓抗病毒西药茚地那韦在体内的代谢时间，从而延长抗病毒效果，中药通过肝脏 CYP450 药物氧化同工酶的相互作用，可以对化学药物的药效产生一定作用。（推荐强度：A，证据级别：Ib）

建议：艾滋病发展过程中常见的症状如乏力、发热、咳嗽、盗汗、消瘦、腹泻、皮疹等中医辨证多归属"气阴两虚"型，以"益气养阴，补益肺脾"为主要治法的艾宁颗粒经随机双盲对照临床试验证实，在改善艾滋病相关症状方面，治疗组优于对照组，说明以扶正为主的益气养阴法是治疗艾滋病的有效方法之一。

推荐二

时丹等[12]采用随机双盲安慰剂对照的试验方法，将纳入病例随机平均分为乾坤宁试验组与安慰剂对照组各 18 例。用药 7 个月后，比较乾坤宁片和安慰剂之间血浆 HIV - 1RNA 变化，具有显著差异，说明乾坤宁片具有显著降低病毒载量的作用。开放治疗 3 个月后的研究进一步显示，乾坤宁片具有降低艾滋病病毒感染者和艾滋病患者血浆 HIV - 1RNA、升高 CD_4^+ 细胞的作用，随着给药剂量增加而作用增强。服药期间，患者临床症状改善，生存质量提高。（推荐强度：A，证据级别：Ib 级）

建议：以"清热利湿，解毒散结，益气养阴，行气活血"为主要治法的乾坤宁片经随机双盲对照的临床试验证实，该药具有降低病毒载量的作用，说明以祛邪为主的该种治法是治疗艾滋病的有效方法之一。

推荐三

赵红心等[13]采用随机、双盲对照的方法，对艾滋病病毒感染者/艾滋病患者（HIV/AIDS）进行治疗。选择的受试者 49 例，新血片（商品名：唐草片）加西药组（治疗组）25 例，西药组（对照组）24 例，比较两组治疗前后的效果。在免疫学方面，治疗后两组的 CD_4^+ 细胞计数均有不同程度的上升，其中治疗组平均上升 $38/mm^3$，对照组平均上升 $70/mm^3$，但没有统计学意义，在治疗 2 个月后，两组对病毒的抑制程度没有明显差异，但治疗 6 个月后比较，治疗组要优于对照组，有显著性差异（$P < 0.05$）。两组在治疗过程中未发生严重的毒副作用，患者的临床症状得到改善。（推荐强度：A，证据级别：Ib）

建议：新血片是中国第一个经国家食品药品监督管理局批准上市的可用于艾滋病辅助治疗的中成药，主要针对艾滋病症候群（淋巴结肿大、消瘦、乏力、口腔白斑、慢性腹泻、皮炎等）以及免疫功能低下者。

推荐四

陈继忠等[28]采用 RCT 试验方法对 34 例 HIV/AIDS 口腔念珠菌病患者进行 2 周的临床研究，试验组采用消糜颗粒，对照组 34 例采用制霉菌素，停药后随访两周。结果显示：消糜颗粒有效率高达 94%，疗效明显优于对照组，且复发率低（15%），远期疗效较好。（推荐强度：A，证据级别：Ib）

建议：消糜颗粒是张仲景《金匮要略·百合狐惑阴阳毒》中甘草泻心汤加味而成，可以治疗辨证为脾虚湿热型 HIV/AIDS 口腔念珠菌病。

推荐五

有学者分析[29]中医不同治法对 166 例无症状 HIV 感染者 CD_4^+ 淋巴细胞的影响。结果表明：益气养阴法和温补脾肾法为主的中药适宜干预 CD_4^+ 细胞在 200～350/mm^3 之间的感染者；清热解毒为主的中药适宜于干预 CD_4^+ 细胞计数在 451～600/mm^3 之间的感染者；而 CD_4^+ 细胞在 351～450/mm^3 之间的感染者则以温补脾肾法相对较好。

方 法

1 临床证据的检索策略

指南编写小组制订了文献检索策略，采取了电子检索与手工检索相结合的方式，系统检索了中医药治疗艾滋病的国内外文献（见附件2）。

2 证据级别和质量评价

指南编写小组对检索的文献根据文献的初筛标准进行了初筛，初筛合格的文献根据文献质量评价标准进行了第二次筛查，合格的文献采用了温哥华格式的文献摘要表对文献进行了结构性的摘要，并最终汇总成证据表（见附件3）。

3 推荐强度

推荐强度参考美国国家临床指南交换所建议分级划分标准，并作适当修改（见附件3）。

4 评议和咨询过程

艾滋病中医临床实践指南在初稿完成后，进行了两次专家审订。第一次采取专家函审的方式，通过 E-mail 邀请相关专家提出修改意见。指南编写小组对专家的意见进行了集中和整理，形成了函审意见表；第二次采取了专家现场审订的方式，专家在审阅指南草案后，一方面对第一次的专家函审意见表进行讨论，另一方面提出自己的修改意见。指南编写小组根据两次专家评审意见，对指南草案作了修改，并经指南指导委员会审核通过。

5 宣传

指南出版后，拟通过专业学会、学术会议、医师培训和继续教育项目等进行进一步宣传和推广。

6 执行

通过对艾滋病患者和从事临床实践工作的医务人员进行本指南的宣传和指导临床应用，并将应用情况反馈回工作组，工作组成员参考反馈意见进行进一步修订。

联系方式：中国中医科学院中医药防治艾滋病研究中心。

联系地址：北京市东直门内南小街16号。

E-mail：62tiger@163.com

7 更新

指南制订委员会定期委托相关人员对指南进行评议，对新出现的证据进行收集、整理和分析，最后由指南制订委员会决定是否对指南予以修订。一般而言，在下列情况下，需要对指南进行修订或更新：产生新的干预方法；产生证明现有干预方法为最佳、有利或有弊的证据；产生新的重要或有意义的结论；产生新的医疗资源。指南拟每三年更新一次，如果对指南修订有任何新的建议，欢迎与我们联系。

参考文献

[1] Department of Health and Human Services（DHHS）. Guidelines for the Use of Antiretroviral Agents in HIV – 1 Infected Adult and Adolescents. 2008.

[2] Hammer SM, Saag MS, Schechter M, et al. Treatment for adult HIV infection：2006 recommendations of the International AIDS Society – USA Panel. Top HIV Med. 2006, 14（3）：827.

[3] Constance AB, Jonathan EK, Henry M, et al. Treating opportunistic infections among HIV – infected adults and adolescents. Morbidity and Mortality Weekly Report. 2004, 53（15）：1.

[4] World Health Organization（WHO）. WHO case definitions of HIV for surveillance and revised clinical staging and immunological classification of HIV – related disease in adults and children. 2006.

[5] 国家免费艾滋病抗病毒药物治疗手册编写组. 国家免费艾滋病抗病毒药物治疗手册（第二版）. 北京：人民卫生出版社，2007.

[6] Jianping Liu. The use of herbal medicines in early drug development for the treatment of HIV infections and AIDS. Expert OpinInvestig Drugs. 2007, 16（9）：1355.

[7] Fairfield KM, Eisenburg DM, Davis RB, et al. Patterns of use, expenditures, and perceived efficacy of complementary and alternative therapies in HIV – infected patients. Arch Intern Med. 1998, 158（20）：2257.

[8] Wootton JC, Sparber A. Surveys of complementary and alternative medicine：part Ⅲ. Use of alternative and complementary therapies for HIV/AIDS. J. Altern Complement Med. 2001, 7（4）：371.

[9] 王健，刘颖，邹雯. 艾宁颗粒联合 HAART 治疗 100 例 HIV/AIDS 患者的临床观察. 中国艾滋病性病，2008，14（4）：101.

[10] Sishi Fang, Jian Wang, Wenao Huang. Effect of medicine of Aining Granule on human liver cytochrome P450 1A2, 2D6 and 3A4 by using pooled human liver microsomes and replaceable cryopreserved human primary hepatocytes. Drug Metabolism Review. 2006, 53（38）：57.

[11] 时丹. 乾坤宁片抗 HIV/ AIDS 的随机双盲安慰剂对照临床研究. 中医药学刊，2003，21（9）：1472.

[12] 赵红心，张福杰，邰桂菊. 国产抗逆转录病毒药物联合中药新血片治疗 HIV/AIDS 患者 24 周临床研究. 中国艾滋病性病，2006，12（4）：297.

[13] 彭勃，苗明三，杨晓娜. 中医药治疗艾滋病的研究进展. 河南中医，2006，26（1）：85.

[14] 尤松鑫. 艾滋病中医证治概述，江苏中医药，1999，20（3）：3.

[15] 刘学伟，闫永彬，王丹妮. 浅议艾滋病中医命名. 辽宁中医杂志，2005，32（11）：1134.

[16] Department of Health and Human Services（DHHS）. A Pocket Guide to Adult HIV/AIDS Treatment. 2005.

[17] Martinez – Picado J, DePasquale MP, Kartsonis N, et al. Antiretroviral resistance during successful therapy of human immunodeficiency virus type 1 infection. Proc. Natl. Acad. Sci. 2000, 97（20）：10948.

[18] Dybul M, Fauci AS, Bartlett JG, et al. Panel on clinical practices for treatment of HIV. Guidelines for using antiretroviral agents among HIV – infected adults and adolescents. Ann. Intern. Med. 2002, 137（5）：381.

[19] Blankson JN, Persaud D, Siliciano RF. The challenge of viral reservoirs in HIV – 1 infection. Annu. Rev. Med. 2002, 53（163）：557.

[20] Palella FJ, Delaney KM, Moorman AC, et al. Declining morbidity and mortality among patients with

advanced human immunodeficiency virus infection. N Engl J Med. 1998，338（13）：853.

[21] Wood E, Hogg RS, Yip B, et al. Is there a baseline CD_4 cell count that precludes a survival response to modern antiretroviral therapy. AIDS. 2003，17（5）：711.

[22] Chene G, Sterne JA, May M, et al. Prognostic importance of initial response in HIV－1 infected patients starting potent antiretroviral therapy：analysis of prospective studies. Lancet. 2003，362（9385）：679.

[23] 范中有，任文，邢燕丽. 中西医结合治疗 HIV/AIDS 腹泻 48 例. 河南中医，2008，28（5）：55.

[24] 杨国红，崔敏，周立华，等. 参苓白术散治疗艾滋病相关腹泻疗效观察. 中华中医药学刊，2008，26（1）：150.

[25] 杨小平，姜枫，周超杰，等. 加味半夏泻心汤治疗艾滋病 HAART 所致消化道不良反应（痞满证）49 例，中医研究，2008，21（12）：23.

[26] 尹勇，段丽萍，刘玉生. 针灸治疗艾滋病 23 例. 上海中医药大学学报，2002，16（2）：29.

[27] 王树. 在澳大利亚用中医药治疗艾滋病的体会和研讨. 天津药学，2000，12（4）：1.

[28] 陈继忠. 消糜颗粒治疗 HIV/AIDS 口腔念珠菌病临床研究. 光明中医，2009，24（4）：633.

[29] 彭勃，郭会军，刘学伟. 中医不同治法对 166 例无症状人类免疫缺陷病毒感染者 CD_4^+ 淋巴细胞的影响. 中医杂志，2008，49（2）：142.

附 件

附件1：指南工作组

艾滋病指南编写组：

　　组长：梁菊生

　　成员：梁菊生　王　健　刘　颖　邹　雯　陆嘉明　董继鹏　王　莹

　　梁菊生　男，医学硕士，研究员，中国中医科学院中医药防治艾滋病研究中心，主要负责指南的总体设计。

　　王　健　男，医学硕士，主任医师，中国中医科学院中医药防治艾滋病研究中心，指南开发小组副组长，主要负责指南的总体设计。

　　刘　颖　女，医学博士，助理研究员，中国中医科学院中医药防治艾滋病研究中心，主要负责指南的文献检索、评价与指南草案的书写。

　　邹　雯　女，医学硕士，助理研究员，中国中医科学院中医药防治艾滋病研究中心，主要负责指南的文献检索、评价与指南草案的书写。

　　陆嘉明　女，医学学士，助理研究员，中国中医科学院中医药防治艾滋病研究中心，主要负责指南的文献检索、评价与指南草案的书写。

　　董继鹏　男，医学硕士，中国中医科学院中医药防治艾滋病研究中心，主要负责指南的文献检索。

　　王　莹　女，医学硕士，中国中医科学院中医药防治艾滋病研究中心，主要负责指南的文献检索。

艾滋病指南咨询专家：

　　路志正　陈可冀　吕维柏　关崇芬　黄尧洲　苏诚练　薛伯寿　许　铣　林洪生　李国勤　黄世敬　徐立然　王玉光　李秀惠　张国梁　符林春　方　路　谭行华　毛宇湘

　　路志正　男，国医大师，主任医师，中国中医科学院广安门医院。

陈可冀　男，中国科学院院士，主任医师，中国中医科学院西苑医院。

吕维柏　男，教授，中国中医科学院。

关崇芬　女，研究员，中国中医科学院中医基础理论研究所。

薛伯寿　男，主任医师，中国中医科学院广安门医院。

黄尧洲　男，主任医师，中国中医科学院西苑医院。

苏诚练　男，主任医师，中国中医科学院广安门医院。

许　铣　男，主任医师，中国中医科学院广安门医院。

林洪生　女，主任医师，中国中医科学院广安门医院。

李国勤　男，主任医师，中国中医科学院广安门医院。

黄世敬　男，医学博士，副主任医师，中国中医科学院广安门医院。

徐立然　男，主任医师，河南中医学院附属医院。

王玉光　男，医学博士，副主任医师，北京地坛医院。

李秀惠　女，医学硕士，主任医师，北京佑安医院。

张国梁　男，医学硕士，主任医师，安徽中医学院附属医院。

符林春　男，教授，广州中医药大学。

方　路　男，主任医师，云南中医中药研究所。

谭行华　男，主任医师，广州第八人民医院。

毛宇湘　男，主任医师，河北省中医院。

附件2：信息资源

选用 MEDLINE、COCHRANE 图书馆、美国国立指南库（The National Guideline Clearinghouse，NGC）等，以"AIDS"和"HIV，AIDS"为检索词进行检索，检索 1997 年至 2009 年 12 月的文献。

选用中国期刊全文数据库（CNKI）、CBMdisk、中国中医药文献数据库、中国优秀博硕士学位论文全文数据库、中国医用信息资源系统（维普）和中文生物医学期刊文献数据库（CMCC）等数据库，以"艾滋病"为检索词，以及国内本领域知名专家的姓名为检索词，检索 1987 年至 2009 年 12 月的文献。

借鉴美国、英国、欧洲、新加坡、日本和中国等国家的艾滋病临床实践指南。

附件3：证据分级与推荐强度标准

1　证据分级

证据分级标准参考刘建平教授提出的传统医学证据体的构成及证据分级的建议，本指南结合临床实际作适当修订。

Ⅰa：由随机对照试验、队列研究、病例对照研究、病例系列这四种研究中至少两种不同类型的研究构成的证据体，且不同研究结果的效应一致；实施较好的 Meta 分析或系统评价。

Ⅰb：具有足够把握度的单个随机对照试验。

Ⅱa：非随机对照研究或队列研究（有对照的前瞻性研究）。

Ⅱb：病例对照研究。

Ⅲa：历史性对照的系列病例。

Ⅲb：自身前后对照的病例系列。

Ⅳ：长期在临床上广泛运用的病例报告和史料记载的疗法；专家共识意见。

Ⅴ：未经系统研究验证的专家观点和临床经验，以及没有长期在临床上广泛运用的病例报告和史料记载的疗法。

2 推荐强度

推荐强度参考美国国家临床指南交换所建议分级划分标准，并作适当修改。

A级：需要至少一个随机对照临床试验作为高质量和连贯性地提出具体建议的文献整体的一部分（证据来自Ⅰa和Ⅰb）。

B级：需要与主题相关的完成良好的临床研究，但没有随机对照临床试验（证据来自Ⅱa、Ⅱb和Ⅲ级）。

C级：需要来自专家委员会的报告或意见和/或临床经验，但缺乏直接的高质量的临床研究（证据来自Ⅳ和Ⅴ级）。

附件4：指南评价

AGREE 评测结果

六大领域标准化得分（表1）：

表1   六大领域标准化得分

研究领域	条目编号	标准化得分
范围与目的	1，2，3	63.3%
参与人员	4，5，6，7	47.2%
制订的严谨性	8，9，10，11	63.8%
清晰性和可读性	12，13，14，15，16，17，18	55.5%
应用性	19，20，21	0.0%
编辑独立	22，23	83.3%

对指南进行全面评估，建议在局部地区进行预试验后，再行推广。指南应提供支持指南应用的工具，如手册、计算机或其他手段。对指南推行的障碍及费用、疗效评价标准也应加以考虑。

附件5：词汇表

伏气温病：感受病邪后，伏藏于里，过时而发的温病。

活血化瘀：用具有活血化瘀作用的方药治疗血瘀证的治法。

凉血解毒：用具有凉血清热解毒作用的方药治疗血热炽盛证、火毒证的治疗方法。

清热利湿：用具有清热利湿作用的方药治疗湿热蕴结证的治法。

气阴两虚：气虚和阴虚同时并见的病理变化。

气虚血瘀：气虚推动无力而导致血瘀，形成气虚与血瘀并存的病理变化。

热毒内蕴：火热脓毒邪气蕴结于体内不解的证候。

瘟疫：感受疫疠之气造成的流行性急性传染病的统称。

邪毒壅滞：指邪热瘀毒壅滞体内的病理现象。

虚劳：阴阳、气血、脏腑虚损的慢性虚衰性疾病的统称。

原发性支气管肺癌中医临床实践指南

要点说明

1 关键事项

原发性支气管肺癌（以下简称肺癌）是临床常见的恶性肿瘤之一，其发病率和死亡率不断上升。中医学对本病的治疗有悠久的历史、独特的理论和确凿的疗效，在国际上得到了广泛应用。近年来中医药及中西医结合治疗肺癌，基本趋向于辨证与辨病结合、扶正与祛邪结合、重视病期及治疗阶段、各阶段对应用药逐步规范、以中医多种治疗方法的综合应用等以提高疗效。中医药在稳定病灶、改善症状、提高生活质量、延长生存期及成本效果分析等方面均显示出一定的疗效和优势，并积累了大量的循证医学证据。

制订本指南的主要目的是为在循证医学基本原则指导下，规范肺癌患者的中西医结合治疗及中医治疗，使肺癌患者得到目前最佳治疗，最大限度地提高临床疗效和节省医疗资源，使肺癌患者获得更多益处。本指南主要提供给在中华人民共和国境内的肿瘤专科临床医师及执业中医师使用。但其只是列出一般的治疗原则和方法，具体制订临床中西医结合综合治疗方案的医师，还需具备现代临床肿瘤学和中医学两方面的基础知识和专业培训。

2 关键建议

结合目前的循证医学依据及专家共识推荐，我们在肺癌的中医药规范化治疗中的关键建议主要如下：

中国多年来的科技攻关课题成果为中医药在肺癌治疗中的应用及其临床实践指南的制订奠定了坚实的基础。（推荐强度：B，证据级别：Ⅱ、Ⅲ）

辨证论治是中医治疗肺癌的特色和优势所在，但分型标准亟待统一。（推荐强度：C，证据级别：Ⅲ）

辨病与辨证相结合，采用专病专方治疗是中医治疗肺癌的重要方法。（推荐强度：B，证据级别：Ⅱ、Ⅲ）

中西医结合治疗优于各种疗法的单独应用（推荐强度：A，证据级别：Ⅰ、Ⅱ、Ⅲ），主要体现在放疗增敏作用（推荐强度：B，证据级别：Ⅱ、Ⅲ）、化疗减毒作用（推荐强度：A，证据级别：Ⅰ、Ⅱ、Ⅲ）及提高手术患者生存质量（推荐强度：B，证据级别：Ⅱ、Ⅲ）。

中医多种疗法个体化综合应用可发挥独特的作用。（推荐强度：B，证据级别：Ⅱ、Ⅲ）

中医药介入肺癌治疗可提高患者的成本效果比。（推荐强度：B，证据级别：Ⅱ、Ⅲ）

肺癌中医药治疗的疗效评价应适合自身特点。（推荐强度：A，证据级别：Ⅰ、Ⅱ、Ⅲ）

3 实施过程

以非小细胞肺癌为例，对确诊为非小细胞肺癌患者，可以按如下实施流程操作①：

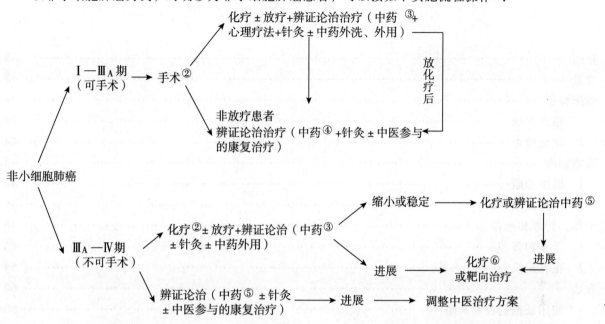

注：①西医治疗方案同 NCCN 非小细胞肺癌临床实践指南（中国版）；②手术前患者治疗应以健脾和胃、气血双补为主，手术后患者康复应以益气、活血、解毒为主；③化学治疗期间，治疗应以补气养血、健脾和胃、滋补肝肾为主辨证论治，放疗期间配合应用养阴生津、活血解毒为主辨证论治；④以益气、活血、解毒为主辨证论治；⑤益气养血、解毒散结为主辨证论治；⑥病情稳定≥4 个月时采用原方案，<4 个月时改为二线治疗方案。

目　录

介　　绍

　　肺癌是临床最常见的恶性肿瘤之一，其发病率和死亡率不断上升。中医学对本病的治疗有悠久的历史、独特的理论和确凿的疗效，在国际上得到了广泛的应用。近年来中医药及中西医结合治疗肺癌，基本趋向于辨证与辨病结合、扶正与祛邪结合、重视病期及治疗阶段、各阶段对应用药逐步规范、以中医多种治疗方法的综合应用等以提高疗效。中医药在稳定病灶、改善症状、提高生活质量、延长生存期及成本效果分析等方面均显示出一定的疗效和优势，并积累了大量的循证医学证据。

　　由于条件所限，多年来对肺癌中医治疗一直未制订公认的临床指南。中国的两个全国中医肿瘤医疗中心（中国中医科学院广安门医院肿瘤科和上海中医药大学附属龙华医院肿瘤科）建立后分别制订了自己的肺癌中医的临床治疗规范。此外，中国的部分省市也制订了地域性的肺癌中医诊疗规范（如2006年北京市中医药管理局制订的北京地区中医病症治疗规范、肺癌部分）。2005年起，中国中医科学院先期对担任指南编写的专家进行了专门培训，先后启动了眼科指南和肿瘤指南的编写。其中，肺癌的中医学指南于2005年上半年开始启动编写，综合参考上述各种临床指南雏形，通过组织多学科专家对本学科研究成果的系统回顾及多次的专题研讨会和函审，初步完成了WHO西太区传统医学肺癌临床指南初稿，并于2005年11月15～17日召开了WHO西太区第一届中医肿瘤循证医学临床指南国际研讨会，邀请WHO及中、日、韩、蒙古、越南等各国专家针对肺癌临床指南的制订进行了专门讨论。此后，又在本项目专家组及统审组的指导下，分别于2007年4月17日、6月2日、6月19日、8月18日、9月27日进行了多次WHO西太区传统医学临床实践指南工作会议，经多轮修改后，初步完成了原发性支气管肺癌WHO西太区传统医学临床实践指南（中文征求意见稿），并于2007年10月20日召开了原发性支气管肺癌WHO西太区传统医学临床实践指南专家咨询会，邀请相关领域权威专家针对此征求意见稿进行全面讨论和交流，提出了很多宝贵的意见与建议。经进一步的修改和翻译及项目专家组和统审组的审定，于2007年12月30日报送WHO西太区审批。

　　本指南制订的主要目的是为在循证医学基本原则指导下，规范肺癌患者的中西医结合治疗及中医治疗，使肺癌患者得到目前最佳治疗，最大限度提高临床疗效和节省医疗资源，使肺癌患者获得更多益处。本指南的应用对象为肿瘤专科临床医师及执业中医师。

背　　景

　　原发性支气管肺癌（ICD – 10 编码：C34.901）绝大多数起源于支气管黏膜上皮，亦有源于腺体或肺泡上皮者。肺癌发病率在多数国家有明显增高的趋势，近20年来，全球男女肺癌发病率分别上升64.5%和74.2%。2000年，全世界新患癌症的患者数已高达988万余人，死于癌症的患者数为621万多人，癌症死亡居人口死亡原因的第二位。世界卫生组织国际癌症研究中心于2003年公布的研究报告指出：根据目前癌症的发病趋势，2020年全世界癌症发病率将比现在增加50%，全球每年新增癌症患者人数将达到1500万人。其中肺癌是对人类威胁最大的癌症，居癌症发病率及死亡率的首位。全世界每年新增肺癌病例120万人，98.9万人死于肺癌，肺癌死亡占癌症死亡中的17.8%。肺癌的发病率一般自40岁以后迅速上升，在70岁达高峰，70岁以后略有下降。在已知的致病因素中，目前比较重要的有吸烟、电离辐射、空气污染、砷和其他职业因素，特别是环境污染和吸烟是造成全球性肺癌发病率和死亡率持续上升的元凶。早期发现、早期诊断、早期治疗是肺癌取得良好疗效的重要前提。非小细胞肺癌以外科治疗或外科为主的综合治疗为首选治疗方法，而小细胞肺癌以化疗和放疗为主的综合治疗为主。在疗效方面，由于肺癌的生物学特性十分复杂，恶性程度高，总的治愈率仅为10%左右。提高肺癌疗效的唯一措施是多学科综合治疗，其中中医药治疗占有重要地位。

通过多年来的临床实践以及现代的实验与临床研究证实，中医药在肺癌治疗中的作用主要体现在以下几个方面：肿瘤放、化疗中应用中医药，可以减轻放化疗毒副反应，提高放化疗完成率，增强疗效；肿瘤手术后的患者应用中医药，不但可以促进康复，而且长期应用，在一定程度上还可以控制肿瘤术后复发、转移；对于不适宜手术和放化疗患者，主要为晚期肿瘤、老年及体质差的患者，中医药可以在一定程度上延缓肿瘤发展，减轻临床症状，提高生活质量，延长生存时间；在高危人群中用药，有预防和减少肿瘤发生的作用趋势。

肺癌中医治疗的研究主要是在新中国成立之后的 50 余年中进行，中医古代经典论著对其病因病机及辨证论治等论述较少。但肺癌与古代及近代描述的肺积、息贲、咳嗽、喘息、胸痛、劳咳、痰饮、咯血、喘证、肺痈、肺痿等病症有许多相似之处，故现代常将肺癌与上述疾病的诊断、治疗、预后和病因病机相类比。《素问·咳论》说："肺咳之状，咳而喘息有音，甚则唾血；心咳之状，咳则心痛，喉中介介如梗状，甚则咽肿喉痹；肝咳之状，咳则两胁下痛，甚则不可以转，转则两胁下满……"这些症状在肺癌中均可见到。《金匮要略·肺痿肺痈咳嗽上气病脉证》中的"寸口脉数，其人咳，口中反有浊唾涎沫"的肺痿、"咳即胸中隐隐痛，脉反滑数……咳唾脓血"的肺痈，在肺癌患者中也可见到。《素问·玉机真脏论》说"大骨枯槁，大肉陷下，胸中气满，喘息不便，内痛引肩项，身热脱肉破䐃……"等，颇似肺癌晚期之表现。《难经》"肺之积，名曰息贲，在右胁下，覆大如杯，久不已，令人洒淅寒热，喘咳，发肺壅。"后世医书《济生方》论述："息贲之状，在右胁下，覆大如杯，喘息奔溢，是为肺积；诊其脉浮而毛，其色白，其病气逆，背痛少气，喜忘且瞑，肤寒，皮中时痛，或如虱缘，或如针刺。"而在《圣惠方》一书中也有许多治疗息贲、咳喘等类似肺癌症状的药方记载。几乎所有古代和近代医学家都认为此类疾病的治疗是十分困难的，且预后不佳。

临床特征

1 临床表现

肺癌的早期可以无症状，周边型肿瘤者局部症状较少，不到 10% 的肺癌患者在诊断时无明显症状，随着对高危人群的筛查，无症状者的比例相应增加。Chute 等对 1539 例肺癌的分析显示，诊断时最常见的症状依次为消瘦（46%）、咳嗽（45%）、气短（37%）、乏力（34%）、咯血（27%）及胸痛（27%）等，非小细胞肺癌（NSCLC）和小细胞肺癌（SCLC）的表现无明显差别。肺癌的临床表现很复杂，大致可归纳为由原发肿块、胸内蔓延、远处转移和伴瘤综合征的肺外表现等四类。原发肿瘤引起的症状包括咳嗽、咯血、呼吸困难、胸痛、喘鸣等；肿瘤在胸内蔓延可导致声嘶、膈神经麻痹、吞咽困难、上腔静脉压迫综合征、胸腔积液、心包积液、Pancoast 综合征等；远处转移中包括脑转移、骨转移、肝转移、肾上腺转移及其他器官转移的相应临床表现；肺外表现指与肿瘤侵犯或转移不直接相关的症状和体征，即伴瘤综合征[1]。

2 理化检查

胸部 X 线检查、体层摄影、支气管造影、支气管动脉造影、电子计算机处理的 X 线横断层摄影（CT）、CT 定位经皮穿刺活检、磁共振成像（MRI）、正电子计算机体层（PET）、痰细胞学检查、纤维支气管镜检查等可帮助诊断。

诊断标准

1 西医诊断

肺癌的诊断多依据病史、临床表现、体征、影像学检查、细胞学检查、病理检查以及血清学检查等进行综合判断，其中细胞学和病理学检查结果是最终诊断肺癌的金标准。

组织学分型：1999 年，WHO 和 IASLC 联合公布了修订肺和胸膜肿瘤组织学国际分类，在此基础上，WHO 于 2004 年公布了新版组织学分类。但实际临床上广泛应用的分类是把肺癌分为 SCLC 和 NSCLC 两类，NSCLC 包括鳞癌、腺癌（包括支气管肺泡癌）和大细胞癌。

分期：TNM 对肺癌尤其是 NSCLC 能较准确地估计病情、制订治疗策略、预测生存期。与 1997 年第五版相比，2002 年第六版 UICC/AJCCTNM 分期未行修改，至今已应用十余年。但由于该版本使用的研究数据存在样本量较小（5319 例肺癌患者）、主要为单一研究中心病例（4351 例患者来自 MD Anderson 癌症中心）、纳入病例年限早（1975～1988 年）等不足，而且，近 20 年来肺癌的诊断技术、治疗模式又发生了很大变化。因此，UICC/AJCC 于 2009 年 12 月发布了肺癌的分期修订（第七版），但未在中国内地推广应用。本指南肺癌临床分期主要依据 2002 年第六版 UICC/AJCCTNM 分期指南。

在小细胞肺癌方面，绝大部分患者在诊断时就已是 Ⅲ、Ⅳ 期，故 TNM 分期系统在 SCLC 中的价值不如 NSCLC 重要。目前 TNM 分期在 SCLC 主要应用于需要外科切除者。美国退伍军人医院的肺癌研究组（VALG）制订了比较简便的分期，即局限期（LD）和广泛期（ED）。局限期定义为病变局限于一侧胸腔、可被包括于单个可耐受的放射野里；广泛期定义为超过局限期的病变。这种分期方法简单实用，已被临床广泛采用。

为了准确分期以制订合适的治疗方案，故应进行必要的检查。常规检查包括体检、胸 X 线、胸/肾上腺/腹 CT、肺功能、血常规、血小板、生化检查、支气管镜；选择性病例进行脑 MRI（增强 CT）、骨扫描、胸腔/心包积液细胞学检查、纵隔镜、骨髓活检/骨穿、PET/PET - CT 扫描、肺上沟瘤者增加脊椎和胸腔入口处 MRI 等检查。

2 中医证候诊断

根据辨证与辨病相结合的基本治疗原则，肺癌的中医诊断标准应和西医诊断标准相同，目前学术界也倾向于将肺癌的中医病名诊断等同于西医病名，以便于临床治疗与科学研究。

此外，中医还要进行辨证诊断。中医学认为，肺癌多由于邪毒犯肺，宣降失司，津液不布，痰瘀互结形成癌肿。癌肿形成则耗气伤津，而出现虚实夹杂证。对肺癌的中医临床辨证分型的多篇文献进行综合分析后发现，肺癌证型有三十余种之多，其中最为多见的为以下几种证型：

肺脾气虚证：久嗽痰稀，胸闷气短，神疲乏力，腹胀纳呆，浮肿便溏，舌质淡苔薄，舌体胖大，边有齿痕，脉沉细。

肺阴虚证：咳嗽气短，干咳痰少，痰中带血，潮热盗汗，五心烦热，口干口渴，声音嘶哑，舌赤少苔，苔薄，脉沉细。

气滞血瘀证：咳嗽气短而不爽，痰中带血，气促胸闷，胸满刺痛或胀痛，痞块疼痛拒按，唇暗，舌紫暗或有瘀血斑，苔薄，脉弦或涩。

痰热阻肺证：痰多嗽重，痰黄黏稠，痰中带血，气憋胸闷，发热，纳呆，舌质红，苔厚腻，或黄，脉弦滑或兼数。

气阴两虚证：咳嗽有痰或无痰，痰中带血，神疲乏力，汗出气短，口干，发热，手足心热，有时心悸，舌质红苔薄或舌质胖有齿痕，脉细。

本中医辨证标准主要针对西医巩固治疗阶段的肺癌患者、晚期单纯中医治疗及因年龄与体质等原因不适宜西医治疗的肺癌患者。

此外，临床上还可见到气虚血瘀、痰瘀互结等其他证型，也可见到上述各证型兼杂相见。

干预、管理和推荐

1 干预和管理

1.1 中医治疗总则

中医学对疾病的治疗一向强调整体观念，注意从机体的内部因素着手治疗疾病。在治法上既注意祛邪，更注意扶正，要求正确处理"正"与"邪"的关系，并注意把二者有机结合起来，使祛邪而不伤正，扶正而不留邪。

中医治疗肺癌主要包括以下两个层次的含义：一为中西医结合治疗，起到减毒增效的目的；一为纯中医治疗，主要针对西医巩固治疗阶段的患者和晚期纯中医姑息治疗的患者，以及一些因年龄、体质及患者要求等原因不能或不愿接受西医治疗的患者。对西医巩固治疗阶段的患者可起到改善症状、防止复发和转移等作用，而对晚期患者可起到维护和提高患者生活质量，延长生存期等作用。

在 NSCLC 治疗方面，对早、中期可切除的 NSCLC 的治疗，目前仍以手术切除为最佳选择，部分患者需采用放化疗辅助治疗，中医治疗的目的主要是为巩固西医治疗的疗效，减轻西医治疗所产生的毒副反应等；对中、晚期的不可切除 NSCLC 的治疗，目前仍以放化疗及生物治疗等为主要治疗手段，中医治疗的目的主要是为对西医治疗减毒增效，改善患者临床症状，提高患者生活质量等；而对晚期不能接受西医治疗或不愿接受西医治疗及西医治疗无效的患者，单纯中医治疗可起到改善临床症状、稳定瘤灶、延长患者生存期及提高生活质量等作用。

在 SCLC 治疗方面，由于 SCLC 的生物学特性与其他组织学类型不同，仅有少数早期的患者首选手术治疗。诊断时局限期占 1/3，广泛期占 2/3。治疗的策略方面，化疗是最基础的治疗手段，放疗也在其中扮演重要角色，起着"巩固治疗"的作用。目前化放疗联合是局限期的标准治疗，而化疗是广泛期的标准治疗，中医治疗的原则基本上和非小细胞肺癌相同。

在肺癌的多学科综合治疗中，在不同的治疗阶段，可选择不同的中医治疗方法，其基本原则是：在手术、放疗、化疗期间及恢复期，不宜运用攻伐太过的中药，应以扶正治疗为主，以起到减毒增效的作用；在手术、放疗、化疗后，视患者具体情况，采取或补、或攻、或攻补兼施的治疗，以防止肿瘤的复发和转移；对于不能接受手术及放化疗的患者，如体质尚可，可以攻法为主，辅以扶正治疗；如体质虚弱，则以扶正为主，以攻为辅，从而起到改善患者生活质量，延长生存期的作用。

总之，肺癌的中医药治疗应在中医肿瘤专科医师的指导下，按照患者的病期及治疗阶段，在中医辨证论治的基础上，分阶段规范化治疗。原则上讲，中医药治疗应从患者诊断明确开始，应用于肿瘤治疗的全程，持续 3~5 年。只要运用恰当，中医治疗定能起到协同增效、减毒抗癌、提高患者生活质量及延长生存期的作用。

1.2 中西医结合治疗

1.2.1 手术结合中医治疗

手术是目前治疗恶性肿瘤的主要手段，但肿瘤手术因切除范围较大，给肿瘤患者带来种种损伤和并发症。手术前后口服中药，可扩大手术的适应证，减少手术的并发症和后遗症；手术后口服中药可帮助患者尽快恢复体质，以便于进一步的综合治疗。（推荐强度：B，证据级别：Ⅱ、Ⅲ，同时专家组专家共识推荐）

1.2.1.1 手术前中医药治疗

在术前可酌情服用一些补益气血或健脾益气、滋补肝肾及镇静安神的方药，以增强患者体质，稳定患者情绪，方用四物汤、天王补心丹、酸枣仁汤加减。如出现发热、胸痛、血痰、便秘等症，应给予清热解毒，活血化瘀之品，如千金苇茎汤加减。

1.2.1.2　手术后中医药治疗

肺癌手术后期间，一般是指手术后一个月左右的时间。

1.2.1.2.1　气血两亏证

临床症状：气短乏力，动则汗出，咳嗽无力，纳食不香，大便无力或便秘，舌淡苔薄白，脉细弱。

治法：益气养血，健脾和胃。

推荐方药：八珍汤加减。黄芪、党参、白术、茯苓、当归、白芍、鸡血藤、枸杞子、防风、焦神曲、焦山楂、焦麦芽、陈皮、砂仁、炙甘草等加减。

1.2.1.2.2　脾胃虚弱证

临床症状：纳呆食少，神疲乏力，大便干结或不畅，舌淡苔薄白，脉细弱。

治法：益气健脾，消食和胃。

推荐方药：补中益气汤加参苓白术散加减。黄芪、人参（或党参）、白术、山药、白扁豆、莲子肉、砂仁、白豆蔻、焦神曲、焦山楂、焦麦芽、陈皮、升麻、当归等加减。

加减：大便干结加麻仁、肉苁蓉；术后口干舌燥、恶心纳少、大便干燥、舌光红无苔、脉细、属胃阴亏虚之证，予沙参麦冬汤加减。术后伤口难以愈合、流脓，予益气解毒中药，如黄芪、当归、银花、连翘、丹皮、皂角刺、党参。

1.2.2　放射治疗结合中医治疗（推荐强度：B，证据级别：Ⅱ、Ⅲ，同时专家组专家共识推荐）

1.2.2.1　本证治疗

肺癌放疗患者主要出现热毒袭肺，气阴两伤之证候。

临床症状：放疗中及放疗后干咳无痰或少痰，口干咽燥，纳差食少，低热乏力，大便干结，舌红苔少，脉细弱。

治法：清热解毒，兼以养阴凉血。

推荐方药：清金化痰汤合沙参麦冬汤加减。黄芩、栀子、桔梗、麦门冬、贝母、橘红、茯苓、桑皮、知母、炒瓜蒌仁、甘草、北沙参、玉竹、天花粉、生扁豆、桑叶、射干、石斛、女贞子等加减。

1.2.2.2　并发症治疗

1.2.2.2.1　放射性肺炎及肺纤维化的防治

部分患者放疗后会出现放射性肺炎及肺纤维化，胸片及CT显示肺部照射野有云雾状阴影等改变。

证型：气阴两虚，痰瘀互结证。

临床症状：干咳无痰或少痰，胸闷气短，口干咽燥，纳差乏力；严重者会出现呼吸困难、紫绀。

治法：益气养阴，化瘀祛痰，佐以清热解毒。

推荐方药：清燥救肺汤加减。生黄芪、赤芍、白芍、炙枇杷叶、百合、麦冬、丹参、枳实、桔梗、半夏、瓜蒌、莪术、银花、鱼腥草等加减。

1.2.2.2.2　消化道反应

证型：热毒伤阴，胃失濡润证。

临床症状：口干，恶心呕吐，食欲不振。

治法：养阴清肺，和胃降逆。

推荐方药：旋覆花、竹茹、代赭石、沙参、石斛、玉竹、芦根、陈皮、姜半夏、佛手等加减。

1.2.2.2.3　放射性皮炎

证型：热毒灼伤皮肤之证。

临床症状：皮肤的红、热、痛，严重者局部破溃。

治法：清热解毒。

推荐方药：黄连、黄柏、虎杖浓煎去渣过滤、候凉，以纱布蘸药湿敷患处，每日 4～6 次。

放疗后皮损长期不愈合，可选用生肌玉红膏加四黄膏适量外敷患处等加减。

此外，在放疗过程中常出现发热、放射性食管炎及口腔炎等，放疗局部可发生充血、水肿、糜烂及疼痛。临床上多采用清热解毒和凉血滋阴润燥的方药防治放化疗过程中出现的高热和炎症反应。常用清热解毒药物有：银花、连翘、板蓝根、蒲公英、紫花地丁、牛蒡子、蝉衣、胖大海。

如患者在治疗过程中出现较严重的口腔溃疡和咽喉溃疡时，常用牛蒡子、生地、元参、银花、板蓝根、天麦冬、薄荷等药。每日 1 剂，水煎浓缩成 100ml，早晚各服 1 次，每次 50ml。

如出现咽干、口干、舌燥、大便干燥、小便黄赤等热毒伤阴，津液受损的表现，在清热解毒的同时，辅以滋阴润燥生津之法，常用生地、元参、麦冬、石斛、花粉、芦根等药。

1.2.3 化疗结合中医治疗（推荐强度 A，证据级别Ⅰ、Ⅱ、Ⅲ，同时专家组专家共识推荐）

1.2.3.1 本证治疗

患者在化疗过程中可出现消化障碍、机体衰弱、骨髓抑制等毒副作用。中医学认为，化疗主要损伤气血，使患者肝肾亏损，脾胃失调，累及骨髓。

因此，化疗患者出现的中医证候主要为气血不足、脾胃不和、肝肾阴虚为主，治疗当以补益气血、健脾和胃、滋补肝肾为主。其基本中医治疗方剂为香砂六君子丸、六味地黄丸合十全大补汤等加减，主要选用党参、焦白术、茯苓、炙甘草、陈皮、半夏、木香、砂仁、生地、熟地、黄精、女贞子、枸杞子、当归、阿胶、白芍等药。

1.2.3.2 并发症治疗

1.2.3.2.1 胃肠道反应

证型：脾胃不和证。

临床症状：多数患者在放化疗后常出现胃脘饱胀，食欲减退，恶心呕吐，腹胀或腹泻等症。舌象多见胖大，舌苔薄白，白腻或黄腻。

治法：以健脾和胃为主。

推荐方药：

饮食不香，脾胃虚寒，喜热饮者：可服党参、焦白术、茯苓、炙甘草、陈皮、半夏、广木香、砂仁等加减。

胃脘饱胀，胸胁窜痛等肝胃不和之证：宜以杭芍、茯苓、焦白术、甘草、炒柴胡等加减进行治疗。

如恶心、呕吐酸水、苦水者，多属胃热之证：宜以炒陈皮、清半夏、茯苓、竹茹、黄连（或马尾连）、麦冬、枇杷叶等煎服。

如呕吐清水、凉水者，多为脾胃虚寒之证：宜用炒陈皮、姜半夏、茯苓、炙甘草、党参、肉桂、丁香、柿蒂、生姜、红枣等加减。

1.2.3.2.2 机体虚弱

证型：气血两虚证。

临床症状：全身疲乏，精神不振，心悸气短，失眠，虚汗，咽干口干，舌燥和脱发等。

治法：以补气养血为主。

推荐方药：

气血虚弱而证候偏热者，如放化疗过程中因热毒过盛造成癌症患者气血亏损时，可采用凉补气血的方法，可选用生黄芪、沙参、生地、丹参。

在放化疗过程中气血双亏、体弱虚寒者，可用党参、太子参、西洋参（每次选用一味即可）、全当归、熟地、鸡血藤、阿胶（烊化）、黄精、龙眼肉、红枣等加减。

1.2.3.2.3 骨髓抑制

证型：肝肾亏损证。

临床症状：主要表现为白细胞下降、血小板减少和贫血等症状。

治法：以健脾益气，滋补肝肾为主。

推荐方药：黄芪、人参、白术、枸杞子、女贞子、山萸肉、菟丝子、杜仲、补骨脂、旱莲草、五味子、石韦、石斛、鸡血藤。

1.2.3.2.4 化疗药物引起的静脉炎

临床症状：主要表现为局部的破溃、疼痛等。

推荐方药：二黄煎加减外敷（冷敷）。黄连（或尾连）、黄柏、虎杖等加减。

1.2.3.2.5 化疗引起的肝功能损害

临床症状：肝区不适，乏力，厌食，腹胀腹泻，伴 SGPT 升高。

治法：健脾益气，化湿消浊。

推荐方药：茵陈（后下）、茯苓、猪苓、炒白术、薏苡仁、陈皮、太子参、五味子、厚朴、枳壳、清半夏、生甘草、枸杞子、虎杖等加减。

1.2.3.2.6 化疗引起的肾脏功能损害

临床症状：尿量减少、蛋白尿、尿素氮及肌酐升高，双下肢肿，舌淡苔白厚，脉滑。

治法：健脾补肾，利水消肿。

推荐方药：太子参、炒白术、茯苓、猪苓、泽泻、薏苡仁、枸杞子、车前子（包）、生黄芪、女贞子、桑白皮、生甘草、肉桂、黄精等加减。

1.2.3.2.7 化疗引起的心脏损害

临床症状：早期出现乏力、胸闷、气短、心悸，心电图示 T 波平坦、S－T 段压低；后期可出现心力衰竭。

治法：温阳利水，活血化瘀。

推荐方药：党参、生黄芪、麦冬、制附子（先煎）、川芎、五味子、山萸肉、丹参、炙甘草、西洋参（单煎）、枸杞子等加减。

1.3 肺癌中医为主治疗

此阶段的中医治疗主要遵循辨证与辨病相结合的原则，即在辨证论治的同时，加用辨病的抗肿瘤中草药。

辨病治疗是根据患者的身体情况及基本中医证候，酌情加入 3～5 味现代药理证明具有抗肿瘤作用的中草药。针对肺癌常用的抗癌中草药有白花蛇舌草、半枝莲、半边莲、露蜂房、蚤休、金荞麦、浙贝母、夏枯草、胆南星、莪术、龙葵、山慈菇、徐长卿等，在应用时应注意药量不宜过大及药性不宜过偏，祛邪而不伤正，时时顾护脾胃。

辨证论治是中医学的精髓，中医将肺癌看做是全身性疾病的一个局部表现，治疗应从整体出发，调节人体机能，通过辨证论治以治癌；由于先天禀赋、年龄、病程、病理类型、临床分期、治疗措施等的不同，患者之间又往往存在着明显的个体差异，即表现出同病异证现象，因而采用辨证论治方法仍然是目前中医治疗肺癌的主要手段之一，有利于探索诊治规律及疗效分析。（推荐强度：B，证据级别：Ⅱ、Ⅲ，同时专家组专家共识推荐）

1.3.1 肺脾气虚证

治法：健脾补肺，益气化痰。

推荐方药：六君子汤加减。生黄芪、党参（或人参，太子参）、白术、茯苓、清半夏、陈皮、桔梗、生苡仁、川贝、杏仁等加减。

1.3.2 肺阴虚证

治法：滋阴润肺，止咳化痰。

推荐方药：麦味地黄汤加减。麦冬、生地黄、牡丹皮、山萸肉、五味子、盐知母、浙贝母、全瓜蒌、夏枯草等加减。

1.3.3 气滞血瘀证

治法：行气活血，化瘀解毒。

推荐方药：四物汤加减。当归尾、赤芍、仙鹤草、苡仁、夏枯草、元胡、贝母、莪术等加减。

1.3.4 痰热阻肺证

治法：清热化痰，祛湿散结。

推荐方药：二陈汤加减。陈皮、半夏、茯苓、白术、党参、生苡仁、杏仁、瓜蒌、黄芩、苇茎、金荞麦、鱼腥草、半枝莲、白花蛇舌草等加减。

1.3.5 气阴两虚证

治法：益气养阴。

推荐方药：沙参麦冬汤加减。生黄芪、沙参、麦门冬、百合、玄参、浙贝、杏仁、半枝莲、白花蛇舌草等加减。

1.3.6 随症加减

咳嗽：加杏仁、桔梗、贝母、紫菀、甘草等。

咳血：加仙鹤草、侧柏炭、血余炭、茜草、白茅根、大小蓟、藕节炭等。

胸痛：加元胡、威灵仙、白芍、汉防己、白屈菜等。

发热：加银柴胡、丹皮、地骨皮、青蒿、知母等。

晚期肺癌患者还可出现脑转移、骨转移、恶性胸腹水、心包积液及疼痛等并发症，在规范西医治疗的同时，加用辨病与辨证相结合的中医药治疗，可改善患者症状，提高患者生活质量。

1.4 其他中医治法举例

1.4.1 单方验方举例

段凤舞肿瘤经验方：芦根、杏仁、生苡仁、冬瓜仁、浙贝母、桔梗、沙参、百部、生黄芪、枸杞子、夏枯草、六曲、焦山楂、半枝莲、白花蛇舌草、广郁金、玄胡、车前草。加减：咳血加仙鹤草、小蓟、白茅根、五味子；口干明显加麦冬、天花粉、玉竹；胸痛剧烈加玄胡、花椒、细辛；咳喘较重加麻黄、苏子、莱菔子。适应证：胸闷、胸痛、憋胀，咳嗽，吐痰不利。（推荐强度：C，证据级别：Ⅲ）

1.4.2 中成药治疗

肺癌的治疗是一个长期的过程，中成药由于其服用方便、疗效肯定、质量可控而被大量应用。治疗肺癌常用的中成药主要包括扶正祛邪相结合的中医治疗药、抗肿瘤为主中医治疗药和扶正为主的西医治疗辅助用药三类。根据现有的循证医学证据结合专家意见，我们推荐的常用中成药主要如下：

1.4.2.1 扶正祛邪相结合的中医药治疗

1.4.2.1.1 益肺清化膏（肺瘤平膏）（推荐强度：B，证据级别：Ⅱ、Ⅲ）

药物组成：黄芪、党参、北沙参、麦冬、仙鹤草、拳参、败酱草、白花蛇舌草、川贝、紫菀、桔梗、杏仁、甘草等。

功能主治：益气养阴，清热解毒，化痰止咳。适用于气阴两虚型晚期肺癌的辅助治疗，症见气短、乏力、咳嗽、咯血、胸痛等。亦可用于肺癌术后防治肿瘤复发转移。

临床应用：肺癌属气阴两虚兼有热毒者。

用法用量：口服，每次20g，每日3次。2个月为1个疗程，或遵医嘱。

不良反应：偶见恶心、腹泻，一般不影响继续治疗。

1.4.2.1.2 金复康口服液（推荐强度：B，证据级别：Ⅱ、Ⅲ）

药物组成：黄芪、北沙参、天冬、麦冬、女贞子、山茱萸、绞股蓝、淫羊藿、葫芦巴、石上柏、石见穿、重楼等。

功能主治：益气养阴，清热解毒。用于治疗原发性非小细胞肺癌气阴两虚证不适合手术、放疗、化疗的患者；或与化疗并用，有助于提高化疗效果，改善免疫功能，减轻化疗引起的白细胞下降等副作用。

用法用量：口服，每次 30ml，每日 3 次，30 天为 1 个疗程，可连续使用 2 个疗程，或遵医嘱。

不良反应：个别患者服药后可出现轻度恶心、呕吐或便秘。

1.4.2.1.3 康莱特注射液（推荐强度：B，证据级别：Ⅱ、Ⅲ）

药物组成：注射用薏苡仁油。

功能主治：益气养阴，消癥散结。适用于不宜手术的气阴两虚、脾虚湿困型原发性非小细胞肺癌，配合放化疗有一定的增效作用。对中晚期肿瘤患者具有一定的抗恶病质和止痛作用。

用法用量：缓慢静脉滴注 200ml，每日 1 次，21 天为 1 疗程，间隔 3 ~ 5 天，可进行下一疗程。联合放化疗时，可酌减剂量。首次使用，滴注速度应缓慢，开始 10 分钟滴速应为 20 滴/分，20 分钟后可持续增加，30 分钟后可控制在 40 ~ 60 滴/分。

不良反应：临床偶见脂过敏现象，如寒战、发热、轻度恶心，使用 3 ~ 5 天后大多可自然消失而适应。偶见轻度静脉炎。

禁忌：脂质代谢严重失调时（急性休克、急性胰腺炎、病理性高脂血症、脂性肾病变等患者）禁用。孕妇禁用。

1.4.2.1.4 威麦宁胶囊（推荐强度：B，证据级别：Ⅱ、Ⅲ）

功能主治：活血化瘀，清热解毒，祛邪扶正。配合放化疗治疗，有增效、减毒作用；单独使用可用于不适宜放、化疗患者的治疗。

用法用量：每粒 0.4g，饭后口服。每次 6 ~ 8 粒，每日 3 次，或遵医嘱。

不良反应：偶有恶心等消化道症状。

1.4.2.1.5 艾迪注射液（推荐强度：B，证据级别：Ⅱ、Ⅲ）

药物组成：人参、黄芪、刺五加、斑蝥。

功能主治：清热解毒，消瘀散结。适用于原发性肝癌、肺癌、肠癌、鼻咽癌、泌尿系统肿瘤、恶性淋巴瘤、妇科恶性肿瘤等多种肿瘤的治疗，各类肿瘤术后的巩固治疗。也可与化疗药物配合使用，减少化疗药物用量，增强疗效，减少毒副作用。

用法用量：成人每次 50 ~ 100ml，加入 0.9% 氯化钠注射液或 5% ~ 10% 葡萄糖注射液 400 ~ 500ml 中静脉滴注，每日 1 次。与放化疗合用时，疗程与放化疗同步。手术前后使用本品，10 天为 1 个疗程；介入治疗，10 天为 1 个疗程；单独使用 15 天为 1 个周期，间隔 3 天，2 周期为 1 个疗程；晚期恶病质患者，连用 30 天为 1 个疗程，或视病情而定。

1.4.2.1.6 鹤蟾片（推荐强度：B，证据级别：Ⅱ、Ⅲ）

药物组成：仙鹤草、干蟾皮、猫爪草、浙贝母、生半夏、鱼腥草、天冬、人参、葶苈子。

功能主治：解毒除痰，凉血祛瘀，消癥散结。用于原发性支气管肺癌，肺部转移癌，能够改善患者的主观症状及体征，增强患者体质。

用法用量：口服，每次 6 片，每日 3 次。

1.4.2.2 抗肿瘤为主中医药治疗

1.4.2.2.1 榄香烯乳注射液（推荐强度：B，证据级别：Ⅱ、Ⅲ）

药物组成：莪术油中的主要成分，经复合乳化而制备的注射液。

功能主治：行气活血，消积散积。主治肺癌，恶性胸腹水。

用法：0.4～0.6ml 药液加入葡萄糖或生理盐水 500ml 中静滴，每日 1 次，15 次为 1 个疗程。

1.4.2.2.2 华蟾素注射液（推荐强度：B，证据级别：Ⅱ、Ⅲ）

药物组成：该药是从中华大蟾蜍中的提取物制作而成。

功能主治：清热解毒，消肿止痛，活血化瘀，软坚散结。用于肺癌（带瘤或术后）。

用法：20ml 药液加入葡萄糖或生理盐水 500ml 中静滴，每日 1 次，28 次为 1 个疗程。

1.4.2.2.3 复方苦参注射液（推荐强度：B，证据级别：Ⅱ、Ⅲ）

药物组成：苦参、白土苓。

功能主治：清热利湿，凉血解毒，散结止痛。用于癌肿疼痛、出血。

用法用量：肌肉注射，每次 2～4ml，每日 2 次；或静脉滴注，每次 12ml，用氯化钠注射液 200ml 稀释后应用，每日 1 次，儿童酌减。全身用药总量 200ml 为 1 个疗程，一般可连续使用 2～3 个疗程。

不良反应：本品无明显全身毒副反应，局部使用有轻度刺激，但吸收良好。

禁忌：严重心肾功能不全者慎用。

1.4.2.3 扶正为主的西医辅助治疗

1.4.2.3.1 健脾益肾颗粒（推荐强度：B，证据级别：Ⅱ）

药物组成：党参、白术、女贞子、枸杞子、菟丝子、补骨脂等。

功能主治：益气健脾补肾。主要用于肺癌放化疗期间，减轻放化疗的毒副作用。

用法：每袋 10g，每次 1 袋，口服，每日 2 次。

1.4.2.3.2 贞芪扶正胶囊（推荐强度：B，证据级别：Ⅱ、Ⅲ）

药物组成：女贞子、黄芪。

功能主治：扶正培本。体质虚弱的患者，能明显缓解肿瘤放化疗引起的不良反应，提高机体的抗病能力。

用法：每粒 0.25g，每日 3～6 粒，口服，每日 3 次。

1.4.2.3.3 参芪片（推荐强度：B，证据级别：Ⅱ、Ⅲ）

药物组成：有人参、黄芪、当归等 11 味中药组成。

功能主治：扶正固本为主，具有补气养血、益脾、添精生髓、促进白细胞生成的作用。主要用于肺癌放化疗期间。

用法：每次 4～6 片，口服，每日 3 次。

以上药物可依据患者病情的不同相应进行调整。

1.4.2.3.4 参一胶囊（推荐强度：A，证据级别：Ⅰ、Ⅱ）

药物组成：人参皂苷 Rg3（ginsenoside Rg3），化学名为 20（R）－达玛烷烯二醇－3－O－β－D－葡萄吡喃糖基（1→2）－β－D－葡萄吡喃糖。

功能主治：培元固本，补益气血。适用于配合肺癌化疗及术后治疗。

用法用量：饭前空腹口服，每日 2 次，每次 2 粒。1 个月为 1 个疗程。

1.4.3 针灸治疗

针灸治疗对改善肿瘤患者的临床症状，减轻放化疗不良反应有帮助。（推荐强度：B，证据级别：Ⅱ、Ⅲ）一些穴位贴敷的中药外治法也可起到抗肿瘤的作用。（推荐强度：C，证据级别：Ⅲ）以下为其常用治法举例：

肺癌患者咳嗽喘促者：选定喘、风门、肺俞、列缺、合谷等穴，可宣肺降逆、止咳平喘。痰多配太渊、丰隆、足三里等穴，可化气、健脾、除痰。毫针刺，用平补平泻法。

放化疗后骨髓造血抑制：选大椎、足三里、肾俞等穴，可健脾补肾、补气养血。可用灸法，每次用艾条悬灸 20 分钟，每日 1～2 次；也可用毫针刺，用补法。

化疗后食欲不振呕恶者：选内关、足三里、中脘、公孙、胃俞等穴，可降逆止呕。毫针刺，用平补平泻法。

穴位贴敷举例：生大黄、白芷、枳实、山豆根、石见穿，共为细末，过80目筛为基质；再取石菖蒲、甘遂、大戟、芫花、薄荷等药为主药。气急胸闷加沉香、瓜蒌；咳嗽加苏子、桑白皮；胸痛加莪术、延胡索。煎浓汁为溶剂，混合调匀成膏，做成饼状，厚约1cm左右，约5cm×10cm大小，上置少许冰片，敷肺俞及膏肓俞、胸水部位。伴腹胀便难者加敷脐部，每日外敷1次，每次2~4小时，如无副作用可适当延长时间，每用2天停敷1次。

1.4.4 饮食疗法（推荐强度：C，证据级别：Ⅲ）

中医学认为，药食同源，食物也具有不同性味功用，应适当注意辨证摄食。根据患者身体状况的寒热虚实加以选择，寒者热之，热者寒之，虚则补之，实则泻之。合理的饮食，对肿瘤患者更好地接受肿瘤治疗，提高人体免疫功能，提高生活质量，延长生命，促进早日康复具有积极意义。

1.4.5 治疗结果

目前肺癌的总体预后水平仍较差（表1[1,2]）。据近几年研究报道[3]，单用中医药治疗晚期肺癌100例以上者的疗效统计分析，其病灶稳定率为67%~87%，中位生存期9.5~13.8个月，高于同期化疗对照组。

陈志峰等[4]采用Meta分析方法，对国内1992~1999年间带瘤患者单纯中医药治疗与化疗对照的研究文献进行定量合并分析。结果显示：1148例中医药组与619例化疗组比，中医药瘤体稳定性较化疗的优势大，OR = 2.10，95% CI（0.70%~3.08%）；而化疗的肿瘤缓解率高，OR = 1.48，95% CI（1.03%~2.24%）。这一结果基本代表了目前中医治疗非小细胞肺癌的现状，符合中医药治疗肿瘤的特点。贺用和[5]等回顾性分析132例小细胞肺癌患者中西医结合治疗结果，平均、中位生存期分别为20.6个月、11个月，1、2、3、5年生存率分别为46.97%、18.94%、11.36%和5.30%；中药加放化疗组平均、中位生存期分别为34.9个月、16个月，1、2、3、5年生存率分别为67.92%、32.07%、22.64%和9.43%；中药加化疗组平均、中位生存期分别为11.6个月、8个月，1、2、3、5年生存期32.91%、10.13%、3.79%和2.53%。中药加放化疗组和中药加化疗组2、3年生存率相比有极显著性差异，5年生存率有显著性差异。中药加化疗组、中药加放化疗组的5年生存率和中位生存期均高于文献报道。其他几篇文献也重复出现相似的效果[6-8]，但目前在小细胞肺癌的治疗方面，仍缺乏高质量的循证医学依据。

表1   **UICC肺癌的预后情况（第八版）**

分期	细胞类型	治疗原则	5年生存率（大约）
Ⅰ期	NSCLC	S（有时 R）	65%
	SCLC	C + R ± S	50%
Ⅱ期	NSCLC	S（有时 ± R，± C）	40%
	SCLC	C + R	25%
Ⅲa期	NSCLC	C + R ± S	30%
	SCLC	C + R	20%
Ⅲb期	NSCLC	R ± C	15%
	SCLC	C + R	5%
Ⅳ期	NSCLC	C 或 R 或 C + R	2%
	SCLC	C ± R	2%

续表

分期	细胞类型	治疗原则	5 年生存率（大约）
总体	NSCLC		10%
	SCLC		5%

S 手术；R 放疗；C 化疗。

1.4.6 中医治疗肺癌疗效评价

中医治疗肺癌的主要优势是提高生活质量，延长生存期。由于中西医理论和对疾病治疗手段的差异，中医疗效评价至今缺乏国际公认的标准，现行的以瘤体变化为主的疗效评价又无法全面客观反映中医药的作用及特点，中医药在肿瘤治疗中的作用也无法真正得到国际社会的公认。

在中医学的疗效评价方面，世界卫生组织（WHO）1993 年颁布了"传统药物安全性和有效性评价研究指南"；1995 年颁布了"针灸临床研究方法学指南"；2001 年颁布了"传统医学研究与评价基本方法学指南"。美国国立卫生研究院（NIH）1996 年也明确指出："传统/替代医学疗法的一个关键和核心的问题是有效性评价。"中医药防治肿瘤的研究要与国际接轨，必须寻找能被国际社会承认且确能反映中医特点的疗效评价方法。

目前推荐在中晚期肺癌的疗效评价方面，以主症、肿瘤大小变化、Karnofsky 评分及体重、免疫功能等为指标综合评价近期疗效（附件 4），同时参照 TTP、生活质量等指标；以生存期等指标观察其远期疗效。

2 推荐建议

近几十年来，中医治疗肺癌有一定的进展，中医药及中西医结合治疗肺癌基本趋向于辨证与辨病结合、扶正与祛邪结合。中医药在稳定病灶、改善症状、提高生活质量、延长生存期及成本-效果分析等方面已显示出一定的疗效和优势，并积累了大量的循证医学证据。我们建议在肺癌患者的综合治疗中，应配合使用中医药规范化治疗，并有必要针对此编写基于循证医学及临床经验的临床实践指南。指南方案的制订要注重科学性、可重复性、可操作性，并保持一定的灵活性，但由于中医学与现代医学在诊疗方法上有很大不同，往往不限于一病一方、一方一药，临床研究存在较高的难度和复杂性。不能简单套用现代医学的模式，将特定的方药作为研究对象，必然脱离临床实际，其合理性与可重复性就会受到影响，难以在临床得到推广。中医治疗的特点是将中医的治则治法应用于中医临床诊疗全过程，是联系辨证与用药之间的枢纽，有相对固定的内容，制订规范化治疗方案指南如果抓住了这一环节就可以做到"方以法立，随证加减"，因此就是抓住了进行研究的最佳切入点。

结合目前的循证医学依据及专家共识推荐，我们建议肺癌的中医药规范化治疗应遵循以下要点：

手术期间：手术前患者应以健脾和胃、气血双补为主，以促进康复；手术后患者康复应以益气、活血、解毒为主，以提高免疫功能，减少复发转移。

化学治疗期间：患者应以补气养血、健脾和胃、滋补肝肾为主，以减少化疗毒性，提高化疗完成率，增加化疗疗效。

放射治疗期间：以养阴生津、活血解毒、清补气血为主，以减少放疗毒性，提高放疗完成率，增加放疗疗效。

肿瘤缓解期或稳定期：以益气、解毒、活血为主结合辨证论治，以提高免疫功能，抑制肿瘤发展。

不适宜手术、放化疗和晚期肿瘤患者：以益气养血、解毒散结为主结合辨证论治，以抑制肿瘤生长，减轻症状，提高生活质量，延长生存时间。中医药治疗另需根据对患者病情进展和机体状况的整体判断，采取或以扶正为主，或以祛邪为主，或扶正祛邪兼顾或交替进行等不同模式。我们提出如上建议的循证医学依据主要如下。

2.1 中国既往的肺癌科技攻关课题为肺癌中医临床指南的制订提供了坚实的理论基础

"六五"期间中药配合放化疗增效解毒作用，"七五"期间的益气养阴、清热解毒中药治疗晚期肺癌的疗效，"八五"期间益气活血解毒中药防止肺癌术后转移趋势，均显示出中医药能配合放化疗增效减毒；肿瘤晚期的中医药治疗能提高生活质量和延长生存时间；术后干预可延缓肿瘤复发转移，延长生存时间。国家"十五"期间在循证医学原则指导下完成了"提高肺癌中位生存期治疗方案的研究"，研究结果初步显示：中西医结合治疗非小细胞肺癌的疗效最佳，生存期延长了3.57个月。（推荐强度：B，证据级别：Ⅱ、Ⅲ）

2.2 辨证论治是中医治疗肺癌的特色和优势所在，但分型标准亟待统一

中医学认为：肺癌是由于正气内虚，外邪入侵，致肺气壅郁不宣，气滞而血瘀；或邪毒结聚，湿热痰浊阻于肺、痰气瘀毒互结日久形成肿块而成肺癌。尽管各学者对肺癌病因病机的认识不尽相同，但大多认为肺癌是本虚标实之证，即以气阴两虚、阴阳失调为本，气滞血瘀、痰瘀毒互结为标。

中医将肺癌看做是全身性疾病的一个局部表现，由于先天禀赋、年龄、病程、病理类型、治疗措施等的不同，肺癌患者往往存在着个体差异，表现出同病异证，故目前中医治疗肺癌仍然坚持辨证论治，坚持辨证与辨病相结合。目前关于肺癌的中医辨证分型尚不统一，临床上多以医家的临证经验而划分证型和组方用药。辨证分型主要以肺癌的病因病机及症状、体征的表现归类分型，不外乎虚证为主，如气阴两虚型、肺脾气虚型；实证为主，如气滞血瘀型，毒热炽盛型、毒盛痰热型；虚实互见，如肺虚痰热型、气虚痰湿型、脾虚痰湿型等。目前具有代表性的辨证分型主要有：刘嘉湘[9]分阴虚内热型，气血两虚型，阴阳两虚型，气滞血瘀型；张代钊[10]分肺阴虚型，肺脾两虚型，肺肾两虚型，瘀毒型，气血两虚型；郁仁存[11]分阴虚热毒型，痰湿蕴肺型，气滞血瘀型，肺肾两虚型；邵梦扬[12]分脾肺两虚型，肺热阴虚型，肺燥伤络型，气滞血瘀型，气虚血瘀型。朴炳奎[13]分肺气不足型，阴虚内热型，气阴两虚型，气滞血瘀型，痰湿瘀阻型；周岱翰[14]分肺郁痰瘀型，脾虚痰湿型，阴虚痰热型，气阴两虚型等。而陈锐深等[15]观察肺癌患者578例，认为鳞癌多见于痰毒瘀滞型及气阴两虚型，腺癌多见于痰毒瘀滞型及肺郁痰结型，未分化癌多见于气阴两虚型。中医分型以痰毒瘀滞型、气阴两虚型多见。晚期多见气阴两虚型，中期多见痰毒瘀滞型，早、中期多见肺郁痰结型及肺虚痰热型。陈四清[16]对肺癌临床辨证分型的17篇文献作了统计，发现肺癌证型有31种之多，其中以气阴两虚、阴虚毒热、气滞血瘀、肺脾气虚等最多见。如何在强调辨证的基础上把分型更客观化，建立相对统一的肺癌证型及其命名，达到实用、有效是今后进一步研究的课题，这对辨证论治疗效的提高具有重要意义。

辨证论治目前仍然是中医药治疗肺癌的主流。如唐文秀[17]等分肺脾气虚、肺阴虚、气阴两虚及痰湿瘀阻等4型，分别用六君子汤、沙参麦冬汤、千金苇茎汤加减，配合以蒲公英、黄芩、半枝莲、紫草根、干蟾皮、铁树叶及肺瘤平膏等治疗了晚期NSCLC 161例，其病灶进展率为9.3%，中位生存期11个月，同时化疗对照组则分别20.4%和6个月。夏黎明[18]等将肺癌分为痰瘀凝滞、阴虚火旺、气阴两虚、肺肾亏虚4型，分别用补阳还五汤、沙参麦冬汤、四君子汤合生脉饮、人参蛤蚧散合肾气丸加减，共治疗晚期肺癌113例，化疗组97例为对照组，结果显示：化疗组短期有效率高于中药组，但中药组的一般情况改善、生活质量与生存期均优于化疗组。刘嘉湘[19]等以滋阴益气温阳法治疗晚期原发性肺癌患者171例，分别用滋阴（南沙参、北沙参、麦冬、玄参、百合、生地、鳖甲）、益气扶正中药，配合其他软坚解毒之类中药（夏枯草、瓜蒌皮、生南星、牡蛎、白花蛇舌草等）辨证论治晚期肺腺癌，并设化疗组133例作疗效对比。结果显示：中药组1年生存率、3年生存率、5年生存率、中位生存期均优于化疗组，且中药组缓解和稳定病灶的疗效优于化疗组。（推荐强度：B，证据级别：Ⅱ、Ⅲ）

2.3 辨病辨证结合，采用专病专方治疗是中医治疗肺癌的重要方法（推荐强度：C，证据级别：Ⅲ）

根据患者的证候表现，根据肺癌的常见临床证型制订相应的治则和基本方药，这种辨证与辨病相结合的研究方法有利于规范临床治疗和疗效统计，并为新药开发奠定基础。

2.3.1　对晚期肺癌患者的纯中药治疗可延长患者生存时间，提高患者生活质量（推荐强度：B，证据级别：Ⅱ、Ⅲ）

刘嘉湘等[20,21]以益气养阴辅以清热解毒为法，研制出金复康口服液（由黄芪、北沙参、天冬、女贞子、石上柏、七叶一枝花等组成）。临床治疗96例非小细胞肺癌患者，结果CR 1例、PR 8例、NC 52例，PR + NC率为62.5%，1、2年生存率均为67.3%；同期化疗组（MVP方案）25例，结果PR4例、NC11例，PR + NC率为60.0%，1年生存率为40.0%，PR + NC率为62.5%，无2年生存者。王羲明[22]用扶正养阴汤（生地、熟地、天冬、玄参、生黄芪、党参、漏芦、土茯苓、鱼腥草、升麻）治疗晚期肺癌患者50例，结果：1、3、5年生存率分别为44%、8%和4%。林洪生[23]以复方肺瘤平膏治疗非小细胞肺癌25例与化疗10例对照。结果：完全缓解和部分缓解的有效率，中药组为0，化疗组为10%；中药组的一年生存率为28%，化疗组为10%。王金荣[24]用扶正消结法治疗肺癌，基本方为黄芪、党参、生地、生苡仁、丹参、莪术、猪苓、茯苓、女贞子、法半夏、大贝母、鱼腥草、蜂房、蜈蚣、白花蛇舌草、半枝莲等，经治肺癌64例，其1、2、3年生存率分别为46.9%、15.6%和7.8%，中位生存期11.34个月。潘敏求[25]用复方并随症加减治疗中晚期肺鳞癌40例，并与化疗组40例对照，结果：中药组与化疗组治疗1年后生存者分别为23、11例（$P < 0.05$）。周岱翰[14]等根据肺癌的辨证具有痰、瘀、虚、毒的特点，研制出鹤蟾片、固金磨积片，服药后患者的症状改善率在61.7% ~ 68.8%，虽然瘤体抑制率仅为6% ~ 10%，但其生存期分别达8个月和10个月，明显高于化疗组。李佩文[26]用鱼腥草、白及、五味子、白花蛇舌草等制成"平肺方"口服液或冲剂，治疗NSCLC109例，其病灶稳定率为67%，平均生存时间13.7个月，无症状存活时间12个月。目前采用辨证与辨病相结合、扶正（如益气养阴）与祛邪（如解毒散结）兼顾的治法已成为中医治疗肺癌的常用方法。

2.3.2　新药、新剂型的临床研究是中医药现代化的重要组成部分（推荐强度：B，证据级别：Ⅱ、Ⅲ）

研制临床疗效高而又方便治疗的中药新药、新剂型，一直是肺癌治疗研究的热点之一。从中药提取有效成分，制成新的制剂应用于治疗肺癌已有许多成果。李大鹏[27]从中药薏苡仁中提取有效成分，制成可供动、静脉注射用的康莱特注射液治疗肺癌131例，有效率（CR + PR）为20.61%，化疗对照组（MAP方案）为25.23%，2组无显著差异，但在改善症状和生活质量、保护免疫功能及血象变化方面，康莱特较化疗为优。王金万[28]报告应用从中药温郁金中提取的抗癌活性成分β – 榄香烯治疗晚期肺癌合并恶性胸水129例，治疗后，CR18.9%，PR55.1%，NC26%，总有效率74%。

2.4　中西医结合治疗优于各种疗法的单独应用

中医药与手术及放化疗等西医疗法相结合的治疗在目前的临床中应用最广，也最被医学界所认可。采用中西医结合方法治疗肺癌，通过两者的有机结合，既可提高抑瘤率，又可改善全身状况，减少放化疗毒副反应，延长生存期，从而起到减毒增效的作用。

2.4.1　放疗增效作用（推荐强度：B，证据级别：Ⅱ、Ⅲ）

刘琳[29]等研究认为，肿瘤的形成与瘀血有很大关系，而肿瘤患者在接受放射治疗的过程中，因伤津耗气、正气亏损而加重了血瘀，以致供氧不足而产生乏氧肿瘤细胞，而乏氧肿瘤细胞对放射线的敏感性比常氧细胞低3倍，所以严重影响放疗效果。有学者发现，中药是选择性激发乏氧细胞放射敏感性的放射增敏剂。如汉防己甲素[30]与放射治疗结合显示出明显的放射增敏作用，对乏氧肿瘤细胞也有一定的增敏效果，且对机体无明显毒性；蚯蚓提取物制剂地龙胶囊[31]有活血化瘀、清热解毒、消肿散结作用，使其成为具有中药特色的生物反应调节剂，配合放疗对肺癌患者的总缓解率提高了13.5%，其敏增比可达1.54；中药马蔺子[32]中提取的马蔺子甲素，经实验和临床证明有显著的放射增敏效果，配合放疗对肺腺癌患者的1、3、5年生存率及平均生存时间均较对照组高。张代钊[33]等在放疗前 1 周起用扶正增效方治疗直到放疗结束，观察肺癌患者 36 例，并与单纯放疗 35 例对照，其近期疗效 （CR + PR） 69.67% 高于对照组，放疗副反应明显低于放疗组。

2.4.2 化疗减毒作用（推荐强度：A，证据级别：Ⅰ、Ⅱ、Ⅲ）

中医认为化疗可损伤人体正气，造成骨髓抑制、免疫低下、胃肠道反应及肝肾损伤。因此，保护和增强正气是防止化疗毒副反应的根本原则。张代钊[34]用香砂六君子汤加减治疗因化疗出现的消化道反应，疗效显著。并认为由化疗引起的呕吐若属胃热者宜用橘皮竹茹汤；属胃寒者选用丁香柿蒂散；腹泻者可用参苓白术散及四神丸治疗。李金瀚[35]将 100 例中晚期肺癌患者随机分为 2 组，中药加化疗组和单纯化疗组，中医辨证用药。结果：中药加化疗组为 69.14%，化疗组为 66.17% （P < 0.05），中位生存期中药加化疗组明显高于化疗组。李道阳[36]等以扶正排毒抗癌方（黄芪、黄精、人参、仙鹤草、鱼腥草、大黄、猪苓、半枝莲、白花蛇舌草、天南星、薏苡仁、桃仁、瓜蒌）配合化疗治疗非小细胞肺癌 63 例与单纯化疗组 61 例进行对照。结果：毒副反应减轻、白细胞及血色素下降均明显低于单纯化疗组。王笑民[37]等发现，在 108 例非小细胞肺癌中气虚血瘀证者占 60.2%，用益气活血散结法（生黄芪、太子参、沙参、茯苓、五味子、夏枯草、三棱、莪术、参三七、蒲黄、石见穿、地龙等）配合 CE 方案或 CAP 方案化疗，部分缓解和稳定率为 80.5%，6 个月转移率为 29.3%，血液流变学指标亦有所改善，均优于对照组。任宏轩[38]等经观察研究 60 例非小细胞肺癌患者，证实康莱特配合化疗可减轻化疗的副反应，提高机体免疫功能，增进食欲，改善精神状态及提高晚期非小细胞肺癌患者的生活质量。林洪生[39]等用参一胶囊配合化疗治疗肺癌 120 例，结果：参一胶囊与化疗合用对气虚证肿瘤患者有增效减毒作用，能改善气虚证候，提高免疫功能和生活质量，增加体重，保护白细胞，且安全，无不良反应。王海红[40]等观察岩舒注射液临床疗效，配合常规化疗治疗非小细胞肺癌，结果：总有效率 73%，能减轻消化道不良反应，缓解癌性疼痛及出血，增强免疫力。刘鲁明[41]等用参麦注射液配合化疗治疗肺癌 34 例，有效率 67.6%，化疗组 42% （P < 0.05），说明化疗结合参麦注射液可提高临床疗效，减轻毒副反应。许玲[42]等用益肺抗瘤饮治疗肺癌 45 例，表明中药加化疗组在稳定病灶，抑制肺癌向远处转移方面优于化疗组 （P < 0.01）。

2.4.3 提高手术患者生活质量（推荐强度：B，证据级别：Ⅱ、Ⅲ）

孙宏新[43]等观察Ⅰ～Ⅱ期非小细胞肺癌手术后患者 26 例，服用益肺清化膏 6 个月，观察中医症状、生活质量（体重、KPS 和 NCI – L 评分）的变化情况。另设对照组 25 例，服用人参粉胶囊对比观察。结果认为：益肺清化膏可有效改善患者神疲乏力、少气懒言、气短、咳嗽、纳谷少馨、痰中带血、大便干结、口干咽燥、盗汗、五心烦热等症状。其中，少气懒言、咳嗽、纳谷少馨、大便干结等症状的改善尤为明显。比较治疗前后 NCI – L 量表总的得分情况：益肺清化膏可明显提高 NCI – L 评分水平。治疗后益肺清化膏组患者卡氏评分和体重也较治疗前显著提高。治疗前后免疫指标变化情况：益肺清化膏组治疗以 CD_3、NK 较治疗前的水平提高明显。从而得出结论：益肺清化膏可有效地改善患者临床症状，明显改善患者生活质量及提高机体免疫功能[3]。

2.5 中医多种疗法个体化综合应用可发挥独特的作用

中医的个体化综合治疗是中医药的特色和优势所在，应进一步完善包括中药内服、中药外敷、中药雾化、中药熏蒸、针刺、艾灸、按摩、蜡疗、拔罐、磁疗、血疗、营养干预、气功、心理治疗、音乐疗法及其他非药物治疗手段相结合的中医治疗肿瘤的多因素综合治疗体系。并通过临床研究，评价其对肿瘤的干预作用。如中医的外治疗法是中药外用于体表直接给药，经皮肤或黏膜表面吸收后，药力直达病所，具有局部治疗和全身调节的双重作用。特别是晚期肿瘤患者，正气衰弱，不耐攻伐，单靠内服药疗效不佳，此时加用中药外敷可取得一定的疗效。杨葆康[44]等将灵仙丹（麝香、牛黄、珍珠、雄黄、洋金花、蟾酥等）制成药片放于蒸吸器上，蒸吸治疗晚期肺癌 16 例，显效 4 例，有效 10 例，无效 2 例，延长生存期 8～38 个月。宣丽华[45]等用温经膏（主要药物有蟾酥、川草乌、白芥子等）外敷大椎、双侧肺俞，同时内服中药（主要药物有猫爪草、猫人参等），治疗前后均进行 T 细胞亚群测定、疼痛及生活质量变化观察，治疗组疗效优于对照组（单纯中药）。田建辉[46]等采用中药（主要包括全蝎、白花蛇舌草、人参等）外敷腧穴，通过经络系统调节全身气血功能，调节细胞免疫功能。杨爱光[47]等以安肺膏（黄芪、半枝莲、生晒参、干蟾皮、乳香、没药等）外贴治疗晚期肺癌10例，结果临床症状均基本得到改善或减轻。

2.6　中医药介入肺癌治疗，可提高患者的成本效果比

　　成本效果比（cost/effectiveness）是一个药物经济学概念，近年来被引入肿瘤疗效评价体系中，它是以"临床效果"作为最终结果的衡量参数，目的在于寻找达到某一治疗效果时成本最低的治疗方案。成本－效果分析注重防治措施的社会效果，最佳成本－效果方案并不意味着成本最低的方案，而应是成本最合理、疗效最好、安全性最佳的方案。众所周知，肿瘤治疗所需费用昂贵，给患者和社会带来巨大的经济负担，而疗效却往往差强人意。将成本-效果比和成本-效果分析引入肿瘤疗效评价体系，将有利于寻找经济有效的治疗方案，以尽可能少的费用支出换取尽可能大的治疗收益，合理使用有限的医疗资源，减轻患者及社会的经济负担，适合西太区各国国情，也符合医疗保险精神的要求。目前包括部分医务人员在内的社会大众对中西医结合治疗也同样存在类似疑虑，即在应用西药的同时加用中药，是否会加重患者和社会的经济负担。一些学者就此问题进行了规范化的研究，如周岱翰等[48]采用前瞻性、多中心、随机、对照的方法，将符合标准病例随机分成中医组、中西医组以及西医组，观察期3个月，以瘤体有效率及稳定率、中位生存期作为效果衡量指标，对三种治疗方案进行成本－效果分析。结果：共纳入合格病例294例，中医组99例，中西医组103例，西医组92例。三种治疗方案中，中医组的有效率为4.0%，稳定率为66.7%，中位生存期为292天，完成疗程人均费用18682.2元；有效率、稳定率每增加1个百分点的成本分别为4624.3元、280.2元，中位生存期每提高1年的成本为52.6元。中西医组的有效率为26.2%，稳定率为81.6%，中位生存期为355天，完成疗程人均费用36148.5元；有效率、稳定率每增加1个百分点的成本分别为1379.2、443.3元；中位生存期每提高1年的成本为101.8元。西医组的有效率为14.1%，稳定率为76.1%，中位生存期为236天，完成疗程人均费用28750.5元；有效率、稳定率每增加1个百分点的成本分别为2034.7元、377.8元；中位生存期每提高1年的成本为121.8元。从而得出结论为中医药是中晚期非小细胞肺癌的一种经济、有效的治疗方案。高立栋[49]等探讨PVM和PVM加康莱特（PVMK）两种治疗方案治疗中晚期非小细胞肺癌的疗效，并进行成本－效果分析。采用药物经济学成本效果分析方法，结果显示：PVM方案有效率为22.58%，PVMK方案有效率为48.39%，差异有显著性（$P < 0.05$）。PVM方案1个疗程费用为20412.96元，有效率每增加1个百分点的成本为904.03元；PVMK方案1个疗程费用为38862.46元，有效率每增加1个百分点的成本为803.11元。生活质量改善以PVMK方案为优（$P < 0.05$）。（推荐强度：B，证据级别：Ⅱ、Ⅲ）

2.7　肺癌中医药治疗的疗效评价应适合自身特点

　　近几十年来，由于要与国际接轨，中药的临床疗效多采用癌灶大小变化作为评价的主要指标，但应用多年来显示中医药在抑制肿瘤细胞生长方面并不显著，而中医药在改善肿瘤患者的临床症状、提高生活质量、延长生存期及减轻放化疗的毒副作用等方面则更有特色。中医与西医治疗中的理念有很大不同，中医在整体观念和辨证论治的基本思想指导下，强调"治病留人"，认为肿瘤是全身性疾病的局部反映，主要通过辨证论治调节人体内在环境的平衡，从而产生治疗效果；西医治疗可能使瘤体在短时间内明显缩小，但肿瘤可能很快复发或增大，生活质量迅速下降，生存期无明显延长甚至缩短。中医药治疗肺癌则有作用和缓持久，近期有效率低，瘤体的缩小或不明显，或较缓慢，但自觉症状改善明显，生活质量较好，瘤体的远期稳定率较高，又无明显毒副作用，使生存期延长。尤其面对大量的中晚期肺癌患者，现代医学仍缺乏有效的治疗方法。此时，企图采用任何治疗手段达到瘤灶消失的目的已不可能，杀灭癌灶已不是治疗的主要目的。中医中药在稳定瘤灶，调节机体功能，增加免疫能力，改善临床症状，增加食欲，减轻放化疗毒副作用，延长带瘤生存时间等方面确有独特疗效。

因此，中医药治疗肺癌疗效的评价终点是患者如何获得最大益处，即在满意的生活质量和较长的生存时间基础上取得最大限度的肿瘤缓解率，而不是单纯强调瘤体缩小、消退及无瘤生存时间。

近几年来，关于中医药治疗肺癌疗效优势的较高质量循证医学证据不断出现。周岱翰[50]等对中医肿瘤疗效评价系统在中晚期非小细胞肺癌（NSCLC）中的应用进行评价。共纳入 191 例中晚期 NSCLC 患者，其中中医组 99 例，西医组 92 例。中医疗效评价以总疗效（100%） = 瘤体变化（30%） + 临床症状（15%） + 体力状况（15%） + 生存期（40%）计量。其中 75 ~ 100 分为显效，50 ~ 74 分有效，25 ~ 49 分为稳定，< 25 分为无效。两组病例同时用中医疗效评价系统及实体瘤疗效评价标准（RECIST）两种评价方法进行疗效评价。结果显示：按照 RECIST 评价，中医组 CR + PR + SD 为 66.7%，西医组 CR + PR + SD 为 76.1%，西医组高于中医组（$P = 0.151$）；按照中医疗效评价系统评价，中医组显效 + 有效 + 稳定为 66.7%，西医组为 56.5%，中医组高于西医组（$P = 0.149$）。相关分析表明，两种评价方法之间具有相关性（$P < 0.01$）。从而得出结论，中医肿瘤疗效评价系统比单纯瘤体缓解率的评价更能反映出中医的疗效，具有进一步研究价值。周岱翰等[51]观察中医药在提高Ⅲ、Ⅳ期非小细胞肺癌生存期中的作用，探讨晚期非小细胞肺癌（NSCLC）的治疗方案。采用前瞻性、多中心、随机、对照的临床研究方法，将符合标准的病例按 1:1:1 比例分成中医组、中西医组以及西医组，临床试验在 6 家医院进行，纳入研究的合格病例 294 例，其中中医组 99 例，中西医组 103 例，西医组 92 例。用 Kaplan - Meier 法分析主要终点指标中位生存期及中位疾病进展时间。结果显示：中医组、中西医组、西医组中位生存期分别为 292 天、355 天、236 天，1 年累积生存率分别为 45.38%、48.86%、42.17%（组间比较，$P = 0.4508$）。中位疾病进展时间 3 组分别为 187 天、239 天、180 天，1 年累积疾病无进展率分别为 33.22%、37.44%、28.28%（组间比较，$P = 0.2890$）。从而得出结论：由于样本量的原因，组间比较未出现显著性差异，但就总体趋向来看，中医药治疗可使Ⅲ、Ⅳ期 NSCLC 的中位生存期达到近 10 个月，与化疗联合应用可进一步提高生存期至近 12 个月，是一种有效的治疗方案。吕修臣[52]等观察选择性支气管动脉内灌注中药艾迪注射液及化疗药联合抗凝等综合治疗非小细胞肺癌的疗效。将 96 例晚期非小细胞肺癌患者随机分为对照组和综合治疗组各 48 例；分别进行单纯支气管动脉内灌注化疗和选择性支气管动脉内灌注化疗药及中药艾迪注射液同时联合抗凝等治疗。结果显示：综合治疗组有效率（CR + PR）为 75.0%（36/48），明显高于对照组 47.9%（23/48）；综合治疗组 1、2、3 年生存率分别为 87.5%、56.3%、33.3%，中位生存期为 20 个月，而对照组分别为 60.4%、29.2%、12.5%，中位生存期为 8 个月，两组比较有非常显著性差异（$P < 0.01$），临床受益疗效综合治疗组明显高于对照组（$P < 0.05$）。从而得出结论：本方法能明显提高非小细胞肺癌患者近期治疗有效率和生存率，增强机体免疫力，提高生活质量，实为治疗非小细胞肺癌的较好方法。游捷[53]等从临床观察角度探讨国际生活质量量表与体能状态评估及中医症状量表之间的相互关系。采用欧洲癌症研究与治疗组织肺癌生活质量量表（EORTC QLQ - LC43）和癌症治疗功能评价量表（FACT - L）两种国际生活质量量表测定 363 例肺癌患者生活质量，同时记录其卡氏（KPS）评分与体能状态（ECOG）及肺癌中医症状量表（LCSL - TCM）计分，并作相关性及一致性分析。结果显示：EORTC QLQ - LC43 和 FACT - L 计分与 KPS 评分、ECOG 及中医症状量表计分存在相关，但相关系数较小；各指标之间存在一致性。中医症状量表与 KPS 评分、ECOG 之间不存在一致性。从而得出结论：生活质量测评应采用生活质量量表，而不能以体能状态指标代替，但体能状态指标可作为生活质量的简易预测指标。中医症状量表与生活质量量表及体能状态指标之间有一定相关性。

以广安门医院为牵头单位的国家"十五"科技攻关课题、首都医学发展基金及中国中医科学院创新工程项目三个课题，在 5 年内组织中国 10 余个省市治疗肿瘤具有较强实力的 30 余家三甲医院，在现代循证医学及 GCP 的思想指导下，分别采用多中心、大样本、随机、双盲、平行对照的方法，分别针对包括非小细胞肺癌全程的Ⅰ ~ Ⅲa 期术后患者及Ⅲa ~ Ⅳ期带瘤患者进行的系列临床研究，共入选非小细胞肺癌首治患者 1133 例，主要以生存期和生活质量作为主要观察指标。其中"扶正中药延长肺癌患者术后中位生存期的临床研究"，共入选手术后 I～Ⅲa 期非小细胞肺癌首治患者 546例，中医治疗 I 组 184 例，中医治疗 Ⅱ 组 186 例，安慰剂对照组 176 例。结果显示：中医治疗组一年生存率分别为 83.43% 和 89.66%，两年生存率分别为 52.66% 和 65.52%，高于对照组的 79.11%、46.84%；中医治疗组的复发转移率分别为 50.60% 和 45.09%，低于对照组的 57.42%。而"提高肺癌中位生存期治疗方案的研究"对扶正培本原则为指导的中西医结合治疗及中医药治疗两套方案进行了系统评估。共入选以非手术Ⅲa～Ⅳ期非小细胞肺癌首治患者 587 例，中西医结合组 199 例和西医治疗组 215 例采用随机、双盲、多中心方法，同期中药治疗组 173 例。中位生存期观察显示：中西医结合组 12.03 个月，疗效最好；中医治疗组 10.92 个月；西医治疗组 8.46 个月，西医治疗组与中西医结合组比较有统计学意义（P 值 = 0.0118）。该研究初步证明了中医药在肿瘤治疗全程应用中，确实能够起到治疗和辅助作用，明确了中药在改善患者临床症状、提高生活质量、调节免疫功能、减少复发与转移及延长生存期等方面的整体疗效趋势，且经安全性分析，无严重的不良反应[54]。（推荐强度：A，证据级别：I、Ⅱ、Ⅲ）

总体而言，"带瘤生存"和生命质量的提高是中医中药治疗中晚期肺癌疗效有别于当前西医治疗的显著特征。因此，结合中医药的作用特点，建立以患者的治疗到进展的时间（TTP）、带瘤生存期、中位生存期、临床受益率、生活质量及免疫功能等为主要着眼点的中医药自身的临床疗效体系迫在眉睫，新的疗效评价体系是全面展示和评价中医药作用的关键。近年来以欧美为代表的西方发达国家对肿瘤治疗观念也在发生变化，肿瘤患者的生活质量越来越受到广大专家学者的关注。通过严格的科研设计和客观的生活质量量表研究，已成为今后肿瘤临床研究的一个重要方向，同时也为中医药的临床疗效评价体系的建立提供了借鉴。肿瘤患者的个体化、病变的不同阶段和演变过程的辨证论治是中医药治疗的特点。针对中医药辨证论治的特点，建立有我国特色的生活质量量表是我们研究的首要任务。此外，制订科学、合理的科研计划，排除中药自身之间的众多干扰因素，引进现代医学统计学新方法，将为正确评价中医药的作用及特点奠定良好基础。

方　法

1　临床证据的检索策略

指南编写小组制订了文献检索策略，采取了电子检索与手工检索相结合的方式，系统检索了中医药治疗肺癌的国内外文献（附件2）。

2　证据级别和质量评价

指南编写小组对检索的文献根据文献的初筛标准进行了初筛，初筛合格的文献根据文献质量评价标准进行了第二次筛查，合格的文献采用了温哥华格式的文献摘要表对文献进行了结构性的摘要（附件3）。

3　推荐强度

建议系统采用 WHO 推荐我们使用的天然药物与食品应用指南证据分级标准（附件3），同时参照国际上制订临床指南中的专家共识的原则。

4　评议和咨询过程

参照国际医药标准规范，制订指南形成的相关规则及体例；成立项目编写小组与项目指导小组，人员包括专业领域、文献、管理、统计人员等多学科专家组成；参考历代国内外相关医学文献的论述记载，综合国内外现代医学研究进展及高质量循证医学证据，进行文献汇总与筛选；在文献检索和查新的基础上反复讨论，起草和制订指南草案，并通过中国中西医结合学会肿瘤专业委员会、中华中医药学会肿瘤专业委员会、世界中医药联合会肿瘤专业委员会、中国抗癌协会肿瘤传统医学委员会以及中国癌症基金会中医肿瘤专业委员会等各学会组织全国各地区的同行专家评议、修改，形成国内翻译稿，再由国际同行进行评议和修改，形成最终临床指南。

5 宣传

本指南将以中国中西医结合学会肿瘤专业委员会、世界中医药联合会肿瘤专业委员会、中国抗癌协会肿瘤传统医学委员会及中国癌症基金会中医肿瘤专业委员会等专业学术团体为平台，在广大中医药医务人员中开展原发性支气管肺癌中医临床实践指南的宣传工作。

6 执行与更新

在指南的推广计划、反馈、更新等方面，组成本中医临床指南实施及修订小组，结合指南应用情况及最新研究进展，对肺癌中医临床指南每两年进行一次修订和更新。本次指南的制作只是一个开端和尝试，更多的经验有待以后进一步总结。对于使用过程中出现的问题，我们欢迎您提出宝贵意见。

联系方式：中国中医科学院广安门医院肿瘤科。

联系地址：北京市宣武区北线阁 5 号（100053）。

E - mail：lidaorui@ sina. com

参考文献

[1] 孙燕，汤钊猷．UICC 临床肿瘤学手册（第八版）．北京：人民卫生出版社，2006.

[2] 孙燕，石远凯．临床肿瘤内科手册．北京：人民卫生出版社，2007.

[3] 孙纲，刘嘉湘．肺癌的中医药治疗研究进展与思考．江苏中医药，2000，21（1）：44.

[4] 陈志峰，李成柱，刘少翔．中医药治疗原发性非小细胞肺癌疗效 Meta 分析．中医杂志，1999，40（5）：287.

[5] 贺用和，董海涛，林洪生．132 例小细胞肺癌中西医结合治疗临床总结．北京中医药大学学报，2006，29（2）：138.

[6] 董阿英，刘国庆，范成业．CEP 方案合参莲胶囊治疗小细胞肺癌 38 例．浙江中西医结合杂志，2000，10（10）：602.

[7] 孙瑞鹏，刘兆芹．系列中药方剂治疗小细胞肺癌 30 例疗效观察．甘肃中医，2004，17（1）：17.

[8] 杨峰，杨学峰．宁癌散抗小细胞肺癌复发与转移的临床观察．中国医药学报，2003，18（8）：473.

[9] 孙钢．刘嘉湘辨治肺癌特色．中医杂志，2000，41（2）：75.

[10] 张代钊．中西医结合治疗癌症．太原：山西人民出版社，1984.

[11] 郁仁存．中医肿瘤学．北京：科学出版社，1997.

[12] 邵梦扬．中西医结合临床肿瘤内科学．天津：天津科技翻译出版公司，1994.

[13] 朴炳奎．原发性支气管肺癌中西医结合治疗方案．中国肿瘤，1995，4（5）：4.

[14] 周岱翰．肿瘤治验集要．广州：广东高教出版社，1997.

[15] 陈锐深，张伦．肺癌 578 例辨证论治．亚洲医药，1997，（5）：21.

[16] 陈四清．原发性支气管肺癌辨证分型探讨．新中医，2002，34（11）：6.

[17] 唐文秀，张宗歧，林洪生，等．中医药治疗晚期原发性非小细胞肺癌的临床观察．中医杂志，1994，35（5）：283.

[18] 夏黎明，林起铨，吴飞雪，等．中医药治疗原发性肺癌临床疗效探析．中国中医基础医学杂志，2001，7（8）：52.

[19] 刘嘉湘，施志明，徐振晔，等．滋阴益气温阳法治疗晚期原发性肺腺癌的临床研究．中医杂志，1995，36（3）：155.

[20] 刘嘉湘．辨证治疗原发性肺癌 310 例疗效分析．上海中医药杂志，1985，19（10）：3.

［21］刘嘉湘，施志明，徐振晔，等．金复康口服液治疗非小细胞肺癌的临床观察．中医杂志，1997，
　　　38（12）：727．

［22］王羲明．扶正养阴方治疗支气管肺癌．实用中医药杂志，1992，5（2）：87．

［23］林洪生，李树奇，朴炳奎．中医复方对肺癌患者抑瘤抗转移作用的研究．中国中西医结合外科
　　　杂志，1998，4（5）：277．

［24］王金荣，常春远，王知佳．扶正消积法治疗肺癌64例．辽宁中医药杂志，1996，23
　　　（11）：495．

［25］潘敏求，黎月恒，刘静安，等．肺复方与化疗对照治疗中晚期原发性支气管肺鳞癌80例报道．
　　　中国医药学报，1990，5（3）：19．

［26］李佩文，张代钊，郝迎旭，等．平肺方治疗非小细胞肺癌109例临床观察．中医杂志，1995，
　　　36（2）：87．

［27］李大鹏．康莱特注射液（KLT）的临床应用．中国肿瘤临床，2001，28（4）：300．

［28］王金万．榄香烯乳治疗晚期恶性肿瘤的Ⅱ期临床试用结果．中华肿瘤杂志，1996，18
　　　（6）：464．

［29］刘琳，王锦鸿．中药对放射治疗增敏作用的研究概况．南京中医药大学学报，1999，15
　　　（1）：63．

［30］高令山．汉防己甲素合并小剂量放射治疗肺癌97例的临床分析．中医杂志，1980，（8）：37．

［31］张绍章，田琼，王克为，等．中医药地龙胶囊对食管癌和肺癌的辐射增敏作用．第四军医大学
　　　学报，1992，13（3）：165．

［32］宁川，徐芳．马蔺子素配合放疗治疗中晚期肺癌30例观察．实用中医药杂志，2000，16
　　　（1）：7．

［33］张代钊，黄金昶．扶正增效方对肺癌放射增效作用的临床观察与实验研究．中医药信息，1997，
　　　14（4）：45．

［34］张代钊，余桂清，李佩文，等．癌症放化疗副反应的中医药防治研究．中医杂志，1994，35
　　　（8）：498．

［35］李金瀚，康世钧，陈碧君，等．晚期非小细胞肺癌的中西医结合治疗．临床肿瘤学杂志，1997，
　　　2（2）：26．

［36］李道阳，欧成茂．扶正排毒抗癌方对非小细胞晚期肺癌化疗增效减毒作用的临床观察．中国中
　　　西医结合杂志，2000，20（3）：208．

［37］王笑民，郁仁存，王禹堂，等．益气活血散结法配合化疗治疗晚期非小细胞肺癌的临床研究．
　　　中国中西医结合杂志，1997，17（2）：86．

［38］任宏轩，张灿珍，李杨，等．MVP与康莱特配合治疗非小细胞肺癌疗效及副反应比较．实用肿
　　　瘤杂志，2002，17（4）：273．

［39］林洪生，朴炳奎，李树奇．参一胶囊治疗肺癌Ⅱ期临床试验总结．中国肿瘤临床，2002，2
　　　（4）：276．

［40］王海红，王萍．岩舒注射液治疗恶性肿瘤的临床观察．中国民间疗法，1998，（1）：59．

［41］刘鲁明，杨维泓．药物穴位注射治疗消化道和呼吸道癌性出血的临床和实验探索．中医急症，
　　　1998，7（1）：8．

［42］许玲，刘嘉湘．益肺抗瘤饮对肺癌转移及免疫功能的影响．中国中西医结合杂志，1997，
　　　（7）：401．

［43］孙宏新，蒋士卿，朴炳奎，等．益肺清化膏对早期非小细胞肺癌术后患者治疗作用的随机对照
　　　研究．光明中医，2005，20（5）：55．

［44］杨葆康，姜仁成．灵仙丹治疗中晚期肺癌 16 例．辽宁中医杂志，1994，21（7）：323．

［45］宣丽华，徐福，刘鲁明．温经膏穴位外敷治疗肺癌疗效观察．浙江中西医结合杂志，2000，10
（10）：596．

［46］田建辉，刘运霞，祝宝刚，等．抗癌腹水膏穴位贴敷对艾氏腹水癌小鼠外周血 sIL－2R 水平的
影响．中国针灸，2001，21（9）：559．

［47］杨爱光，王兴双．安肺膏外贴治疗肺癌．中医外治杂志，1996，（2）：31．

［48］周岱翰，林丽珠，周宜强，等．非小细胞肺癌三种治疗方案的成本－效果分析．中国肿瘤临
床，2005，32（19）：1080．

［49］高立栋，郭娟，路云青．PVM 和 PVMK 化疗方案治疗肺癌的成本－效果分析．医药导报，
2002，21（10）：672．

［50］周岱翰，林丽珠，陶志广．中医肿瘤疗效评价系统在晚期非小细胞肺癌中的应用．中国肿瘤，
2005，14（10）：654．

［51］周岱翰，林丽珠，周宜强，等．中医药对提高非小细胞肺癌中位生存期的作用研究．广州中医
药大学学报，2005，22（4）：255．

［52］吕修臣，刘俊莉，崔寒英，等．中西医结合综合治疗非小细胞肺癌临床研究．现代肿瘤医学，
2005，13（6）：832．

［53］游捷，施志明．肺癌国际生活质量量表与体能状态评定指标及中医症状量表的关系．中国中西
医结合杂志，2005，25（7）：595．

［54］林洪生，张英．非小细胞肺癌的中医循证医学研究．世界科学技术－中医药现代化，2008，10
（4）：121．

附　件

附件 1：指南工作组

原发性支气管肺癌指南编写组：

组长：林洪生

成员：花宝金　侯　炜　张培彤　李　杰　李道睿　张培宇　董海涛　杨宗艳　贺用和　卢雯平
闫洪飞　石闻光　郑红刚　蒋宇光

林洪生　女，医学学士，主任医师，中国中医科学院广安门医院，主要负责指南的总体设计。

花宝金　男，医学博士，主任医师，中国中医科学院广安门医院，主要负责指南的总体设计。

侯　炜　男，医学硕士，主任医师，中国中医科学院广安门医院，主要负责指南的文献检索、评
价与指南草案的书写。

张培彤　男，医学博士，主任医师，中国中医科学院广安门医院，主要负责指南的文献检索、评
价与指南草案的书写。

李　杰　男，医学博士，副主任医师，中国中医科学院广安门医院，主要负责指南的文献检索、
评价与指南草案的书写。

李道睿　男，医学博士，主治医师，中国中医科学院广安门医院，主要负责指南的文献检索、评
价与指南草案的书写。

张培宇　男，医学硕士，主任医师，中国中医科学院广安门医院，主要负责指南的文献检索、评
价与指南草案的书写。

董海涛　男，医学硕士，副主任医师，中国中医科学院广安门医院，主要负责指南的文献检索、
评价与指南草案的书写。

杨宗艳　男，医学硕士，副主任医师，中国中医科学院广安门医院，主要负责指南的文献检索、评价与指南草案的书写。

贺用和　男，医学硕士，主任医师，中国中医科学院广安门医院，主要负责指南的文献检索、评价与指南草案的书写。

卢雯平　男，医学博士，副主任医师，中国中医科学院广安门医院，主要负责指南的文献检索、评价与指南草案的书写。

闫洪飞　男，医学学士，主治医师，中国中医科学院广安门医院，主要负责指南的文献检索、评价与指南草案的书写。

石闻光　男，医学硕士，副主任医师，中国中医科学院广安门医院，主要负责指南的文献检索、评价与指南草案的书写。

郑红刚　男，医学博士，主治医师，中国中医科学院广安门医院，主要负责指南的文献检索、评价与指南草案的书写。

蒋宇光　男，医学博士，主治医师，中国中医科学院广安门医院，主要负责指南的文献检索、评价与指南草案的书写。

原发性支气管肺癌指南咨询专家（按姓氏笔划排序）：

王永炎　王笑民　孙　燕　朴炳奎　刘嘉湘　刘伟胜　刘保延　刘建平　陈可冀　陈信义　李佩文　李萍萍　张代钊　郁仁存　周岱翰　徐凯　曹洪欣　黄金昶　蒋益兰　潘敏求

王永炎　男，主任医师、教授，中国工程院院士，中国中医科学院。

王笑民　男，主任医师、教授，首都医科大学北京中医医院。

孙　燕　男，主任医师、教授，中国工程院院士，中国医学科学院肿瘤医院。

朴炳奎　男，主任医师、教授，中国中医科学广安门医院。

刘嘉湘　男，主任医师、教授，上海中医药大学附属龙华医院。

刘伟胜　男，主任医师、教授，广东省中医院。

刘保延　男，主任医师、教授，中国中医科学院。

刘建平　男，教授，北京中医药大学。

陈可冀　男，主任医师、教授，中国科学院院士，中国中医科学院西苑医院。

陈信义　男，主任医师、教授，北京中医药大学东直门医院。

李佩文　男，主任医师、教授，中日友好医院。

李萍萍　女，主任医师、教授，北京肿瘤医院。

张代钊　男，主任医师、教授，中日友好医院。

郁仁存　男，主任医师、教授，首都医科大学北京中医医院。

周岱翰　男，主任医师、教授，广州中医药大学第一附属医院。

徐　凯　男，主任医师、教授，广东省中医院。

曹洪欣　男，主任医师、教授，中国中医科学院。

黄金昶　男，主任医师、教授，中日友好医院。

蒋益兰　女，主任医师、教授，湖南省中医药研究院附属医院。

潘敏求　男，主任医师、教授，湖南省中医药研究院附属医院。

附件 2：信息资源

采用计算机和手工相结合的方法进行检索。

选用 MEDLINE、COCHRANE 图书馆、美国国立指南库（The National Guideline Clearinghouse，NGC）等，以"lung cancer"和"traditional medicine"为关键词进行检索。

选用中国期刊全文数据库（CNKI）、CBMdisk、中国中医药文献数据库、中国优秀博硕士学位论文全文数据库、中国医用信息资源系统（维普）和中文生物医学期刊文献数据库（CMCC）等数据库，分别以"肺癌"、"中医药"等为关键词，以及国内本领域知名专家的姓名为关键词，检索1987年至2008年12月的文献。

借鉴美国NCCN2008年第二版小细胞肺癌和非小细胞肺癌临床实践指南、NCCN2007年非小细胞肺癌中国版指南以及国际抗癌联盟（UICC）《临床肿瘤学手册》第八版。

参考中医古代医籍文献及部分现代中医肿瘤学经典文献。检索的文献截止于2008年12月。

附件3：证据分级与推荐强度标准

证据级别与推荐强度参考WHO的天然药物与食品应用指南证据分级标准（WHO西太区提供）。

1 证据级别

Ⅰ：有上市后再评价数据；经严格的临床对照试验证实；在临床上对其长期毒性反应进行了观察。

Ⅱ：有详细药品注册信息；经队列研究等临床试验证实；在临床上对其长期毒性反应进行了观察。

Ⅲ：广泛认可的经典著作论述；草药或处方记录于国家药典等法定文件中；公认较安全的草药（如生姜、当归等）。

2 推荐强度

A：最少一个Ⅰ级证据；最少两个Ⅱ级证据加一个Ⅲ级证据。

B：一个Ⅱ级证据；一个Ⅱ级证据加一个Ⅲ级证据。

C：最少两个Ⅲ级证据。

附件4：中晚期肺癌中医治疗疗效评价方法举例

疗效评价对于临床工作起着至关重要的作用。当前，对中医肿瘤临床疗效的评价标准仍然缺乏系统和规范的研究，与西医肿瘤疗效评价系统相比存在较大的差距，在各研究项目和医疗单位之间的疗效评价缺乏可比性，不利于学术交流和发展。近年来，中医肿瘤工作者在此方面做了大量的工作，以下选取两个较具代表性的疗效评价标准以供参考。

标准一、中医治疗中晚期肺癌患者近期临床受益（疗效）评定标准

标准出处：林洪生，李树奇，朴炳奎．中医治疗晚期肺癌的疗效评价方法．中国肿瘤，2000，9（8）：354－355.

1 关于新疗效评价方法的说明

1.1 症状（S）

1.1.1 判定指征

中医症状根据临床观察分为四级：（0）无症状；（1）轻度；（2）中度；（3）重度。治疗前后根据症状出现情况记录。肺癌主要症状的分级情况（见表2）：

表 2	肺癌主要症状的分级情况			
	无症状（0）	轻度（1）	中度（2）	重度（3）
咳嗽	无	偶咳	间断咳嗽	咳嗽频繁
咯血	无	痰中有血丝	痰中带血	咯鲜血
发热	无	<38.5℃	<39.5℃	≥39.5℃
疼痛	无	时有隐痛	持续疼痛，能忍受	持续疼痛，需服药缓解
气短	无	稍感气短	动则气短	气短明显，不动也喘
乏力	无	可坚持体力工作	勉强坚持日常工作	不能坚持日常劳动
厌食	无	食量较正常稍少	食量较正常少1/2	食量较正常少1/2以上
失眠	无	睡眠较正常稍少	睡眠较正常减少1/3	睡眠较正常减少1/3以上

1.1.2 评价方法

治疗前和治疗后症状分数分别相加，总计积分情况比较（治疗前症状积分/治疗后症状积分）。

S_{SR}（显效）：症状消失，或症状积分减少≥2/3。

S_R（有效）：症状减轻，积分减少≥1/3，不足2/3。

S_{NR}（无效）：症状无减轻，或减轻不足1/3。

1.2 瘤体（T）

根据治疗前后 CT、MRI 和 X 线片测量瘤体大小进行比较。

1.2.1 判定指征

参照国际通用实体瘤疗效标准进行评判，内容包括 CR、PR、MR、SD、PD。

1.2.2 评价方法

T_{SR}（有效）：CR + PR

T_{SD}（稳定）：SD

T_{PD}（进展）：PD

1.3 生活质量（K）

1.3.1 判定标准

采用 Karnofsky 评分方法，治疗前后进行生活质量评定。

1.3.2 评价方法

K_{SR}（显效）：治疗后比治疗前提高≥20分。

K_R（有效）：治疗后比治疗前提高≥10分。

K_{NR}（无效）：治疗后比治疗前无提高或下降。

1.4 体重（G）

1.4.1 判定指征

治疗前后均测体重2次（连续2天），取平均值。

1.4.2 评价方法

G_{SR}（显效）：疗后较疗前体重增加≥1.5kg。

G_R（有效）：疗后较疗前体重增加≥1kg。

G_{NR}（无效）：疗后较疗前体重增加不足1kg，无增加或下降。

1.5 免疫功能（I）

1.5.1 判定指征

治疗前后均行 NK 细胞、T 细胞亚群活性或 IL－2 的检测，并进行疗前及疗后的比较。

1.5.2 评价方法

I_{SR}（显效）：疗前较疗后提高≥15%或由异常恢复正常。

I_R（有效）：疗后较疗前提高≥10%。

I_{NR}（无效）：疗后较疗前无提高甚至下降。

2 疗效评定

中医中药治疗肿瘤，一般以28天为1个疗程，根据治疗前后检查结果评定疗效。为了区别于WHO对瘤体疗效评定（有效 SR、稳定 SD、进展 PD），将中医药疗效定为明显受益、受益和不受益。

2.1 明显受益

S_{SR}

T_{SR}、T_R

K、G、I 中一项或一项以上为 5s，或三项均为 5s。

2.2 受益

S_{SR}

T_R

K、G、I 中有二项为 R 或 NR。

S_R

T_R

K、G、I 均为 5s。

2.3 不受益

未达上述指征。

标准二、Ⅲ～Ⅳ期肺癌疗效评价标准

标准出处：周岱翰，林丽珠，陶志广. 中医肿瘤疗效评价系统在晚期非小细胞肺癌中的应用. 中国肿瘤，2005，14（10）：654－657.

Ⅲ～Ⅳ期肺癌总疗效标准（100%）＝瘤体变化（30%）＋临床症状（15%）＋体力状况（15%）＋生存期（40%）。

显效为 75～100 分，有效为 50～74 分，稳定为 25～49 分，无效为 <25 分。

1 瘤体变化

按照 RECIST（response evaluation criteria in solid tumor）实体瘤疗效评价标准评价。占 30 分，依实际所得分数 ×0.3。CR：完全缓解（100 分）；PR：部分缓解（80 分）；SD：稳定（30 分）；PD：进展（0 分）。

2 临床症状

2.1 肺癌症状分级

按症状分 0～Ⅳ度，见表3。

表3			肺癌症状分级		
症状	0度	Ⅰ度	Ⅱ度	Ⅲ度	Ⅳ度
咳嗽	无	偶咳	间断咳嗽	咳嗽频作	咳嗽剧烈
咳血	无	晨起痰中偶有血丝	痰中有血丝	痰中带血，量少	咳血，量多
胸痛	无	偶有胸痛，不须服药	胸痛轻微，服用Ⅰ级止痛药	胸痛明显，服用Ⅱ级止痛药	胸痛剧烈，服用Ⅲ级止痛药
发热	无	<37.5℃	<38.5℃	<39.5℃	≥39.5℃
气短	无	稍感气短	活动后气短	动则气促	卧床也气促
乏力	正常	活动后乏力	活动后乏力不易恢复	休息时感乏力	需卧床
胃纳	正常	饭量稍少	饭量为原来的2/3	饭量为原来的1/3	无食欲，饭量<原来的1/3
口干	无	轻微	口干欲饮	口干喜饮	口干喜饮，饮后难解

2.2 以5分计量

0度：无任何明显症状。

Ⅰ度：有轻度症状，能耐受，无需处理。

Ⅱ度：症状较重，常难以耐受，需作适当处理。

Ⅲ度：症状严重，不能耐受，需对症治疗。

Ⅳ度：症状极严重，危及生命，需作特定治疗。

2.3 线性测量法

按5级分正常为0、最严重为4，进行判断评分。

以上3种量化标准供相互参考及补充。本研究采用肺癌症状分级法，每个症状的得分合计后乘以1/8即折算为百分制得分，再以此分乘以0.15即为实际得分。

3 体力状况

按Karnofsky分级标准，占15分，依实际所得分数×0.15。

显效：治疗后比治疗前提高20分以上（100分）。

有效：治疗后比治疗前提高10分以上（50分）。

稳定：治疗后比治疗前提高不足10分或没有变化（25分）。

无效：治疗后比治疗前下降（0分）。

4 生存期

生存期≥12个月（1年以上），得40分，依实际所得分数×0.4。从开始治疗日计算，每生存1个月得10/3分，余下类推。最后总得分以四舍五入计算。

附件5：词汇表

八纲辨证：运用表、里、寒、热、虚、实、阴、阳八纲对疾病的病位外内、病势浅深、虚实属性，以及致病因素与人体抗病能力的强弱对比状态等进行分析辨别的辨证方法。

辨证论治：中医临床诊断治疗疾病的思维方法和过程。通过四诊收集患者的病史、症状等临床资料，根据中医理论进行综合分析，分辨出证候，并拟定治疗方法。也包括中医理论贯穿在预防与养生实践中的过程。

便秘：粪便干燥坚硬、排出困难、排便次数减少的表现。

便溏：粪便稀薄而不成形的表现。

标本：关于事物主次关系的相对概念，"本"指主要方面，"标"指次要方面。如：在经络学说中，经络在四肢为本，在头面、躯干者为标。在病因病机学说中，从正气与邪气来说，人体正气是本，致病的邪气是标；从疾病本身来说，病因是本，症状是标；从原发病与继发病来说，旧病是本，新病是标。在运气学说中，标本指标气与本气。

标本兼顾：针对病证出现的标本并重的情况，采用治标与治本相结合的治疗原则。

补气：泛指具有补益正气作用，适用于气虚证的治疗方法。

补气生血：以补脾益气为主，佐以补血药，使气旺而助血化生，适用于气虚所致气血两虚证的治疗方法。

补气养血：用具有补气养血作用的方药治疗气血两虚证的治法。

补益肺气：具有补气益肺作用，适用于肺气虚证的治疗方法。

补血：泛指具有补养血液作用，适用于血虚证的治疗方法。

补阳：泛指具有温补阳气作用，适用于阳虚证的治疗方法。

盗汗：入睡后出汗，醒来即止的表现。

耳鸣：自觉耳中有鸣响声的表现。

乏力：自觉肢体懈怠，软弱无力的表现。

肺积、息贲、咳嗽、喘息、胸痛、劳咳、痰饮、咯血、喘证、肺疽、肺痈、肺痿、肺花疮：古代中医病名，部分症状与肺癌临床表现相似，可参考其辨证论治。

肺痿：因咳喘日久不愈，肺气受损，津液耗伤，致肺叶枯萎不荣或痿弱不用。以气短，咯吐浊唾涎沫为主要表现的内脏痿病类疾病。

肺痈：热毒壅肺致使肺叶生疮，血败肉腐，形成痈脓。以骤起发热，咳嗽，胸痛，咯腥臭脓血痰为主要表现的内脏痈类疾病。

肺气（亏）虚证：肺气虚弱，以咳嗽无力，气短而喘，动则尤甚，吐痰清稀、声低、或有自汗、畏风、舌淡、脉弱等为常见证候。

肺气阴两虚证：肺气虚弱，阴液亏虚，以干咳无力、气短而喘、声低或音哑、五心烦热、脉细无力等为常见证候。

肺阴（亏）虚证：肺阴亏虚，虚热内扰，以干咳少痰、或痰黏不易咯出、或痰中带血、口燥咽干、或音哑、潮热颧红、或有盗汗、舌红少津、脉细数等为常见证候。

扶正培本：又称扶正固本，是几千年中医治疗疾病中的重要治疗法则，是在中医学的阴阳五行，藏象学说的理论基础上形成的，也是以中医的整体观念、天人合一的观念、阴阳平衡观念为依据的。"扶正"即扶助正气，"培本"即培植本元。中医的正气是指人体的机能活动（包括脏腑、经络、气血等功能）和抗病、康复能力。人体正气的生成来自脾肾两脏，中医认为肾为先天之本，脾为后天之本，二者是相互依存，相互为用的，人体构造及其功能依赖先天禀赋和后天的给养和调理，人体正气的盛衰关系极为密切。

扶正祛邪：对于正虚为主、因虚致实的病证，应采取扶助正气为主，使正气加强，从而达到驱除病邪目的的治疗原则。

和胃降逆：用具有降气和胃作用的方药，治疗胃气上逆证的治法。

活血化瘀：用具有活血化瘀作用的方药治疗血瘀证的治法。

口苦：自觉口中有苦味的表现。

理气行滞：泛指具有调理气机、疏通阻滞作用，适用于气滞证的治疗方法。

脉诊：通过切摸寸口脉象以了解病情的诊断方法。

脉弦：端直而长，指下挺然，如按琴弦的脉象。

脉细：脉细如线，但应指清晰的脉象。

脉数：脉来急速，一息五至以上（相当于每分钟 90 次以上）的脉象。

脉沉：脉位深，轻取不能应指，重按才显现于指下的脉象。

脉滑：往来流利，应指圆滑，如珠走盘的脉象。

脉涩：脉来不流利，往来艰涩，如轻刀刮竹的脉象。

脉缓：一息四至，来去怠缓的脉象。若脉来和缓均匀，为平脉；若脉来弛缓无力为病脉。

面红：面部颜色红于正常人的表现。

面色㿠白：面色白且面目虚浮的表现。

目赤：双眼或单眼白睛部有发红的表现。

目眩：自觉眼前发黑，视物昏花晃动的表现。

脾气（亏）虚证：气虚脾失健运，以食少、腹胀、大便溏薄、神疲、肢体倦怠、舌淡脉弱等为常见证候。

气短：呼吸短促而急、自觉气息不能接续的表现。

气虚证：元气不足，脏腑机能衰退，以气短乏力、神疲懒言、自汗、舌淡、脉虚等为常见证候。

气阴两虚证：元气不足，阴津亏损，以神疲乏力、气短懒言、咽干口燥、烦渴欲饮、午后颧红、小便短少、大便干结、舌体瘦薄、苔少而干、脉虚数等为常见证候。

气滞血瘀证：气机阻滞，血行不畅，以胸胁脘腹胀闷窜痛、偶有刺痛、或有痞块、时散时聚、舌紫或有斑点、脉弦涩等为常见证候。

气虚血瘀证：气虚运血无力，血行瘀滞，以面淡而晦暗，身倦乏力，少气懒言，疼痛如刺，痛处不移，舌质淡紫，或有紫斑，脉沉涩等为常见症的证候。

清热化痰：运用清化热痰药，或清热药与祛痰药并用，适用于热痰证的治疗方法。

清热解毒：用具有清热邪、解热毒作用的方药治疗里热盛证、火（热）毒证及痈肿疔毒等病证的治法。

舌诊：用视觉观察患者的舌质和舌苔的变化，以了解病情，推测预后的诊断方法。

舌质：又称"舌体"，舌头的肌肉脉络组织。望舌质包括观察舌色、舌神、舌形、舌态和湿润度。

舌色：舌质的颜色，包括淡白舌、淡红舌、红舌、绛舌、紫舌、青舌。

舌质红：舌体颜色鲜红的舌象。

舌质绛：舌体颜色深红的舌象。

舌质紫暗：舌体呈深紫色或青紫色的舌象。

舌有瘀斑：舌上出现青色、紫色或紫黑色斑点的舌象。

舌体有齿痕：舌体边缘凹凸不齐，留有被牙齿压迫的印迹的舌象。

舌体瘦：舌体瘦小而薄的舌象。

舌苔腻：苔质颗粒细小致密，紧贴舌面，不易刮脱，并在舌的中根部较厚，边尖部较薄。

舌苔黄：舌苔呈黄色的舌象。

舌苔白：舌苔为白色的舌象。

食疗：用具有药理作用的食物治疗疾病的方法。

手足心热：察知手心、足心发热，或自觉手、足心发热的表现。

痰证：痰浊内阻，以咳嗽气喘、咯痰量多、呕恶眩晕，或局部有圆滑肿块、苔腻脉弦滑等为常见证候。

痰湿证：以咯吐多量黏稠痰，痰滑易咯，肢体困重，胸脘痞闷，食少口腻，苔白腻，脉濡缓或滑等为常见证候。

痰热证：痰浊与邪热互结，以咯吐黄痰，发热口渴，舌红苔黄腻，脉滑数等为常见证候。

敷贴疗法：将药物调成糊状，敷于体表的特定部位，以治疗头痛、呕泻、自汗盗汗、脱肛、眩晕、面瘫、风湿痹病、疮痈癣疹、扭挫伤、口腔糜烂、烫伤等的方法。

头痛：头部疼痛，包括头的前、后、偏侧部疼痛和整个头部疼痛。

头晕：头脑昏沉，视物昏花旋转，严重者张目即觉天旋地转，不能站立。

望诊：用视觉观察患者的神、气、形、态、舌象、排泄物、小儿指纹等的异常变化，以了解病情的诊断方法。

外治法：用药物和器械、手术直接作用于患者的体表或孔窍（口、舌、咽喉、眼、耳、鼻、阴道、肛门）局部的治法。

闻诊：医生通过听觉和嗅觉，了解由病体发出的各种异常声音和气味，以诊察病情的方法，包括听声音和嗅气味两方面的内容。

问诊：医生通过询问患者或陪诊者，了解疾病的发生、发展、治疗经过、现在症状和其他与疾病有关的症状，以诊察疾病的方法。

温经活血：用具有温阳通经、活血化瘀作用的方药，治疗寒凝经脉、血行不畅所致病证的治法。

心悸：感觉心脏跳动不安，常伴有心慌的表现。

邪：各种致病因素的统称。

宣肺化痰：通过祛除痰浊以宣肺，适用于痰浊阻肺证的治疗方法。

血虚证：血液亏虚，脏腑、经络、形体失养，以面色淡白或萎黄、唇舌爪甲色淡、头晕眼花、心悸多梦、手足发麻、妇女月经量少、色淡、衍期或经闭、脉细等为常见证候。

血瘀证：瘀血内阻，血行不畅，以局部出现青紫肿块、疼痛拒按、或腹内癥块、刺痛不移、拒按、或出血紫暗成块、舌紫或有斑点、脉弦涩等为常见证候。

阳虚证：阳气亏损，失却温煦推动，脏腑机能衰退，以畏寒肢冷、神疲乏力、气短、口淡不渴、或喜热饮、尿清便溏、或尿少浮肿、面白、舌淡胖、脉沉迟无力等为常见证候。

阴阳失调：阴阳失去平衡协调的各种病理变化。

阴（液亏）虚证：阴液不足，不能制阳，以潮热盗汗、午后颧红、五心烦热、口燥咽干、舌红少苔、脉细数等为常见证候。

益气活血：用具有补气、活血作用的方药治疗气虚血瘀证的治法。

脏腑：指人体的内脏器官，为五脏、六腑、奇恒之腑的统称。

脏腑辨证：以脏象学说的理论为指导，分析判断疾病所在的脏腑病位及其病因、病性及邪正盛衰情况等的辨证方法。

燥湿化痰：泛指具有燥湿化痰作用，适用于湿痰证的治疗方法。

针刺补泻：在针刺得气后，根据患者病证的不同情况采用相应的针刺操作，从而达到补虚、泻实的针刺操作方法。

整体观念：强调人体自身整体性并与外环境相统一的思想。

证：对疾病过程中一定阶段的病位、病因、病性、病势及机体抗病能力的强弱等本质的概括。

证候：证的外候，即疾病过程中一定阶段的病位、病因、病性、病势及机体抗病能力的强弱等本质有机联系的反应状态，表现为临床可被观察到的症状等。

正：人体正常功能活动的统称，即人体正常功能及所产生的各种维护健康的能力，包括自我调节能力、适应环境能力、抗邪防病能力和康复自愈能力等。

治未病：采取一定的措施防止疾病产生和发展的治疗原则，包括未病先防和既病防变两个方面。

自汗出：不因劳累活动，不因天热及穿衣过暖和服用发散药物等因素而自然汗出的表现。

滋阴：用味甘性凉之品以滋补阴液，适用于阴虚证的治疗方法。

再生障碍性贫血中医临床实践指南

要点说明

1 关键事项和关键建议

中医药领域在再生障碍性贫血（以下简称再障）的预防、治疗、康复等方面进行了系统研究，在运用中西医结合治疗再障的模式与方法上基本达成了共识，逐步形成了针对再障的中医药治疗方案，取得了较高的循证医学证据。中医药治疗再障强调以辨证论治为原则，以肾为中心将再障分为肾阴虚、肾阳虚和肾阴阳两虚三型治疗。西医根据再障的严重程度，将再障分为极重型、重型和非重型。再障重型和极重型以免疫抑制剂、造血干细胞移植为主，补肾中药及雄性激素为辅治疗；非重型再障以雄激素和补肾中药为主要治疗。根据不同病期的临床特点和患者病情选择上述方法，以中西医结合综合治疗方案为宜，可促进患者的恢复，提高患者治疗有效率及有效级别，降低复发率，从而提升生活质量。

2 实施过程

本指南是中国中医科学院与世界卫生组织立项的标准化项目之一，由中国中医科学院西苑医院血液科负责编写，是指导和规范中西医结合防治再障的纲领性文本。本指南的编写和发布旨在为中西医结合防治再障提供技术方法，促使中西医结合再障防治的科学化、规范化和国际化，适应 21 世纪中西医结合事业发展的需要。

本指南于 2007 年 5 月正式立项，同年 6 月由中国中医科学院西苑医院血液病专家对编写的内容和编写中可能出现的问题进行讨论，会上对编写内容进行了分工并提出具体要求，会后指南开始起草，查阅国内外相关文献，于 2007 年 6 月底完成初稿。2007 年 7 月和 8 月，指南执行小组成员与中国中医科学院的部分项目负责人召开第 2 次会议，对指南的编写提出建议和标准化项目的管理要求，修改完善了编写内容和体例。2007 年 11 月，由中国中西医结合学会血液学专业委员会第八届一次会议讨论后完善通过。2009 年 2 月，中国中医科学院指南统审组与指南执行小组成员就编写体例做最终确定。

目　录

介　绍

1904 年 Chauffard 首先提出"再生障碍性贫血"（ICD－10 编码：D60，D61）病名，简称"再障"。20 世纪 30 年代始有临床再障病例报道。20 世纪 60 年代前，再障被认为是"不治之症"，死亡率极高。

中国古代医籍中没有再障的病名，但早在 2000 多年前的《内经》就有以苍白、出血、发热等再障的主要表现为特征的疾病描述。汉代医家张仲景在《金匮要略》中首次提出类似再障临床表现的"虚劳"病名，以后历代医家均有对于"虚劳"的阐述。

国内对再障一直未制订出公认的临床实践指南。但对再障的诊断及疗效标准曾进行过多次讨论，分别是 1962 年京津地区再障学术座谈会、1981 年再障组学术交流座谈会和 1987 年第四届全国再障学术会议。国内于 1991、1998、2007 年出版了北京协和医院张之南等主编的《血液病诊断及疗效标准》的第一版、第二版、第三版，现国内执行的再障诊断及疗效标准即以其第三版为准[1]。除规定再障的诊断标准外，将再障分为"急性再障"（AAA）和"慢性再障"（CAA）两型。为便于国际交流，将急性再障又称为重型再障－Ⅰ型（SAA－Ⅰ），而慢性再障病情恶化达到急性再障诊断标准的称为重型再障－Ⅱ型（SAA－Ⅱ）。国内标准除血象及骨髓象外，还强调临床表现、病程等。

中西医结合治疗再障始于上世纪 60 年代。1979 年在苏州召开首届中西医结合再障研讨会及 1989 年第三届全国中西医结合血液病学术会议上建立了以肾为中心的再障中医辨证体系，确立了以补肾为中心的再障治则治法，将再障分为肾阴虚、肾阳虚和肾阴阳两虚三型。2004 年，在全国中西医结合血液病学术会议上讨论并通过了再障的中医规范化命名为"髓劳"，将急性再障命名为"急髓劳"，慢性再障命名为"慢髓劳"[2]。

国际通用的是 1979 年 Camitta 等提出的诊断分型标准[3]，将再障分为"重型再障"（SAA）和"轻型再障"（MAA/NSAA）。1988 年 Bacigalupo 等提出极重型再障（VSAA）标准[4]。

1994 年，欧洲骨髓移植中心（European Group of Bone Marrow Transplantation，EBMT）再障工作组（Working Party on Severe Aplastic Anemia，WPSAA）发布了由 Andrea Bacigalupo 等制订的重型再障临床指南，对重型再障的临床治疗提出指导性原则[5]。

2003 年，英国血液病学标准委员会又发布了获得性再障的诊治指南，全面论述了再障的预防、各种治疗方法和临床疗效评价[6]。

鉴于再障发病率较低，制订本指南的大部分内容基于文献复习或专家意见，少部分基于临床研究结果。本指南主要是对获得性再障提供以中西医结合治疗方法为主要内容的诊断、治疗和预防建议，供血液科医生及其他相关学科的中西医结合医生参考使用。

背　景

1　概述

再生障碍性贫血（中医病名：髓劳）是一组由化学物质、生物因素、放射线或不明原因引起的骨髓造血功能衰竭，以造血干细胞损伤、骨髓脂肪化、外周血全血细胞减少为特征，临床表现主要为贫血、出血、感染的疾病。

流行病学资料显示，亚洲国家再障的发病率明显高于欧美诸国，中国再障的年发病率为 $7.4/10^6$，与日本、韩国等国发病率相近，患者以青壮年为多。按性别分，男性多于女性；按类型分，重型再障的发病率为 $1.4/10^6$，非重型再障的发病率为 $6.0/10^6$。

再障发病者中，有 50% ~75% 的病例发病原因不明[7]，为特发性，而继发性主要与药物及其他化学物质、感染及放射线有关。主要的危险因素分述如下：

药物：各类解热镇痛剂、氯霉素等。氯霉素与再障发病有密切的相关性，其实际危险性为1/20000～1/30000，比未接触者高10～20倍。目前，由于氯霉素应用明显减少，由此致病的发病率已明显下降。

苯：严重苯中毒可致再障。本世纪初已发现苯及其衍生物（如三硝基甲苯、六氯化苯等）对骨髓具有毒性作用，其毒性作用主要由各种分解产物所引起，尤其是P-苯基奎宁可显著抑制部分分化的祖细胞RNA及DNA合成，并导致染色体异常。含苯的各种有机溶剂、黏合剂常在不注意防护人群中引发再障。

病毒：病毒性肝炎患者中肝炎相关再障的发生率为0.05%～0.9%，在再障患者中的构成比为3.2%～23.9%，大多数肝炎相关再障与丙型肝炎有关。肝炎相关再障的发生与肝炎病毒对造血干细胞的直接抑制作用有关，病毒介导的自身免疫异常或产生抗干细胞抗体、病毒损伤骨髓微环境、肝脏解毒功能减退等在肝炎相关再障发病过程中也起一定作用。E-B病毒也被认为与再障发病有关。

放射线：放射线诱发的骨髓衰竭是非随机的，具有剂量依赖性。放射线主要作用于细胞内的大分子，影响DNA的合成，其生物效应是抑制或延缓细胞增殖。无论全身照射或局部照射均可损伤造血干细胞及造血微环境而导致骨髓衰竭。

2 中医学对再障的认识

中医医籍中没有再障这一病名，但自《内经》起就有很多以苍白、出血、发热为主要表现的病证描述，汉代张仲景在《金匮要略》中首次提出"虚劳"这一病名。再障的发病虽与心、肝、脾、肾等脏相关，但与肾的关系最为密切，病机关键在于"肾虚"。肾为先天之根本，受五脏六腑之精气而藏之，肾主骨生髓，精能化血，精足则血旺，故肾之功能强弱与否直接影响精血的化生。血液亏虚所致之五脏六腑、四肢百骸失于濡养而出现的诸虚劳损之证，其根本在于肾虚髓亏。

中医药治疗再障的疗效可靠。以补肾为核心的中医药治疗再障的研究始于上世纪60年代，特别是近20年来，不论临床和基础研究都取得了较大进展[8]。中国中西医结合血液学专业委员会于1989年在全国中西医结合血液病学术会议上统一了国内对再障中医辨证分型的认识，以肾为中心将再障分为肾阴虚、肾阳虚和肾阴阳两虚三型。建立了以肾为中心的治疗再障的中医辨证体系，确立了以补肾为中心的治疗再障的治则治法[9]。

再障的临床治疗，目前国内主要是免疫抑制剂、雄激素和补肾中药，其中重型再障的治疗以抗胸腺细胞球蛋白（antithymocyte globulin，ATG）/抗淋巴细胞球蛋白（antilymphocyte globulin，ALG）、环孢菌素A（cyclosporin A，CsA）和补肾中药为主，非重型再障的治疗以雄激素和补肾中药为主；国外以骨髓移植和免疫抑制剂为主。雄激素的代表药物是睾丸酮，20世纪60年代以丙酸睾丸酮为主治疗非重型再障，疗效为50%左右（20%～68.6%）；70年代改用司坦唑醇及羟甲雄酮为主，使疗效提高到60%左右（34.9%～81%）。HLA相同的同胞骨髓移植的生存率已达80%～90%，但仍有5%～15%的患者存在移植排斥，25%～40%出现慢性移植物抗宿主病，而且生存率与患者年龄密切相关，大于40岁患者的生存率只有50%。匹配的无关供者骨髓移植5年生存率低，仅有39%，相关排斥率、慢性移植物抗宿主病和感染发生率高。免疫抑制剂ATG/ALG和CsA联合应用治疗重型再障的有效率是60%～70%，ATG和CsA联合应用后复发率为30%～40%，部分患者应用免疫抑制剂后造血功能较长时间不能恢复，因此应重视应用免疫抑制剂后患者造血功能恢复的治疗[7]。国外免疫抑制剂治疗后11年发生阵发性睡眠性血红蛋白尿（PNH）、骨髓增生异常综合征/急性髓细胞性白血病（MDS/AML）或实体肿瘤的概率分别为10%、8%和11%。再障的骨髓移植和免疫抑制剂治疗总生存率和无病生存率相似[8,9]。国内中西医结合治疗再障的疗效（有效率70%～85%）明显优于单纯西医疗法（50%～70%）[10]。所以，中西医结合治疗是目前再障治疗较为行之有效的方法。

通过多年来的临床研究以及现代实验证实，中医中药在再障中的治疗作用主要体现在以下几个方面[10,12-53]：①远期疗效好，慢性再障或非重型再障应用补肾中药加雄性激素治疗，其疗效明显高于单用雄性激素者，且复发率明显降低。②协助免疫抑制剂以提高重型再障疗效。使用免疫抑制剂后，造血功能在相当长一段时间内尚不能恢复，说明免疫抑制剂可能抑制体内异常的免疫反应，阻断发病机制，而骨髓造血功能恢复仍需补肾中药及雄激素促进。应用免疫抑制剂后应持续用补肾中药加雄性激素以促进造血功能恢复。③药理实验证明，常用治疗再障的中药能改善造血功能，如补气药黄芪能促进多能造血干细胞和粒系祖细胞的增殖；补肾中药熟地黄、菟丝子等能促进粒系祖细胞的增殖；补脾和活血中药白术、鸡血藤等促进红系祖细胞的增殖；活血中药丹参、鸡血藤等能提高骨髓基质功能，改善造血微环境。补肾与活血中药相加有协同增强效应。复方中药的作用绝不是单味中药作用的简单相加。

临床特征

1 临床表现[1,7,11]

再障临床表现主要为贫血、出血、感染。临床表现的轻重取决于血红蛋白、粒细胞、血小板减少的程度，也与临床类型有关。

1.1 重型再障（SAA－I，又称急性再障）

重型再障的特点为起病急、进展迅速，发病初期贫血常不明显，但随着病程进展，贫血进行性加重，多有明显乏力、头晕、心悸等症状，输血量明显增加。出血和感染常为起病时的主要症状，几乎每例均有出血，出血部位广泛，除皮肤、黏膜（口腔、鼻腔、齿龈、球结膜）出血外，常有深部脏器出血，如便血、尿血、阴道出血、眼底出血及颅内出血，后者常危及患者生命。半数以上病例起病时即有感染，以口咽部、肺部、皮肤、肠道、尿路感染较为常见。严重者可发生败血症。致病菌以大肠杆菌、绿脓杆菌、金黄色葡萄球菌多见。感染常使骨髓衰竭加重，致病情日益恶化，如仅采用一般性治疗则多数在半年内死亡。

1.2 非重型再障（NSAA，又称慢性再障）

非重型再障的特点为起病较缓、进展缓慢、病程较长。贫血为首发和主要临床表现，输血可改善乏力、头晕、心悸等贫血症状。出血一般较轻，多为皮肤、黏膜等体表出血，深部出血甚少见。病程中可有轻度感染、发热，以呼吸道感染多见，并易得到控制；若治疗得当，坚持不懈，部分患者可获得长期缓解甚至痊愈，但也有部分患者迁延多年而不能缓解，病程可长达数十年。

2 理化检查[46]

2.1 血象

呈全血细胞减少，少数病例早期可仅有1系或2系细胞减少。贫血较重，以重度贫血（Hb30～60g/L）为主，多为正细胞正色素性贫血。红细胞形态无明显异常，网织红细胞绝对值减少，重型再障网织红细胞小于1%。中性粒细胞、嗜酸粒细胞、单核细胞、淋巴细胞绝对值减少，其中中性粒细胞减少尤为明显，重型再障低于0.5×10^9/L。血小板不仅数量少，而且质量也有改变，可致出血时间延长，血块回缩不良。重型再障血小板低于10×10^9/L。

2.2 骨髓象

重型再障多部位骨髓增生减低，粒、红、巨核三系造血细胞明显减少，非造血细胞，即淋巴细胞、浆细胞、肥大细胞、网状细胞增多。非重型再障骨髓可有散在增生灶，多数病例骨髓增生减低，三系造血细胞减少，其中幼稚红细胞及巨核细胞减少更明显，非造血细胞增加，比例大于50%。如穿刺遇增生灶，骨髓可增生活跃，红系有代偿性增生，但成熟停滞在较晚阶段，因晚幼红脱核障碍而出现较多炭核晚幼红。肉眼观察再障骨髓，可见油滴增多。骨髓小粒镜检，非造血细胞超过50%，其细胞构成，重型再障以非造血细胞为主，而非重型再障则脂肪细胞较多见。

2.3 骨髓活检

骨髓组织呈黄白色，增生减低，主要为脂肪细胞、淋巴细胞和其他非造血细胞。上述细胞比例大于50%，并可见骨髓间质水肿和出血。

2.4 骨髓超微结构

非重型再障红系显示明显的造血异常，幼稚红细胞膜呈菊花样改变，胞浆有较多空泡，核膜间腔扩张，异形红细胞明显增多，占90%左右。上述改变在重型再障者少见。

2.5 造血祖细胞培养

粒、单核系祖细胞、红系祖细胞及巨核系祖细胞均减少。

2.6 肝功能和病毒检查

应常规进行肝功能和肝炎病毒血清学检查，以明确有无肝炎。另外，EB病毒、巨细胞病毒和其他病毒的血清学检查对诊断也有提示作用。

2.7 维生素 B_{12} 和叶酸水平

重症巨幼细胞贫血也可导致全血细胞减少。为排除巨幼细胞贫血，应测定血清维生素 B_{12} 和叶酸水平。如维生素 B_{12} 和叶酸缺乏，应在确诊再障前予以纠正。

2.8 自身抗体检测

系统性红斑狼疮时出现全血细胞减少的原因可能包括：存在针对骨髓造血细胞的自身免疫损伤；伴有骨髓纤维化；极少病例可能在于骨髓本身增生低下。因此，所有再障患者都应检测抗核抗体和抗双链DNA抗体。

2.9 阵发性睡眠性血红蛋白尿症（PNH）的克隆细胞检测

流式细胞术检测磷脂酰肌醇聚糖锚定蛋白（如 CD_{55}、CD_{59}）的灵敏性高，可用于排除PNH。20%~25%再障患者体内存在PNH克隆细胞，尤其易于累及粒系和单核系细胞。目前，尚不清楚再障患者体内存在的PNH小克隆细胞的临床意义，它们可稳定不变、体积减小、消失或增多。PNH合并溶血者，尿中存在含铁血黄素，因此应检测尿含铁血黄素，排除血管内溶血。网织红细胞计数、血清胆红素、转氨酶及乳酸脱氢酶测定也有助于PNH是否合并溶血的判断。

2.10 细胞遗传学检查

35岁以下患者都应进行外周血淋巴细胞遗传学检查。对于可能接受骨髓移植和具有范可尼贫血特征的先天畸形患者，细胞遗传学检查的年龄可上延至45岁。骨髓增生极度低下的患者可考虑采用荧光原位杂交（FISH）进行骨髓细胞遗传学检查，尤其注意观察5号和7号染色体的细胞遗传学异常。既往认为只有骨髓增生异常综合征（MDS）才存在细胞遗传学异常，但目前发现再障患者细胞遗传学异常的比例高达11%。细胞遗传学异常也可见于疾病发展过程中。

2.11 放射超声学检查

就诊时摄胸片可了解有关胸部感染以及用于与以后胸片的比较。腹部超声发现脾大和/或淋巴结增大，提示全血细胞减少的原因可能是血液系恶性疾病而非再障。年幼患者肾脏畸形或位置异常是范可尼贫血的重要临床特征。

2.12 核素骨髓显像

用^{52}Fe和^{59}Fe标记骨髓造血组织，或用^{99m}Tc、^{113}In和^{198}Au标记骨髓间质，可全面估计造血组织分布和骨髓受损程度。重型再障正常造血部位明显减少，非重型再障正常造血部位减少，常可见局部代偿造血灶。

诊断标准

1 西医诊断

1.1 重型和非重型再障的诊断标准[1,3]

外周血中性粒细胞 $< 0.5 \times 10^9/L$，血小板 $< 20 \times 10^9/L$，贫血及网织红细胞 $< 1\%$。具备上述 3 项中之 2 项，并有骨髓增生重度减低（ $<$ 正常的 25%），或增生减低（为正常的 25% ~ 50%），其中非造血细胞 $> 70\%$，即可诊断为重型再障；未达到上述标准者为非重型再障。

1.2 极重型再障的诊断标准[4]

把符合以上标准，且中性粒细胞 $< 0.2 \times 10^9/L$ 的重型再障定为极重型再障。

1.3 国内诊断标准[1]

全血细胞减少，网织红细胞绝对值减少；一般无脾肿大；骨髓检查至少一个部位增生减低或重度减低；能除外其他引起全血细胞减少的疾病，如阵发性睡眠性血红蛋白尿症、骨髓增生异常综合征、急性造血功能停滞、骨髓纤维化、急性白血病、恶性组织细胞病等；一般抗贫血药物治疗无效。

再障根据严重程度分为急性再障和慢性再障，具体诊断标准如下：

1.3.1 急性再障（AAA），亦称重型再障 – I（SAA – I）

临床表现为发病急，贫血呈进行性加剧，常伴严重感染，内脏出血。实验室检查中，外周血象除血红蛋白下降较快以外，须具备以下 3 项中之 2 项：网织红细胞 $< 1\%$（经红细胞压积纠正），绝对值 $< 0.015 \times 10^{12}/L$；白细胞明显减少，中性粒细胞 $< 0.5 \times 10^9/L$；血小板 $< 20 \times 10^9/L$。骨髓象应有多部位增生减低，3 系造血细胞明显减少，非造血细胞增多，如增生活跃需有淋巴细胞增多；骨髓小粒非造血细胞及脂肪细胞增多。

1.3.2 慢性再障（CAA），亦称非重型再障（NSAA）

临床表现为发病缓慢，贫血、感染、出血较轻。实验室检查外周血象中血红蛋白下降速度较慢，网织红细胞、白细胞、中性粒细胞及血小板减少，但较急性再障为高。骨髓象中 3 系或 2 系减少，至少一个部位增生减低，如增生活跃红系中常有炭核晚幼红比例增多、巨核细胞明显减少；骨髓小粒脂肪细胞及非造血细胞增多；病程中如病情变化，临床表现、血象及骨髓象与急性再障相同，称 SAA – II。

1.4 鉴别诊断[7,46]

1.4.1 阵发性睡眠性血红蛋白尿症（PNH）

PNH 可表现为全血细胞减少，不发作型者与再障鉴别比较困难，但 PNH 出血、感染均较少见且较轻，网织红细胞绝对值常大于正常，间接胆红素可增高，骨髓多增生活跃，幼红细胞增生较明显，含铁血黄素尿试验（Ruos）可阳性，酸化血清溶血试验（Ham）和蛇毒试验（CoF）多阳性，CD_{55}、CD_{59} 检测可检出 PNH 细胞。

1.4.2 骨髓增生异常综合征（MDS）

MDS 外周血呈 1 ~ 3 系血细胞减少，其中以全血细胞减少为表现形式的难治性贫血（RA）与再障鉴别较为困难。但 MDS 以病态造血为特征，外周血常显示红细胞大小不均，易见巨大红细胞及有核红细胞、单核细胞增多，可见幼稚粒细胞和畸形血小板。骨髓增生多活跃，有 1 ~ 3 系病态造血，如巨幼样及多核红细胞较常见，核浆发育不平衡，可见核异常或分叶过多。巨核细胞不减少，可见淋巴样小巨核细胞，组化显示有核红细胞糖原（PAS）阳性，环状铁粒幼细胞增多，小巨核酶标阳性。进一步可依据骨髓活检，白血病祖细胞培养（CFU – L）、染色体等检查加以鉴别。

1.4.3 急性造血功能停滞

常由感染和药物引起，儿童患者与营养不良有关。起病急，贫血重，进展快，多伴高热，易误诊为重型再障。下列特点有助于鉴别：①贫血重，网织红细胞可为零，伴粒细胞减少，但血小板减少多不明显，出血较轻；②骨髓增生多活跃，2系或3系减少，但以红系减少为著，外周血片尾部可见巨大原始红细胞；③病情有自限性，不需特殊治疗，2～6周可恢复，此项最具诊断价值；④血清铜显著增高，红细胞铜降低。

1.4.4 骨髓纤维化（MF）

慢性病例常有脾肿大，外周血可见幼稚粒细胞和有核红细胞，骨髓穿刺多次干抽，骨髓活检显示胶原纤维和/或网状纤维明显增生。

1.4.5 急性白血病（AL）

主要应和低增生性AL鉴别，其可呈外周血全血细胞减少，骨髓增生减低，易与再障混淆。应仔细观察血象及多部位骨髓象，可发现原始粒、单或原始淋巴细胞明显增多。骨髓活检也有助于明确诊断。

1.4.6 恶性组织细胞病（MH）

常伴有高热，进行性衰竭，肝、脾、淋巴结肿大，黄疸、出血较重，外周血全血细胞明显减少，可见异常组织细胞。多部位骨髓检查可找到异常组织细胞，有时有吞噬现象。

1.4.7 淋巴瘤

全血细胞减少和骨髓增生低下也可见于淋巴瘤（霍奇金病或非霍奇金淋巴瘤）。骨髓活检应仔细搜寻可能呈灶性分布的淋巴瘤细胞。遗传标记和基因重组检测有助于淋巴瘤诊断。

1.4.8 其他需除外的疾病

纯红细胞再障、巨幼细胞贫血、骨髓转移癌、肾性贫血、脾功能亢进等。

2 中医辨证分型标准[9]

根据1989年中国中西医结合血液学专业委员会制订的再障中医辨证分型标准。

2.1 肾阴虚证

症状：心悸，气短，乏力，头晕目眩，耳鸣，口干咽干，腰酸，五心烦热，盗汗，面白无华，口唇色淡红；皮肤紫癜，月经量多，或有鼻衄、齿衄，舌苔少，舌质淡红，脉细数。

辨析：血属阴，阴虚包括血虚。心血不足，心失所养，故有心悸；血不上承则头晕目眩、耳鸣；血为气之母，血虚者气亦虚，故有气短、乏力；血不荣肤，故见苍白无华、唇淡、舌质淡；阴（血）虚生内热，手足心热；汗为心液，阴虚阳亢，常迫汗外溢，且多在夜间，故有盗汗；阴虚津伤，故口咽干燥；腰为肾之外府，肾精亏损则腰酸；热伤血络或迫血妄行，故有多部位出血。脉细数亦为阴虚内热之象。以手足心热、腰酸、动血为辨证要点，病位在肾，其性属阴虚。

2.2 肾阳虚证

症状：心悸，气短，周身乏力，面色苍白无华，唇淡，畏寒肢冷，腰酸腿软，小便清长，阳痿，食欲不振，腹胀便溏，月经色淡，或有浮肿；舌胖有齿痕，舌质淡，苔白，脉虚大或沉细。

辨析：上述症状，既为血虚所致，如心悸、气短、周身乏力、面色苍白无华、唇淡等。也为肾阳虚所致，阳虚生外寒，阳虚不能温暖机体，气化失司，故有畏寒肢冷、小便清长、月经色淡；腰为肾之府，肾虚则腰酸；阳事不举，为肾阳虚损无力举阳；肾阳虚不能温养脾土，水谷运化失职，故有纳差、腹胀便溏，甚者浮肿；舌体胖有齿痕乃气虚之象。再障肾阳虚多见于慢性病例，治疗效果相对较好，到了晚期，造血功能衰竭，阳虚证候更为明显，此时治疗效果差。以畏寒肢冷、腰酸腿软、便溏为辨证要点。病位在肾，其性属阳虚。

2.3 肾阴阳两虚证

症状：手足心热，盗汗，口渴咽干，但不思饮，畏寒，便溏，面白无华，舌淡，苔白，脉细数或虚大无力。或阴虚阳虚证候均不明显。

辨析：对于重型病例，阴阳俱虚为疾病晚期表现。在轻型病例中，因阴虚生内热，阳虚生外寒，二者互补，阴阳两虚证均不明显，只显气血两虚证。气属阳，血属阴，故仍列入阴阳两虚范畴。此型多见于慢性病例，阴虚内热与阳虚恶寒，两者可互相掩盖，但其他阴虚及阳虚证候可出现，故仍可与单纯气血两虚鉴别。

干预、管理和推荐

1 标准治疗

1.1 非重型再障（NSAA）的中西医结合治疗

非重型再障相当于慢性再障，中医称为"慢髓劳"。治疗应以中医辨证治疗加雄性激素为主。如治疗3个月以上无反应者，可酌加免疫抑制剂环孢霉素 A[8]。

1.1.1 中医辨证治疗[38-42,66-71]

首先辨证型，根据阴虚、阳虚、阴阳两虚各型的不同临床证候加以区分。

1.1.1.1 肾阴虚证

治法：滋补肝肾，益气养血。

推荐方药：大菟丝子饮（西苑医院方）加减。菟丝子、女贞子、枸杞子、熟地黄、何首乌、山茱萸、墨旱莲、桑椹、补骨脂、黄芪、当归等。

1.1.1.2 肾阳虚证

治法：温肾健脾，填精生血。

推荐方药：十四味建中汤（《太平惠民和剂局方》）加减。菟丝子、紫河车、淫羊藿、巴戟天、鹿茸、当归、桑椹、人参、白术、茯苓、甘草、白芍、川芎、熟地黄、黄芪、肉桂、附子等。

1.1.1.3 肾阴阳两虚证

治法：滋阴助阳，佐益气补血。

推荐方药：阴阳双补方（西苑医院方）合当归补血汤（《内外伤辨惑论》）。熟地黄、何首乌、山茱萸、枸杞子、菟丝子、巴戟天、补骨脂、淫羊藿、炙黄芪、当归等。

> 推荐建议：髓劳的症状虽复杂多变，然髓亏精虚、气血不足是其本质——即"证"，应以补肾填精养髓为主治疗，而后随症加减。筛选出的有效药味有：人参、黄芪、当归、熟地、何首乌、肉苁蓉、巴戟天、补骨脂、菟丝子、仙茅、鹿茸、附子、肉桂等[12-45,54-99]。（推荐强度：B，证据级别：Ⅱa）

1.1.1.4 各型随症加减

出血：轻度出血选加仙鹤草、卷柏、地榆、仙鹤草、白茅根、大小蓟、藕节、侧柏叶、茜草等；中度出血选加生地、牡丹皮、三七粉等；重度出血选加紫草、槐花、小蓟等。

脾虚或便溏重者：如为药物因素引起，需减停有关药物剂量。如非药物引起，素有脾虚便溏者，选加莲子肉、山药等；虚胖或浮肿者，还可加泽泻、车前子等。

气虚易感冒者：选加黄芪、防风、白术。

有痤疮、毛囊炎或其他轻度感染者：选加金银花、连翘、板蓝根、蒲公英、紫花地丁、野菊花等清热解毒之品。

病程久者：除调整用药、增加剂量外，如无出血倾向者，可在补肾基础上，加活血药，如丹参、鸡血藤、三七之类。

1.1.2 西医治疗[7,46]

雄性激素是一种蛋白同化激素，并对造血干细胞有刺激作用，是治疗非重型再障的首选药物，有效率为50%~60%。对重型再障（包括重型再障和极重型再障）单用疗效不佳，有效率一般低于20%，但可作为治疗重型再障的辅助药物之一，与免疫抑制剂并用有协同作用，可以提高疗效。常用药物有丙酸睾丸酮、康力龙、达那唑、十一酸睾酮胶丸。

雄性激素的副作用：主要为肝功能损伤和男性化作用；其次为加速儿童骨骺成熟。

> 推荐建议：非重型再障一般多采用辨证中药及雄性激素为主的中西医结合治疗，临床疗效可提高至80%以上；若病情相对较重或治疗3个月以上未见效时，可加用CsA。ATG/ALG对非重型再障同样有效，对难治性患者可以考虑ATG治疗[8,66-71,100-118]。（推荐强度：C，证据级别：Ⅳ）

1.2　重型再障的治疗[7-8,46,119-120]

极重型、重型再障，中医称为"急髓劳"，病情凶险，宜采用ATG/ALG、CsA为主进行治疗，以抑制体内异常的免疫反应，截断发病机制链条。

1.2.1　中医辨证治疗

参见非重型再障。

> 推荐建议：重型再障采用单纯中医药治疗在短期内很难见效，而若得不到及时恰当有效治疗，多数患者常因感染、出血于半年内死亡。因此，应在免疫抑制剂治疗的基础上加用补肾中药治疗，利用免疫抑制剂见效较快的特点，尽快使患者脱离险情，为中医药作用的发挥创造足够的时间，利用中药作用持久等特点对提高有效率及降低复发率大有裨益。[8,119-121]（推荐强度：B，证据级别：Ⅲ）

各型随症加减：

贫血重者：选加黄芪、当归、人参、鹿茸、鹿角胶、紫河车、阿胶、龟甲等。

白细胞计数过低：选加鸡血藤、女贞子、山茱萸、补骨脂、鹿角胶、紫河车、黄芪、人参、党参、虎杖等。

血小板计数过低：选加卷柏、柿树叶、党参、水牛角、紫草、茜草、紫河车或龙眼肉等。

阳虚重者：可加锁阳、仙茅。

> 推荐建议：重型再障为阴虚型中的重者，出血明显者可在前述大菟丝子饮加减方药中加入生地、紫草、茜草、白茅根、仙鹤草等凉血止血；伴发热者加银花、连翘、蒲公英、栀子清热解毒。待出血及发热明显改善后，再按前述三型治疗。如伴有高热及预示致命性出血时，应作相应的处理[38-42,119-120]。（推荐强度：B，证据级别：Ⅲ）

1.2.2　西医治疗

1.2.2.1　抗淋巴细胞球蛋白/抗胸腺细胞球蛋白（ALG/ATG）

ALG是用人胸导管淋巴细胞、ATG是用人胸腺细胞，免疫马、兔或猪等动物获得的一种多克隆抗淋巴细胞球蛋白。ALG/ATG是无匹配供髓者的重型再障患者首选治疗药物，但价格昂贵。治疗重型再障的有效率为40%~70%，并可使40%~80%患者脱离输血。

在使用ALG/ATG期间，患者应进行无菌保护性隔离，口服肠道不吸收抗生素，输注血小板，使血小板保持在安全范围。用ALG/ATG前应作过敏试验，阴性者才能使用。ALG/ATG的剂量因制剂不同而异，猪ALG一般为15~20mg/（kg·d）；德国生产的兔制剂为3~5mg/（kg·d）；法国生产的兔制剂为2.5~3.5mg/（kg·d）。用生理盐水稀释后，静脉缓慢输注，疗程为连用5天。若3个月未见任何疗效可考虑进行第二疗程，但应该更换药品来源。ALG/ATG与CsA联合使用可提高疗效。

ALG/ATG的副作用：主要表现为用药后发热，常伴有寒战和多形性皮疹。治疗期间需严密监护，应用糖皮质激素和抗组织胺类药物可减轻或预防绝大多数急性副作用。在用药过程中可引起血小板及中性粒细胞减少，应加强支持疗法，患者宜居住空气层流洁净室。用药7~14天后约60%患者可发生血清病，为预防和治疗过敏反应和血清病，可给予肾上腺皮质激素，相当于泼尼松 1mg/（kg·d）及抗过敏药物。

1.2.2.2 环孢菌素 A（CsA）

CsA 是一种强力免疫抑制剂，已广泛应用于各种不同类型再障的治疗。其治疗重型再障、非重型再障的有效率基本相同，单用治疗重型再障的有效率为 50% ~ 60%。目前已将 CsA 作为一线药物用于重型再障的治疗，但对极重度患者效果差。

常用剂量：3 ~ 6mg/（kg·d），分早晚 2 次口服，使 CsA 血浆浓度保持在 200 ~ 400ng/L 为宜。疗程应在 6 个月以上。

CsA 的副作用：常见有肝、肾功能损害，消化道反应，高血压及多毛、齿龈增生、疲劳、肌肉痛等，这些都随 CsA 的减量及停用而减轻或消失。

1.2.2.3 骨髓/外周血造血干细胞移植

造血干/祖细胞量和/或质的缺陷为重型再障的主要病理机制之一。骨髓移植，一方面通过预处理起到免疫抑制作用；另一方面，正常骨髓中含有丰富的造血干细胞和基质细胞，因此异基因骨髓移植是目前治疗再障的最好方法。由于造血干细胞移植风险性大，费用昂贵，故仅适用于重型再障患者的治疗选择。目前比较一致的意见是：较年轻（尤其 ≤20 岁）的极重型再障（VSAA）患者，若有 HLA 匹配的同胞供髓，应首先考虑并尽快进行异基因骨髓移植。有 60% ~ 80% 接受异基因骨髓移植治疗的重型再障患者可恢复正常造血并长期存活。异基因外周血、无关供者、HLA 半相合及胎盘脐带血造血干细胞移植可作为补救治疗措施。

> 推荐建议：年轻的极重型再障若有 HLA 完全相合的同胞供髓，应首先考虑异基因骨髓移植；无合适供髓者，宜采用 ALG/ATG 与 CsA 联合治疗，3 个月无效可重复使用；外周血、无关供者、半相合及胎盘脐带血造血干细胞移植可作为补救治疗措施。对难治性非重型再障可以考虑 ATG/ALG 治疗。应用补肾中药、CsA 和 ATG 联合可使重型再障治疗的总有效率达到 85% 以上[6 - 8,46]。（推荐强度：B，证据级别：Ⅲ）

1.2.2.4 其他治疗

单独应用大剂量环磷酰胺（HD - CTX）治疗重型再障可能有效。剂量宜用 20 ~ 30mg/（kg·d）。由于大剂量环磷酰胺治疗重型再障病例数尚少，副作用大，应采取慎重态度。CTX 毒副作用明显，包括骨髓抑制、治疗相关性急性白血病、不育及膀胱癌等。

> 推荐建议：HD - CTX 由于临床报告病例数尚少，骨髓抑制明显，风险性较大，对其他药物治疗无效又无合适的造血干细胞供者的重型再障者可以考虑试用[6 - 7,10 - 11,46]。（推荐强度：C，证据级别：Ⅳ）

2 辅助治疗

2.1 中医治疗[38 - 42,66 - 71,100 - 118]

2.1.1 出血的治疗

再障的出血主要有虚热、实热、气虚三种。轻度出血可在补肾方药中加入止血药，出血重者以止血为主，具体治法如下：

虚热出血：出血缓起、量多、色鲜红，每有低热、手足心热、盗汗，舌尖红，脉细数。治宜滋阴退热，凉血止血。方剂有玉女煎、大补阴丸、茜根散等。

实热出血：出血骤起、量多、色鲜红，多有壮热，舌苔黄，脉数或浮数。常见出血部位为鼻及消化道。治宜清热泻火，凉血止血。方剂有犀角地黄汤、泻心汤、龙胆泻肝汤、十灰散、加味清胃散等。

气虚出血：为慢性出血、量多少不一、色稍淡，以下部出血居多，并有乏力、气短、自汗，脉沉细无力。治宜补气摄血。方剂有归脾汤、补中益气汤和黄土汤。

除以上治疗出血诸方外，鼻衄者须用填塞法；齿龈出血者可用2%明矾水或五倍子、地骨皮各50g煎水含漱；颅内出血，多为肝火上冲，火热伤络所致，可用龙胆泻肝汤清肝泻火；昏迷者加入安宫牛黄丸或至宝丹化水鼻饲，以清热开窍；月经过多者，于行经前三天开始服用防崩汤加黄芪、党参以补气摄血。

2.1.2 发热的治疗

再障的发热主要有虚热、实热两种。前者多为本病引起，一般为低热，可按血虚中的阴虚型论治。实热引起者，多骤起，热度较高，可根据感染的性质和部位辨证施治。病邪在表者宜疏，在气者宜清、宜泻，在营、在血者宜清、宜凉。例如感冒发热可用银翘散、桑菊饮治疗；口腔感染常用黄芩、山豆根、牛蒡子、马勃、桔梗、甘草，方剂可选用普济消毒饮；有溃疡者涂锡类散或养阴生肌散，并用板蓝根、蒲公英各30g煎汤含漱；肺部感染者用石膏、黄芩、鱼腥草、芦根等，方选麻杏石甘汤及千金芦根汤；肠道感染者用黄柏、黄连、秦皮、白头翁、木香、槟榔等，方选葛根芩连汤、白头翁汤、香连丸；泌尿道感染者用黄柏、栀子、瞿麦、萹蓄、车前草、滑石等，方选八正散、萆薢分清饮；软组织感染者用蒲公英、紫花地丁、金银花、连翘、黄芩、黄连、黄柏、栀子、赤芍、牡丹皮等，方选黄连解毒汤、五味清毒饮，局部外敷如意金黄膏；败血症者用清瘟败毒饮、黄连解毒汤等。由于本病正气多虚，在祛邪的同时，须注意扶正。再障合并感染时，除祛邪之外，须注意扶正。

推荐建议：再障的临床表现主要有三方面，即血虚、出血和发热。治疗也是针对这三方面进行。三者当中，血虚是本，出血和发热是标。在一般情况下，血虚是主要矛盾，应重点治疗血虚。一旦出现严重的出血和发热，则矛盾转化，因出血和发热会直接威胁生命，可上升为主要矛盾，这时治疗的重点则应放在出血或发热这方面来[54-71,80-99,100-118]。（推荐强度：B，证据级别：Ⅲ）

2.2 西医治疗[6-8,10-11]

2.2.1 输血

红细胞和血小板输注对维持患者血象处于安全水平极为重要。致死性出血（通常为颅内出血）一般见于血小板$< 10 \times 10^9$/L的患者，广泛视网膜出血、口腔及鼻腔黏膜出血或迅速发展的紫癜常是颅内出血的先兆。但少数患者也可以颅内出血为首发出血，而无上述出血表现。

再障患者反复输血可产生针对白细胞的同种异体免疫反应，从而降低血小板输注疗效，这一问题十分常见。输注清除白细胞的红细胞可能会降低同种异体免疫反应发生的风险。如患者因输注非选择性供者的血小板而致敏，导致血小板输注无效，可考虑使用HLA相合的血小板制剂，一般不主张白细胞的输注。

计划造血干细胞移植的患者，推荐输注经照射处理的血制品。

推荐建议：血液制品的支持对再障治疗起效之前至关重要。血红蛋白低于60g/L，有明显贫血症状者应予输浓集红细胞；血小板低于10×10^9/L时，易发生危及生命的颅内出血，酌情预防性输注血小板，在并发感染时血小板输注量增加；白细胞输注效不佳，不推荐使用[6-7,10-11,46]。（推荐强度：A，证据级别：Ⅰ）

2.2.2 造血生长因子

目前尚无安全有效的造血生长因子以维持患者红细胞和血小板。已有把EPO及TPO用于再障的辅助治疗，但疗效不确定。

目前尚无对照研究评估G-CSF或其他造血生长因子在严重感染患者治疗方面的作用。建议静脉抗菌药物疗效不佳的严重感染患者，可短期皮下注射 G – CSF 5μg/（kg·d）。G – CSF 可引起中性粒细胞暂时性升高，但仅见于骨髓中性粒细胞仍有一定储备能力者。用药一周后，如仍无疗效时应停用。ATG/ALG 治疗后，应用 G – CSF 使中性粒细胞明显恢复者，提示预后较好。

2.2.3 感染的预防和治疗

感染危险性取决于患者中性粒细胞的数量。重型再障患者由于持续性严重中性粒细胞减少，细菌和真菌的感染率和死亡率都很高。高感染风险患者应进行保护性隔离，预防性使用抗菌药物，常规使用杀菌性漱口液（洗必泰等）进行口腔护理，注意食物卫生。如有条件可使用空气层流净化装置。

所有中性粒细胞缺乏的患者，一旦发热均需住院治疗。抗菌药物的使用原则为广谱、高效、联合、静脉给药。在细菌学检查结果明确前，根据当地制订的中性粒细胞减少症发热患者的治疗指南开始经验性治疗。通常最初选择两种具有协同作用的抗生素联合使用，如 β – 内酰胺类和氨基糖苷类，而抗生素的准确选择取决于细菌的药敏结果。如粒细胞减少症患者发热持续不退，建议在治疗方案中抢先使用抗真菌药，如有真菌感染既往史、确诊真菌感染或怀疑真菌感染时，应使用静脉二性霉素 B、唑类或棘白霉素类抗真菌药，严重者可联合使用。发热或持续发热者应常规进行胸片检查。如胸片难以得出明确结果，应行高分辨率 CT 扫描。

2.2.4 排铁治疗

长期反复输血所致铁负荷增多可引起血色病。当患者血清铁蛋白 > 2000μg/L 时，即应开始静脉滴注去铁胺。去铁胺使用前应先做超声心动图检查。

2.2.5 心理和支持治疗

对患者及家属的心理支持极为重要。再障较为少见，需向患者及家属详细解释其本质、预后，讨论相关的重要事项（如妊娠）。应早期对患者强调再障见效慢的特点。治疗 6 个月以上时间，病情无好转时，仍要诱导患者及家属积极配合治疗，因为治疗一年或更久才开始显效的患者并不少见。

推荐建议：感染是重型再障主要死亡原因，防治严重感染和致命性出血是保证治疗成功的关键，尤其是中性粒细胞 ≤0.2×10^9/L 的极重型再障患者尤为重要。应积极采取严格的隔离措施，选用恰当的抗菌药物防治感染。若发生严重感染时，应立即选用广谱高效抗生素的降阶梯方法进行治疗；疑有真菌感染时，应及早使用抗真菌药物。造血生长因子在重型再障治疗中的作用尚未肯定，但在应用强力免疫抑制剂后给予 G – CSF，对提高外周血中性粒细胞数量有裨益[1,6,10–11]。（推荐强度：B，证据级别：Ⅲ）

方　法

1　临床证据的检索策略

指南编写小组制订了文献检索策略，采取了电子检索与手工检索相结合的方式，系统检索了中西医结合治疗再生障碍性贫血的国内外文献（见附件2）。

2　证据级别和质量评价[8]

指南编写小组对检索的文献根据文献的初筛标准进行了初筛，初筛合格的文献根据文献质量评价标准进行了第二次筛查，合格的文献采用了温哥华格式的文献摘要表对文献进行了结构性的摘要，并最终汇总成证据表（见附件3）。

3　推荐强度

推荐强度参考美国国家临床指南交换所建议分级划分标准，并作适当修改（见附件3）。

4　评议和咨询过程

再生障碍性贫血中医临床实践指南在初稿完成后，进行了两次专家评审。第一次采取专家函审的方式，指南编写小组对指南草案进行了编排，由专家在边页提出修改意见。指南编写小组对专家的意见进行了集中和整理，形成了函审意见表；第二次采取了专家现场评审的方式，各评审专家在审阅指南草案后，一方面对第一次的专家函审意见表进行讨论，另一方面也提出自己的修改意见。指南编写小组根据两次专家评审的意见，对指南草案作了修改，并经指南指导委员会审核通过。

5 宣传

本指南将以中国中西医结合学会血液学专业委员会及国家中医药管理局重点学科和重点专科单位中国中医科学院西苑医院血液科为平台，在广大中医药医务人员中开展宣传工作。

6 执行

引进苏格兰地区学院间指南网络（SIGN）和世界卫生组织（WHO）所提供的指南制作方法，制订用于再生障碍性贫血中医临床实践指南在中国及亚太区均属首次。本次指南的制作只是一个开端和尝试，更多的经验有待以后进一步总结。对于使用过程中出现的问题，我们欢迎您提出宝贵意见。

联系方式：中国中医科学院西苑医院血液科。

联系地址：北京市海淀区西苑操场 1 号（100091）。

E – mail：xyxysys@ yahoo. com. cn

7 更新

指南制订委员会定期委托相关人员对指南进行评议，对新出现的证据进行收集、整理和分析，最后由指南制订委员会决定是否对指南予以修订。一般而言，在下列情况下，需要对指南进行修订或更新：产生新的干预方法；产生证明现有干预方法为最佳、有利或有弊的证据；产生新的重要或有意义的结论；产生新的医疗资源。如果对指南修订有任何新的建议，欢迎与我们联系。

参考文献

[1] 张之南，沈悌. 血液病诊断及疗效标准（第三版）. 北京：科学出版社，2007.

[2] 刘锋，麻柔. 第七届全国中西医结合血液病学术会议纪要. 中国中西医结合杂志，2005，25（3）：288.

[3] Camitta，BM，Thomas，ED，Nathan，DG，et al. Severe aplastic anaemia：a prospective study of the effect of early marrow transplantation on acute mortality. Blood，1976，(48)：63.

[4] Bacigalupo A，Havs J，Gluckman E，et al. Bone marrow transplaniation（BMT）Versus immunosuppression for the treatment of severe aplastic aremin（SAA）：a report of the EBNT SAA working party. Br J Haemtol，1988，(70)：177.

[5] Bacigalupo A. Guidelines for the treatment of severe aplastic anemia：Working Party on Severe Aplastic Anemia（WPSAA）of the European Group of Bone Marrow Transplantation（EBMT）. Haematological. 1994，79（5）：438.

[6] British Committee for Standards in Haematology（BCSH）General Haematology Task Force. Guidelines for the diagnosis and management of acquired aplastic anaemia. Br J Haematol，2003，(123)：782.

[7] 张滴，单洲东，李蓉生，等. 协和血液病学. 北京：中国协和医科大学出版社，2004.

[8] Bacigalupo，A，Brand R，Oneto R，et al. Treatment of acquired severe aplastic anaemia：bone marrow transplantation compared with immunosuppressive therapy – The European Group for Blood and Marrow Trans plantation experience. Seminars in Hematology，2000，(37)：69.

[9] Bacigalupo A，Bruno B，Saracco P，et al. Antilymphocyte globulin，cyclosporine，prednisolone and granulocyte colony stimulating factor for severe aplastic anemia：an update of the GITMO/EBMT study on 100 patients. Blood，2000，(95)：1931.

[10] 刘锋，胡晓梅. 加强中医及中西医结合治疗再生障碍性贫血的临床规范化研究. 中国中医药信

息杂志，2007，14（3）：97.

[11] 陈贵廷，杨思澍．实用中西医结合诊断治疗学．北京：中国医药科技出版社，1991.

[12] 王兴丽，杨文华．杨文华运用中药药对治疗慢性再生障碍性贫血经验．辽宁中医杂志，2007，34（1）：11.

[13] 魏学礼，周永明．慢性再生障碍性贫血中医治疗体会．江苏中医药，2007，39（2）：28.

[14] 韩惠杰，王运律．王运律治疗慢性再生障碍性贫血经验．辽宁中医杂志，2009，36（8）：23.

[15] 许毅．黄振翘治疗急性再生障碍性贫血经验．中医杂志，2006，47（9）：655.

[16] 成秀梅．任琢珊治疗再生障碍性贫血的经验．四川中医，2004，22（3）：5.

[17] 叶凤．汤金土治疗再生障碍性贫血的经验．辽宁中医杂志，2004，31（7）：534.

[18] 袁乃荣．慢性再生障碍性贫血中医治疗思路．江苏中医药，2003，24（10）：16.

[19] 周永明，胡明辉．再生障碍性贫血的中医病机特点和治疗对策．中西医结合学报，2003，1（1）：74.

[20] 程军，周永明．再生障碍性贫血的中医病机特点和治疗对策．辽宁中医杂志，2002，29（8）：456.

[21] 周永明．吴翰香治疗再生障碍性贫血经验．山东中医杂志，2002，21（2）：111.

[22] 中华中医药学会内科血液病专业委员会．慢性再生障碍性贫血的中医药治疗及用药经验谈．上海中医药杂志，2002，36（10）：8.

[23] 代喜平．吴正翔教授治疗再生障碍性贫血用药探析．新中医，2002，34（7）：12.

[24] 胡明辉．周永明治疗再生障碍性贫血经验．浙江中医杂志，2002，37（9）：376.

[25] 丁敬远．黄振翘教授治疗再生障碍性贫血经验介绍．江苏中医药，2001，22（7）：13.

[26] 于志峰．戴锡孟教授治疗慢性再生障碍性贫血的学术思想．天津中医，2001，18（1）：1.

[27] 胡琦．周永明治疗再生障碍性贫血经验．中医杂志，2001，42（1）：14.

[28] 陈泊．治疗再生障碍性贫血经验．中医杂志，2000，41（7）：397.

[29] 刘清池．梁冰治疗急性再生障碍性贫血的体会．中医杂志，2000，41（10）：590.

[30] 王天恩，杨经敏．治疗再生障碍性贫血当兼顾脾肾．河南中医，1999，19（1）：23.

[31] 李芮．焦中华治疗再生障碍性贫血经验．中医杂志，1999，40（8）：462.

[32] 梁冰．中医治疗再生障碍性贫血的思路与方法．湖南中医药导报，1999，5（11）：3.

[33] 邵继芳，金跃德．金储之治疗再生障碍性贫血经验．江苏中医药，1998，19（2）：8.

[34] 屠连茹．屠金城教授治疗再生障碍性贫血验案举隅．北京中医，1996，（5）：3.

[35] 王彦晖．盛国荣教授治疗急性再生障碍性贫血经验介绍．新中医，1996，28（4）：2.

[36] 彭粤训．柯微君治疗再生障碍性贫血经验．北京中医，1994，（4）：6.

[37] 梁冰．治疗再生障碍性贫血的思路．中医杂志，1995，36（12）：749.

[38] 周霭祥．祖国医学对贫血的认识和治疗，中华血液学杂志，1981，（2）：392.

[39] 周霭祥．治疗再生障碍性贫血的思路和方法，中医药信息报，1986，（6）：19.

[40] 周霭祥．再生障碍性贫血的中医治疗，实用内科杂志，1986，（6）：80.

[41] 王展翔，胡乃平．周霭祥教授对再生障碍性贫血的认识．北京中医药大学学报，1999，22（3）：19.

[42] 胡乃平，李柳，陈瑶，等．周霭祥治疗再生障碍性贫血经验浅谈．中国中西医结合杂志，2001，21（7）：541.

[43] 储榆林．慢性再生障碍性贫血的治疗．临床内科杂志，2002，19（6）：409.

[44] 储榆林．积极开展再生障碍性贫血的临床协作研究．中华血液学杂志，1999，20（4）：173.

[45] 储榆林，张茂宏，吴梓梁，等．再生障碍性贫血的药物治疗．中华血液学杂志，1999，20（4）：

208.

[46] 李万明，裴香涛．现代血液病学．北京：人民军医出版社．2003.

[47] 张蕾，杨文华．补血合剂治疗慢性再生障碍性贫血的临床观察．辽宁中医杂志，2007，34（3）：306.

[48] 李海霞，曲永康．慢性再生障碍性贫血治疗应"以肾为本，从肾论治"．中医药学报，2005，33（1）：21.

[49] 李小华，李晓惠．论补肾活血法治疗再生障碍性贫血．湖北中医杂志，2003，25（11）：18.

[50] 岳华，徐树楠，李庆升．中医治疗再生障碍性贫血的体会．陕西中医，2004，25（10）：959.

[51] 高萍．慢性再生障碍性贫血的治疗体会．山东中医杂志，2003，22（5）：287.

[52] 张霆，戴锡孟，黄文政．补肾法治疗慢性再生障碍性贫血临床体会．湖南中医杂志，2002，18（6）：17.

[53] 王利军．补肾生髓法治疗慢性再生障碍性贫血的体会．中国中医基础医学杂志，2002，8（8）：64.

[54] 中医研究院西苑医院内科血液病研究室．中医中药治疗慢性再生障碍性贫血32例小结．中华血液学杂志，1980，1（1）：19.

[55] 徐瑞荣，王琰，安玉姬，等．补肾益髓法治疗慢性再生障碍性贫血临床研究．山东中医药大学学报，2006，30（4）：293.

[56] 徐瑞荣，张会平，刘宝山，等．补肾益髓法治疗慢性再生障碍性贫血的临床研究．天津中医药，2005，22（4）：281.

[57] 戴美，陈志雄．补肾中药内外合治法治疗慢性再生障碍性贫血的临床观察．广州中医药大学学报，2005，22（4）：269.

[58] 赵玲，王树庆，张萍．益髓生血方治疗慢性再生障碍性贫血的临床研究．山东中医杂志，2004，23（4）：202.

[59] 张守琳，衣春光，马志刚，等．补髓生血颗粒治疗慢性再生障碍性贫血的临床研究．长春中医学院学报，2003，19（4）：18.

[60] 徐瑞荣，杨向东，刘朝霞，等．补肾生血方结合西药治疗再生障碍性贫血30例．山东中医药大学学报，2003，27（5）：361.

[61] 邱仲川，赵琳，陈佩，等．补肾复方冲剂治疗肾阳虚型再生障碍性贫血30例临床研究．中医杂志，2001，42（4）：213.

[62] 邱仲川，陈佩，王运律，等．补肾复方为主治疗肾阳虚型再生障碍性贫血30例临床观察．中医杂志，1999，40（9）：537.

[63] 白焰，柯微君．健脾补肾法治疗慢性再生障碍性贫血的临床与实验研究．北京中医，1996，（6）：21.

[64] 黄福群．健脾补肾法治疗再生障碍性贫血．新中医，1995，27（9）：40.

[65] 中医研究院西苑医院内科血液病组．中西医结合治疗慢性再生障碍性贫血的初步探讨．中华医学杂志，1975，55（10）：708.

[66] 周霭祥，谢仁敷，步玉如，等．中药为主治疗慢性再生障碍性贫血55例疗效小结．中医杂志，1982，23（5）：28.

[67] 周霭祥，谢仁敷，步玉如，等．中药为主治疗慢性再生障碍性贫血55例疗效小结．漢方医の臨床の講座，1982，（2）：112.

[68] 周霭祥，王奎，庄杰盾，等．保元汤为主治疗慢性再生障碍性贫血的临床观察及实验研究．中医杂志，1985，（6）：15.

[69] 周霭祥，邓成珊，王天恩，等．大菟丝子饮为主治疗慢性再生障碍性贫血 169 例的临床观察及实验研究．中华血液学杂志，1986，（7）：492.

[70] 庄杰盾，周霭祥，邓成珊，等．补肾健脾为主治疗继发性再生障碍性贫血 57 例临床疗效观察．陕西中医，1986，1（6）：12.

[71] 周霭祥，王天恩，杨经敏，等．益肾生血片为主治疗再生障碍性贫血的临床研究．中国中西医结合杂志，1998，8（10）：603.

[72] 阮道英．健脾补肾调理法治疗再生障碍性贫血疗效分析．贵阳中医学院学报，2002，24（1）：16.

[73] 胡明辉．健脾补肾活血治疗再生障碍性贫血探讨．山东中医杂志，2002，21（3）：136.

[74] 俞亚琴，孙伟正，曹克俭，等．补肾和解法治疗再生障碍性贫血疗效分析．中医杂志，2000，41（1）：29.

[75] 谢辉．中药为主治疗慢性再生障碍性贫血 25 例．吉林中医药，2006，26（6）：16.

[76] 曾清，程纬民．参茋补血方为主治疗慢性再生障碍性贫血 30 例．广西中医学院学报，2005，8（1）：18.

[77] 曹克强．归红易生汤Ⅰ号治疗再生障碍性贫血 59 例．中国中医药信息杂志，2004，11（2）：156.

[78] 马晓萍，马晓光，聂春江．促血生治疗再生障碍性贫血的临床体会．黑龙江中医药，2004，（4）：6.

[79] 张存华，杨兴宁，任敏．障愈方治疗再生障碍性贫血 28 例临床观察．中国医药学报，2004，19（9）：574.

[80] 叶书敏，赵新爱．疗障生血汤治疗慢性再生障碍性贫血．湖北中医杂志，2003，25（9）：33.

[81] 吕红敏．养障汤治疗慢性再生障碍性贫血 33 例．湖北中医杂志，2003，25（11）：17.

[82] 刘强，张连枝．升髓汤治疗再生障碍性贫血 31 例．陕西中医，2003，24（12）：1060.

[83] 詹重厚．再障生血饮治疗再生障碍性贫血临床观察．山西中医，2002，18（3）：25.

[84] 李晓惠，章亚成，陈建一，等．"血复生汤"为主治疗再生障碍性贫血 118 例的临床研究．江苏中医药，2002，23（12）：10.

[85] 孙兴德．驱障汤治疗再生障碍性贫血 80 例．山东中医杂志，2001，20（10）：606.

[86] 赵玲，李义清，王树庆，等．愈障汤为主治疗慢性再生障碍性贫血的临床研究．山东中医杂志，2000，19（6）：330.

[87] 王成章．中医辨证为主治疗再生障碍性贫血 30 例．辽宁中医杂志，1998，25（5）：217.

[88] 齐富存，王岚，王修乾，等．升血系列中药治疗再生障碍性贫血的临床观察．中国中西医结合杂志，1998，18（9）：560.

[89] 姚锡珍，吴葆德，周长发，等．固本生血丸治疗慢性再生障碍性贫血的研究．浙江中医杂志，1997，32（2）：90.

[90] 白焰．中医辨证治疗慢性再生障碍性贫血 60 例临床总结．北京中医，1996，（4）：29.

[91] 李炜．中药治疗再生障碍性贫血 17 例疗效观察．河北中医，1996，18（6）：12.

[92] 张海莲，刘桂荣，李重恩，等．再障基本方治疗慢性再生障碍性贫血 158 例．浙江中医杂志，1996，31（11）：494.

[93] 苏耀欧．中西医结合治疗小儿再生障碍性贫血 30 例．中国中西医结合杂志，1996，16（2）：105.

[94] 柯微君，王丽，周杰超，等．生血糖浆治疗慢性再生障碍性贫血的临床与实验研究．中国中西医结合杂志，1996，16（12）：721.

[95] 李富生，李敏，杨惠莲，等．四联生血汤为主治疗慢性再生障碍性贫血107例．河南中医，1995，15（2）：102.

[96] 王树庆，李建华，赵世琴，等．辨证治疗再生障碍性贫血61例．山东中医杂志，1995，14（2）：65.

[97] 孟涛．障愈活髓汤治疗慢性再生障碍性贫血68例．山东中医杂志，1995，14（7）：308.

[98] 徐瑞荣，焦中华，顾振东，等．中医药为主治疗急性再生障碍性贫血体会．山东中医学院学报，1994，18（6）：378.

[99] 储榆林，邵宗鸿，郑以州，等．110例慢性再生障碍性贫血的疗效分析．中华血液学杂志，1994，15（4）：192.

[100] 张学忠，徐燕丽，金娟，等．中药生血宁加环孢菌素A治疗慢性再生障碍性贫血的临床观察．中国中西医结合杂志，2006，26（8）：684.

[101] 李晓兰．益气补肾方配西药治疗慢性再生障碍性贫血36例．陕西中医，2006，27（11）：1365.

[102] 吴干银，朱建华，刘红．西药常规加鹿龙再生汤治疗再生障碍性贫血30例．陕西中医，2006，27（11）：1369.

[103] 苏伟，陈黎，朱跃兰，等．益气养血补肾法合康力龙治疗重型再生障碍性贫血的临床研究．北京中医药大学学报·中医临床版，2005，12（1）：11.

[104] 朱强．血复生为主治疗慢性再生障碍性贫血30例临床观察．江苏中医药，2005，26（8）：16.

[105] 高鹏，王树岐，王雪野．中西医结合治疗慢性再生障碍性贫血疗效分析．长春中医学院学报，2005，21（4）：4.

[106] 邓修明．中西医结合治疗慢性再生障碍性贫血30例．辽宁中医杂志，2004，31（2）：149.

[107] 史晓霞．三黄三仙汤治疗慢性再生障碍性贫血30例——附西药治疗28例对照．浙江中医杂志，2004，39（2）：68.

[108] 吕红敏．养障汤配合西药治疗慢性再生障碍性贫血33例——附单用西药治疗32例对照．浙江中医杂志，2003，38（11）：480.

[109] 陶丽菊．中西医结合治疗再生障碍性贫血22例疗效观察．江苏中医药，2001，22（9）：26.

[110] 周韶红，周永明，黄振翘，等．生血合剂治疗老年再生障碍性贫血的临床研究．上海中医药杂志，2001，35（10）：18.

[111] 孟涛，曹元成，吴振涛．中西医结合治疗慢性再生障碍性贫血544例．山东中医杂志，1999，18（10）：456.

[112] 杨进．中西医结合治疗再生障碍性贫血512例．湖北中医杂志，1998，20（4）：26.

[113] 龙秀娟．加味参芪仙补汤为主治疗再生障碍性贫血的临床观察．黑龙江中医药，1998，（5）：9.

[114] 阳振苏．中西医结合治疗28例慢性再生障碍性贫血的疗效分析．中国中西医结合杂志，1998，18（7）：435.

[115] 孔庆芬，孔庆芳．中西医结合治疗慢性再生障碍性贫血24例疗效观察．江西中医药，1996，27（5）：46.

[116] 王丽．中西医结合治疗慢性再生障碍性贫血38例．北京中医，1994，（1）：38.

[117] 王志顺．再生障碍性贫血300例治疗小结．山东中医杂志，1994，13（10）：442.

[118] 虞荣喜，罗秀素，高瑞兰，等．69例再生障碍性贫血分型和中西医结合治疗的研究．中国中西医结合杂志，1994，14（1）：14.

[119] 中华中医药学会内科血液病专业委员会．急性再生障碍性贫血的中医药治疗及用药经验谈．上海中医药杂志，2003，37（3）：12.

［120］虞荣喜，罗秀素，朱宁希，等. 赛斯平和二黄桑椹汤治疗重型再生障碍性贫血32例. 中国中西医结合杂志，1999，19（11）：668.

［121］麻柔. 免疫介导的造血抑制与骨髓衰竭. 中国中西医结合杂志，2010，30（3）：334.

附　件

附件1：指南工作组

再生障碍性贫血指南编写组：

组长：麻　柔

成员：刘　锋　唐旭东

麻柔　男，医学硕士，主任医师，中国中医科学院西苑医院血液科，主要承担本指南的编写及审定工作。

刘锋　男，医学硕士，主任医师，中国中医科学院西苑医院血液科，主要承担本指南的审定工作。

唐旭东　男，医学博士，主治医师，现在中国中医科学院西苑医院血液科。主要承担本指南的编写工作。

再生障碍性贫血指南咨询专家：

周霭祥　邓成珊　孙伟正　周永明　戴锡孟　陈信义　唐由君　储榆林　赵永强　任汉云　张凤奎　单渊东

周霭祥　男，医学学士，主任医师，中国中医科学院西苑医院。

邓成珊　男，医学硕士，主任医师，中国中医科学院西苑医院。

孙伟正　男，医学学士，主任医师，黑龙江中医药大学第一附属医院。

周永明　男，医学博士，主任医师，上海中医药大学附属岳阳中西医结合医院。

戴锡孟　女，医学学士，主任医师，天津中医药大学附属第一医院。

陈信义　男，医学学士，主任医师，北京中医药大学东直门医院。

唐由君　男，医学学士，主任医师，山东中医药大学附属医院。

储榆林　男，医学学士，主任医师，中国协和医科大学天津血液病医院。

赵永强　男，医学博士，主任医师，北京协和医院。

任汉云　男，医学博士，主任医师，北京大学第一医院。

张凤奎　男，医学博士，主任医师，中国协和医科大学天津血液病医院。

单渊东　男，医学学士，主任医师，北京协和医院。

附件2：信息资源

1　检索的数据库

选用MEDLINE、COCHRANE图书馆、美国国立指南库（The National Guideline Clearinghouse，NGC）等，以"aplastic anemia"和"bone marrow failure"为关键词进行检索；选用中国期刊全文数据库（CNKI）、CBMdisk、中国中医药文献数据库、中国优秀博硕士学位论文全文数据库、中国医用信息资源系统（维普）和中文生物医学期刊文献数据库（CMCC）等数据库。

2　检索类型

已有的系统评价或Meta分析、随机对照临床试验（RCT）、其他类型的临床研究，如病例对照研究、队列研究、专家经验、个案报道及部分基础研究；借鉴欧洲骨髓移植中心再障工作组发布的重型再障临床指南（1994年），英国血液学标准委员会制订的获得性再生障碍性贫血诊治指南（2003年）

和 2003 – 2007 年度美国血液学年会的 Educational Book。

3 检索策略

分别以"再生障碍性贫血"、"虚劳"等为关键词，以及国内本领域知名专家的姓名为关键词，检索 1987 年至今的文献。检索的文献截止于 2009 年 7 月。

4 手工检索

中国医籍如《伤寒论》、《金匮要略》、《温病条辨》、《太平惠民和剂局方》、《脾胃论》、《丹溪心法》、《内外伤辨惑论》、《济生方》、《外台秘要》、《医宗金鉴》、《卫生宝鉴》、《备急千金要方》、《证治准绳》、《疫疹一得》、《外科正宗》、《温病条辨》、《十药神书》、《景岳全书》等。

附件 3：证据分级与推荐强度标准

1 证据分级

证据分级标准参考刘建平教授提出的传统医学证据体的构成及证据分级的建议，本指南结合临床实际作适当修订。

Ⅰa：由随机对照试验、队列研究、病例对照研究、病例系列这四种研究中至少有两种不同类型的研究构成的证据体，且不同研究结果的效应一致；实施较好的 Meta 分析或系统评价。

Ⅰb：具有足够把握度的单个随机对照试验。

Ⅱa：非随机对照研究或队列研究（有对照的前瞻性研究）。

Ⅱb：病例对照研究。

Ⅲa：历史性对照的系列病例。

Ⅲb：自身前后对照的病例系列。

Ⅳ：长期在临床上广泛运用的病例报告和史料记载的疗法；专家共识意见。

Ⅴ：未经系统研究验证的专家观点和临床经验，以及没有长期在临床上广泛运用的病例报告和史料记载的疗法。

2 推荐强度

推荐强度参考美国国家临床指南交换所建议分级划分标准，并作适当修改。

A 级：需要至少一个随机对照临床试验作为高质量和连贯性地提出具体建议的文献整体的一部分（证据来自Ⅰa 和Ⅰb）。

B 级：需要与主题相关的完成良好的临床研究，但没有随机对照临床试验（证据来自Ⅱa、Ⅱb 和Ⅲ级）。

C 级：需要来自专家委员会的报告或意见和/或临床经验，但缺乏直接的高质量的临床研究（证据来自Ⅳ和Ⅴ级）。

附件 4：指南评价

AGREE 评测结果

AGREE 工具的六大领域标准化得分（表1）：

表1	六大领域标准化得分	
研究领域	条目编号	标准化得分
范围与目的	项目1～3	87.9%
权益相关人的参与情形	项目4～7	83.3%
制订的严谨性	项目8～14	87.3%
明确性和代表性	项目15～18	75%
应用性	项目19～21	33.3%
编撰的独立性	项目22～23	94%

对指南进行全面评估，建议在局部地区进行预试验后，再行推广。指南应提供支持指南应用的工具，如手册、计算机或其他手段。对指南推行的障碍及费用，疗效评价标准也应加以考虑。

附件5：词汇表

辨证：以中医学理论为指导，对四诊所得的资料进行综合分析，辨别为何种证候的思维方法，是中医临床认识与诊断病证的重要方法。

补气剂：以补气药为主配伍组成，治疗气虚证的补益剂。

补血：用具有补养血液作用的方药，治疗血虚证的治法。

补血剂：以补血药为主配伍组成，治疗血虚证的补益剂。

补阳：用具有温补阳气作用的方药，治疗阳虚证的治法。

补阳剂：以补阳药为主配伍组成，治疗阳虚证的补益剂。

补益法：用具有益气、补血、滋阴、温阳作用的方药，治疗各种虚证的治法。

补益精髓：用具有补肾益精髓作用的方药，多为血肉有情之品，治疗肾虚髓亏证、精气亏虚证的治法。

补益脾肾：用具有补益脾肾之气作用的方药，治疗脾肾气虚证的治法。

补阴剂：以补阴药为主配伍组成，治疗阴虚证的补益剂。

采制：包括采集、收获、加工、干燥等制备商品中药材的传统技术。

草药：我国局部地区、某些人群或民间习用，加工炮制欠规范的中药。

道地药材：特定产地的特定品种，且质量、疗效优良的药材。

乏力：自觉肢体懈怠，软弱无力的表现。

房事淡漠：性欲低下，甚至对性生活毫无兴趣的表现。

滑精：无梦而遗，其则在清醒状态下滑泄不禁。

梦交：梦见与异性性交的表现。

梦遗：有性梦而遗精的表现。

命门火衰：肾阳衰微，温煦失职，气化无权，致阴寒内盛，并使性及生殖机能明显减退的病理变化。

目昏：又称"视物模糊"。指视物模糊不清的表现。

目涩：眼睛干燥少津，涩滞不适，易感疲劳的表现。

气血双补剂：以补气药与补血药为主配伍组成，治疗气血两虚证的补益剂。

弱脉：沉细无力的脉象。

神疲：自觉精神困倦的表现。

肾不纳气：肾气虚损，不能摄纳肺气，致气交换不足，气浮于上，动则气急的病理变化。

肾气不固：肾气虚损，封藏固摄功能失职，致膀胱失约，大肠不固，或精关不固、冲任失约的病理变化。

肾气虚：肾气虚弱，功能减退，封藏固摄功能失职，进一步可致阴阳失调的病理变化。

肾阳虚：肾阳虚弱，温煦无力，气化失常，阴寒内生，并使性与生殖能力减退的病理变化。

肾阴虚：肾阴亏损，阴不制阳，致虚火虚热内扰，甚则动血扰神，并脑髓、骨骼、齿、发、官窍失养的病理变化。

水煎：将药物放水中煎煮的方法。

天然药物：没有经过加工的有药用价值的天然动、植、矿物药。

微脉：极细极软，若有若无，按之欲绝的脉象。

鲜药：鲜、活应用的药物。

虚脉：寸关尺三部脉象中取均无力，重按有空虚感的脉象。

血虚：血液亏虚，血的营养和滋润功能减退，以致脏腑百骸、形体器官失养的病理变化。

血瘀：由于气滞、气虚、血虚、外伤、阴寒内盛等各种原因导致血液郁滞于一定部位的病理变化。

阳痿：又称"阳萎"。成年男子阴茎不能勃起，或勃起不坚，或坚而短暂，致使不能进行性交的表现。

阳虚证：又称"虚寒证"。阳气不足，失去温煦推动，以畏寒肢冷、尿清便溏、舌淡胖、脉沉迟无力等为常见证候。

腰冷：自觉腰部寒冷，严重时如束冰带，或如坐水中的表现。

腰酸：自觉腰部酸楚不适的表现。

腰膝酸软：自觉腰部与膝部酸软无力的表现。

腰重：自觉腰部沉重的表现。

药材：初步加工处理的中药原料药。

夜尿多：夜间小便次数增加，在 3 次以上；或夜间尿量增加，超过全日尿量1/4的表现。

遗精：不性交而精液自行遗泄的表现，包括梦遗与滑精。

遗尿：睡眠或昏迷中不自觉地发生排尿的表现。

益气：又称"补气"。用具有补气作用的方药治疗气虚证的治法。

益气生血：用具有补脾益气作用的方药以促进生血，治疗气血两虚病证的治法。

阴冷：自觉阴部寒冷的表现。男子自觉阴茎、阴囊寒冷；女子自觉外阴及阴中寒冷，甚则冷及小腹尻股。

阴虚火旺证：又称"虚火证"。阴精亏损，虚火亢旺，以骨蒸潮热、口燥咽干、烦躁失眠、盗汗、颧红、便秘尿短、舌红少津、脉细数、或遗精、或出血、或口舌生疮等为常见证候。

阴虚内热证：又称"虚热证"。阴液不足，虚热内生，以低热或午后潮热、手足心热、五心烦热、颧红、盗汗、口干不欲饮、便秘尿短、舌红少苔、或光红无苔、脉细数等为常见证候。

阴虚证：阴精、阴液不足，以形体消瘦、头晕耳鸣、口燥咽干、便秘尿赤、午后潮热、颧红、盗汗、舌红少苔或无苔、脉细数等为常见证候。

阴阳辨证：以阴阳学说为指导，将临床证候归属为阴证、阳证两大类的辨证方法。

阴阳并补剂：以补阴药与补阳药为主配伍组成，治疗阴阳两虚证的补益剂。

阴阳两虚证：脏腑阴液、阳气俱虚，以眩晕耳鸣、神疲、畏寒肢冷、五心烦热、心悸腰酸、舌淡少津、脉弱而数等为常见证候。

脏腑辨证：以脏象学说的理论为指导，分析判断疾病所在的脏腑病位及其病因、病性及邪正盛衰情况等的辨证方法。

证：对疾病过程中一定阶段的病位、病因、病性、病势及机体抗病能力的强弱等本质的概括。

证候：证的外候，即疾病过程中一定阶段的病位、病因、病性、病势及机体抗病能力的强弱等本质有机联系的反应状态，表现为临床可被观察到的症状等。

滋补肝肾：用具有滋阴补肾养肝作用的方药，治疗肝肾阴虚证的治法。

滋补肾精：用具有滋补肾阴、填精益髓作用的方药，治疗阴虚精亏证的治法。

滋阴：用味甘性凉，具有滋补阴液作用的方药，治疗阴虚证的治法。

滋阴补血：用具有滋阴、补血作用的方药，治疗阴血亏虚证的治法。

2 型糖尿病中医临床实践指南

要点说明

1 关键事项

本指南是根据我国 2 型糖尿病中医防治形势的需要，通过总结中华人民共和国成立以来中医药防治糖尿病临床实践的证据和相关研究成果制订。推荐能有效阻断糖尿病前期向糖尿病的转变，对 2 型糖尿病的治疗可以明显改善症状，提高患者生存质量，防止慢性并发症的发生与发展的中医临床诊疗方案。本指南制订是根据多次专家会议的共识，力求做到"源于临床，高于临床，指导临床"，与临床实际相符。该指南主要提供给在中华人民共和国境内的中医执业医师治疗糖尿病时参考和使用。

需要说明的是，本指南不是医疗行为的标准，随着临床实践的发展、新证据的不断产生，指南所提供的建议亦会随之不断修正。采用指南推荐的方法并不能保证所有患者都能获得理想的临床结局。同时，就指南本身而言，并不能包括所有有效的疗法，也并不排斥其他有效的疗法。临床治疗措施的抉择，最终需要医生根据临床的具体情况，结合自身的经验及患者的意愿做出。

2 关键建议

本指南适用于具有一定中医学临床基础的中医执业医师，在采用中医药防治 2 型糖尿病及其常见并发症时参考、使用；对临床规范采用中医药治疗 2 型糖尿病具有指导意义。

中医药治疗 2 型糖尿病以中药汤剂为主，西药降糖药物为辅，配合中成药、饮食、运动、生活方式（行为）和心理等调节，以及气功、推拿、按摩、针灸等疗法进行综合干预，关键建议如下：

阴虚热盛证患者，以燥热重者，宜白虎加人参汤为主方化裁；以津伤甚者，则宜消渴方为主方加减。（推荐强度：A）

气阴两虚证患者，以玉液汤合生脉散为主方加减；若以脾虚气弱为主者，可用补中益气汤或参苓白术散化裁。（推荐强度：A）

阴阳两虚证患者，以金匮肾气丸为主方化裁；出现五更泄泻者，合用四神丸加减；伴性欲减退或阳痿者，加巴戟天、仙灵脾、肉苁蓉等；伴早泄者，加金樱子、桑螵蛸、覆盆子等治疗。（推荐强度：A）

血瘀脉络证患者，以血府逐瘀汤或降糖活血方为主方化裁。（推荐强度：B）

糖尿病周围神经病变（消渴病痹病）患者，以黄芪桂枝五物汤合桃红四物汤为主方化裁；可配合桃红四物汤加减外洗。（推荐强度：B）

糖尿病视网膜病变（消渴病眼病）患者，以明目地黄汤合丹参饮为主方化裁。（推荐强度：B）

糖尿病肾病（消渴病肾病）患者，以六味地黄丸或参芪地黄汤为主方化裁；病重者，可中药保留灌肠治疗。参芪地黄汤组方合理，针对的病机面广，可作为常用方使用。（推荐强度：A）

并发糖尿病合并心脏病（消渴病心痹）患者，以瓜蒌薤白半夏汤合丹参饮或生脉散为主方化裁。（推荐强度：B）

糖尿病合并脑梗死（消渴病中风）患者，以补阳还五汤合二陈汤为主方化裁。（推荐强度：C）

糖尿病合并中风后遗症（消渴病偏瘫）患者，以补阳还五汤为主方化裁。（推荐强度：B）

糖尿病下肢血管病变（消渴病筋痹）患者，以六味地黄汤合四物汤合二陈汤为主方化裁。（推荐强度：C）

糖尿病足（消渴病脱疽）患者，以四妙勇安汤合黄连解毒汤为主方化裁。湿热偏重者，重用黄芩、黄连、黄柏；血瘀偏重者，加川芎、丹参、鸡血藤、桃仁；气虚偏重者，加生黄芪；阴虚偏重者

加生地、石斛。（推荐强度：B）

在辨证论治的指导原则下，推荐选用具有降糖作用的单味中药：黄连、苦瓜、苦荞麦、绿茶、人参、葛根、玄参、泽泻、山药、玉竹、苍术、白术、吴茱萸、山茱萸、何首乌、马齿苋、玉米须、薏苡仁、五倍子、当归、山栀、三七、夏枯草、女贞子、荔枝核、桔梗、仙灵脾、仙鹤草。（推荐强度：B）

多证相兼，表现为复合证候患者，此时可以根据相应的证候，使用对应证候的合方化裁治疗。（推荐强度：B）

针灸是治疗2型糖尿病非药物疗法的另一种选择。需根据阴虚热盛证、气阴两虚证、阴阳两虚证等证候，选择不同的针灸处方治疗。（推荐强度：C）

加强对2型糖尿病患者的饮食控制，对平稳血糖、缓解病情、减轻症状、提高生活质量有一定的帮助。（推荐强度：B）

加强对2型糖尿病患者的运动治疗，对控制血糖、缓解病情、减轻症状、提高生活质量有一定的帮助。（推荐强度：B）

加强对2型糖尿病患者的心理疏导，对减轻症状、提高生活质量有一定的帮助。（推荐强度：B）

2型糖尿病患者有必要养成良好的饮食习惯，避免过食甜食、水果、热烫、油腻食品。（推荐强度：B）

3 实施过程

在本指南形成过程中，以充分占有2型糖尿病及其主要并发症的传统医学临床证据为基础，遵循"立得住，用得上，被认可"的原则，吸纳国内外传统医学临床研究成果，在广泛征集引用同行专家建议基础上形成。

在应用过程中，对确诊2型糖尿病患者，可以实施如下操作流程：

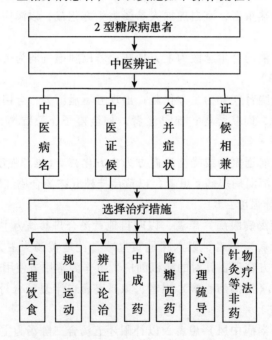

目　录

介　　绍

1　范围和目的

本指南主要针对 2 型糖尿病，以中医药为主要内容的诊断、治疗和康复建议，供有一定中医内科临床基础的医生，在临床采用中医药治疗 2 型糖尿病时参考、使用。

2　本指南编写依据

制订本指南参考了国际上应用最广泛的糖尿病临床实践指南：2005 年国际糖尿病联盟（IDF）组织全球专家编写出版的《2 型糖尿病实用目标和治疗》；在全球范围内最有影响的美国糖尿病协会（ADA）定期发布的糖尿病"临床实践建议"；2007 年欧洲心脏病研究学会（ESC）与欧洲糖尿病研究学会（EASD）共同制订的 ESC/EASD 糖尿病、糖尿病前期与心血管疾病跨学科合作的联合指南。同时，也参考了国内相关指南：我国政府 2004 年制订出版的中国第一部国家糖尿病防治指南——《中国糖尿病防治指南》[1]；2004 年中国中西医结合学会糖尿病专业委员会制订的《中西医结合糖尿病诊疗标准》[2]；2007 年中华中医药学会颁布的《糖尿病中医防治指南》[3]；2008 年中华中医药学会颁布了《中医内科常见病诊疗指南·中医病证部分》[4]、《中医内科常见病诊疗指南·西医疾病部分》[5]。

本指南在系统分析古今文献基础上，推荐具有循证医学证据、体现中医特色和疗效优势的主要针对 2 型糖尿病，以中医药为主要内容的诊断、治疗和康复建议。

3　编写过程

2 型糖尿病指南编写小组遵循循证医学的理念，在系统分析国外指南制作方法和指南评价方法的基础上，将其与中医学的特点相结合，通过文献预调查、临床问题的分解与定义、文献检索、文献评价与证据形成、证据评价与推荐建议形成、指南草案书写、专家评审、草案修改等步骤，完成了本指南的编写工作。

本指南编写由核心工作组协作完成。指南编写小组的组成本着多学科结合的原则，其成员包括卫生保健政策制定者、医学专家、流行病学专家、营养学专家、文献学专家及患者代表等。

编写组首先制订工作计划，确定编写内容及文献检索方法。遵照王永炎院士提出的"以我为主，我主他随"原则，多次召开编写小组的工作会议，及时沟通编写内容和编写进度，按照 WHO 西太区传统医学指南的规范要求编写，并于 2007 年 11 月 10 日召开了全国专家咨询会。国内知名专家学者参与，将指南的草稿提请与会专家评议。各位领导专家给予较高评价，并提出许多宝贵意见。在此基础上进一步修订，初步完成了指南的中英文初稿。2009 年 3 月，起草小组参加了指南国内发行中文版定稿会议，当前版本是按照国内版本格式进行修改而成。

背　　景

2 型糖尿病（ICD - 10 编码：E10.9，E11.9，E12.9，E13.9，E14.9）是胰岛素分泌缺陷或/和胰岛素作用障碍导致的一组以高血糖为特征的代谢性疾病。明显血糖增高时可出现多饮、多尿、体重减轻，有时尚可伴多食及视力模糊。按其临床表现，可归属于中医学"消渴病"范畴。消渴病是由于多种原因导致阴津亏损、燥热偏盛，临床以多饮、多食、多尿、形体消瘦，或尿有甜味为特征的一种疾病。消渴病名首见于《黄帝内经》。关于消渴的病机，《黄帝内经》[6]强调本病由胃肠结热和脏腑功能衰弱引起。《外台秘要》[7]引《古今录验方》："渴而饮水多，小便数，无脂似麸片甜者，皆是消渴病也。"综合历代对消渴的认识，2 型糖尿病是禀赋不足，五脏柔弱，素体阴虚，过食肥甘，情志失调，久坐少动等原因导致气血津液代谢紊乱的一种病症。主要病位在肺、脾（胃、胰）、肾；主要病机是阴津亏损，燥热偏胜，导致气虚、阴虚为本，燥热、痰瘀为标，两者互为因果。

2型糖尿病是中老年人的常见病、多发病，各种血管并发症是2型糖尿病患者致死致残的主要原因。在危害人类健康的重大疾病中排名第三。WHO估计，全世界现有糖尿病患者2.46亿人，到2030年将增加1倍以上。2005年估计全球有110万人死于糖尿病，未来10年内糖尿病死亡率将增加50%以上。2型糖尿病使患者"过早降低生活质量，过早发生心血管疾病，过早致残，过早死亡"，给社会和家庭造成巨大的经济压力。WHO估计，今后10年（2006~2015年）内，仅因心脏病、中风和糖尿病，中国就预计支出5580亿美元。控制糖尿病的发生和发展已成为世界医学研究的热点，WHO自1992年起，将每年的11月14日定为"世界糖尿病日"。2006年联合国发布加强糖尿病防治的声明，决定从2007年起，将世界糖尿病日定为"联合国糖尿病日"。目前，磺脲类、双胍类、格列奈类、α糖苷酶抑制剂、噻烷唑二酮类等口服降血糖药物和胰岛素虽能使血糖控制在生理水平，但不能根治糖尿病及阻止其并发症的发生和发展。

我国是世界上认识2型糖尿病最早的国家之一，中医在长期的医疗实践中，对消渴的治疗积累了丰富的经验。早在《内经》时代就强调消渴患者要禁食膏粱厚味和芳草、石药等燥热伤津之品。

汉代张仲景在《金匮要略》[8]中以消渴作为篇名，根据三消"肺胃津伤、胃热、肾虚"的病机，首创人参白虎汤、肾气丸等治疗消渴的方剂。隋代巢元方《诸病源候论·消渴病诸候》[9]中，根据消渴证候表现、兼证、预后的不同，将消渴归纳为八种证候类型，明确认识到消渴易发痈疽和水肿等并发症。并提出导引和散步等运动是治疗的"良药"。唐代孙思邈《千金要方·消渴》[10]把饮食控制疗法放在治疗的首位。饮食调护上，应慎酒、咸食及面、果脯、热肉等。生活起居方面，应慎房劳。还创立了玉泉丸、黄连丸等方剂。金元时期，《丹溪心法》[11]中提出以养阴为主治疗消渴。清代《医林改错》[12]中强调消渴病气虚血瘀证，创立了补气活血的补阳还五汤。近代《医学衷中参西录》[13]明确指出"消渴即西医所谓糖尿病"，创玉液汤和滋膵饮治疗，方中已使用猪胰以补充体内胰岛素的缺乏。《东医宝鉴》[14]、《杂病广要》[15]论述消渴病指出上消善渴、中消善饥。《医心方》[16]将治疗方剂分为治消渴方、治渴利方、治内消方。《汉方治疗各论》[17]、《济众新编》[18]、《类聚方广义》[19]记载了大量治疗消渴的方剂。

中医学对2型糖尿病及其并发症的防治积累了许多经验。特别是近十年来，进行了对中药降糖成分的筛选研究、证候规律研究、防治规范化研究等，形成了许多新理论、新方法，取得了一系列新成果。辨病和辨证相结合、中西医结合综合防治已成为中医治疗主要模式，不仅能改善患者的临床症状，提高生活质量，而且能减轻和延缓慢性并发症[20-22]。

目前，国际上尚无中医治疗2型糖尿病的临床实践指南。整合和吸纳国际传统医学防治2型糖尿病的研究成果，借鉴临床流行病学的研究方法，形成具有循证医学证据的中医防治2型糖尿病临床实践指南，对于推广、提高中医防治糖尿病的水平具有重要意义。

临床特征

1 病史

2型糖尿病是一种慢性、渐进性发展的疾病，其起病症状隐匿，多见中老年发病，通常45岁左右为发病高峰，发病前多为肥胖，常缺乏典型的"三多一少症状"，往往有慢性潜在的并发症。

2 症状

2.1 "三多一少"

目前，2型糖尿病通常在体检时即被发现，诊断时一般无明显症状。但血糖显著增高时可出现口渴多饮，多尿，多食，体重减轻，呈现典型的"三多一少"症状，小便有泡沫或黏腻。

2.2 乏力

乏力是目前糖尿病发病时最为多见的临床表现。轻者自觉下肢以下乏力，甚者全身疲乏无力。

2.3 视力、听力障碍

视物模糊、白内障、雀目、耳聋。常因上述症状就医被诊断。

2.4 皮肤瘙痒

表现为全身皮肤瘙痒，也有主要表现为外阴瘙痒。通常是糖尿病的早期信号。

3 体征

早期多超重或体型肥胖，随病情进展逐渐消瘦。病情严重时可出现急性并发症；病久则发生血管、神经、肌肉、关节等各种并发症而出现相应体征。

3.1 肢体麻痛、坏疽

早期下肢感觉异常，麻木或如蚂蚁爬感；中期出现间隙性跛行，足背动脉搏动减弱，肢体远端可出现苍白或紫暗；后期出现静息痛，皮肤颜色改变、加重以至发生溃疡、坏疽，足背动脉搏动消失。坏疽轻者足趾溃破，甚则牵及整个下肢。

3.2 疖、痈

初期一般表现为皮肤疖肿，甚则经久不愈；或发为痈疽，皮肤破溃，久不收口。

3.3 水肿

早期表现为双下肢稍肿，中晚期可出现全身水肿，甚至出现胸水、腹水。多为并发糖尿病心、肾和肢体血管病变。

3.4 瘀血

临床表现有唇舌紫暗，或有瘀斑，常伴随胸闷、胸痛、心悸、头晕、肢体麻木等症状。

4 辅助检查

4.1 生化检测

空腹和餐后2小时血糖（GLU）、糖耐量试验（OGTT）、糖化血红蛋白（HbA1C）、血酮体、血脂、尿微量白蛋白、血尿素氮、血肌酐、肝功能等。

4.2 胰岛功能检测

血浆胰高血糖素、C－肽、胰岛素释放试验、胰岛细胞抗体（ICA）、胰岛素自身抗体（IAA）和谷氨酸脱羧酶抗体（GADA）等。

4.3 血尿检测

血常规、尿常规、尿糖、尿酮体。

4.4 相关检查

测量体重指数（BMI）、腰围与腰围臀围比率（WHR）、血压。

4.5 物理检查

眼底，血管功能，心、肾、肢体多普勒超声，肌电图，定量感觉测量，心、脑血管造影等检查。

4.6 其他检查

若出现严重并发症者，可在相关专科诊治。

诊断标准

1 西医诊断[1]

2型糖尿病的诊断标准采用WHO1999年糖尿病分型及诊断标准。糖尿病症状＋任意时间血浆葡萄糖水平（BPG）≥11.1mmol/L（200mg/dl），或空腹血浆葡萄糖（FPG）水平≥7.0mmol/L（126mg/dl），或OGTT试验中，2小时BPG水平≥11.1mmol/L（200mg/dl）。

2 中医诊断[25,26]

2.1 中医诊断标准

消渴病典型症状为乏力、多饮、多食、多尿、形体消瘦，伴血、尿糖增高等，是诊断的主要依据。无典型"三多一少"症状，见于中年形体肥胖者。出现胸痹、眩晕、中风、水肿、雀目、痈疽以及肺痨等病症，可考虑消渴病（2型糖尿病），应作相关检查。

2.2 证候诊断[24]

2.2.1 热盛证

里热炽盛，以实证为主。表现为口烦渴，喜饮冷水，大便干结，小便黄赤。舌质红苔黄，脉数。

2.2.2 阴（液亏）虚证

阴津不足，以虚热证为主。表现为潮热盗汗，午后颧红，五心烦热，口燥咽干。舌红少津，脉细数。

2.2.3 气虚证

元气不足，脏腑机能衰退。表现为气短乏力，神疲懒言，自汗，易于感冒。舌淡，脉虚。

2.3.4 阳虚证

阳气亏损，脏腑机能衰退。表现为畏寒肢冷，神疲乏力，气短，口淡不渴，或喜热饮，尿清便溏，或尿少浮肿，面白。舌淡胖，脉沉迟无力。

2.3.5 痰湿证

脾运不健，湿蕴酿痰。表现为肥胖，胸闷，气短；外感可见咳嗽痰多。舌淡苔白腻，脉滑。

2.3.6 血瘀证

瘀血内阻，血行不畅。表现为青紫肿块、疼痛拒按，或腹内癥块、刺痛不移、拒按，或出血紫暗成块，舌紫或有斑点，脉弦涩；或四肢麻木或刺痛不移，或肢端发凉紫暗或苍白，或胸痹心痛，或眼花目暗，唇舌紫暗或有瘀斑，苔薄，脉沉细或脉弦细涩不利。

2.3.7 消渴病变症

消渴病日久，则易发生以下两种病变：一是阴损及阳，阴阳俱虚；二是病久入络，血脉瘀滞。消渴病常病及多个脏腑，病变影响广泛，未及时医治以及病情严重的患者，常可并发多种病症。

白内障、雀目、耳聋：肾阴亏损，肝失濡养，肝肾精血不能上承于耳目。表现为视物昏渺，耳鸣耳聋。

疮疖、痈疽：燥热内结，营阴被灼，脉络瘀阻，蕴毒成脓。

中风偏瘫：阴虚燥热，炼液成痰，以及血脉瘀滞，痰瘀阻络，蒙蔽脑窍。

水肿：阴损及阳，脾肾衰败，水湿潴留，泛溢肌肤。表现为颜面、眼睑、四肢、腹背或全身水肿。

厥脱：阴津耗竭（若极度耗损，虚阳浮越，则现面红），出现头痛、烦躁、恶心呕吐、目眶内陷、唇舌干红、息深而长，最终因阴竭阳亡而见昏迷、四肢厥冷、脉微细数欲绝等危象。

亡阳：面色苍白，冷汗淋漓，心悸，四肢厥冷，脉微细数欲绝等危象。

综观消渴病的自然发病过程，早期多形体肥胖，痰浊内停；痰浊化热，日久可化热伤津，为阴虚热盛。形体消瘦者为素体阴虚，阴虚热盛，阴愈虚则燥热愈盛，燥热愈盛则阴愈虚。阴虚日久，气亦耗伤，形成气阴两虚；气虚阴虚日久，阳气亏虚，发展为阴阳两虚，气血俱损，阴虚贯穿消渴病始终。痰浊入血，或阴虚血液黏滞，都可形成血瘀。痰瘀为糖尿病主要兼证，是各种并发症发生和发展的病理基础。痰浊瘀血又可损伤脏腑，耗伤气血，使病变错综复杂。

2.3 辨证分型[24,27,28]

2型糖尿病证候表现形式，通常是以上证候相兼为病。临床上可用以上单个证候因素加证候靶位，灵活、动态掌握证候演变规律。纵观2型糖尿病证候，基本按照热盛→阴虚→气虚→气阴两虚→

阴阳两虚过程的动态演变，瘀血是其主要兼夹证。根据因证组合的原则，2型糖尿病证候以阴虚热盛证、气阴两虚证和阴阳两虚证较为常见。其中，气阴两虚兼夹瘀血是最为常见、病程相对较长的证候类型。主要证候组合如下：

2.3.1 阴虚热盛证

肺燥阴伤，口渴引饮；胃火亢盛，消谷善饥，溲赤便秘，舌红苔黄；肝火偏亢，急躁易怒，面红目赤，头晕目眩；心火亢盛，心悸失眠，心烦怔忡。舌红苔黄，脉细滑数，或细弦数。

2.3.2 气阴两虚证

脾气不足，面色萎黄，倦怠乏力，腹胀汗多；心气不足，心悸气短，胸闷憋气，失眠多梦；肾阴不足，耳鸣失聪，腰酸膝软，遗精早泄；肺阴不足，咽干舌燥，干咳无痰，自汗盗汗；肝阴不足，头晕目眩。舌红少津，苔薄或花剥，脉细数无力或细而弦。

2.3.3 阴阳两虚证

肾阳虚亏，面色苍白，形寒肢冷，阳痿早泄，腰酸耳鸣，夜尿频数；脾阳虚亏，神疲倦怠，面色萎黄，腹胀便溏；脾肾阳虚，五更泄泻，阳痿不举，纳呆泛恶；胸阳不振，胸闷憋气，心悸气短。唇舌暗紫或舌体胖大，有齿痕，脉沉细无力。

2.3.4 血瘀脉络证

久病入络，瘀血阻滞。临床表现为胸痛，胁痛，腰痛，背痛，部位固定，或为刺痛，肢体麻木，疼痛夜甚，肌肤甲错，口唇紫暗，健忘心悸，心烦失眠。舌质暗，有瘀斑，舌下脉络青紫迂曲，脉弦或沉而涩。

干预、管理和推荐

1 干预

历代医家创立了包括饮食、锻炼、调节情志、气功、推拿、浴疗等方法在内的多种干预措施，积累了丰富的经验。

1.1 平衡膳食

饮食有节，不暴饮暴食，防止饥饱失度，避免五味偏嗜。进食要有规律，定时定量，保持脾胃功能的正常运行。《饮膳正要》[23]提出日食以三餐为宜，早餐饱，中餐好，晚餐少。（推荐强度：C，证据级别：IV）

1.2 合理运动

肥胖者易患2型糖尿病。合理运动，自我锻炼，以保持理想体重是预防2型糖尿病的重要途径之一。《外台秘要》[7]主张每餐食毕，出庭散步。（推荐强度：C，证据级别：IV级）

1.3 怡情养性

保持情绪稳定，愉悦是防治2型糖尿病的重要措施之一。（推荐强度：C，证据级别：IV级）

1.4 药膳预防[24]

针对肥胖、血脂紊乱、高血压、胰岛素抵抗、糖尿病家族史等2型糖尿病发病的危险因素，合理选择食物疗法预防。（推荐强度：C，证据级别：IV级）

1.4.1 玉米燕麦粥

适应证：肢体酸重，溲赤便秘，消谷善饥者。也常用于饮食难以控制的肥胖和超重高危人群。

配方：玉米粉100g，燕麦仁150g。熬粥代替早餐。

功效：健脾和胃，行气利湿。

1.4.2 苦瓜汁

适应证：口渴咽干，口苦口臭，小便短赤，头晕目眵多等肺胃热盛者。

配方：新鲜苦瓜 200g，洗净，晾干，切碎，取汁。早晚空腹分服。

功效：滋阴清热，生津止渴。

1.4.3 菊花决明茶

适应证：头晕目眩，溲赤便秘，失眠多梦者。

配方：菊花 20g，草决明 50g，共为粗末。每日 1 剂，开水冲泡代茶饮。

功效：清肝明目，润肠通便。

1.5 起居有常，慎避外邪

顺应四季、昼夜变化，按时起居。防止外邪侵袭，适应环境变化。

1.6 定期体检，早期检测（推荐强度：C，证据级别：IV 级）

定期进行糖耐量试验和血糖检测。

了解既往史、家族遗传史、妇女有无巨大儿生育史。

了解治疗 2 型糖尿病的非药物疗法和中西药物的适应证、禁忌证。

了解患者的心理健康状况，对治疗的要求，治疗后的反应等。

专家共识建议：2 型糖尿病的预防需要从整体观念出发，采取饮食、运动、心理、中西药物等综合干预措施。要做到生活规律，控制饮食，坚持运动，保持情绪舒畅，使体重达标，代谢指标保持正常。

2 管理和推荐

2 型糖尿病的基本病机是阴虚为本，燥热为标。故清热润燥、养阴生津为本病的基本治疗方法。《医学心悟·三消》说"治上消者，宜润其肺，兼清其胃"；"治中消者，宜清其胃，兼滋其肾"；"治下消者，宜滋其肾，兼补其肺"。可谓深得治疗消渴之要旨。由于本病常发生血脉瘀滞及阴损及阳的病变，以及易并发痈疽、眼疾、劳嗽等症，故还应针对具体病情，及时合理地选用活血化瘀、清热解毒、健脾益气、滋补肾阴、温补肾阳等治法。

2.1 中医辨证治疗

2.1.1 本证治疗

2.1.1.1 阴虚热盛证

病机：肺胃燥热，阴液耗伤。

治法：滋阴清热，生津止渴。

推荐方药：白虎加人参汤（《伤寒论》[29]）合消渴方（《丹溪心法》[11]）加减。知母、生石膏、人参、生地、麦冬、天花粉、黄连、黄芩、甘草等，水煎服。（推荐强度：A，证据级别：Ia 级）

加减：燥热重者，宜白虎加人参汤为主治疗。津伤甚者，则宜消渴方主之；若烦渴甚者，可重用天花粉；若口舌生疮者，加黄连清热解毒；大便秘结者，加大黄通腑泻热。

推荐中成药：玉泉丸[30]口服，成人每次 9g，每日 4 次，温开水送服，一个月为 1 个疗程。由葛根、生地、麦冬、五味子、甘草、天花粉、糯米等组成。养阴生津，止渴除烦，益气和中。适用于阴虚津伤型 2 型糖尿病。（推荐强度：A，证据级别：Ib 级）

2.1.1.2 气阴两虚证

病机：心脾不足，气阴两伤。

治法：益气养阴，润燥生津。

推荐方药：玉液汤（《医学衷中参西录》[13]）合生脉散（《医学启源》[30]）加减。人参、生黄芪、山药、葛根、天花粉、麦冬、五味子、知母、鸡内金、甘草。（推荐强度：A，证据级别：Ia 级）

加减：若神疲乏力，面色萎黄，纳差腹胀，大便溏薄等以脾虚气弱为主者，可用补中益气汤或参苓白术散化裁治疗。自汗盗汗明显者，可加麻黄根、糯稻根、浮小麦、煅牡蛎等。

推荐中成药：降糖甲片[31]，每日 3 次，每次 6 片，温开水送服。主要组成为黄芪、黄精、生地、天花粉。功效：益气养阴，扶正顾本。能增强胰岛功能，促进胰岛分泌，改善糖耐量。用途：治疗气阴两虚 2 型糖尿病（推荐强度：A，证据级别：Ia 级）。其他药物如渴乐宁胶囊[32]口服，每次 4 粒，每日 3 次；参芪降糖片[33,34]口服，每次 8 片，每日 3 次；金芪降糖片[35,36]口服，每次 7～10 片，每日 3 次；糖脉康颗粒[37,38]口服，每次 6g，每日 2 次；芪蛭降糖胶囊，每次 4 粒，每日 3 次；消渴丸（每 10 丸含格列苯脲 2.5g），每次 5 粒起，每日 3 次。天芪降糖胶囊，每次 4 粒，每日 3 次；（推荐强度：B，证据级别：IIa 级）

2.1.1.3 阴阳两虚证

病机：脾肾虚损，阴阳两虚。

治法：健脾益肾，补益阴阳。

推荐方药：金匮肾气丸（《金匮要略》[8]）加减。附子、肉桂、熟地黄、山茱萸、山药、茯苓、丹皮、泽泻、黄芪、白术、党参，水煎服。（推荐强度：A，证据级别：Ib 级）

加减：五更泄泻者，可合用四神丸温阳除湿。阳事不举者，酌加巴戟天、仙灵脾、肉苁蓉等。早泄者，可加金樱子、桑螵蛸、覆盆子等。

推荐中成药：金匮肾气丸，口服，每次 6g，每日 3 次。

2.1.1.4 血瘀脉络证

病机：久病入络，瘀血阻滞。

治法：活血化瘀，行气通络。

推荐方药：血府逐瘀汤（《医林改错》[12]）加减。桃仁、红花、生地、当归、白芍、川芎、牛膝、枳壳、甘草，水煎服。（推荐强度：B，证据级别：IIa 级）

推荐中成药：血府逐瘀胶囊，口服，每次 4 粒，每日 3 次。（推荐强度：C，证据级别：IV 级）

2.1.2 并发症治疗

2.1.2.1 糖尿病周围神经病变（消渴病痹病）

临床症状：神疲乏力，手足麻木，身体麻木不仁，或有酸痛感，腰酸腿软。舌淡暗体胖有齿痕，或有瘀点，或有瘀斑，脉沉细弱或细涩。

治法：益气活血，行痹通络。

推荐方药：黄芪桂枝五物汤（《金匮要略》[8]）合桃红四物汤（《医宗金鉴》[39]）加味。黄芪、桂枝、赤芍、生姜、大枣、川芎、桃仁、红花、当归，水煎服。（推荐强度：B，证据级别：IIb 级）

加减：另可酌加鸡血藤、络石藤、威灵仙、海风藤、钩藤等疏通经络，养血活血，散寒除湿。若郁久化热，可加银花藤、黄柏、丹皮、赤芍等凉血清热。

推荐中成药：金匮肾气丸（水丸），每次 6g，每日 3 次；用于肾阳虚衰所致肢体冷痛、麻木不仁者。大活络丸[40]，每次 1 丸，每日 2 次；用于风寒湿痹引起的肢体疼痛，手足麻木，筋脉拘挛。芪蛭降糖胶囊，每次 4 粒，每日 3 次。（推荐强度：B，证据级别：IIb 级）

外洗方：桃红四物汤加味：桃仁、红花、熟地、当归、川芎、白芍。上药煎煮待温（水温 36℃），浸泡双足 5 分钟，每日 1～2 次，足部溃破者禁用。

2.1.2.2 糖尿病视网膜病变（消渴病眼病）

临床症状：初起视物模糊，眼前常见黑花或如蚊蝇飞或有烟雾感；常伴疲乏无力，腰膝酸软。舌红脉弦。

治法：滋补肝肾，益精明目。

推荐方药：明目地黄汤（《审视瑶函》[41]）加减。熟地、生地、山药、泽泻、枣皮、丹皮、柴胡、茯苓、当归、五味子，水煎服。（推荐强度：B，证据级别：IIb 级）

加减：另可酌加川芎、丹参、蒲黄、白芷、菊花、青葙子、谷精草、石菖蒲等活血化瘀，祛风明目聪耳。若见眼底出血者，则应加大小蓟、茜草、槐花、三七或云南白药以凉血止血、活血消瘀。

推荐中成药：石斛明目丸[42]（水丸），每服 6g，每日 2 次。适用于肝肾阴虚内热者。或芪蛭降糖胶囊，每次 4 粒，每日 3 次。

2.1.2.3 糖尿病肾病（消渴病肾病）

临床症状：倦怠乏力，心悸气短，头晕耳鸣，自汗、盗汗，面色无华，心烦失眠，男子遗精早泄，口渴喜饮。舌淡红，少苔，脉细或细数。

治法：益气养阴，滋补脾肾。

推荐方药：参芪地黄汤（《沈氏尊生书》[43]）加减。黄芪、党参、地黄、山萸肉、山药、苍术、玄参、麦冬、枸杞子、地骨皮、龙骨、牡蛎等。

加减：夹瘀血者，加葛根、丹参、川芎等活血化瘀药；夹水湿甚者，加冬瓜皮、赤小豆、车前子、防己等，水煎服。（推荐强度：A，证据级别：Ib 级）

推荐中成药：百令胶囊[44]，每次 6 粒，每日 3 次，适用于早中期患者。芪蛭降糖胶囊，口服，每次 4 粒，每日 3 次。渴乐欣胶囊，口服，每次 4 粒，每日 3 次。（推荐强度：A，证据级别：Ia 级）

中药保留灌肠[45]：生大黄、生牡蛎、蒲公英等分水煎 150ml，待温（水温小于 36℃）保留灌肠，每日 1 次。可辅助治疗浊毒内阻所致水肿、恶心、呕吐，伴便秘溲赤者。（推荐强度：C，证据级别：IV 级）

2.1.2.4 糖尿病合并心脏病（消渴病心痹）

临床症状：胸闷憋气，郁闷善叹息，头晕目眩，心烦易怒，两胁刺痛，痛引肩背，发无定时，每于情志不遂而加重。舌淡红或暗红，苔薄白或薄黄，脉弦或弦数。

治法：宽胸宣痹，理气止痛。

推荐方药：瓜蒌薤白半夏汤（《金匮要略》[8]）合丹参饮（《时方歌括》[46]）加减。瓜蒌、薤白、枳实、檀香、砂仁、郁金、丹参等，水煎服。（推荐强度：B，证据级别：IIa 级）

加减：若见刺痛明显，固定不移，可酌加当归、赤芍、桃仁、红花等活血祛瘀之品；若心痛日久，疲乏气短，可加用生脉散。

推荐中成药：复方丹参滴丸[47]，每服 10 粒，每日 3 次。麝香保心丹[48]，每服 1～2 丸，每日 3 次。速效救心丸[49]，舌下含服 3～5 粒，用于治疗心绞痛发作。芪蛭降糖胶囊，每次 4 粒，每日 3 次。（推荐强度：B，证据级别：IIa 级）

2.1.2.5 糖尿病合并脑梗死（消渴病中风）

临床症状：半身不遂或偏身麻木，或一过性偏身瘫软，短暂性言语謇涩，阵发性眩晕，发作性瞬时性视歧昏瞀，面色无华，心悸气短，自汗乏力，大便溏薄。舌质暗淡或有瘀斑或边有齿痕，舌苔白腻，脉沉细。

治法：益气活血。

推荐方药：补阳还五汤（《医林改错》[12]）加减。生黄芪、全当归、桃仁、红花、赤芍、川芎、地龙等药，水煎服。（推荐强度：C，证据级别：IV 级）

加减：如见痰鸣腑实、大便秘结，可酌加瓜蒌、枳实、大黄、陈皮、竹茹、芒硝等通腑泻热祛痰。

推荐中成药：华佗再造丸[50]，每服 1 丸，每日 2 次；用于属于血瘀阻络，风痰上扰之中经络者。人参再造丸[51]，每服 1 丸，每日 2 次；用于气血不足，痰瘀互阻之中经络者。芪蛭降糖胶囊，每次 4 粒，每日 3 次。（推荐强度：B，证据级别：IIb 级）

2.1.2.6 糖尿病足（脱疽）

临床症状：患肢局部红肿热痛，疼痛剧烈，溃破腐烂，脓液恶臭，身热口干，喜冷饮，纳差倦怠，便秘溲赤。舌质黯红或红绛，苔黄腻，脉滑数或涩。

治法：清热解毒，活血止痛。

推荐方药：四妙勇安汤（《验方新编》[52,53]）合黄连解毒汤（《外台秘要》[11]）加减。玄参、金银花、当归、甘草、黄连、黄芩、黄柏、山栀子，水煎服。

加减：湿热之象明显，舌红苔黄腻，脉数者，重用黄芩、黄连、黄柏，酌加连翘、蒲公英、紫花地丁；血瘀明显，舌紫暗或有瘀斑，脉弦涩者，酌加川芎、丹参、鸡血藤、桃仁；气虚无力托毒外出者，加生黄芪；阴虚者加生地、石斛；舌苔黄腻者加藿香、佩兰。（推荐强度：B，证据级别：IIa级）

推荐中成药：芪蛭降糖胶囊，每次4粒，每日3次。（推荐强度：B，证据级别：IIa级）

2.2 针灸治疗[54,55]（推荐强度：C，证据级别：V级）

阴虚热盛证：鱼际、太渊、心俞、肺俞、脾俞、玉液、金津、承浆。

气阴两虚证：内庭、三阴交、脾俞、胃俞、中脘、足三里。

阴阳两虚证：太溪、太冲、肝俞、脾俞、肾俞、足三里、关元。

2.3 运动护理（推荐强度：C，证据级别：IV级）

健身走，慢速<80步/分、中速80~90步/分、快速步100~110步/分。一天最好步行6000步或每天坚持走1小时左右。步行时心率维持在110~120次/分为宜。其他尚有散步、广播操、太极拳、八段锦、五禽戏、游泳、打球、滑冰、划船、骑自行车等。

2.4 西医治疗原则

2.4.1 2型糖尿病治疗原则和代谢控制目标

纠正2型糖尿病患者不良的生活方式和代谢紊乱，以防止急性并发症的发生，减少或延缓慢性并发症的发生率与风险，提高2型糖尿病患者的生活质量。

综合性治疗：饮食控制、运动、血糖监测、2型糖尿病自我管理教育和药物治疗等措施。针对病情采用降糖、降压、调脂、改变不良生活习惯。

2.4.2 饮食治疗

饮食治疗应尽可能做到个体化，达到平衡膳食。热量分配：碳水化合物占55%~65%、脂肪占25%~30%、蛋白质占15%，主副食合理，粗细搭配，营养均衡；限制饮酒，特别是肥胖、高血压和/或血脂紊乱的患者；每天食盐限量在6g以内，尤其是高血压患者。

2.4.3 运动治疗

运动治疗的原则是适量、经常性和个体化。坚持有氧运动。保持以健康为目的的体力活动，包括每天至少30分钟中等强度的活动，运动时注意安全。

2.4.4 口服降糖药

2.4.4.1 促胰岛素分泌剂

磺酰脲类药：中年发病，非肥胖2型糖尿病患者，经饮食及运动治疗，血糖控制不满意者首选；主要作用为刺激胰岛β-细胞分泌胰岛素。易增加体重和诱发低血糖。

格列奈类药：属新一代快速作用的非磺酰尿类胰岛素促分泌剂，刺激早期第一时相胰岛素分泌，降低餐后高血糖。能模拟人胰岛素的生理分泌模式快速促胰岛素释放。易发生低血糖和消化道反应，如腹病、便秘、胃胀等。适合于经饮食及运动治疗而血糖控制不满意的非肥胖2型糖尿病，尤其餐后高血糖者。

2.4.4.2 胰岛素增敏剂

二甲双胍：肥胖型2型糖尿病患者的首选药物。易引起胃肠道不适、老年患者剂量不宜过大，以免出现乳酸性酸中毒。

噻唑烷二酮类药（TZDs）：主要作用为降低胰岛素抵抗，改善β细胞功能。适合胰岛素抵抗为主的2型糖尿病患者。有水钠潴留、对已有心脏病患者可引起心衰加重、有活动性肝病或转氨酶超过正常上限2.5倍者禁用。

2.4.4.3 α-葡萄糖苷酶抑制剂（CIGE）

减缓肠道对碳水化合物的吸收，在降低餐后血糖为主的同时，可降低空腹血糖。适用于 IGT、2 型糖尿病患者，对体重有轻度的负性影响。有胃肠不良反应者，宜从小剂量开始。

2.4.4.4 类胰升糖素肽-1 及其类似物及 DPP-4 抑制剂

此为近 2 年内上市的新型降糖药。具有促胰岛素分泌作用，增加胰岛素的生物合成。还有潜在增加胰岛 β 细胞数量、抑制胰升糖素、改善胰岛素抵抗。但是否长期有效和安全性，尚无定论。

2.4.5 胰岛素治疗

2 型糖尿病出现急性并发症；并发急性感染；有慢性肝、肾疾病及功能不全；围手术期、妊娠或分娩期；口服降糖药物失效，可用胰岛素治疗。根据病情与经济条件，适当选用动物或人胰岛素，以及胰岛素类似物。

2.5 专家共识

2.5.1 益气养阴，活血化瘀法可作为 2 型糖尿病中医治疗的主要治则之一[56-58]

2 型糖尿病的发生或因禀赋不足、或因情志不舒等因素导致阴津亏耗，阴虚生内热，阴虚与内热相互致病，最终以伤阴为主要病机。津能载气，气能布津，阴津损伤日久，使之正气耗脱而致气阴两亏。气为血之帅，气虚运血无力而致血瘀。在糖尿病病变过程中，始终存在着瘀血这一病理机制。瘀血同时加速了消渴病的病变过程。目前，中医治疗消渴病在益气养阴等基础治法中灵活运用活血化瘀法，一般被认为是治疗消渴病的首选治疗方案。（推荐强度：A，证据级别：Ia 级）

2.5.2 在辨证论治的指导原则下，合理选用具有降糖作用的单味中药

中医治疗糖尿病目前已有现代药物分析研究根据。已被证实具有降糖作用的单味中药达 70 余种，在辨证论治的指导原则下合理使用，确能提高疗效。现列举有临床证据的 28 种中药如下（表 1）。（推荐强度：B，证据级别：IIa、IIb 级）

表 1   **常见具有降糖作用的中药功效和常用剂量表**

药名	功效主治	常用剂量（g）	推荐级别
人参[59]	补脾益肺，生津止渴	5~10	B、IIa
黄连[60]	清热燥湿，泻火解毒	2~10	B、IIb
葛根[61,62]	发表解肌，解热生津	10~20	B、IIb
玄参[24]	清热解毒，养阴	9~15	B、IIb
泽泻[63]	利水渗湿，泻热	6~15	B、IIb
山药[64]	益气养阴，补脾肺肾	9~18	B、IIb
玉竹[65]	滋阴润肺，生津养胃	6~10	B、IIb
苍术[24]	燥湿健脾，祛风湿，明目	6~10	B、IIb
白术[24]	补气健脾，燥湿利水，止汗	5~10	B、IIb
吴茱萸[66]	散寒止痛，疏肝下气，燥湿	3~9	B、IIb
山茱萸[67]	补益肝肾，收敛固涩	5~10	B、IIb
何首乌[68]	补益精血，润肠通便	10~20	B、IIb
马齿苋[69]	清热解毒，凉血止血	30~60	B、IIb
玉米须[70]	清热利水，平肝利胆	30~60	B、IIb
薏苡仁[71]	利水渗湿，健脾除痹	15~30	B、IIb

药名	功效主治	常用剂量（g）	推荐级别
五倍子[72]	敛肺涩肠，固精敛汗	2～6	B、Ⅱb
当归[73]	补血活血，止痛润肠	5～15	B、Ⅱb
山栀[74]	泻火除烦，清热利湿，凉血解毒	6～15	B、Ⅱb
苦荞麦[75]	除湿止痛，解毒消肿	10～30	B、Ⅱb
苦瓜[76]	清暑解热，生津止渴	6～15	B、Ⅱb
三七[77]	化瘀止血，活血定痛	3～6	B、Ⅱb
夏枯草[78]	清肝火，散郁结，降血压	10～15	B、Ⅱb
女贞子[79]	补益肝肾，清热明目	5～10	B、Ⅱb
荔枝核[80]	理气止痛，祛寒散滞	6～15	B、Ⅱb
桔梗[81]	开宣肺气，祛痰排脓	3～6	B、Ⅱb
仙灵脾[82]	补肾壮阳，祛风除湿	5～10	B、Ⅱb
仙鹤草[83]	收敛止血，止痢	20～30	B、Ⅱb
绿茶[84]	活血化瘀，清热解毒，利水消食	10～20	B、Ⅱb

2.5.3 重视糖尿病与血瘀的关系

糖尿病从瘀论治学说以来，许多学者对糖尿病瘀血证病机进行了深入的研究[85,86]。北京协和医院自拟降糖活血方，药用广木香、当归、益母草、赤芍、川芎、丹参、葛根、苍术、玄参、黄芪治疗糖尿病，首开活血化瘀法治疗糖尿病的先河。糖尿病与血瘀的关系近来被医家所重视，瘀血可以产生消渴病，消渴病日久又易产生瘀血。近年大量实验研究证实，活血化瘀药物能扩张血管，使血流加快和血流量增加，并能抑制纤维组织增生，纠正和改善异常的血液流变性，消除微循环障碍，从而改善糖尿病患者的糖、脂代谢，预防或减轻多种血管并发症的出现。近年来，活血化瘀法在治疗糖尿病中已得到广泛应用。（推荐强度：B，证据级别：Ⅱa）

2.5.4 基于临床实践对糖尿病及其主要并发症的治疗建议

中国中医科学院广安门医院内分泌科采用结构化糖尿病中医住院病历信息采集系统，前瞻性采集了北京地区糖尿病中医住院病例5311例，建立了数据库。通过数据挖掘和系统评价技术，得出糖尿病及其主要并发症的临床诊疗方案，摘要如下[87]。（推荐强度：A，证据级别：Ⅰb级）

2.5.4.1 2型糖尿病

症状分布：乏力为2型糖尿病最常见的症状，出现频率最高，占88.74%。代表三消的典型症状中，口渴喜饮占56.85%，尿多占19.89%，多食易饥占14.45%。舌象多见暗、红、淡，说明瘀、热、虚多见。脉象个体差异较大，细沉脉占第一位，说明糖尿病多见气虚。

2型糖尿病虚证患者中，阴虚证最多见，气虚证次之，证明了阴虚为糖尿病之本的理论，气虚、阴虚是糖尿病常见基本证型。实证中血瘀证最多见，是糖尿病的常见实证，热盛证次之。

用药规律：最常用的三味中药是茯苓、生黄芪、生地。前15味药是：茯苓、生黄芪、生地、白术、牛膝、麦冬、太子参、当归、丹参、赤芍、陈皮、白芍、泽泻、五味子、知母。说明了2型糖尿病常用益气养阴法为主的治疗规律。

2.5.4.2 糖尿病合并冠心病

证候分布特征：以气阴两虚为基本证候，夹瘀夹湿、瘀血阻络及气虚血瘀为其主要证候。此外，湿热、痰瘀也是其常见兼夹证候。

常用中医方剂：生脉散是基本用方，其次为补阳还五汤、瓜蒌薤白半夏汤、炙甘草汤、二陈汤、温胆汤。

中药分布特征：按使用频率从多到少次序为茯苓、丹参、麦冬、生地、川芎、陈皮、赤芍、当归、白术、太子参、白芍、泽泻、半夏、五味子、砂仁。

从 2 型糖尿病合并冠心病组的两项药物关联中，可以得出 2 型糖尿病合并冠心病组中常用的前三项对药是白术-茯苓、生黄芪-茯苓、陈皮-茯苓，体现了健脾燥湿化痰治法；其后一项五味子-麦冬，体现了养阴治法。

从 2 型糖尿病合并冠心病组三项、四项药物关联研究发现，常出现的三味药组合是生脉散，四君子汤，四味药中常出现生脉散加丹参，丹参、檀香、砂仁常配伍应用。

综合单味药和药物关联分析，发现本组用药规律为：以生脉散合丹参饮或六君子汤加减，并常用黄芪、生地发挥益气养阴、活血行气、健脾燥湿化痰功效。其中，生脉散益气养阴、敛阴止汗，是治疗气阴两虚证的常用方剂。丹参饮活血祛瘀、行气止痛，主治血瘀气滞之心胃诸痛。六君子汤益气健脾，主治脾胃气虚证。

2.5.4.3　糖尿病合并脑血管病变

主要症状：乏力头晕，胸闷心慌，口干多饮，头胀，大便干，睡眠差，四肢发凉，四肢麻木，苔黄腻等。

中医证候分布特征：以气阴两虚为基本证候，夹瘀、夹湿、瘀血阻络、气虚血瘀、痰瘀阻络为其主要证候。此外，湿热内蕴、肝肾阴虚、肝阳上亢是其常见兼夹证。

中药分布特征：糖尿病合并脑血管病常用的前 15 味中药：茯苓、白术、当归、生地、丹参、陈皮、川芎、麦冬、赤芍、太子参、生黄芪、枳实、半夏、砂仁、瓜蒌皮。结合脑梗死两项药物关联，发现常用的对药是：陈皮-茯苓、白术-茯苓、生黄芪-生地、川芎-当归、赤芍-当归。

综合糖尿病合并脑梗死组单味药和药物关联，发现糖尿病合并脑梗死组的治疗规律常以补阳还五汤、二陈汤加减，配合生地使用。

2.5.4.4　糖尿病肾病

主要症状：口干，疲乏无力，腰酸腰痛，失眠多梦，下肢浮肿，心慌心悸，尿频，大便干，视物模糊，畏寒等。

中医证候分布特征：气阴两虚为主，其次为气虚血瘀、肝肾阴虚。

中药分布特征：茯苓、白术、丹参、生地、当归、泽泻、陈皮、麦冬、赤芍。这与此前的该并发症的基本证候、主要证候及常见证候相吻合。

结合糖尿病合并肾病组二味、三味、四味药物关联分析，发现糖尿病合并肾病组的治疗特点常以六味地黄丸加减。滋阴补肾配合生黄芪、白术益气。其中六味地黄丸发挥滋阴补肾功效，是治疗肾阴虚证的基本方。加知母、黄柏组成知柏地黄丸，可以滋阴降火，治疗阴虚火旺证；加枸杞、菊花组成杞菊地黄丸，可以滋肾养肝明目，治疗肝肾阴虚证；加五味子组成都气丸，可以滋肾纳气，治疗肾虚气喘；加麦冬、五味子组成麦味地黄丸，可以滋补肺肾，治疗肺肾阴虚证。

2.5.4.5　糖尿病合并视网膜病变

主要症状：头晕眼花，视物模糊，急躁易怒，溲赤便秘，舌红苔黄，脉弦滑。

中医证候分布特征：以气阴两虚为基本证候，伴肝肾阴虚、阴虚热盛兼夹痰瘀阻络证候。

中药分布特征：菊花、枸杞、决明子、茯苓、生地、白术、当归、丹参、陈皮、川芎、麦冬等。

2.5.4.6　糖尿病周围神经病变

主要症状：乏力，头晕，肢体麻木，口干，心慌，便秘，胸闷。

中医证候分布特征：以气阴两虚为基本证候，血瘀、夹湿、痰结、阴虚阳亢为主要证候，热盛阴亏为兼夹证候。主要证候特点是气阴两虚，痰瘀交阻。

中药分布特征：黄芪、茯苓、当归、生地、白术、赤芍、丹参、白芍、麦冬、川芎、陈皮、太子参、泽泻、知母、苍术、牛膝。可见治疗以健脾益气，养阴祛湿为主。方剂多选用黄芪桂枝五物汤、补阳还五汤、桃红四物汤、二陈汤等。

2.5.4.7 糖尿病合并下肢血管病变

主要症状：肢冷，口干，自汗，下肢发凉，大便干，多汗，多饮，全身乏力，疼痛，手足麻木等。

中医证候分布特征：该并发症以气阴两虚为基本证候，主要证候为夹瘀、夹湿、瘀血阻络、气虚血瘀、湿热内蕴、痰瘀滞络。

推荐的主要单味中药（前20味）：茯苓、生地、当归、赤芍、白术、丹参、川芎、麦冬、白芍、陈皮、太子参、泽泻、苍术、知母、牛膝、生黄芪、玄参、红花、川牛膝、鸡血藤。结合中药功效分析，利水渗湿、养阴益气、活血化瘀等使用药味数及比例均较高，方药以六味地黄汤、四物汤、二陈汤等方剂加减。

方　　法

1　临床证据的检索策略

指南编写小组制订了文献检索策略，采用计算机和手工相结合的方法进行检索，详见附件2。

2　证据级别和质量的评价

指南编写小组对检索的文献根据文献的初筛标准进行了初筛，初筛合格的文献根据文献质量评价标准进行了第二次筛查，合格的文献采用了温哥华格式的文献摘要表对文献进行了结构性的摘要，并最终汇总成证据表。证据分级采用刘建平传统医学证据体的构成及证据分级的建议[88]（见附件3）。

3　推荐强度

推荐强度参考美国国家临床指南交换所建议分级划分标准[89]，并作适当修改（见附件3）。

4　评议和咨询过程

就指南的诊断、管理、推荐处方和中成药分别召开4次专家会议，由临床医生确定以上内容。就护理措施、饮食和运动调护，除咨询营养师和运动专家外，召开2次由护士和糖尿病患者为主要组成人员的咨询会议，收集共性观点，作为推荐依据。

5　宣传

本指南将通过WHO西太区和中国中医科学院向国外传统医学机构推荐使用。国内通过中华中医药学会、中国中西医结合学会，以及他们的糖尿病分会或专业委员会，向全国中医糖尿病医生推荐。将组织起草小组专家进行指南推荐全国巡讲，并编制"2型糖尿病中医临床实践指南"解读版，通过出版、发行，在全国普及推广。

6　执行

引进世界卫生组织（WHO）所提供的指南制作方法。本指南成立专门办公室和人员负责接受指南应用过程中的反馈意见。

联系方式：中国中医科学院广安门医院内分泌科。

联系地址：北京市西城区北线阁5号（100053）。

联系人：倪青

E-mail：niqing669@163.com

7　更新

本指南将根据收集的反馈意见和使用周期进行更新。指南制订委员会将定期委托相关人员对指南进行评议，对新出现的证据进行收集、整理和分析，最后由指南制订委员会决定是否对指南予以修订。当产生新的干预方法并被证明为有效证据时，及时更新。

参考文献

［1］中国糖尿病防治指南小组．中国糖尿病防治指南．北京：北京大学医学出版社，2004．

［2］中国中西医结合学会糖尿病专业委员会．中西医结合糖尿病诊疗标准．中国中西医结合杂志，2005，25（1）：94．

［3］中华中医药学会糖尿病分会．糖尿病中医防治指南．北京：中国中医药出版社，2007．

［4］中华中医药学会．中医内科常见病诊疗指南·中医病证部分．北京：中国中医药出版社，2008．

［5］中华中医药学会．中医内科常见病诊疗指南·西医疾病部分．北京：中国中医药出版社，2008．

［6］黄帝内经素问．北京：人民卫生出版社，1963．

［7］唐·王焘．外台秘要．北京：人民卫生出版社影印，1955．

［8］清·尤在泾纂注，上海中医学院中医基础理论教研组校注．金匮要略心典．上海：上海人民出版社，1975．

［9］隋代·巢元方．诸病源候论．北京：人民卫生出版社影印，1955．

［10］唐·孙思邈．备急千金要方．北京：人民卫生出版社影印，1982．

［11］元·朱震亨，王英，竹剑平，江凌圳整理．丹溪心法．北京：人民卫生出版社，2005．

［12］清·王清任，陕西中医研究院．医林改错注释．北京：人民卫生出版社，1985．

［13］清·张锡纯，河北新医大学修订．医学衷中参西录．石家庄：河北人民出版社，1974．

［14］朝鲜·许浚原著，高光震等校释．东医宝鉴校释．北京：人民卫生出版社，2001．

［15］丹波元坚．杂病广要．北京：人民卫生出版社，1983．

［16］日本·丹波康赖．医心方．上海：上海科学技术出版社，1998．

［17］日本·木村长久原．汉方治疗各论．重庆：中西医药书社，1947．

［18］朝鲜·康命吉．济众新编．北京：人民卫生出版社影印，1983．

［19］日本·榕堂尾台．类聚方广义．皇都书肆全刻，安政丙辰刊行，东京：大安株式会社影印，昭和37年．

［20］林兰，倪青，董彦敏．糖尿病中西医结合研究的思路与方法．医学研究通讯，2001，30（9）：49．

［21］林兰，倪青．对糖尿病中西医结合研究的几点看法．中国中西医结合杂志，2003，23（11）：855．

［22］闫秀峰，倪青，孟凤仙."三型辨证"的应用现状及其对中医药治疗糖尿病的影响．中国中医药信息杂志，2005，12（6）：95．

［23］元·忽思慧．饮膳正要．上海：上海古籍出版社影印，1990．

［24］林兰．中西医结合糖尿病学．北京：中国医药科技出版社，1999．

［25］郑筱萸．中药新药临床研究指导原则．北京：中国医药科技出版社，2002．

［26］田德禄，蔡淦．中医内科学．上海：上海科学技术出版社，2006．

［27］王永炎，鲁兆麟．中医内科学．北京：人民卫生出版社，1999．

［28］方药中，邓铁涛，李克光，等．实用中医内科学．上海：上海科学技术出版社，1985．

［29］宋·成无几．注解伤寒论．上海：商务印书馆，1955．

［30］金·张元素，任应秋点校．医学启源．北京：人民卫生出版社，1978．

［31］赖晓阳．降糖甲片治疗2型糖尿病48例疗效观察．江西中医，1999，30（4）：40．

［32］周鹏．中成药渴乐宁治疗非胰岛素依赖型糖尿病的临床研究．实用中西医结合杂志，1997，10（19）：1860．

[33] 周祥兰，孙延珩．参芪降糖颗粒对糖耐量低减者干预治疗及胰岛 B 细胞功能评价．中国中医急症，2006，15（4）：369．

[34] 张清贤，孙丽萍．参芪降糖片对 2 型糖尿病的治疗作用．中国中西医结合杂志，1994，（8）：504．

[35] 林东平．金芪降糖片对 60 例 2 型糖尿病血糖及胰岛 β 细胞功能的影响．中国新药与临床杂志，2006，25（1）：5．

[36] 裴玉梅，田金莉，张雅中，等．金芪降糖片对初发 2 型糖尿病胰岛功能的影响．天津医药，2005，33（5）：394．

[37] 李琇，高文花，吴宇萍．糖脉康对 2 型糖尿病患者胰岛素抵抗的影响．河北中医，2004，26（3）：180．

[38] 左文标，张春香，张庆涛．糖脉康对糖耐量减退者胰岛素敏感性研究．实用中医内科杂志，2006，20（2）：185．

[39] 清·吴谦．医宗金鉴．北京：人民卫生出版社，2003．

[40] 昌玉兰，罗旭敏，李梅英，等．大活络丸和丙咪嗪联合治疗糖尿病痛性神经病变．中华内分泌代谢杂志，1996，12（3）：192．

[41] 明·傅仁宇．审视瑶函．北京：人民卫生出版社，2006．

[42] 梁晓春．糖尿病视网膜病变与消渴兼证"视瞻昏渺"及其中医治疗．中国临床医生，2006，34（6）：12．

[43] 清·沈金鳌．沈氏尊生书．北京：中国中医药出版社，1997．

[44] 杜烨辉，杨锦屏，孙丁美．百令胶囊治疗糖尿病肾病的临床观察．时珍国医国药．2006，17（11）：2276．

[45] 赵红，王金玲，肖青．中药灌肠治疗慢性肾功能不全的近期疗效观察．潍坊医学院学报，2004，26（1）：7．

[46] 清·陈修园．时方歌括．福州：福建科学技术出版社，1984．

[47] 原广平．复方丹参滴丸对老年糖尿病患者甲襞微循环的影响．中国临床药理学与治疗学，2002，7（2）：162．

[48] 耿小茵，李小球，王耀帮，等．麝香保心丸治疗老年糖尿病心绞痛临床研究．中国中医急症，2006，15（4）：348．

[49] 冯玲，韩涛．速效救心丸治疗冠心病心绞痛临床疗效总结．中国中医急症，2000，9（1）：4．

[50] 蔡业峰，许越，郭建文，等．华佗再造丸治疗缺血性中风随机对照试验 Meta 分析．中草药，2007，38（4）：581．

[51] 王东芳，张立营，李淑芳，等．中西医结合治疗 2 型糖尿病 30 例疗效观察．实用中医内科杂志，2006，20（4）：394．．

[52] 丁毅．四妙勇安汤加味治疗糖尿病足感染期的临床观察．北京中医，2001，（3）：30．

[53] 宋易华，刘满君，李永清，等．四妙勇安汤加减配合西药治疗糖尿病足 25 例．四川中医，2006，24（7）：64．

[54] 袁爱红，刘志诚．针灸治疗 2 型糖尿病的研究进展．上海针灸杂志，2006，25（11）：43．

[55] 朱秀锋．针灸治疗糖尿病 246 例临床观察．中国针灸，1991，11（1）：5．

[56] 张云如，林兰，张鸿恩，等．成人糖尿病中医辨证分型的初步探讨．辽宁中医杂志，1982，（5）：41．

[57] 郭建平．益气养阴活血化瘀法治疗 2 型糖尿病 76 例疗效分析．实用中医内科杂志，2006，20（3）：299．

［58］陈梅．益气养阴活血方治疗 2 型糖尿病血脂异常 26 例临床观察．广东医学院学报，2006，24（2）：152.

［59］王银萍，吴家祥，王心蕊，等．大豆皂苷和人参茎叶皂苷的抗糖尿病动脉粥样硬化作用．白求恩医科大学学报，1994，20（6）：551.

［60］周丽斌，陈名道，宋怀东，等．小檗碱对脂肪细胞葡萄糖转运的影响及其机制研究．中华内分泌代谢杂志，2003，19（6）：479.

［61］刘德山，高伟，柴青．葛根对 2 型糖尿病患者多种脑诱发电位的影响．山东大学学报（医学版），2004，42（2）：205.

［62］郭妍，王晓莲，董海荣，等．糖尿病肾病患者血清Ⅳ型胶原水平变化的临床意义及葛根素的治疗作用．南京医科大学学报，2000，20（1）：45.

［63］杨新波，黄正明，陈红艳，等．泽泻不同溶剂提取物对糖尿病小鼠血糖及血液生化指标的影响．解放军药学学报，2006，22（6）：419.

［64］胡国强，杨保华，张忠泉．山药多糖对大鼠血糖及胰岛释放的影响．山东中医杂志，2004，23（4）：230.

［65］季峰，魏贤勇，刘广龙，等．玉竹多糖降血糖作用的实验研究．江苏中医药，2006，27（9）：70.

［66］沈涛．黄连吴茱萸组方对实验性高脂模型小鼠的降脂实验研究．成都中医药大学学报，2007，30（1）：18.

［67］钱东生，朱毅芳，朱清．山茱萸乙醇提取液对 NIDDM 大鼠骨骼肌 $GLUT_4$ 表达影响的实验研究．中国中药杂志，2001，26（12）：859.

［68］徐承水，王文房．何首乌提取物对大鼠血脂水平的影响．曲阜师范大学学报（自然科学版），2004，30（3）：85.

［69］肖凤英，陆付耳，徐丽君．马齿苋不同部位对 2 型糖尿病大鼠胰岛形态结构的影响．中国中医基础医学杂志，2006，12（5）：392.

［70］李伟，陈颖莉，杨铭．玉米须降血糖的实验研究．中草药，1995，26（6）：305.

［71］徐梓辉，周世文，黄林清，等．薏苡仁多糖对实验性 2 型糖尿病大鼠胰岛素抵抗的影响．中国糖尿病杂志，2002，10（1）：44.

［72］蒲旭峰，杨奎，侯世祥．五倍子降血糖有效组分的药理筛选．中国药学杂志，2005，40（19）：147.

［73］刘得华．当归四逆汤加味内外合治糖尿病周围神经病变 67 例．陕西中医，2003，24（3）：195.

［74］王行宽，王美香，王艳娟．清肝泻心汤治疗Ⅱ型糖尿病的临床研究．中国中医药科技，1997，4（4）：204.

［75］高铁祥．复方苦荞麦及其拆方治疗 2 型糖尿病的研究．现代中西医结合杂志，2002，11（22）：2209.

［76］黄小琴，杨延莉，施云星，等．苦瓜降糖胶囊降血糖作用的研究．药学实践杂志，2002，20（3）：136.

［77］聂立红，蒋亚斌．血塞通注射液治疗糖尿病周围神经病变疗效 Meta 分析．疾病控制杂志，2007，6（4）：407.

［78］刘保林，朱丹妮，王刚．夏枯草醇提物对小鼠血糖的影响．中国药科大学学报，1995，26（1）：44.

［79］靳光荣，张航，孙守才．胰敏降糖汤治疗 2 型糖尿病胰岛素抵抗 38 例．甘肃中医学院学报，2005，22（4）：34.

[80] 郭洁文，廖惠芳，潘竞锵，等．荔枝核皂苷对高脂血症——脂肪肝大鼠的降血糖调血脂作用．中国临床药理学与治疗学，2004，9（12）：1403.

[81] 张征宇，孙澍彬．三七总苷注射液辅助治疗早期糖尿病肾病患者的疗效观察．中国中西医结合肾病杂志，2005，6（7）：407.

[82] 李国庆，武继涛，郑绍周．复方仙灵脾注射液对急性局灶性脑缺血模型大鼠的作用．中国中医基础医学杂志，2002，8（6）：14.

[83] 范尚坦，李金兰，姚振华．仙鹤草降血糖的实验研究．医药导报，2004，23（10）：710.

[84] 全吉淑，尹学哲，柳明洙，等．绿茶提取物对小肠黏膜 α – 葡萄糖苷酶和葡萄糖转运能力的影响．中草药，2005，36（3）：411.

[85] 李育才．祝谌予教授治疗糖尿病的经验．辽宁中医杂志，1985，（2）：14.

[86] 李福伦，李斌，王振宜，等．活血化瘀方对糖尿病模型新生肉芽组织中 TGF – β_1 mRNA 和 TGF – β_3 mRNA 的动态影响．北京中医药大学学报，2007，30（6）：395.

[87] 倪青．利用个体化诊疗平台评价中医药延缓糖尿病血管并发症疗效的研究．北京市科委重大项目鉴定材料（2006）.

[88] 刘建平．传统医学证据体的构成及证据分级的建议．中国中西医结合杂志，2007，27（12）：1061.

[89] GRADE Working Group. Grading quality of evidence and strength of recommendations. BMJ, 2004, 328：1490.

附　　件

附件 1：指南工作组

2 型糖尿病指南编写组：

组长：林　兰

成员：倪　青　魏军平　梁晓春　王学美　方邦江　曹烨民　阙华发　李显筑　郭　力　余江毅
　　　苏诚炼　王洪武　龚燕冰　庞健丽　肖月星　于丽红　闫秀峰　常健菲　黄吉峰　孔文文
　　　李　婳　李敏芳　黎巍威　李秀典　刘春倩　刘　苏　刘卫娟　刘　焱　罗　玫　马新宇
　　　孟爱霞　周　爽　屈　岭　邵晓丽　孙连庆　王　斌　王　丹　王秀秀　吴群励　杨金霞
　　　杨丽华　曾克武　赵　丽　张　宇　赵　越

林　兰　女，医学学士，主任医师，中国中医科学院广安门医院，中国中西医结合学会内分泌专业委员会主任委员，主要负责指南的总体设计和审阅。

倪　青　男，医学博士，主任医师，中国中医科学院广安门医院，主要负责指南编写方法制订、专家联络，统稿和修订执笔。

魏军平　男，医学硕士，主任医师，中国中医科学院广安门医院，负责管理/非药物疗法证据收集与条目撰写。

梁晓春　女，医学硕士，主任医师，北京协和医院，负责糖尿病合并神经病变证据收集与条目撰写。

王学美　女，医学博士，研究员，北京大学第一医院，负责糖尿病合并心血管病证据收集与条目撰写。

方邦江　男，医学博士，主任医师，上海中医药大学附属龙华医院，负责糖尿病合并下肢血管病撰写。

阙华发　男，教授，上海中医药大学附属龙华医院，主要负责糖尿病足部分内容起草。

曹烨民　男，医学博士，主任医师，上海市中西医结合医院，主要负责糖尿病足部分内容起草。

李显筑　男，医学博士，主任医师，黑龙江省中西医结合研究所，负责糖尿病合并脑血管病证据收集与条目撰写。

郭　力　女，医学硕士，主任医师，黑龙江省中西医结合研究所，主要负责糖尿病合并脑血管病部分内容起草。

余江毅　男，医学博士，主任医师，江苏省中医院，负责糖尿病合并肾病证据收集与条目撰写。

苏诚炼　男，医学学士，主任医师，中国中医科学院，负责文献审核和资料校对。

王洪武　男，医学博士，中国中医科学院广安门医院，负责文献整理与翻译。

龚燕冰　女，医学博士，中国中医科学院广安门医院，主要负责文献整理与翻译。

庞健丽　女，医学博士，中国中医科学院广安门医院，主要负责文献整理与翻译。

肖月星　男，医学博士，中国中医科学院广安门医院，主要负责文献整理。

于丽红　女，医学硕士，中国中医科学院广安门医院，主要负责文献与文稿翻译。

闫秀峰　男，医学博士，副教授，厦门大学医学院，主要负责文稿英文翻译。

常健菲　女，医学硕士，黑龙江中医药大学，主要负责部分英文文献翻译。

黄吉峰　男，医学博士，黑龙江中医药大学，主要负责日文、韩文文献翻译。

孔文文　男，医学硕士，南京中医药大学，主要负责部分文献整理。

李　婳　女，医学博士，北京大学第一医院，部分参考文献整理。

李敏芳　女，医学硕士，北京大学第一医院，主要负责部分参考文献检索。

黎巍威　女，医学博士，北京大学第一医院，主要负责部分参考文献整理与翻译。

李秀典　男，医学硕士，黑龙江中医药大学，主要负责部分文献翻译。

刘春倩　女，医学硕士，黑龙江中医药大学，主要负责部分文献翻译。

刘　苏　女，医学硕士，江苏省中医院，主要负责部分内容起草。

刘卫娟　女，医学硕士，黑龙江中医药大学，主要负责部分内容翻译。

刘　焱　女，医学硕士，北京大学第一医院，主要负责部分检索、整理、翻译。

罗　玫　女，副主任医师，江苏省中医院，主要负责糖尿病肾病校稿。

马新宇　男，医学硕士，黑龙江中医药大学，主要负责部分内容翻译。

孟爱霞　女，医学硕士，黑龙江中医药大学，主要负责部分参考文献编写。

屈　岭　男，医学博士，北京协和医学院，主要负责周围神经病变文献整理。

邵晓丽　女，医学硕士，南京中医药大学，主要负责部分英文翻译。

孙连庆　男，医学博士，北京协和医科大学，主要负责周围神经病变文献整理。

王　斌　男，医学博士，北京大学第一医院，主要负责部分参考文献的检索整理翻译。

王　丹　女，主任医师，黑龙江中医药大学，主要负责部分内容起草。

王秀秀　女，医学硕士，黑龙江中医药大学，主要负责部分文献翻译。

吴群励　女，医学博士，北京协和医学院，主要负责周围神经病变文献整理。

杨金霞　女，医学博士，北京大学第一医院，主要负责部分参考文献检索整理翻译。

杨丽华　女，医学硕士，北京大学第一医院，主要负责部分参考文献检索整理翻译。

曾克武　男，医学博士，北京大学第一医院，主要负责部分参考文献的检索。

赵　丽　女，医学硕士，北京中医药大学，主要负责周围神经病变文献整理。

张　宁　女，医学博士，主任医师，中国中医科学院望京医院，主要负责中文审校。

赵　越　男，医学硕士，南京中医药大学主要负责部分文献翻译。

周　爽　女，医学博士，副教授，第二军医大学，主要负责部分文献整理和针灸处方审定。

2 型糖尿病指南咨询专家：

    钱荣立   张家庆   曹洪欣   高思华   王 阶   魏子孝   李 怡

    钱荣立 男，医学学士，主任医师，北京大学第一医院。

    张家庆 男，医学学士，主任医师，第二军医大学附属长海医院。

    曹洪欣 男，医学博士，教授，中国中医科学院。

    高思华 男，医学博士，教授，北京中医药大学。

    王 阶 男，医学博士，主任医师，中国中医科学院广安门医院。

    魏子孝 男，医学硕士，主任医师，中国中医科学院西苑医院。

    李 怡 男，医学博士，主任医师，卫生部北京医院。

附件2：信息资源

1 外文检索数据库和检索策略

    MEDLINE、COCHRANE 图书馆、美国国立指南库等，以"pre – diabetes"、"type 2 diabetes"和"diabetes nephropathy"、"diabetes peripheral neuropathy"、"diabetes cardiopathy"、"diabete mellitus brain infarction"、"diabetes and foot care"为关键词进行检索。检索的文献截止 2009 年 8 月。

2 中文检索数据库和检索策略

    中国期刊全文数据库（CNKI）、CBMdisk、中国中医药文献数据库、中国优秀博硕士学位论文全文数据库、中国医用信息资源系统（维普）和中文生物医学期刊文献数据库（CMCC）等数据库，分别以"糖尿病前期"、"2 型糖尿病"、"糖尿病肾病"、"糖尿病心脏病"、"糖尿病周围神经病变"、"糖尿病脑血管病"、"糖尿病足"等为关键词，以及国内本领域知名专家的姓名为关键词。检索 1987 年至今的文献。

3 人工检索现行指南及古代文献

    收集了 WHO、EASD、ADA、IDF、澳大利亚、美国、英国、加拿大、新加坡、日本等学术组织和国家糖尿病临床实践指南。检索中国古典医籍如《伤寒论》、《金匮要略》、《备急千金要方》、《千金翼方》、《外台秘要》、《儒门事亲》、《兰台轨范》、《临证指南医案》、《名医类案》，以及《杂病广要》、《皇汉医学》、《东医宝鉴》等。

附件3：证据分级和推荐强度标准

1 证据分级

    证据分级标准参考刘建平教授提出的传统医学证据体的构成及证据分级的建议，本指南结合临床实际作适当修订。

    Ⅰa：由随机对照试验、队列研究、病例对照研究、病例系列这四种研究中至少两种不同类型的研究构成的证据体，且不同研究结果的效应一致；实施较好的 Meta 分析或系统评价。

    Ⅰb：具有足够把握度的单个随机对照试验。

    Ⅱa：非随机对照研究或队列研究（有对照的前瞻性研究）。

    Ⅱb：病例对照研究。

    Ⅲa：历史性对照的系列病例。

    Ⅲb：自身前后对照的病例系列。

    Ⅳ：长期在临床上广泛运用的病例报告和史料记载的疗法；专家共识意见。

    Ⅴ：未经系统研究验证的专家观点和临床经验，以及没有长期在临床上广泛运用的病例报告和史料记载的疗法。

2 推荐强度

推荐强度参考美国国家临床指南交换所建议分级划分标准，并作适当修改。

A 级：需要至少一个随机对照临床试验作为高质量和连贯性地提出具体建议的文献整体的一部分（证据来自 Ⅰa 和 Ⅰb）。

B 级：需要与主题相关的完成良好的临床研究，但没有随机对照临床试验（证据来自 Ⅱa、Ⅱb 和 Ⅲ级）。

C 级：需要来自专家委员会的报告或意见和（或）临床经验，但缺乏直接的高质量的临床研究（证据来自 Ⅳ 和 V 级）。

附件 4：指南评价

AGREE 评测结果

对 2 型糖尿病临床实践指南的评估由 3 名评估员进行，在认真学习 AGREE 评估系统的基础上，独立地对各个条目进行评分。

1 各领域标准化积分（表 2）

表 2　　　　　　　　　　　　　2 型糖尿病中医临床实践指南 AGREE 评分

	评估员 1	评估员 2	评估员 3	总分
条目 1	3	4	3	10
条目 2	2	2	3	7
条目 3	4	3	4	11
条目 4	4	2	4	10
条目 5	3	3	3	9
条目 6	3	4	4	11
条目 7	1	1	1	3
条目 8	3	4	3	10
条目 9	3	3	3	9
条目 10	3	4	4	11
条目 11	4	3	4	11
条目 12	4	4	3	11
条目 13	3	4	3	10
条目 14	4	4	3	11
条目 15	3	4	4	11
条目 16	3	3	3	9
条目 17	4	4	3	11
条目 18	1	1	1	3
条目 19	1	1	1	3
条目 20	1	1	1	3
条目 21	1	1	1	3
条目 22	4	3	3	10
条目 23	3	3	3	9

2 六大领域标准化得分（表3）

表3   六大领域标准化得分

研究领域	条目编号	标准化得分
范围与目的	1，2，3	84.1%
参与人员	4，5，6，7	56.4%
制订的严谨性	8，9，10，11	81.3%
清晰性和可读性	12，13，14，15，16，17，18	67.8%
应用性	19，20，21	0.0%
编辑独立	22，23	82.7%

3 全面评估

对指南进行全面评估，建议在局部地区先进行预试验后再推广。指南应提供支持指南应用的工具，如指南文本手册、解读手册、计算机或其他手段。对指南推行的障碍及费用，疗效评价标准也应加以考虑。

附件5：词汇表

耳针：针刺耳郭特定穴位的一种治疗方法；针具名，为耳针疗法的专用针具。

活血化瘀：用具有活血化瘀作用的方药治疗血瘀证的治法。

筋痹：病名，指风寒湿邪入侵于筋所致的痹证。

麻木：麻为感觉异常，似痛非痛，如蚁走刺痛感；木为感觉障碍，不知痛痒，常交替或同时出现。

内风：又称"肝风内动"，"虚风内动"。指由脏腑机能失调而引起具有动摇、震颤特点之各种症状的病理变化，与肝脏关系最为密切。包括阴虚风动、肝阳化风、血虚生风、热极生风等。

气阴两虚（证）：气虚和阴虚同时并见的病理变化。

三型辨证：糖尿病的一种辨证分型方法，分为阴虚热盛（内热）、气阴两虚、阴阳两虚等三种主要证型。

脱疽：病名。本病多发于足趾，溃久则趾自落。故名脱疽。

消渴：症状名，以多饮多食多尿为主要表现的一组临床症状；病名，以出现多饮多食多尿伴消瘦为主，与糖尿病类似。

血瘀证：瘀血内阻，血行不畅。以局部出现青紫肿块，疼痛拒按，或腹内癥块，刺痛不移，拒按，或出血紫暗成块，舌紫或有斑点，脉弦涩等为常见证候。

阳痿：指男性在性生活时，阴茎不能勃起或勃起不坚或坚而不久，不能完成正常性生活，或阴茎根本无法插入阴道进行性交。

阴虚热盛：阴虚，制约阳热的功能减退而致虚热内生的病理变化，可见到低热、午后潮热或夜间发热、手足心热、盗汗消瘦等症。

阴阳两虚证：脏腑阴液，阳气俱虚。以眩晕耳鸣，神疲，畏寒肢冷，五心烦热，心悸腰酸，舌淡少津，脉弱而数等为常见证候。

早泄：在性交时，男子勃起的阴茎未纳入女子的阴道之前，或正当进入时，或刚纳入后，便已泄精，阴茎随之软缩，使性交不能继续下去而中止。

治未病：采取一定的措施以防止疾病产生和发展的治疗原则，包括未病先防和既病防变两个方面。

单纯性肥胖病中医临床实践指南

要点说明

1 关键事项

本指南制订的目的是对中医学治疗单纯性肥胖病的方法与措施加以总结，进行合理的评价，并加以推广。指南针对的人群是成人单纯性肥胖病患者。

本指南并不是医疗行为的标准或者规范，而仅仅是根据现有的研究证据，依据特定方法制作出的文本。随着临床研究的进展，新证据的不断产生，指南所提供的建议会随之不断地修正。采用指南推荐的方法并不能保证所有的患者都能获得理想的临床结局。同时，就指南本身而言，并不能包括所有有效的疗法，也不排斥其他有效的疗法。最终临床治疗措施的选择需要卫生从业者根据临床的具体情况，结合自身的经验及患者的意愿做出。

2 关键建议

中医药治疗单纯性肥胖病以针灸疗法为主，中药疗法、推拿疗法为辅，配合饮食调节、运动等方法综合干预，关键建议如下：

针灸疗法在治疗单纯性肥胖病中发挥着重要的作用，主要的方法包括：体穴减肥法、耳穴减肥法和体穴联合耳穴减肥法。体穴疗法具体内容包括：毫针、磁极针、电针、光电针、埋线、拔罐、艾灸。耳穴疗法的具体内容包括：王不留行胶布贴压、磁珠胶布贴压。体穴联合耳穴疗法的具体内容包括：毫针联合王不留行胶布耳穴贴压、毫针联合磁珠胶布耳穴贴压、电针联合王不留行胶布耳穴贴压、电针联合磁珠胶布耳穴贴压、埋线联合王不留行胶布耳穴贴压、毫针及拔罐联合王不留行胶布耳穴贴压。

中药治疗单纯性肥胖病可选用汤药和中成药的形式。单纯性肥胖病的发病机理多属本虚标实之证，脾肾亏虚为本，痰浊、血瘀内阻为标。治疗应选择具有补脾益肾、通腑泻浊功用的药物为主。患者在中药治疗期间，应适当控制饮食，并进行适当体力活动。

运动疗法是治疗单纯性肥胖病的重要方法，传统运动减肥方式多是低运动量的运动，疗效并不理想。科学的减肥方法应首先建立在控制热量的摄取和增加活动量的基础之上，借助现代医学的先进手段，探索个体化的治疗方案，并做到持之以恒，巩固疗效。

3 实施过程

对确诊的单纯性肥胖患者，可以按如下实施流程操作：

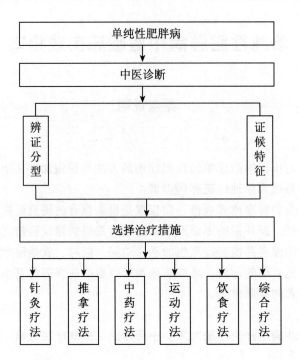

目　录

介　　绍

临床实践指南（clinical practice guidelines）是系统开发的多组临床指导意见，用来帮助医生和患者针对特定的临床问题做出恰当处理、选择和决策适宜的卫生保健服务[1]。它有利于节省有限的医疗资源，帮助临床医生做出决策，提高基层医生从事预防、诊断、治疗、康复等医疗活动的能力，加强服务质量管理，控制医疗费用。因此，自 20 世纪 80 年代临床实践指南的概念提出以来，世界各国都加强了对临床实践指南的制订，取得了很好的经济和社会效益。

1974 年，英国医药和健康研究理事会联合部门的报告中，着重指出肥胖已经成为一个主要的公众健康问题；1983 年，英国皇家医师学院的报告中也提出了相同的观点，其关于民族健康的报告中指出，肥胖应该成为一个重点关注的问题，并且建议把降低日益增长的肥胖发病率作为现今情况下的首要目标[2]；1997 年，世界卫生组织（WHO）宣布肥胖是一种疾病；2000 年 2 月，WHO 西亚太平洋地区肥胖症工作组考虑到亚洲人遗传及环境因素，局部脂肪积聚和欧洲人不同的特点，提出了亚洲成人体重分级建议标准；2005 年，美国内科医师学会发布了《肥胖症的临床实践指南》。中国曾先后于 1987 年首届全国中西医结合肥胖症学术研讨会拟订肥胖标准；1989 年 11 月，第二次全国中西医结合肥胖症学术会议修订了单纯性肥胖病的诊断、疗效评定标准（试行）；1992 年，中国中西医结合肥胖病研究学术组制订了肥胖病诊断标准；1998 年，在《中国中西医结合杂志》上公布了《单纯性肥胖病的诊断及疗效评定标准》；2004 年，卫生部疾病控制司公布了《中国成人超重和肥胖症预防控制指南》。

在世界卫生组织（WHO）西太区的组织下编写单纯性肥胖病的中医循证临床实践指南，对中医学治疗单纯性肥胖病的经验和成果加以总结、评价和推广，这在中国和亚太地区都是第一次。

单纯性肥胖病的中医学临床实践指南受世界卫生组织西太区及中国中医科学院的委托制订，全部经费由世界卫生组织西太区和中国中医科学院提供。指南制作组所有人员声明，完全独立地进行指南的编制工作，未与任何利益团体发生联系，指南编写人员均为志愿工作。

背　　景

肥胖病（obesity，ICD - 10 编码：E66）是由多种因素引起的慢性代谢性疾病[3]，无内分泌疾病或可能引起肥胖的特殊病因的肥胖症，称为单纯性肥胖病（ICD - 1：E66.901），约占肥胖人数的95%。肥胖症与 2 型糖尿病、心脑血管疾病、呼吸系统疾病等多种慢性非传染性疾病和社会心理障碍密切相关，已成为严重影响人们健康的问题。WHO 资料表明，全球肥胖者数量每 5 年增长 1 倍。中国现有超重和肥胖者成年人为 2.6 亿人，其中超重者为 2 亿人，肥胖者为 6000 万人，超重和肥胖人群已接近总人口的 1/4，成为影响居民健康的重要疾患。随着城市化的进程，肥胖将成倍增加，防治工作迫在眉睫[4]。日本在 1990～1994 年的国家营养普查中发现，属于肥胖范畴的人口低于 3%，超重的人口男性约 24.3%，女性约 20.2%[5]。现今已经证实在肥胖人群中糖尿病、冠心病、高血压、中风、胆石症及痛风等疾病的发病率明显高于非超重者。肥胖者因肝硬化死亡者比普通人高 3.4 倍，因脑卒中死亡者高 1.2 倍[6]。肥胖及其并发症导致了有限卫生资源的消耗增加，日趋成为严重的社会负担。正是由于肥胖造成的巨大社会和健康危害，世界卫生组织已将肥胖列为影响世界健康的十大威胁之一[7]。

中医历代医籍都有对肥胖病因病机的论述，成书于距今 2500 年前的《内经》中就有对肥胖病的病因病机记载。如《素问·通评虚实论》说："肥贵人，则高粱之疾也。"其将人分为肥、膏、肉、脂等多种体型，并且指出不同体型的肥胖具有不同的临床特点。汉代医圣张仲景提出"病痰饮者，当以温药和之"的治疗大法，为后世探讨肥胖与痰饮病的关系提供了线索，同时也为后世用温药法治疗痰浊膏脂内聚所致的肥胖开阔了思路[8]。宋金元时期对肥胖的研究进一步深入，明确体质和痰湿是肥胖发生的主要原因[9]。明代对肥胖的研究更加详细和完备，张景岳在《景岳全书》中明确指出禀赋和饮食是肥胖发病的基本原因。

近 20 年来，采用中医学治疗单纯性肥胖病的临床研究逐渐增多。研究表明，中医辨证论治、针灸与推拿按摩等方法对单纯性肥胖病有良好的效果，为单纯性肥胖病患者治疗提供更多的选择。

目前，国际上尚无中医药治疗单纯性肥胖病的临床实践指南。因此，遵循循证医学的理念，借鉴国际临床实践指南制订方法，系统收集治疗单纯性肥胖病的文献，在文献系统评价的基础上形成具有循证医学证据的中医药治疗单纯性肥胖病的临床实践指南。这是对近几十年来传统医学研究成果的总结，可以更好地发挥传统医学在单纯性肥胖病治疗中的作用。

临床特征

1 临床特点

肥胖有多种不同的分类方式，一般认为肥胖病包括两种类型：单纯性肥胖病和继发性肥胖病。其中单纯性肥胖病根据发病年龄和脂肪组织病理特点可分为体质性肥胖病和获得性肥胖病。无内分泌疾病或找不出可能引起肥胖的特殊病因的肥胖症为单纯性肥胖病[3]。单纯性肥胖病占肥胖患者总数的95%。它与生活方式相关，以过度进食、体力活动过少、行为偏差为特点，表现为全身脂肪组织过度增生、能够合并多种疾患的慢性疾病[10]。这类患者全身脂肪分布比较均匀，无内分泌紊乱现象，无代谢障碍性疾病，其家族往往有肥胖病史。因此，单纯性肥胖主要由遗传因素及营养过度引起[11]。

2 辅助检查

2.1 体重指数（Body Mass Index，BMI）

体重指数，即体重（kg）/身高（m²），能全面衡量全身脂肪分布情况，但不能充分反映局部脂肪分布情况。

2.2 腰围（Waist Circumference，WC）

腰围，是指腰部周径的长度，反映脂肪总量和脂肪分布结构的综合指标，但受测量人手法及经验的影响。

2.3 腰臀比（Waist - hip Ratio，WHR）

腰臀比，是指腰围和臀围的比值。臀围是环绕臀部最突出点测出的身体水平周径。腰臀比的优点是可以很好反映腹部脂肪的变化。缺点是测量的经验、手法等会影响其结果[12]。

2.4 其他

计算机体层摄影术（CT）或核磁共振成像术（MRI）。

诊断标准

1 西医诊断标准

1.1 体重指数

1998 年 WHO 对肥胖的诊断确定是根据欧洲成年人为基础。2000 年针对亚洲人的特点，WHO 西亚太地区肥胖病工作组考虑到亚洲人遗传及环境因素、局部脂肪积聚与欧洲人不同的特点，提出亚洲成人体重分级建议标准，发表了《对亚太地区肥胖及其治疗的重新定义》，按照亚洲人制订体重分级标准[13]（表 1）。

表 1 　　　　　　　　　　　西方国家和亚洲人体重分级标准及发病的危险性

分级	BMI（kg/m^2）适用于西方国家（1998 年）	适用于亚太地区（2000 年）	伴发病的危险性
正常范围	18.5~24.9	18.5~22.9	平均水平
超重	25.0~29.9	23.0~24.9	上升
Ⅰ度肥胖	30.0~34.9	25.0~29.9	中等
Ⅱ度肥胖	35.0~39.9	≥30.0	严重
Ⅲ度肥胖	≥40.0		极为严重

1.2　腰围（表2）[13]

表 2 　　　　　　　　　亚洲成人 BMI 标准、腰围水平与相关疾病危险性的关系

分类	BMI（kg/m^2）	腰围水平（cm） 男<90 女<80		男≥90 女≥80	
体重过低	<18.5	相关疾病危险性低（但其他疾病危险性增高）		相关疾病危险性处于平均水平	
正常范围	18.5~22.9	相关疾病危险性处于平均水平		相关疾病危险性增高	
超重	≥23	相关疾病危险性增高		相关疾病危险性增高	
肥胖前期	23~24.9	相关疾病危险性增高		相关疾病危险性增高	
Ⅰ度肥胖	25~29.9	相关疾病危险性中度增高		相关疾病危险性增高	
Ⅱ度肥胖	≥30	相关疾病危险性严重增高		相关疾病危险性增高	

1.3　腰臀比

WHR>0.8 为中心性肥胖；WHR<0.7 为周围性肥胖。

1.4　内脏脂肪面积及其他

中国肥胖工作组建议诊断用计算机体层摄影术（CT）或核磁共振成像术（MRI）扫描第 3 和 4 腰椎水平，可计算内脏脂肪面积。面积超过 130cm^2 时，与代谢性疾病相关；小于 110cm^2 时，则危险性降低。此外，还可用皮脂厚度测量仪及生物电阻抗测量体内的脂肪含量，间接判断是否肥胖及肥胖的程度。

估计肥胖程度的最实用的人体测量学指标是体重指数和腰围。尽管有些其他方法（如计算机体层摄影术和核磁共振成像术等）可以较精确地测定体脂的百分含量，但这些仪器设备比较昂贵，无法普遍采用[3]。

2　中医辨证分型

根据 1997 年在北京召开的全国第五届肥胖病研究学术会议制订的标准，单纯性肥胖病应分 5 型治疗，即脾虚痰湿证、胃热湿阻证、肝郁气滞证、脾肾两虚证、阴虚内热证。

2.1　脾虚痰湿证

肥胖，疲乏无力，肢体困重，尿少纳差，腹满，脉沉细，舌苔薄腻，舌质淡红。

2.2　胃热湿阻证

肥胖，头胀头晕，消谷善饥，困楚怠惰，口渴喜饮，脉滑小数，舌苔腻微黄，舌质红。

2.3　肝郁气滞证

肥胖，胸胁苦满，胃脘痞满，月经不调，闭经，失眠，多梦，脉弦细，舌质暗红。

2.4 脾肾两虚证

肥胖，疲乏无力，腰酸腿软，阳痿，阴寒，脉沉细无力，舌苔薄，舌质淡红。

2.5 阴虚内热证

肥胖，头昏眼花，头胀头痛，腰膝酸软，五心烦热，低热，脉数而弦，舌尖红苔薄。

干预、管理和推荐

1 干预

鉴于目前尚无治疗肥胖的特效方法，现有的治疗手段还不能完全令人满意，而肥胖病对人类健康的威胁很大，因此特别强调对肥胖病的早期预防和干预工作。首先应当树立正确观念，通过改变生活方式来预防肥胖病。包括改变膳食、增加体力活动、矫正引起过度进食的行为和习惯；鼓励摄入低能量、低脂肪、适量蛋白质和碳水化合物，以及富含微量元素和维生素的膳食；控制膳食与增加运动相结合以克服因单纯减少膳食能量所产生的不利作用，二者相结合可使基础代谢率不致因摄入能量过低而下降，达到更好的减重效果；积极运动可防止体重反弹，改善心肺功能，产生更多、更全面的健康效益。

中医药在肥胖的预防与早期监测上，有其自身的优势。中医强调"未病先防，既病防变"，可以根据自己的实际情况选择相应的食疗方和减肥药物以及运动疗法。出现临床症状时，应及时采用针灸疗法、推拿疗法、中药疗法、运动疗法、饮食疗法、综合疗法等进行早期干预，防止病情进一步发展。

2 管理

2.1 针灸疗法

针灸疗法在治疗单纯性肥胖病中发挥着重要的作用，临床应用颇广。

针灸减肥主要选穴方法包括：体穴减肥法、耳穴减肥法和体穴联合耳穴减肥法。体穴疗法具体内容包括：电针、毫针、磁极针、埋线、拔罐等；耳穴疗法的具体内容包括：王不留行胶布贴压、磁珠胶布贴压；体穴联合耳穴的具体内容包括：毫针联合王不留行胶布耳穴贴压、毫针联合磁珠胶布耳穴贴压、电针联合王不留行胶布耳穴贴压、电针联合磁珠胶布耳穴贴压、埋线联合王不留行胶布耳穴贴压、毫针及拔罐联合王不留行胶布耳穴贴压。

常用体穴为中脘、天枢、足三里、上巨虚、三阴交、关元；常用耳穴包括：内分泌、皮质下、交感、神门、饥点、三焦、大肠、脾、胃。选用经脉多以足太阴脾经、足阳明胃经和任脉为主。

治疗中根据肥胖的不同部位进行局部取穴，并根据辨证分型选择配穴。辨证分型包括：

胃肠实热证、体穴配曲池、合谷、公孙、内庭、支沟、大肠俞、小肠俞、二间、上脘，下脘、至阳；耳穴配口、饥点、肺。

脾虚湿热证：体穴配丰隆、阴陵泉、水分、气海、太白、水道、腹结、太阳、百会、脾俞、曲池、支沟SJ、四满、内庭、腹结；耳穴配交感、皮质下、口、贲门、食道、胃、大肠、内分泌、渴点、饥点、神门。

肝郁气滞证：配肝俞、膈俞、曲泉、太冲、内关、气海、血海、行间、期门、蠡沟，曲泉、膻中RN。

脾肾两虚证：配脾俞、肾俞、命门、太溪、气海。

阴虚内热证：配太溪。

冲任失调证：体穴配带脉、血海、支沟、四满、太溪；耳穴配子宫、内分泌、皮质下、脾、肾、卵巢。

脾肾阳虚证：体穴配命门、脾俞、肾俞；耳穴配肾、交感。

　　文献资料显示，针灸减肥对于成年人各种程度的肥胖均有较好的治疗效果。在治疗中应注意：针灸器具及穴位的严格消毒；按照疗程进行治疗，对于耳穴治疗需注意定时更换和按压；减肥期间，应注意配合适当运动和膳食控制。

2.1.1　体穴疗法

2.1.1.1　电针疗法

方法一

取穴：中脘、天枢、足三里、上巨虚、三阴交、关元、水分、气海、梁丘、公孙、曲池、支沟。

治疗工具：1.5～3寸磁极针和G6805型电针治疗仪。

操作方法：患者取仰卧位，常规消毒后进针，反复重插轻提，大幅度快速捻转，产生较强的酸麻胀感，得气后接电针治疗仪。采用连续波，电流量以患者能耐受为度，留针30分钟，隔日1次，15天为1个疗程。（推荐强度：A，证据级别：Ib）

方法二

取穴：中脘、天枢、足三里、上巨虚、三阴交、关元。

辨证配穴：胃肠实热证，配曲池、合谷、公孙、内庭；脾虚湿热证，配丰隆、阴陵泉、水分、气海；肝郁气滞证，配肝俞、膈俞、曲泉、太冲；脾肾两虚证，配脾俞、肾俞、命门、太溪。

治疗工具：0.30mm×40～50mm毫针和G6805型电针治疗仪。

操作方法：患者取仰卧位，常规消毒后，快速进针，得气后，实证用泻法，虚证用补法。补泻完毕后，双侧天枢、足三里穴毫针接电针治疗仪。采用连续波，频率为20次/秒，电流量以患者耐受为度，余穴每隔10分钟捻转1次，留针30分钟，隔日1次，15天为1个疗程。（推荐强度：A，证据级别：Ib）

方法三

主穴：中脘、天枢、足三里、上巨虚、三阴交、带脉。

辨证配穴：胃肠实热证，配曲池、合谷、内庭、支沟；脾虚湿热证，配丰隆、阴陵泉、气海、太白；肝郁气滞证，配肝俞、膈俞、太冲、内关；脾肾两虚证，配脾俞、肾俞、太溪、关元。

治疗工具：用30号1.5～2寸毫针、G6805型电针治疗仪和内径约4cm左右中号火罐。

操作方法：穴位常规消毒，快速进针，得气后，补虚泻实，再将双侧天枢、足三里穴毫针接G6805型电针治疗仪2组线，连续波，频率为20次/秒，强度以患者能耐受为度，留针30分钟。针刺完毕后用火罐，以神阙穴为中心，神阙穴至关元穴为半径（3寸）作圆，于此圆周上顺时针方向用闪火法反复闪罐，约25分钟，直至局部皮肤潮红为度。电针、闪罐均每日1次，每周5次，20次为1个疗程。（推荐强度：A，证据级别：Ib）

方法四

主穴：中脘、天枢、足三里、膻中、中极、伏兔（双侧）、阴陵泉（双侧）、丰隆（双侧）。

治疗工具：28号2寸毫针和G6805-1型电针治疗仪。

操作方法：患者取仰卧位，所取穴位常规消毒后，以毫针快速刺入穴位，除膻中向下平刺外，其余穴位均直刺，常规深度，得气后连接到两台电针治疗仪上，连接方法为膻中-中脘、天枢（单侧）-中极、伏兔-足三里、阴陵泉-三阴交，采用断续波，频率24次/分，强度以患者能耐受为度，刺激15～20分钟。（推荐强度：A，证据级别：Ib）

方法五

主穴：中脘、天枢、足三里、带脉、水道。

辨证配穴：胃肠实热证，配内庭、上巨虚；脾虚湿热证，配阴陵泉、水分；肝郁气滞证，配太冲、气海、血海；脾肾两虚证，配太溪、关元；阴虚内热证，配三阴交。

治疗工具：0.35mm×25mm毫针和XS-998A（C）型光电治疗仪。

操作方法：穴位常规消毒，取毫针，针刺深度 15～20mm，主穴进针后，以有麻胀触电感为佳。有针感时停止行针，并提针少许，再予留针。用光电治疗仪，电极置于腹部穴位，激光输出头置于神阙、水分或局部脂肪较多部位；有脂肪肝者，激光头置于肝区附近。选用频率为循环（相当于疏密波），强度以患者能耐受为度。留针 30 分钟，每日 1 次，10 次为 1 个疗程，共治疗 3 个疗程。（推荐强度：A，证据级别：Ⅰb）

方法六

取穴：群针组：腹群针以腹部任脉、肾经、胃经、脾经、胆经这 5 条经脉在腰腹部的穴位为主，以天枢、大横、中脘、关元为重点，双侧腰部以取胆经的带脉、五枢、维道为主，包围针刺腹腰部脂肪堆积处，每次腹腰部双侧共需取 30 穴左右；背群针：以背腰部督脉、膀胱经第 1、2 侧线经穴为主，以肾俞、大肠俞为中心，在骶臀部、脂肪堆积处取穴，双侧共需取 20 穴左右；四肢穴：足三里、上巨虚、三阴交、阴陵泉、丰隆、曲池、支沟。

治疗工具：0.35mm×25～40mm 毫针和 SDZⅡ型电针仪。

操作方法：群针组：患者平卧，用毫针直刺 0.5～1 寸，操作时需根据患者脂肪厚度，将毫针准确刺入皮下脂肪层，不要求出现针感，针呈丛集状态。如腹部以神阙为中心点，入针于任脉、脾经、胃经、肾经、胆经、肝经上，背部相同。不必刻意追求穴位，每针均要求在上述经脉上，然后与电针仪连接，6 组电针分左右各 3 组，负极接在向心处穴上（如腹部），正极接在离心处穴上（如腰部），施连续波，缓慢调整电流大小，以患者能耐受为度。四肢穴操作时要求有针感，不加电针。仰卧、俯卧位交替进行，前后均留针 30 分钟，每日 1 次，5 次后休息 2 天，30 次为 1 个疗程。（推荐强度：A，证据级别：Ⅰb）

方法七

取穴：主穴取中脘、梁门（双侧）、下脘、太乙（双侧）、天枢（双侧）、水道（双侧）、关元、带脉（双侧）。胃肠实热证，取合谷、曲池、上巨虚、内庭、支沟以泻胃肠腑热；脾虚湿阻证，取阴陵泉、足三里、三阴交、丰隆以健脾益气化痰；肝气郁结证，取阳陵泉、血海、太冲以疏肝理气；阴阳平和者，以主穴为主。大腿肥胖者，加髀关、伏兔；小腿肥胖者，加阳陵泉、下巨虚；局部肥胖者，加阿是穴。

治疗工具：1.5～3 寸（29～30 号）毫针和 G6805-Ⅱ型电针治疗仪。

操作方法：患者取仰卧位，局部皮肤常规消毒，提插捻转得气后，接通，选择 3 组穴位，分别为双侧天枢、双侧带脉、关元和中脘，运用连续波波型，频率为 50Hz，强度以患者能耐受为度，留针 30 分钟，每日 1 次，15 次为 1 个疗程。（推荐强度：B，证据级别：Ⅲb）

2.1.1.2 毫针疗法

方法一

主穴：天枢、足三里、三阴交、血海、合谷。

辨证配穴：胃热湿阻证，配曲池；脾虚湿热证，配丰隆；肝郁气滞证，配太冲；阴虚内热证，配太溪；脾肾两虚证，配气海。

治疗工具：0.38mm×40mm 毫针和 0.38mm×75mm 毫针。

操作方法：0.38mm×40mm 毫针用于肌肉较浅处，0.38mm×75mm 毫针用于肌肉丰厚处。局部皮肤消毒，右手持针，针尖抵触穴位，按压刺入表皮，进针深度适宜，用提插捻转法，得气后留针 30 分钟，每日 1 次，10 次为 1 个疗程，第 2～3 疗程隔日 1 次，共治疗 3 个疗程。（推荐强度：A，证据级别：Ⅰb）

方法二

主穴：中脘、天枢、足三里、上巨虚、三阴交、关元、内庭、梁丘、下巨虚、大横、脾俞、胃俞、章门、内关、气海、丰隆、支沟、太溪。

辨证配穴：胃肠实热证，配大肠俞、小肠俞、二间、上脘、下脘、至阳；脾虚湿热证，配阴陵泉、水分、水道、太白、腹结、太阳、百会；肝郁气滞证，配太冲、行间、期门、蠡沟、曲泉、膻中。

治疗工具：直径 0.3mm 毫针。

操作方法：平补平泻法，每次留针 35 分钟，每 10 分钟捻转 1 次，共 4 次。隔日治疗 1 次，治疗 1 个月为 1 个疗程。（推荐强度：A，证据级别：Ⅰb）

方法三

主穴：天枢、足三里、三阴交、血海、外陵、水分、三阴交。

治疗工具：3 寸毫针。

操作方法：在严格消毒下，用毫针，右手持针，快速直刺上述各穴，进针 1 寸后，采用大幅度提插捻转，得气后留针 30 分钟，前 3 天每日 1 次，以后隔 2 日 1 次，15 次为 1 个疗程。同时配以营养保健饮食。（推荐强度：A，证据级别：Ⅰb）

方法四

主穴：天枢、中脘、关元、上脘。

辨证配穴：痰湿困脾证，配丰隆、三阴交；脾胃实热证，配内庭、曲池；冲任失调证，配带脉、血海、三阴交。

治疗工具：毫针。

操作方法：得气后采用平补平泻法。痰湿困脾者，加丰隆、三阴交，得气后用提插泻法。脾胃实热者，加内庭，得气后用提插泻法；曲池，得气后用平补平泻法。冲任失调者，加带脉、血海、三阴交，得气后用补法。以上诸穴均留针 15 ~ 20 分钟，隔日 1 次，10 次为 1 个疗程，疗程间休息 3 ~ 4 天后，再进行下个疗程。（推荐强度：A，证据级别：Ⅰb）

方法五

主穴：以腹部任脉、少阴经、阳明经、太阴经为主取穴（约 60 个）。

治疗工具：直径 0.38mm、长 25mm 的不锈钢毫针。

操作方法：采用腹针浅刺多针法治疗。嘱患者仰卧位，皮肤常规消毒后以指切进针法快速进针，进入皮肤约 0.5 寸（即皮下脂肪层），采用浅刺轻刺手法，不求针感，安静留针 30 分钟。每日 1 次，20 次为 1 个观察疗程。（推荐强度：B，证据级别：Ⅱa）

2.1.1.3 埋线疗法

方法一

主穴：上巨虚、三阴交、丰隆、公孙、梁丘、天枢、脾俞、胃俞、大肠俞。

配穴：中度肥胖者配阿是穴，如臂、大腿及臀部、腹部等脂肪容易堆积处。

治疗工具：28 号 2 寸长的毫针和 000 号羊肠线。

操作方法：常规消毒后，用 7 号注射针头作套管，28 号 2 寸长的毫针剪去针尖作芯，将 000 号羊肠线 115cm 放入针头内，后接针芯，右手持针，刺入到所需深度。当出现针感后左手推针芯，同时右手退针管，将羊肠线埋植在穴位的皮下组织或肌层内，棉球按压针孔片刻后结束。1 周 1 次，1 个月为 1 个疗程。（推荐强度：A，证据级别：Ⅰb）

方法二

主穴：第 1 组：梁门（双侧）、天枢、水道（双侧）；第 2 组：中脘、水分、带脉（双侧）、大巨（双侧）。适当选取阿是穴。

治疗工具：28 号的 2 寸毫针和 000 号羊肠线。

操作方法：适当体位，医生将约 1 米长 000 号的羊肠线从 8 号注射针头的针尖处装入针体（此时注射针头内的毫针稍退后），线头与针尖内缘齐平。穴位皮肤常规消毒，术者左手绷紧皮肤，将针头快速刺入穴内1.5~2.0cm。然后将针芯内的毫针向内推进，同时缓慢将8号针头退出，使肠线留于穴内，查无线头外露后，将消毒敷料敷贴针孔24小时。每周埋线1次，4次为1个疗程，共观察2个疗程，1~2个疗程后统计疗效。（推荐强度：B，证据级别：Ⅱa）

2.1.2 体穴联合耳穴贴压

2.1.2.1 电针联合耳穴贴压

方法一

体穴：天枢、中脘、梁门、气海。耳穴：内分泌、皮质下、交感、神门、饥点。

治疗工具：2~3寸一次性毫针、G6805-B型电针仪、王不留行、医用胶布。

操作方法：用毫针向下平刺透刺1.5~2.5寸，接通电针仪，选择疏密波，强度以患者能耐受为度。每次选5~6穴，用胶布将王不留行贴于一侧耳穴，嘱患者每日餐前和睡前各按压1次，每穴按压1分钟，以局部胀痛、耳郭微红发热为宜，每3天换1次，两耳交替，1个月为1个疗程。（推荐强度：A，证据级别：Ⅰb）

方法二

体穴：天枢、中脘、足三里、三阴交、大横、水道、曲池、阳池、合谷、梁丘。耳穴：神门、胃、交感、三焦、内分泌。

治疗工具：30号1~4寸毫针、针灸治疗仪和磁珠胶布。

操作方法：

体穴操作方法：常规消毒后，选用毫针，常规刺法，快速进针并得气。将针灸治疗仪每一输出导线的两个电极分别连接在主穴两支毫针柄上，确定调制和脉冲时，根据患者的肥胖程度和接受治疗的次数及耐受程度，灵活选用脉冲强弱。得气后留针30分钟。隔日1次，30次为1个疗程。

耳穴操作方法：患者端坐位，耳郭用75%酒精棉球擦干，用小号止血钳夹住粘有磁珠胶布一角，对准耳穴中心点紧贴后稍加用力，按压片刻，每次以酸、胀、灼热为度。每次取单侧耳穴，隔日换贴1次，两耳交替。治疗期间，嘱患者每天按压耳穴3~4次，每次按压1分钟左右，30次为1个疗程。（推荐强度：A，证据级别：Ⅰb）

方法三

体穴：天枢、足三里、三阴交、丰隆。

耳穴：神门、内分泌、脾、胃、三焦、大肠、脑点。

配穴：胃肠腑热证，配曲池、上巨虚、内庭，耳穴配口、饥点、肺；脾虚湿盛证，配阴陵泉、气海、脾俞，耳穴配交感、皮质下；脾肾阳虚证，配命门、脾俞、肾俞，耳穴配肾、交感。

治疗工具：直径0.30mm，长40~75mm毫针、G6805-B型电针治疗仪、王不留行、医用胶布。

操作方法：进针得气后，主穴接电针仪，以患者耐受为度，其他穴位行针2~3次，每次2~3分钟，留针30分钟，前5天每日治疗1次，5天后隔日治疗1次，1个月为1个疗程；耳穴常规消毒，王不留行贴压，每3天更换1次，两耳交替取穴，10次为1个疗程。（推荐强度：A，证据级别：Ⅰb）

方法四

脾运失常，气虚湿滞证。

体穴：内关、水分、天枢、丰隆、三阴交、列缺。

耳穴：口、胃、脾、肺、肾、内分泌、三焦、神门。

胃强脾弱，湿热内蕴证。

体穴：曲池、支沟、四满、三阴交、内庭、腹结。

耳穴：口、贲门、食道、胃、大肠、内分泌、渴点、饥点、神门。

冲任失调，带脉不和证。

体穴：支沟、四满、关元、带脉、血海、三阴交、太溪。

耳穴：子宫、内分泌、皮质下、脾、肾、卵巢。

治疗工具：1.5～2.5寸毫针、G6805-B型电针仪、王不留行、医用胶布。

操作方法：上述穴位常规消毒后，根据患者皮下脂肪的厚度，灵活选择1.5～2.5寸毫针进针。实证用泻法，虚证用补法，得气后连接G6805-B型电针仪连续波治疗，强度以患者能忍受为宜，每日1次，每次60分钟，10次为1个疗程，共3～6个疗程。耳穴用医用胶布贴压王不留行，嘱咐患者三餐前30分钟揉按，每穴按压50次，每4天换1次。（推荐强度：A，证据级别：Ⅰb）

方法五

主穴：取中脘、天枢、水分、归来、中极、日月、期门、梁丘、阴陵泉。胃火炽盛证，加至阳、胃俞、大肠俞、曲池；心脾气虚证，加心俞、脾俞、气海、丰隆；肝肾阴虚证，加肝俞、肾俞、复溜、三阴交。

耳穴：神门、鼻、肺、脾、肝、大肠、小肠、内分泌、肾上腺。胃火炽盛证，加胃MA；心脾气虚证，加心；肝肾阴虚证，加肾。

操作方法：按常规针刺操作，先将毫针刺入各穴，令其得气，然后根据不同证型，分别选取3～4组穴（6～8穴）进行电针治疗，选取疏密波，强度以患者能耐受为度，留针30分钟。每周针6次，周日休息，以医用胶布固定王不留行，贴于穴位处，嘱患者每日三餐前10分钟自行按压穴区，以感到轻痛、发红、发热为度，每3天或5天换1次。（推荐强度：B，证据级别：Ⅲb）

2.1.2.2 毫针联合耳穴贴压

方法一

体穴：天枢、中脘、关元、阴陵泉、大横、下脘、气海、太乙、大巨、带脉、丰隆。

耳穴：交感、腹、脑点、皮质下、饥点、渴点、大肠、脾、胃、口。

治疗工具：30号1.5寸毫针、王不留行、医用胶布或耳贴磁珠。

操作方法：局部皮肤采用安尔碘消毒后，取毫针以单手或双手舒张进针法进针，行提插捻转得气后留针45分钟，其间每隔5～10分钟运针1次，每周2～4次，共治疗3个月结束。每次选一侧耳郭穴位，用75%酒精局部消毒后，对准穴位进行贴压，嘱患者回去后每2小时按压耳穴。（推荐强度：A，证据级别：Ⅰb）

方法二

体穴：天枢、中脘、足三里、三阴交、丰隆、水分、气海、外陵、滑肉门、曲池、梁丘、阴陵泉、太冲、公孙、太溪。

耳穴：内分泌、脾、肾、饥点、大肠、三焦、便秘、脑干、食道、神门、甲状腺。

治疗工具：28号毫针、王不留行、医用胶布。

操作方法：用毫针进针1～1.5寸，行提插捻转法（实证用泻法，虚证用补法），留针30分钟。每周6次，周日休息，4周为1个疗程。常规消毒耳部皮肤，用带王不留行的胶布固定在相应的敏感穴位上，每次取5～8穴，每周2次，8次为1个疗程；嘱患者在三餐前按压穴位，使之产生酸胀感，程度以患者能耐受为宜。（推荐强度：A，证据级别：Ⅰb）

方法三

体穴：天枢、中脘、水分、足三里、三阴交、关元、气海、水道、大横、丰隆、内庭、曲池。

耳穴：胃、神门、内分泌、肺、饥点、腹穴。

治疗工具：5cm或10cm无菌针灸针、王不留行、医用胶布。

操作方法：肥胖局部可行3～4针，使用无菌针灸针常规进针，行提插捻转手法至有得气感，留针30分钟；10分钟行针1次。每周针刺3次，12次为1个疗程。王不留行贴在耳穴的敏感点上，每次贴一只耳，两耳交替，更换1次，嘱患者每天对耳穴进行揉按2～3次，每次2～3分钟，以耳朵出

现热、胀、麻、痛感为宜。（推荐强度：A，证据级别：Ⅰb）

2.2 中药疗法

2.2.1 中药汤剂

补气化痰方：生黄芪、灵芝草、枳壳、丹参、白芥子、黄芩、生大黄（后下）、生山楂、荷叶。每日1剂，水煎后分2次服，3个月为1个疗程。（推荐强度：B，证据级别：Ⅱb）

大黄饮：生大黄、泽泻、茯苓、熟地、山茱萸、半夏、陈皮、白术、柴胡、丹参、川芎、当归。每日1剂，水煎后分2次服。（推荐强度：B，证据级别：Ⅲb）

辨证用药：肥胖患者既有实证也有虚证，经辨证后，分别采用以下方剂治疗：

脾虚湿阻证：黄芪、防己、苍术、茯苓、泽泻、车前草、桂枝、甘草。

痰浊中阻证：陈皮、法半夏、茯苓、竹茹、枳实、胆南星、枇杷叶。

气血两虚夹瘀证：党参、白术、茯苓、当归、黄芪、桃仁、红花、赤芍、熟地、甘草。

脾肾阳虚证：熟附子、黄芪、党参、茯苓、白术、白芍、补骨脂。

每日1剂，水煎后分2次服。（推荐强度：B，证据级别：Ⅲb）

生黄芪、何首乌、枳壳、丹参、海藻、白芥子、黄芩、生大黄（后下）。每日1剂，水煎后分2次服，3个月为1个疗程。（推荐强度：B，证据级别：Ⅲb）

轻身减脂饮：茵陈、苍术、虎杖、决明子、大黄、泽泻、丹参、黄精、生山楂、干荷叶、蒲黄、制首乌、枸杞子。口服，均为免煎中药，开水冲泡成300ml，早晚各服150ml，8周为1个疗程。（推荐强度：B，证据级别：Ⅱb）

2.2.2 中成药

排毒清脂胶囊：山楂、草决明、太子参、泽泻、荷叶、番泻叶。每次2粒，每日2次，口服。（推荐强度：B，证据级别：Ⅲb）

减肥丸：苍术、陈皮、泽泻、山楂、茯苓、大腹皮、车前子、香附、半夏、大黄。制为丸剂，每次4g，每日3次，口服，30天为1个疗程，治疗2个疗程。（推荐强度：B，证据级别：Ⅲb）

防风通圣丸：防风、川芎、当归、芍药、大黄、薄荷、麻黄、连翘、芒硝、生石膏、黄芩、桔梗、滑石、甘草、荆芥、白术、栀子。每次6g，每日3次，餐前0.5~1小时服用，2个月为1个疗程。（推荐强度：B，证据级别：Ⅲb）

2.3 运动疗法

传统运动疗法形式多样，如气功、瑜伽、太极拳、八段锦、易筋经等，是千百年历史积淀下来的强身经验，具有良好而广泛的群众基础。传统运动提倡顺应自然，重视心理健康。《庄子·刻意篇》："吹呼吸，吐故纳新，熊经鸟申，为寿而已矣；此导引之士，养形之人，彭祖寿考者之所好也。"论述了人类健身呼吸和肢体运动的重要性。

现代运动方式主要有：慢跑、跳绳、登梯、球类运动、骑自行车、游泳等。有氧运动配合静力练习有助于降低单纯性肥胖病的血压、体脂和重量，增强运动能力，改善血脂代谢水平。

2.3.1 气功联合刮痧疗法

松静调心功：采用坐式或直立位，根据患者体质状况选择静心时间15~30分钟。结束时，以右手拇指置于肚脐上，顺时针方向轻揉36次，每天早晚各练习1次（要点：自然放松）；胸腹呼吸功：一手压在胸部，一手压在上腹，吸气时压腹、挺胸；吐气时挺腹、压胸，每天1次，每次36遍（要点：缓慢、呼吸均匀、稍长）；龙游功：双手合十，自头部向下左右移动的轨迹形成三个完整相切的圆，臀部随身体下降摆动3次，随身体上升摆动3次，腰部呈左右摆动，双手动作自上而下，左右各18次（要点：动作自然，双手画圆要准确，均匀呼吸）。

刮痧方法及部位：刮痧时用水牛角制成的光滑板，刮痧部位涂刮痧油。主穴区：腹部、督脉及膀胱经。配穴区：肥胖部位、足三里、梁丘、大肠俞、血海、三阴交、上巨虚、下巨虚。首先从风府穴至长强，沿督脉刮拭；膀胱经自上大杼而下白环俞刮拭；腹部：剑突至肚脐自上而下由轻而重刮拭，脐周则以脐为中心由轻而重向外刮拭；四肢由近端向远端刮拭，穴位用角刮（要点：实证选用泻法，虚证选用补法）。注意：过饥过饱、情绪激动时不宜施用此方法。

气功治疗20天为1个疗程，隔日接受医生指导1次；每疗程刮痧治疗6～10次。医生可根据患者体质情况选择穴位。（推荐强度：A，证据级别：Ⅰb）

2.3.2 瑜伽疗法

定期进行瑜伽练习可以有效控制体重或减肥。在超重的人群中，通过瑜伽练习可以更好地缓解体重的增长。（推荐强度：B，证据级别：Ⅱa）

2.3.3 瑜伽联合调息术、冥想疗法

定期进行调息术、冥想和瑜伽体式练习，7天为1个疗程。结果发现，56%的受试者体重下降，其中以 $BMI \geq 40kg/m^2$ 受试者的体重下降尤为明显。（推荐强度：B，证据级别：Ⅱa）

2.3.4 太极拳疗法

每天早晨进行1次简化二十四式太极拳，下午进行1次四十二式杨氏太极拳。频率为每周4～5次，每次30～60分钟。结果显示：太极拳练习对于肥胖患者的心血管功能有一定的积极影响。长期坚持太极拳锻炼有助于提高肥胖患者心血管功能对运动负荷的适应性。（推荐强度：B，证据级别：Ⅲb）

2.3.5 有氧运动结合力量性训练

此方法以中等强度的有氧运动为主，按照循序渐进原则，第1周运动目标心率不超过65%最大心率（HRmax = 220 – 生理年龄），后3周可达75%最大心率。具体的训练项目及负荷为：器械练习安排上肢、腰腹肌训练和下肢、腰腹肌训练，每周各3次，隔天交替练习。其中，上肢练习包括卧推25次×（4～6）组；二头肌哑铃，每只手25次×4组；低位下拉20次×（4～5）组。下肢练习包括屈腿硬拉（10～15）次×（4～6）组；深蹲或下蹲50次×（6～8）组；仰卧起坐（30～50）次×（4～6）组。根据各对象具体情况调整以上项目练习的总负荷。下午进行有氧训练时，如采取游泳的方式，则规定必须在完成25米×40次后才可以自由活动，自由活动项目以打水球为主。如采取其他有氧锻炼形式，则锻炼2小时后可自由安排。（推荐强度：B，证据级别：Ⅲb）

2.4 推拿疗法

对于单纯性肥胖病可以使用推拿手法治疗，推拿局部可使局部血液循环加速，使堆积过多的皮下脂肪细胞迅速激活，从而加速脂肪细胞的分解和代谢。

采用推腹点穴疗法：每周接受3次治疗，每次30分钟。具体操作方案：①摩法：用指摩法或掌摩法由右上至左下顺时针方向摩2～3分钟，手法要轻柔，有节奏，用力均匀，使局部微微发热。②推法：用手掌做八字分推，平分阴阳，2～3分钟。③揉法：手掌吸定皮肤，带动皮下组织随之回旋揉转，方向同摩法，用力稍重，持续5分钟。④拿法：五指拿捏腹部，手腕放松，由轻渐重，再由重至轻，5～8分钟。⑤点穴：脐周十穴，5分钟。⑥重复操作1次。⑦辨证点穴：辨证分为四型（脾虚湿盛证、胃腑实热证、肝气郁滞证、脾肾阳虚证）进行点穴。3个月为1个疗程。（推荐强度：A，证据级别：Ⅰb）

沿腹部的任脉、肾经、胃经、脾经、肝经这5条经脉，9条循行线路进行点穴推拿2～3分钟。环摩脐周，以两手掌搓热，趁热以一手掌置于脐上，顺、逆时针，从小到大，再从大到小，稍用力摩腹各2～3分钟。提拿腹肌，以一手提拿中脘穴肌肉组织，另一手提拿气海穴处肌肉组织，提拿时宜面积大，力量深沉。拿起时可加捻压动作，放下时动作应缓慢，反复操作20～30次。推擦腹部，双掌自胁下向腹部用力推擦，以透热为度。拿胁肋，双手从胁下拿胁肋部肌肉，一拿一放，拿起时加力捻压，并由上向下操作，反复进行20～30次。分推腹阴阳，用两手四指分置于剑突下，自内向外下方沿季肋下缘分推20～30次。按揉经络穴位，以一手手指按揉上脘、中脘、神阙、气海、关元、天

枢等穴各0.5分钟。前5天每日1次，以后则隔日1次，20次为1个疗程，休息5天后行下1个疗程，治疗2个疗程。（推荐强度：A，证据级别：Ⅰb）

2.5 调摄护理

目前医学界已基本达成共识，肥胖的原因除遗传因素外，最重要的就是过度饮食。运用饮食疗法对肥胖患者进行调摄护理，普遍采用增加能量消耗，减少热量摄入的方法，通过减肥茶、药膳等形式起到减轻体重的目的。

肥胖患者的饮食，以及生活习惯决定着该病的治疗效果，无论采取何种治疗手段，都应养成良好的生活习惯，进行合理的调摄和护理。根据各自不同的肥胖特点纠正不良行为，制订减肥计划，必要时进行行为和心理的干预。

2.6 随访

远期研究等表明，肥胖是引起代谢综合征、高脂血症、糖尿病、冠心病的危险因素。如果不能有效地减轻体重，势必增加罹患心脑血管疾病的危险性。单纯性肥胖病的干预是医疗行为，需要长期的随访。

3 推荐

3.1 电针疗法

运用电针疗法治疗单纯性肥胖病，可以起到健脾化湿、化痰消脂、清胃泄热、降脂减肥的作用，使脂肪转化为水湿、痰脂随大便而去。对穴位的直接作用能调整脂类代谢过程中各种酶的活性，从而达到调节脂类代谢的作用。电针疗法增强了通腑化痰降浊的功能，激发了腧穴特性与人体生物电的耦合作用，促进脑部循环，改善组织供血供氧，产生远期效果，二者协同作用，抑制胃肠蠕动，促进新陈代谢，消耗多余脂肪，从而达到减肥健身的疗效。

研究显示：电针疗法结合辨证取穴，如胃肠实热证配曲池、合谷、公孙、内庭；脾虚湿热证配丰隆、阴陵泉、水分、气海；肝郁气滞证配肝俞、膈俞、曲泉、太冲；脾肾两虚证配脾俞、肾俞、命门、太溪等，可以起到调整内分泌，调动机体的良性循环，达到真正健康减肥的目的[14-21]。（推荐强度：A/B，证据级别：Ⅰb/Ⅱb）

研究表明：电针能抑制亢奋的食欲，减少摄食量；抑制过强的消化吸收功能，减少机体的能量摄入；提高肥胖患者的能量代谢，增加能量消耗；降低肥胖机体的脂肪含量，促进各部位的脂肪分解或重新分布。电针治疗单纯性肥胖病疗效显著，反弹率低，无副作用，且对机体有良性调节作用，易于临床推广[22]。（推荐强度：B，证据级别：Ⅲb）

3.2 毫针疗法

毫针疗法取穴以足太阴脾经和足阳明胃经及任脉的穴位为主，主要起到调畅任脉、和畅胃气、理气调肠的作用。研究显示，针刺足三里、天枢、三阴交、血海，对抑制人体脾胃功能产生相对的特异性，对食欲的增减、消化吸收功能的强弱有双向调节作用；取曲池、三阴交、血海、丰隆等穴具有调节吸收，促进代谢物质排出的作用。针刺在治疗肥胖的同时还可调节胃肠消化功能，影响脂质代谢，抑制胆固醇在体内吸收合成，并促进其排泄，达到减肥降脂的良好作用。实验研究发现：针刺足三里后，患者的血液流变学指标得以改善，TC、TG也随之下降，针刺丰隆可使血清中的TC含量下降。也有试验显示：针灸可以通过增强交感神经功能，提高血中的肾上腺素、去甲肾上腺素水平，从而激活细胞膜上腺苷酸环化酶，使细胞内环磷酸腺苷增加，产生分解效应[23-26]。（推荐强度：A，证据级别：Ⅰb）

针灸疗法可遵循"损其有余，益其不足"的原则，取脾胃二经相关腧穴足三里、三阴交及内庭等穴，采用平补平泻法，使气血阴阳得以调和；上、下巨虚和大杼配合运用，并加用血海、膈俞、隐白等穴，以调阴血偏盛状况。若患者气虚明显，可针刺足三里、气海、中脘等穴。针刺治疗肥胖症起效的关键在于辨证取穴，采取多经脉多穴位结合的方法。但同时应注意，由于操作习惯、配穴不同、手法各异，以及患者的耐受性和依从性的不同，疗效会有所差异，应根据临床具体情况具体分析，采取适合患者的治疗方案[27-31]。

采用腹针浅刺多针法治疗单纯性肥胖症，从现代医学和中医理论两个角度出发，结合临床实际，选择相应穴位，具有"安全、无痛、高效、快捷"等优点，是一种有益于身心健康的、易于被患者接受的减肥方法[32]。（推荐强度：B，证据级别 Ⅱa）

3.3 埋线疗法

穴位埋线与针灸原理相同，是一种改良的针灸疗法。它是通过线体对穴位产生持续有效的刺激作用来达到治疗疾病的目的。羊肠线作为一种异体蛋白，埋入穴位后，可诱导人体产生变态反应，使淋巴组织致敏，配合抗体、巨噬细胞来破坏、分解、液化羊肠线，使之分解为多肽、氨基酸等。羊肠线在体内软化、分解、液化吸收，对穴位产生的生理及生物学刺激可长达20天或更长，弥补了针刺时间短、疗效巩固难、易复发等缺点[33,34]。

一项96例的临床对照试验表明：1个疗程后，穴位埋线组总有效率68.75%，针刺组总有效率62.50%；3个疗程后穴位埋线组总有效率97%，针刺组总有效率87.50%。穴位埋线组疗效优于针刺组[35]。（推荐强度：A，证据级别：Ib）

研究表明：经穴位埋线治疗前后比较，体重、腰围、臀围、腰臀比值差异均有显著性意义（$P < 0.05$），其机制为羊肠线在穴位内逐渐软化、分解、吸收的过程对穴位产生一种柔和而持久的刺激，刺激信息和能量通过经络传入体内，以达到"疏其血气，令其调达"的目的。经埋线减肥治疗后，一部分患者体重变化不大，但腰围、臀围变化明显，三围比例改善明显，说明经过埋线治疗后，在减肥同时均可获得比例良好的身材和体形[36]。（推荐强度：B，证据级别：Ⅱa）

3.4 体穴联合耳穴贴压疗法

针刺腹部腧穴可以调整患者胃扩张和胃排空的功能，使饥饿感减轻或消失，食欲下降；能使体脂分解加速，消耗增加；能降低血糖，防止多余的糖转变成脂肪；针刺在脂肪层，打乱了脂肪的排列，加速了脂肪的分解，还能促进皮肤收缩。

耳穴贴压可以改善交感神经的抑制和迷走神经的亢进状态，加速脂肪的分解，促进新陈代谢[37-44]。耳与经络脏腑有着密切的关系，《灵枢·口问》篇曰"耳者，宗脉之所聚也"，通过耳穴贴压相应的穴位[45,46]，能达到调节脏腑经络、利水祛脂、降低食欲的作用。两者合用，近期疗效可靠，远期效果稳定，是一种有益于健康的减肥方法。其治疗作用大于单项疗法[47-49]。（推荐强度：A，证据级别：Ib）

肥胖多与先天禀赋、恣食肥甘有密切关系，胃肠实热、脾虚湿盛及气滞血瘀是发病的主要内在因素。针刺腧穴可通过疏通经络气血而调整脏腑的功能，祛除瘀积在体内的湿热、痰浊及多余膏脂。耳穴贴压作为体针的辅助治疗措施，根据辨证取穴可有效地维持刺激量，起到宣畅经络、疏通气血、宣肺化浊、利湿降脂、调整脾胃的消化功能，从而达到减肥的目的[50-66]。

一项149例的临床随机对照试验表明：2个疗程后，针刺配合耳穴贴压组总有效率为96.71%，芬氟拉明组总有效率为82.73%。针刺配合耳穴贴压组有效率明显高于对照组，且无明显毒副作用，说明针刺配合耳穴贴压对单纯性肥胖症患者有良好的治疗效果[67]。（推荐强度：A，证据级别：Ib）

通过对临床肥胖患者的观察及部分患者的随访，针刺配合耳穴贴压减肥疗效显著，反弹率低，部分患者在结束治疗后仍有体重继续下降至标准体重的趋势[68-70]。（推荐强度：A，证据级别：Ib）

研究表明：通过体穴联合耳穴贴压治疗后，BMI、FINS、FBG、TG、HOMA-IR、RESISTIN（抵抗素）、TC、LDL-C等都较治疗前有明显下降（$P < 0.01$），HDL-C较治疗前有明显升高（$P < 0.01$）。但治疗后FBG无明显变化，无统计学意义（$P > 0.05$）。胰岛素敏感指数（IAI）升高（$P < 0.01$），HOMA-IR也较治疗前明显下降（$P < 0.01$），提示针刺可以降低胰岛素水平，使胰岛素敏感性增高，特别是抵抗素的表达降低，提示针刺可以抑制抵抗素的过度表达[71]。（推荐强度：B，证据

级别：Ⅲb)

针灸减肥以脾胃经为主穴，同时结合临床辨证选穴，具有健脾和胃、化痰利湿、通腑泻热的作用。耳穴能较好地调整胃肠、内分泌功能，两者配合使肥胖者食欲明显下降，代谢增加，又无乏力、体倦之感，从而达到减肥的目的[72]。

3.5 中药疗法

3.5.1 补气化痰方

治疗组采用补气化痰方（生黄芪、灵芝草、枳壳、丹参、白芥子、黄芩、生大黄、生山楂、荷叶），对照组口服芬氟拉明片，3 个月为 1 个疗程。治疗组治疗后乏力、心慌、气促减轻，大便保持每天 2~3 次，10 例合并高血压者血压均降至正常。治疗组总有效率 83.33%，对照组总有效率 79.17%，两组疗效差异无统计学意义[73]。（推荐强度：B，证据级别：Ⅱb）

3.5.2 大黄饮

大黄饮（生大黄、泽泻、茯苓、熟地、山茱萸、半夏、陈皮、白术、柴胡、丹参、川芎、当归）治疗单纯性肥胖病，总有效率为 92%，无加重病例。大黄饮中大黄的泻下作用，在《本草经》中记载能"荡涤肠胃，推陈致新，通利水谷"，单用作用缓和；茯苓、熟地、山茱萸、泽泻、半夏、陈皮、白术健脾补肾，化湿除痰；柴胡、丹参、川芎、当归祛瘀活血。综合本方，具有化湿除痰、祛瘀活血、健脾补肾、安和五脏功效。现代医学认为肥胖症属新陈代谢疾病，本方的上述功效治疗本病是适宜的。临床用本方治疗单纯性肥胖病时，应根据不同患者的体质及证候变化适量增减生大黄的用量[74]。（推荐强度：B，证据级别：Ⅲb）

3.5.3 辨证治疗

脾虚湿阻证：采用黄芪、防己、苍术、茯苓、泽泻、车前草、桂枝、甘草。

痰浊中阻证：采用陈皮、法半夏、茯苓、竹茹、枳实、胆南星、枇杷叶。

气血两虚夹瘀证：采用党参、白术、茯苓、当归、黄芪、桃仁、红花、赤芍、熟地、甘草。

脾肾阳虚证：采用熟附子、黄芪、党参、茯苓、白术、白芍、补骨脂。

经辨证治疗后，患者症状、体征明显改善，体重减轻，血糖降低，糖耐量恢复正常。研究显示，中药对代谢过程的多个环节均能起到调整作用，使肥胖患者已紊乱的物质代谢、水盐代谢和能量代谢重趋平衡[75]。（推荐强度：B，证据级别：Ⅲb）

研究表明：中药治疗同时安排合理膳食及增加运动量，其重量、腰围、臀围、脂肪度均较治疗前改善，其差别有显著意义（$P < 0.01$）。随访 1 年以上，未见明显反弹，获得较好的远期疗效[76]。（推荐强度：B，证据级别：Ⅲb）

3.5.4 排毒清脂胶囊

口服排毒清脂胶囊（山楂、草决明、太子参、泽泻、荷叶、番泻叶），每日 2 次，每次 2 粒，可使体重指数显著降低，且对消化系统无副作用，具有较好的健脾益肾、清脑健脾、降脂通便作用[77]。（推荐强度：B，证据级别：Ⅲb）

3.5.5 减肥丸

口服减肥丸（苍术、陈皮、泽泻、山楂、茯苓、大腹皮、车前子、香附、半夏、大黄），30 天为 1 个疗程，治疗 2 个疗程，总有效率为 93%，其中显效率达 43.5%。且本药在减肥的同时，能明显降低 TG、TC，升高 HDL-C，与治疗前相比，有显著性差异（$P < 0.05$）。能明显改善或消除临床症状，不影响体力，无腹泻、无厌食等副作用，易于被患者接受[78]。（推荐强度：B，证据级别：Ⅲb）

3.5.6 防风通圣丸

防风通圣丸治疗单纯性肥胖病，2 个月为 1 个疗程。对照结果表明，质量变化值、食欲降低指数、质量指数、TG、HDL 均有显著性差异（$P < 0.05$），且无明显不良反应[79]。（推荐强度：B，证据级别：Ⅲb）

3.5.7　轻身减脂饮

中药轻身减脂饮治疗组有效率为92.5%，对照组为90.0%，两组治疗效果均较满意，组间比较差异无显著性（$P > 0.05$）。两组治疗前后血糖、血脂变化比较，治疗组的 FPG、TC、TG、HDL-C、LDL-C 及对照组的 TG、HDL-C 与治疗前比较差异均有显著性意义（$P < 0.01$），治疗后治疗组 FPG 及 LDL-C 与对照组比较差异有显著性意义（$P < 0.01$）。中药轻身减脂饮与西药治疗相比，减肥效果相当，副作用较轻，对改善 FPG、TC、LDL-C 等效果较佳，且不易反弹，而且可以改善血脂异常，改善血糖及降低心血管病危险因素，更有利于患者的预后[80]。（推荐强度：B，证据级别：Ⅱb）

3.5.8　中西医结合防治肥胖病学术会议（专家共识）

3.5.8.1　脾虚湿阻证

治疗原则：健脾补气，化湿利水。

基本方药：参苓白术散（《和剂局方》）：人参、白术、茯苓、甘草、山药、莲子肉、桔梗、扁豆、薏苡仁、缩砂仁。健脾汤（《证治准绳》）：白术、木香、黄连、甘草、茯苓、人参、六曲、陈皮、山楂、砂仁、山药、肉豆蔻。

3.5.8.2　胃热湿阻证

治疗原则：清胃泻火，利水通腑。

基本方药：小承气汤（《伤寒论》）：大黄、厚朴、枳实。保和丸（《丹溪心法》）：山楂、六曲、半夏、茯苓、陈皮、连翘、莱菔子。枳实导滞丸（《内外伤辨惑论》）：大黄、枳实、神曲、茯苓、黄芩、黄连、白术、泽泻。

3.5.8.3　肝郁气滞证

治疗原则：疏肝理气，活血化瘀。

基本方药：逍遥散（《和剂局方》）：柴胡、当归、白芍、茯苓、炙甘草、生姜、薄荷。越鞠丸（《丹溪心法》）：香附、苍术、川芎、六曲、栀子。

3.5.8.4　脾肾两虚证

治疗原则：健脾补肾，温阳化湿。

基本方药：真武汤（《伤寒论》）：炮附片、白术、茯苓、白芍、生姜。附子理中汤（《和剂局方》）：炮附片、干姜、党参、白术、甘草。

3.5.8.5　阴虚内热证

治疗原则：滋阴补肾，平肝泻火。

基本方药：大补阴丸（《丹溪心法》）：黄柏、知母、熟地、龟板。杞菊地黄丸（《麻疹全书》）：熟地、山萸、山药、泽泻、茯苓、丹皮、枸杞、菊花。

3.6　运动疗法

运动疗法是单纯性肥胖病的基础疗法，运动可增强能量消耗，促进脂肪分解和肌肉中蛋白的合成，增强心肺功能。但剧烈运动会引起食欲大大增加，不利于饮食控制，对健康不利；如果运动强度小，能量消耗少，则无法达到减肥的目的。因此，主张以中低强度、持续时间较长的有氧运动为主[81-83]。

运动强度以达到个人最大氧消耗的 50%～60% 或最大心率的 50%～60% 为宜，最大心率以"220-年龄（岁）"来计算[84]。有氧运动配合静力练习有助于降低单纯性肥胖病患者的血压、体脂和体质量，增强运动能力，改善血脂代谢水平[85]。

气功联合刮痧疗法治疗单纯性肥胖病，治疗前后腰围、体质量、TG、TC、LDL 差异均有显著意义（$P < 0.05$）。但需强调的是，此治法必须医患密切配合，若再适当调整饮食结构，疗效则更加满意[86]。（推荐强度：A，证据级别：Ⅰb）

对于 15550 名成年人 10 年期间的回顾性队列研究结果显示，定期进行瑜伽练习可以有效地控制体重或减肥。在超重的人群中，通过瑜伽练习可以更好缓解体重的增长[87]。（推荐强度：A，证据级别：IIa）

177 例减肥受试者接受调息术、冥想联合瑜伽练习，7 天为 1 个疗程。研究表明，56% 的受试者体重下降，以 $BMI \geq 40kg/m^2$ 的受试者体重下降尤为明显[88]。（推荐强度：B，证据级别：IIa）

长期进行太极拳锻炼后，心肌耗氧量的恢复要明显快于练习前（$P < 0.05$），表明太极拳练习时对"调心"、"调息"、"调身"的特殊要求，对运动后人体的心血管功能和身体恢复具有效果。数据表明，单纯以太极拳为运动处方内容的练习，对肥胖青少年心血管机能的改善效果不明显，提示练习中应进一步提高运动负荷，丰富运动处方的内容，以获得更好的效果[89]。（推荐强度：B，证据级别：IIIb）

研究表明：遵循循序渐进的原则进行有氧运动结合力量练习，采用以中等强度为主的中低强度运动，以器械训练、游泳、快步走等项目为主。经过 4 周后，受试对象的心率和血压显著降低，提示采用的锻炼方式安全有效。受试者干预后体重、BMI、胸围、腰围、臀围、心率、收缩压、舒张压等指标较干预前下降，基础代谢升高，差异均有统计学意义（$P < 0.05$，$P < 0.01$）[90]。（推荐强度：B，证据级别：IIIb）

在进行有氧运动前应做准备活动，运动结束后进行适当的放松。运动强度一般控制在最大吸氧量的 70% 以下，运动时间每次不得少于 30 分钟。运动次数可每日 1 次，若属于重度肥胖或肥胖伴有一些疾病，可隔日运动。运动减肥要持之以恒，第 1 个月往往效果不明显，只有坚持运动约 3 个月后，才能达到较为理想的效果。在坚持有氧运动减肥的同时，配合适当的饮食控制（控制高脂饮食）非常重要，尤为重要的是能最大限度地减少动物脂肪的摄入，这样才能早日达到理想体重[91]。

3.7 推拿疗法

推拿疗法中的手法动能可以转化为热能。在对正常人和患者进行手法操作前后的皮肤温度和深层温度测定时，发现手法治疗后局部以及未经推拿治疗的远隔部位的皮肤温度都有增高，其深部温度也相应提高[92]，促使多余脂肪组织的燃烧。研究表明：治疗组 30 例患者，总有效率 96.15%；对照组 30 例患者，总有效率 52%。经 X^2 检验，显示两组有显著性差异（$P < 0.01$）。治疗组未出现其他任何不良反应。同时，经推腹点穴疗法治疗后治疗组中本身存在的症状，如腹痛、便秘、消化不良、嗳气及女性患者的痛经、月经不调等病证均得到不同程度的改善或治愈[91]。（推荐强度：A，证据级别：Ib）

研究表明：沿腹部进行经络推拿术，通过腹部肌肉运动调节代谢功能，既能促进脂肪分解消耗，加强对血液内游离脂肪的摄取及利用；还能增加血液内葡萄糖的利用率，防止多余的糖转化成脂肪，减少脂肪的形成。同时，由于腹部肌肉运动时胰岛素分泌下降，可防止糖向脂肪转化，减少了脂肪的形成[93]。（推荐强度：A，证据级别：Ib）

循经推拿可使局部血液循环加速，堆积过多的皮下脂肪细胞迅速激活，加速脂肪细胞的分解和代谢。本法操作简便、经济、无痛苦，患者易于接受[94]。（推荐强度：C，证据级别：V）

4 减肥药滥用问题

医学上减肥的定义是指增加肌肉量、减少脂肪、增强人体脏器功能这三方面。而盲目服用减肥药物进行所谓的减肥，只是消耗人体部分脂肪，同时却消耗了人体内充当"健康保证"的肌肉量，长此以往，人体必将出现透支，脏器功能下降，严重者还会罹患厌食症，导致严重营养不良，甚至危及生命。

国际麻醉品管制局在《2007 年度报告》中指出，食欲抑制剂会刺激中枢神经系统，引起药物依赖，短时间使用过量药物，可能导致惊恐、暴力行为、幻觉、昏迷，甚至死亡。这类药品应当由医生开处方，并在医生监督下使用。但一些减肥心切的人滥用这类药品，将健康置于危险之中。国际麻醉品管制局指出，世界制造和消费的食欲抑制剂主要有苯丁胺、芬普雷斯、安非拉酮、马吲哚和二苯甲吗啉五种。人均使用这些药物最多的国家和地区依次是巴西、阿根廷、韩国、美国、新加坡和中国香港。

比利时1990～1992年有1741例服用同一家诊所开出的减肥药"苗条丸"（含芬氟拉明、安非拉酮、波希鼠李皮、颠茄浸膏、乙酰唑胺防己、厚朴成分）长达数年，导致105名女患者中有70人需要肾移植或做血透治疗。有些患者因长期服用含有中草药成分的减肥药，而患上"中草药肾病"和膀胱癌。这主要是针对含马兜铃酸的常用中药如广防己、关木通、青木香、天仙藤等有肾中毒和致癌问题药材而言的，从而引起社会的广泛注意，成为禁用含马兜铃酸草药的主要依据[95-97]。

肥胖关乎个人，是许多慢性疾病的"源头"；关乎社会，会影响居民整体健康质量，增加社会医疗成本。国家相关卫生部门应制订和完善相关规范，加强对减肥药品的监管措施，提倡"健康减肥"。

方　　法

1　临床证据的检索策略

指南编写小组制订了文献检索策略，采取了电子检索与手工检索相结合的方式，系统检索了中医药治疗单纯性肥胖病的国内外文献，具体内容见附件2。

2　证据级别和质量评价

证据级别标准参考传统医学证据体的构成及证据分级的建议[98]（见附件3）。

3　推荐强度

推荐强度采用美国国家临床指南交换所建议分级划分标准[99]（见附件3）。

4　评议和咨询过程

从2007年下半年开始就成立指南制订小组，邀请8名医学相关领域人员作为《指南》专家顾问组，开展了指南的制订工作。2007年6月指南制订小组根据指南的指导思想，经过反复的论证和讨论，确定编写方案及时间进度安排等。

在编写过程中，多次咨询总课题组的方法学、文献检索等领域的专家，对于指南的制作进行指导。在指南制订中，召开2次会议，邀请针灸、中医内科等领域的专家，对指南的初稿进行评议，最后达成共识。

5　宣传

临床指南的价值在于被认可和利用，向靶人群宣传、推广指南是重要环节。靶人群不但指临床医生、患者，同时还应包括保险业人员，相关企业负责人及政府官员。宣传指南的方法主要有以下几种：借助专业期刊、广播、电视、网络等传媒宣传指南；在医学院、医院、社区医疗服务点及医疗分支机构举办宣传活动，提高大家对指南的认识；在各级学术研讨会上介绍指南；通过权威专家在公开场合发表对指南的点评，以扩大民众对指南的认知程度。

6　执行

对遵循指南治疗方法的人群和使用指南推荐的治疗方法进行治疗的医疗机构应建立随访制度，尽可能地收集资料和反馈信息，以便根据这些信息检验指南的可操作性。

联系方式：中国中医科学院西苑医院科研处。

联系地址：北京市海淀区西苑操场1号（100091）。

E-mail：gaor@163.net

7　更新

依据最新的研究证据及时更新修订，不断补充和完善指南版本，使之能够跟上最新的研究进展。

更新时同样需进行证据的收集、分级和系统评价；小组讨论会和专家评议也要定期召开，力争使新的医学证据尽快纳入到指南中来，指南拟定每三年更新一次。

参考文献

［1］World Health Organization. Guidelines for WHO Guidelines. EIP /GFE /EQC/2003.1，Geneva，Switzerland，2003.

［2］A National Clinical Guideline recommended for use In Scotland by the Scottish Intercollegiate Guidelines Network Pilot Edition，November 1996.

［3］中华人民共和国卫生部疾病控制司．中国成人超重和肥胖症预防控制指南．北京：人民卫生出版社．2006.

［4］武阳丰，马冠生，胡永华，等．中国居民的超重和肥胖流行现状．中华预防医学杂志，2005，39（5）：316.

［5］中国居民营养与健康状况调查技术执行组．中国居民年营养与健康状况调查．中华流行病学杂志，2005，26（7）：479.

［6］刘姝倩．肥胖的危害．心脑血管病杂志，2000，19（3）：235.

［7］孙玉茹．全国肥胖防治专题学术会议纪要．中华医学杂志，2003，83（13）：1183.

［8］王永炎，鲁兆麟．中医内科学．北京：人民卫生出版社，2005.

［9］钱彦方．肥人痰湿体质学说的形成及现代研究．陕西中医学院学报，1996，19（3）：5.

［10］李春生，杨西，郭行平，等．现代肥胖病学．北京：科学技术文献出版社，2004.

［11］刘艳骄．肥胖病防治200问（第五版）．北京：中国中医药出版社，2006.

［12］王战建．肥胖症的诊断治疗进展．临床荟萃，2002，17（2）：123.

［13］World Health Organization. The Asia Pacific perspective：redefining obesity and its treatment. Australias：Health communications. 2000.

［14］潘小红，刘峰．磁极针治疗单纯性肥胖疗效观察．河南中医，2005，25（4）：62.

［15］陈梅，徐斌，李玉堂．电针结合手捻针治疗单纯性肥胖病的临床观察．中国针灸，2005，25（5）：317.

［16］陈梅，艾炳蔚，徐斌，等．电针配合闪罐治疗单纯性肥胖病60例临床观察．江苏中医药，2006，27（1）：41.

［17］邓元江，刘卫英，欧阳亮．电针体针治疗单纯性肥胖的疗效对比观察．中国中医药信息杂志．2003，10（9）：71.

［18］艾炳蔚，焦琳，王桂英．光电治疗仪配合针刺治疗单纯性肥胖临床观察．中国针灸，2006，26（10）：704.

［19］蒙珊，陈文．穴位埋线减肥临床疗效观察．四川中医，2005，23（8）：107.

［20］宋慧君．腰腹群针术配合耳穴贴压治疗单纯性肥胖症的疗效观察．社区卫生保健，2005，4（4）：296.

［21］周春芳，程雪梅．中、青年女性电针减肥56例临床观察．吉林中医药，2006，26（2）：46.

［22］董虹凌，王珊玺，王璞，等．电针治疗单纯性肥胖症疗效观察，山西中医．2008，24（11）：49.

［23］范月侠，白玉昊，桂花．针刺治疗伴有高脂血症的单纯性肥胖患者的疗效观察．宁夏医学院学报，2005，27（2）：144.

［24］宓轶群．针刺治疗单纯性肥胖80例临床观察．中国针灸，2005，25（2）：95.

［25］李纯，宋晓亚．针灸配合保健饮食治疗单纯性肥胖疗效观察．贵阳中医学院学报，2005，27

（3）：28.

［26］崔鸿峥．针灸治疗单纯性肥胖症 246 例．中国临床康复，2005，9（11）：185.

［27］魏群利，蔡辉，刘志诚．针刺对单纯性肥胖症远期疗效观察．中国康复，2002，17（4）：196.

［28］王莉莉，尹改珍．针刺维吾尔族单纯性肥胖瘦素抵抗临床研究．针灸临床杂志，2005，21（6）：15.

［29］李丽，姜莉．针罐结合治疗单纯获得性肥胖病 98 例．中国美容医学，2006，15（2）：203.

［30］陈蓉，龚可，路阳，等．针灸治疗单纯性肥胖症 58 例．四川中医，2006，24（10）：101.

［31］涂玲，蒋晓莉，袁婉丽．针灸疗法治疗单纯性肥胖疗效观察．泸州医学院学报，2004，27（6）：529.

［32］吴金香，李树纲，张新．腹针浅刺多针法治疗单纯性肥胖症的疗效观察．甘肃中医学院学报，2008，25（5）：29.

［33］任晓艳．穴位埋线的源流及其机理探讨．中国医药学报，2004，19（12）：757.

［34］蒙珊，陈文．穴位埋线减肥临床疗效观察．四川中医，2005，23（8）：107.

［35］郑卫国．穴位埋药线结合点穴推拿治疗肥胖症 96 例．中国针灸，2005，25（6）：376.

［36］李素荷，王众平，阮慧红，等．穴位埋线治疗单纯性肥胖症 69 例临床观察．新中医，2008，40（11）：69.

［37］彭晶琪．耳穴贴压法治疗单纯性肥胖 150 例．现代医药卫生，2005，21（16）：2187.

［38］李云燕．耳压磁珠对女性体重变化的影响．针灸临床杂志，2005，21（3）：49.

［39］孙培华．耳穴辨证贴压治疗单纯性肥胖症 168 例．上海针灸杂志，2005，24（2）：28.

［40］赵锦梅，张慧，何屹．耳穴贴压减肥 102 例疗效观察．现代中西医结合杂志，2004，13（23）：3110.

［41］曲惠卿，罗永华，吴向琼．耳穴治疗与护理指导对肥胖患者体重的影响与观察．现代护理，2005，11（14）：1147.

［42］于学锋，胡兴明．耳压法为主治疗单纯性肥胖症 150 例．山西中医学院学报，2004，5（4）：26.

［43］李清梅．饮食指导、运动和耳穴贴压减肥法．中国美容医学，2006，15（1）：85.

［44］Shiraishi T．双侧耳针刺激对健康志愿者和轻度肥胖患者体重的影响．国外医学·中医中药分册，2001，23（2）：115.

［45］齐淑兰，韩世涌．耳穴贴压减肥疗效观察．中国针灸，1996，16（12）：15.

［46］金京玉，董中国．针刺加耳穴疗法减肥 56 例．针灸临床杂志，2001，17（9）：10.

［47］雷跃，华云辉．腹针透刺配合耳穴贴压治疗单纯性肥胖症的临床研究．中医药通报，2005，4（3）：32.

［48］张永峰．毫针电脉冲加耳穴贴压法治疗单纯性肥胖症临床疗效观察．东南国防医药，2005，7（1）：47.

［49］李云燕，吴静．针刺加耳压减肥美形 80 例临床观察．光明中医，2006，21（6）：23.

［50］魏立新．体针配合耳穴贴压治疗单纯性肥胖 53 例．中国中医药信息杂志，2006，13（3）：66.

［51］王昱瑶．针刺减肥临床研究观察 110 例英国肥胖患者．针灸临床杂志，2005，21（5）：27.

［52］奚海鸿．针灸治疗单纯性肥胖症 60 例．上海针灸杂志，2005，24（2）：3.

［53］肖玉芳，吴景禹．中医耳穴疗法对肥胖症的疗效观察．日本东洋医学志，1991，42（1）：17.

［54］刘志诚，孙凤岷，袁锦虹，等．针灸治疗肥胖病并发高血压 116 例临床观察．针灸临床杂志，2005，21（2）：11.

［55］李伟红，汪金娣，谷丽敏，等．电针配合耳穴贴压治疗单纯性肥胖病 177 例临床观察．中西医

结合学报，2004，2（6）：449.

[56] 黄桂兴，陈荣，蔡锣杰．电针配合耳穴贴压治疗单纯性肥胖症 80 例．中国针灸，2005，25
（5）：315.

[57] 李锦鸣，吕琳．电针配合中药治疗单纯性肥胖症 78 例疗效观察．云南中医中药杂志，2005，26
（4）：22.

[58] 陈丽贤，谢琪，廖军峰．耳穴加电针治疗肥胖症．中国临床康复，2003，7（27）：3733.

[59] 陈千里，张泽胜．耳穴贴压配合穴位埋线治疗单纯性肥胖症 83 例．上海针灸杂志，2005，24
（2）：24.

[60] 张吉玲，何继红．芒针为主治疗单纯性肥胖病 150 例总结．甘肃中医，2003，16（9）：28.

[61] 华云辉．透刺闪罐与耳穴治疗单纯性肥胖的临床观察．针灸临床杂志，2005，21（5）：29.

[62] 姜军作，刘志诚，衣运玲．针刺治疗单纯性肥胖病 32 例远期效果观察．中国临床康复，2006，
10（7）：127.

[63] 纪彤，水红霞．针灸治疗单纯性肥胖 98 例．甘肃中医学院学报，2006，23（1）：42.

[64] 曲本琦，腾洪松，赵泽琴．针灸耳穴贴压加饮食调理治疗肥胖症 268 例．针灸临床杂志，2005，
21（1）：19.

[65] 胡涓涓．针灸、耳压法配合中药泡脚治疗单纯性肥胖症 82 例．江西中医药，2006，37
（2）：52.

[66] 李兰天．针灸治疗单纯性肥胖症 58 例．上海针灸杂志，2005，24（6）：24.

[67] 王素娥，李炜，钟广伟，等．针刺配合耳穴贴压治疗单纯性肥胖症的临床观察．中国医师杂
志，2005，7（2）：234.

[68] 王升旭，梁荣能，谢佩儿，等．针刺与耳穴贴压治疗单纯性肥胖症的随机对照观察．中国临床
康复，2005，9（47）：85.

[69] 康锁彬，高秀领，王少锦，等．针刺治疗单纯性肥胖症及其对患者血清瘦素的影响．中国针
灸，2005，25（4）：243.

[70] 徐佳．针灸耳压治疗肥胖症 215 例临床观察．针灸临床杂志，2005，21（4）：13.

[71] 张齐娟，张红星，王洪宇，等．电针配合耳穴治疗单纯性肥胖症的疗效及对抵抗素和血脂水平
的影响．上海针灸杂志，2008，27（3）：8.

[72] 陈静．针刺配合耳穴贴压治疗单纯性肥胖 50 例．实用中医药杂志，2009，25（3）：173.

[73] 宋和平，王小萍，孙斐．补气化痰法对单纯性肥胖患者血脂水平的影响．浙江中西医结合杂
志，2003，13（9）：543.

[74] 金继先．大黄饮治疗单纯性肥胖症 50 例．江西中医药，2004，35（11）：24.

[75] 冯玉娟，李宁．中药治疗单纯性肥胖症 50 例临床疗效分析．职业与健康，2003，19
（12）：117.

[76] 宋和平，王小萍，孙斐．综合降脂法治疗单纯性肥胖病远期疗效观察．天津中医药，2003，20
（5）：43.

[77] 周虹，李祚宏，杨益，等．排毒清脂胶囊治疗单纯性肥胖疗效分析．北京中医，2003，22
（3）：62.

[78] 刘锁超．减肥丸治疗肥胖症 186 例．陕西中医，2003，24（9）：787.

[79] 钱江，杨柳，陈清华．防风通圣丸治疗单纯性肥胖症 60 例．中国美容医学，2005，14
（2）：223.

[80] 谢激扬．轻身减脂饮治疗单纯性肥胖症临床观察．中医药临床杂志，2008，20（3）：301.

[81] 喻治达，郑洁，张玮．肥胖症及腹式呼吸导引减肥初步研讨．中华医学研究杂志，2004，4

（11）：1036.

[82] 贾晓方，李建国．花棍秧歌与传统秧歌健身效果比较研究．山西师大体育学院学报，2005，20（2）：59.

[83] 郭成吉，李生，李芹．木兰拳动作特点及健身价值探析．中国临床康复，2005，9（32）：204.

[84] 田玉梅．单纯性肥胖患者运动疗法减肥的效果观察．现代中西医结合杂志，2004，13（22）：2978.

[85] 邹卫国，唐建倦，莫清华．改善单纯性肥胖大学生身体成分的运动处方．中国临床康复，2005，9（48）：143.

[86] 魏清琳，涂桂芳，张红晓，等．气功配合刮痧治疗单纯性肥胖症160例疗效观察．甘肃中医，2003，（4）：20.

[87] Kristal AR, Littman AJ, Benitez D, et al. Yoga practice is associated with attenuated weight gain in healthy, middle – aged men and women. Altern Ther Health Med, 2005, 11 (4)：28.

[88] Gokal R, Shillito L, Maharaj SR. Positive impact of yoga and pranayam on obesity, hypertension, blood sugar, and cholesterol：a pilot assessment. J Altern Complement Med. 2007, 13 (10)：1056.

[89] 路光，李骁君，张晓东，等．太极拳作为运动处方对肥胖学生PWC150测试前后STI和血流动力学参数的影响．山东体育科技，2005，27（1）：29.

[90] 韩海军，黄承钰，吕晓华．运动、饮食、健康教育联合干预成年单纯性肥胖者的减肥效果评价．现代预防医学，2008，35（4）：728.

[91] 吕乾星．肥胖及其体育对策．青年科学，2009，12（2）：172.

[92] 周信文．推拿手法学．上海：上海中医药大学出版社，1996.

[93] 车旭东，石志超，安照华．推腹点穴治疗单纯性肥胖病的疗效观察．中医药学刊，2005，23（7）：1257.

[94] 郭翔，邵湘宁，魏高文．经络推拿术对50例单纯性肥胖患者血清胰岛素、甘油三酯水平的影响．中医杂志，2008，49（10）：906.

[95] Acute Pain Management：Oporatine or Medical Procedures and Trauma. Clinicl Practice Cuideline. No. 1 AHCPR Publication No. 92 – 0032 February 1992.

[96] Nortier JL, Martinez MC, et al. Urothelial Carcinoma Associated wiht the use of a chinese Herb (Aristolichia fangchi). The New England Journal of Medicine, 2000, 342 (23)：243.

[97] De Broe ME. On a nephrotoxic and carcinn genic slimming regimen. Am J Kidney Dis, 1999, (33)：1171.

[98] 王平．单纯性肥胖症的循经推拿疗法．中国民间疗法，2005，13（1）：36.

[99] 刘建平．传统医学证据体的构成及证据分级的建议．中国中西医结合杂志，2007，27（12）：1061.

附 件

附件1：指南工作组

单纯性肥胖病指南编写组：

    组长：翁维良　高 蕊

    成员：郭中宁　李 博　许 云　李 智　田元祥　耿 涛

    翁维良　男，医学学士，主任医师，中国中医科学院西苑医院，主要负责指南的总体设计

    高 蕊　女，医学硕士，主任医师，中国中医科学院西苑医院，主要负责指南的总体设计。

郭中宁　女，医学学士，主治医师，中国中医科学院西苑医院，主要负责指南的文献检索、评价与指南草案的书写。

李　博　男，医学硕士，住院医师，中国中医科学院西苑医院，主要负责指南的文献检索、评价与指南草案的书写。

许　云　女，医学博士，主治医师，中国中医科学院西苑医院，主要负责指南的文献检索、评价与指南草案的书写。

李　智　女，医学硕士，主治医师，中国中医科学院西苑医院，主要负责指南的文献检索、评价。

田元祥　男，医学博士，主任医师，中国中医科学院中医临床基础医学研究所，主要负责指南的文献检索、评价。

耿　涛　男，在读博士，中国中医科学院西苑医院，主要负责指南的文献检索、评价与指南的书写。

单纯性肥胖病指南咨询专家：
朱慧娟　朱　趯　刘志诚　李乾构　李春生　赵维纲　焦东海　宋一伦

朱慧娟　女，医学硕士，主任医师，北京协和医院。

朱　趯　男，医学硕士，主任医师，北京中医医院。

刘志诚　男，医学学士，主任医师，南京中医药大学。

李乾构　男，医学学士，主任医师，首都医科大学北京中医医院。

李春生　男，医学学士，主任医师，中国中医科学院西苑医院。

赵维纲　男，医学硕士，主任医师，北京协和医院。

焦东海　男，医学学士，主任医师，上海中医药大学。

宋一伦　男，医学学士，教授，北京中医药大学。

附件2：信息资源
1　检索的数据库
计算机检索 Medline（1966 - 2009）、EMBase（1984 - 2009）、Cochrane 临床对照试验中心注册库/Cochrane Library 2009 年第 1 期（The Cochrane Central Register of Controlled Trials，CENTRAL 2009 Issue 1）和英国国家卫生服务部国家研究注册资料库（NHS R&D National Research Register，NRR）；同时检索中国医学文献数据库（光盘）CBMdisc，中文生物医学期刊数据库（光盘版）CMCC，VIP 中文科技期刊数据库（Web 版），CNKI 中国期刊全文数据库（Web 版），万方数据库，中国医学学术会议论文数据库（CMAC），中文数据库。检索从创建至 2009 年 9 月。

2　手工检索
《中国中西医结合杂志》、《中国中医药科技》、《中国新药与临床杂志》、《中药新药与临床药理》、《中国药理学报》、《中医杂志》、《北京中医药大学学报》、《广州中医药大学学报》和《上海中医杂志》等。所有杂志均检索从创刊至 2009 年 9 月。

3　其他及综合补充检索
与本领域的专家和部分作者联系；追查相关的会议文献；未收集到未发表的文献包括"灰色文献"，检索了会议论文集"肥胖会议"和中医药肥胖论文。

用 Google 等搜索引擎在互联网上查找相关文献；追查已纳入文献的参考文献。

附件3：证据分级与推荐强度标准

1 证据分级

参考刘建平教授提出的传统医学证据体的构成及证据分级的建议，本指南结合临床实际作适当修订。

Ⅰa：在随机对照试验、队列研究、病例对照研究、病例系列这四种研究中至少有两种不同类型的研究构成的证据体，且不同研究结果的效应一致；实施较好的 Meta 分析或系统评价。

Ⅰb：具有足够把握度的单个随机对照试验。

Ⅱa：非随机对照研究或队列研究（有对照的前瞻性研究）。

Ⅱb：病例对照研究。

Ⅲa：历史性对照的系列病例。

Ⅲb：自身前后对照的病例系列。

Ⅳ：长期在临床上广泛运用的病例报告和史料记载的疗法；专家共识意见。

Ⅴ：未经系统研究验证的专家观点和临床经验，以及没有长期在临床上广泛运用的病例报告和史料记载的疗法。

2 推荐强度

采用美国国家临床指南交换所建议分级划分标准，并作适当修改。

A级：需要至少一个随机对照临床试验作为高质量和连贯性地提出具体建议的文献整体的一部分。（证据来自Ⅰa 和Ⅰb）

B级：需要与主题相关的完成良好的临床研究，但没有随机对照临床试验。（证据来自Ⅱa、Ⅱb 和Ⅲ级）

C级：需要来自专家委员会的报告或意见和（或）临床经验，但缺乏直接的高质量的临床研究。（证据来自Ⅳ和Ⅴ级）

附件4：指南评价

AGREE 评价结果

对单纯性肥胖临床实践指南的评估由3名评估员进行，独立地对各个条目进行评分。

六大领域标准化得分（表1）：

表1　　　　　　　　　　　六大领域标准化得分

研究领域	条目编号	标准化得分
范围与目的	1，2，3	74.1%
参与人员	4，5，6，7	50.0%
制订的严谨性	8，9，10，11	88.9%
清晰性和可读性	12，13，14，15，16，17，18	69.8%
应用性	19，20，21	66.7%
编辑独立性	22，23	83.3%

对指南进行全面评估，建议在局部地区进行预试验后，再行推广。指南应提供支持指南应用的工具，如手册、计算机或其他手段。对指南推行的障碍及费用、疗效评价标准也应加以考虑。

附件5：词汇表

八纲辨证：运用表、里、寒、热、虚、实、阴、阳八纲对疾病的病位外内、病势浅深、虚实属性，以及致病因素与人体抗病能力的强弱对比状态等进行分析辨别的辨证方法。

辨证论治：中医临床诊断治疗疾病的思维方法和过程。通过四诊收集患者的病史、症状等临床资料，根据中医理论进行综合分析，分辨出证候，并拟定治疗方法。也包括中医理论贯穿在预防与养生实践中的过程。

电针疗法：在毫针针刺得气的基础上，用电针机通以微量低频脉冲电流，对机体导入不同性质的电流，以加强穴位针刺作用的治疗方法。

耳穴疗法：是以毫针、皮内针、艾灸、激光照射等器具，通过对耳郭穴位的刺激以防治疾病的一种方法。

和胃降逆：用具有降气和胃作用的方药，治疗胃气上逆证的治法。

化痰通腑：用具有祛除痰浊、泻下通腑作用的方药，治疗痰热腑实证的治法。

化痰通络：用具有祛除痰浊、活血通络作用的方药，治疗痰瘀阻络证的治法。

埋线疗法：是根据针灸学理论、中药学和现代物理学相结合的产物，它通过针具和药线在穴位内产生的生物物理作用和生物化学变化，将其刺激信息和能量以及中药通过经络传入体内而达到治疗疾病的目的。

体针疗法：是以毫针为针刺工具，通过在人体十四经络上的穴位施以一定的操作方法，以通调营卫气血，调整经络、脏腑功能而治疗相关疾病的一种方法。

运动疗法：是指利用器械、徒手或患者自身力量，通过某些运动方式（主动或被动运动等），使患者获得全身或局部运动功能、感觉功能恢复的训练方法。

燥湿化痰：用具有燥湿化痰作用的方药，治疗湿痰证的治法。

脏腑辨证：以脏象学说的理论为指导，分析判断疾病所在的脏腑病位及其病因、病性及邪正盛衰情况等的辨证方法。

针刺补泻：在针刺得气后，根据患者病证的不同情况采用相应的针刺操作，从而起到补虚、泻实作用的针刺操作方法。

整体观念：强调人体自身整体性并与外环境相统一的思想。

附件 6：其他减肥方剂参考

防己黄芪汤（《金匮要略》）：汉防己、黄芪、白术、甘草、生姜、大枣。功能健脾利水。用于肥胖脾虚水肿者。

泽泻汤（《金匮要略》）：泽泻、白术。功能健脾利水。用于肥胖脾虚水肿者。

防风通圣散（《宣明论方》）：防风、川芎、当归、芍药、大黄、薄荷叶、麻黄、连翘、芒硝、石膏、黄芩、桔梗、滑石、甘草、荆芥、白术、栀子。功能解表通里，疏风清热。用于肥胖者。

二陈汤（《和剂局方》）：陈皮、半夏、茯苓、甘草。功能健脾化痰。用于肥胖脾虚痰湿者，可与泽泻汤合用。

导痰汤（《济生方》）：陈皮、半夏、茯苓、甘草、枳实、胆南星。功能清热涤痰。用于痰热肥胖者。

温胆汤（《千金方》）：陈皮、半夏、茯苓、甘草、竹茹、枳实、生姜、大枣。功能温化痰浊。用于痰湿肥胖者。

五皮饮（《和剂局方》）：五加皮、茯苓皮、大腹皮、生姜皮、地骨皮。功能健脾利水。用于脾虚水湿肥胖者。

藿香正气散（《和剂局方》）：藿香、苏叶、白芷、大腹皮、茯苓、白术、半夏曲、陈皮、厚朴、桔梗、炙甘草、生姜、大枣。功能解表和中，理气化湿。用于脾虚湿浊肥胖者。

五苓散（《伤寒论》）：猪苓、茯苓、白术、泽泻、桂枝。功能利水渗湿，温阳化气。用于脾虚湿浊肥胖者。

抑郁症中医临床实践指南

要点说明

1　关键事项

抑郁症是由于各种原因引起的以抑郁为主要症状的心境障碍或称情感性障碍。

本指南主要根据我国抑郁症的中医药临床研究成果并结合专家的经验制订，力争做到与中医药治疗抑郁症的临床实际相符。

本指南并不是医疗行为的标准或者规范，而仅仅是根据现有的研究证据依据特定方法制作出的一个文本。随着临床研究的进展，新证据的不断产生，指南所提供的建议亦会随之不断修正。采用指南推荐的方法并不能保证所有患者都能获得理想的临床结局。同时，就指南本身而言，并不能包括所有有效的疗法，也不排斥其他有效的疗法。最终临床治疗措施的抉择需要卫生从业者根据临床的具体情况，结合自身的经验及患者的意愿做出。

2　关键建议

中医药治疗抑郁症以中药汤药为主，针灸疗法、走罐疗法、中药提取物等疗法为辅，同时配合中医情志相胜疗法、音乐疗法、运动饮食调节等方法综合干预，关键建议如下：

对肝气郁结证患者，可以选用柴胡疏肝散为主方化裁（Ⅲb级，有选择性的推荐使用）；同时推荐逍遥散（Ⅱa级，推荐使用）、越鞠丸（Ⅱb级，推荐使用）等中成药。

对气滞伴有血瘀的患者，可以选用血府逐瘀汤为主方化裁（Ⅲa级，有选择性的推荐使用）。

对气郁化火证患者，可以选用丹栀逍遥散为主方化裁（Ⅰb级，推荐使用）。

对肝郁痰阻证患者，可以选用半夏厚朴汤为主方化裁（Ⅳ级，有选择性的推荐使用）。

对痰热证患者，可以选用温胆汤为主方化裁（Ⅲb级，有选择性的推荐使用）。

对忧郁伤神证患者，可以选用甘麦大枣汤为主方化裁（Ⅲa级，有选择性的推荐使用）。

对心脾两虚证患者，可以选用归脾汤为主方化裁（Ⅲa级，有选择性的推荐使用）。

对阴虚火旺证患者，可以选用滋水清肝饮为主方化裁（Ⅲa级，有选择性的推荐使用）。

对于抑郁症患者，专家推荐可从肝论治（Ⅳ级，推荐使用）和从肾论治（Ⅰb级，推荐使用）。还可同时配合使用走罐疗法（Ⅲa级，有选择性的推荐使用）。

某些中药提取物，如银杏叶提取物（Ⅰb级，推荐使用）、圣约翰草提取物（Ⅰa级，推荐使用）、藏红花提取物（Ⅰb级，有选择性的推荐）对治疗抑郁症有一定的疗效。

中医情志相胜疗法可以作为抑郁症患者的心理疏导疗法，有助于加强抑郁症的疗效。（Ⅳ级，有选择性的推荐使用）

音乐治疗也可作为治疗抑郁症非药物疗法的一种，有一定的疗效。（Ⅲa级，有选择性的推荐使用）

除药物治疗外，应加强抑郁症患者的预防和调护，主要应使患者的生活起居适应自然规律，并从患者心理和饮食起居上加以调护，同时配合使用气功导引疗法等。（Ⅳ级，有选择性的推荐使用）

3 实施过程

对确诊为抑郁症的患者，可以按如下实施流程操作：

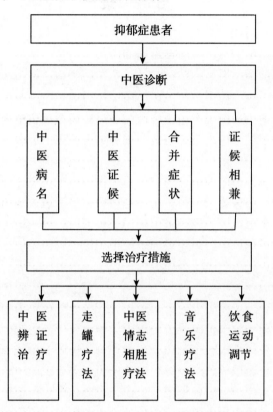

目　录

介　　绍

　　抑郁症是一类常见的精神疾病，随着社会的发展，抑郁症的发病率在全球都呈现逐年上升趋势[1]。Madigan Army Medical Center 曾在 2006 年制订了《基于证据的抑郁症的管理》（《An Evidence - Based Approach to the Management of Depression》），对于抑郁症的管理和治疗做了十分详细的叙述[2]。中医虽然没有明确提出抑郁症的病名，但对其认识较早，在许多古代医籍中都可以看到与抑郁症相类似的症状描述，在中华人民共和国中医药行业标准《中医病证诊断疗效标准》[3]中收入了郁病的诊断依据、证候分类、疗效评定标准。

　　中医对抑郁症的治疗和预防具有明显优势，因此通过循证医学的方法，制订了本指南。本指南在编制之初，首先通过查阅中英文主题词表以确定文献检索的检索式，然后采用计算机检索和手工检索相结合的方法检索文献证据。检索了从 1998 年至 2009 年 12 月的文献，外文文献共计 42 篇，中文文献共计 701 篇。对以上文献进行筛选后最终选录 90 篇文献，其中外文 10 篇，中文 80 篇，并参照刘建平教授提出的关于传统医学证据分级的建议和 GRADE 推荐分级，对 90 篇文献进行评价。除计算机检索外，还通过手工检索，参考了中医古籍中有关抑郁症的文献资料。

　　本指南的编制过程还得到了国内外各界专家和相关学会的大力支持，并采用问卷调查、专家访谈、会议讨论等形式对指南的推荐方案就其可靠性、安全性、应用性进行调研，并最终形成了中医药对抑郁症的发病、临床诊断、临床特点、中医辨证分型、治疗、预防和调护，以及社会学特征和整体防治的专家共识和建议。基于循证医学的证据和专家的共识和建议，最终形成了本指南。

　　目前，国际上尚无中医药治疗抑郁症的临床实践指南，为此，整合和吸纳国内外中医药防治抑郁症的研究成果和成功经验，借鉴临床流行病学的方法，形成具有循证医学证据的中医药防治抑郁症的临床实践指南，对于规范使用中医药，提高中医药治疗抑郁症的临床疗效具有重要作用。

　　本指南主要针对原发性抑郁症、抑郁发作提供以中医药为主要内容的预防、保健、诊断、治疗建议（因《WHO 西太区：用于抑郁症的针灸临床实践指南》已经编制，故不再对针灸治疗抑郁症做过多的论述），供中医科医生、保健医生、精神科医生及其他相关科室医生参考使用。主要目的是推荐有循证医学证据的抑郁症的中医药诊断与治疗方法，指导临床医生、护理人员规范使用中医药并进行实践活动；加强对抑郁症患者的管理；提高患者及其家属对抑郁症防治知识的知晓率。

背　　景

　　随着生活节奏的加快，竞争的日趋激烈，以及社会不稳定因素的增加（如经济危机及地震、海啸、飓风等自然灾害的频繁发生），抑郁症（ICD - 10 编码：F32）的发病率在全球都呈现逐年上升趋势。在不同的国家和地区、不同的文化环境、不同社会阶层中，抑郁症都是一类常见的精神疾病。目前在世界范围内，抑郁症患者约有 3.4 亿，每 4 个女性中有 1 个在其一生中曾经发生过抑郁障碍，每 10 个男性中有 1 个在其一生中曾经发生过抑郁障碍。青少年中至少有 5%，12 岁以下的儿童中至少有 2% 曾经或正在发生抑郁障碍。全世界几乎所有流行病学调查结果均显示，在抑郁症的患病率上，女性是男性的 2 倍。据调查，在有自杀倾向的人群中，45% ~70% 具有明显的情绪抑郁倾向。在最近的一次（2005 年）北京地区的抽样调查显示，北京市抑郁症的终生患病率为 6.78%，现患病率为 3.31%。另据统计，目前我国的抑郁症患者已经超过 2600 万，且出现抑郁症状后从未就医的占 60% 左右。在美国，抑郁症的患病率为 5.4% ~8.9%[4]，抑郁症所带来的经济和社会损失也在急剧增加，每年的医疗费用，以及因为抑郁症所造成的生产力的损失大约有 43.7 亿美元[5]。据世界卫生组织估计，到 2020 年，抑郁症将会成为影响寿命、增加经济负担的第二大疾病。[1]

对于抑郁症的定义，可参考《国际疾病分类》第 10 版（ICD－10）和《精神与行为障碍》中抑郁发作的定义。ICD－10 将抑郁发作划入心境障碍项下（ICD－10 编码：F32）。抑郁发作：在典型的轻度、中度或重度抑郁发作中，患者心境低落，精力下降且活动减少。欣赏娱乐的能力、兴趣和注意力降低，即使在从事常见的最轻的工作之后也感到明显的疲倦。睡眠常受影响，而且有食欲下降。自尊心和自信心几乎总是降低，即使轻度患者也常有自罪感或无用感。几乎天天如此的低落心境，不受环境影响并可能伴有所谓的"躯体"症状，例如丧失兴趣和愉快感，早晨比平常时间早几个小时醒来，抑郁在早晨最严重，有显著的精神运动性迟滞、激越、食欲下降、体重减轻，以及性欲丧失。按照症状的数量和严重程度，可以把抑郁发作特指为轻度、中度或重度。

抑郁症的发病原因主要有遗传因素、社会心理因素（主要为负性生活事件）、生物学因素（神经递质的异常，主要为多巴胺、去甲肾上腺素、肾上腺素 A 和 5－羟色胺的异常及神经内分泌的异常如下丘脑－垂体－肾上腺的异常）、器质性因素（如中枢神经性疾病、脑血管疾病和内分泌疾病等）。抑郁症可显著影响个体的生活质量，影响社会交往、职业能力及躯体活动。更应引起重视的是，抑郁症患者自杀、自伤，甚至杀害他人的危险性增高，2/3 的抑郁症患者曾有自杀想法和行为，15% ~ 25% 的抑郁症患者最终自杀成功。抑郁症已经威胁到社会的稳定和发展，因此应该加以重视。

中医虽然没有明确提出抑郁症的病名，但中医自古就有情志致病、因郁致病、因病致郁等的记载，同时中医古籍中的"郁证"、"脏躁"、"百合病"、"惊悸"、"癫狂"、"头痛"、"不寐"、"奔豚气"等疾病的描述与抑郁症有许多类似之处。中医学历来强调"形神合一"、"天人合一"、"心身相关"，对于抑郁症的治疗更是提倡心身综合治疗，主要有根据望、闻、问、切四诊收集的资料进行辨证论治的中药治疗、植物药提取物治疗、针灸治疗、走罐治疗等。此外，还有认知引导、情志相胜等疗法。

临床表现

抑郁症的临床表现可分为核心症状、心理症状群与躯体症状群三个方面。

1 核心症状

抑郁障碍的核心症状包括心境或情绪低落、兴趣缺乏，以及乐趣丧失。

1.1 情绪低落

患者体验到情绪低，悲伤，情绪的基调是低沉、灰暗的，对愉快或不愉快的事件反应迟钝，在抑郁障碍的基础上，患者会感到绝望、无助与无用。

1.2 兴趣缺乏和/或乐趣丧失

患者对各种以前喜爱的活动缺乏兴趣，无法从生活中体验到乐趣或称为快感缺失，动机降低，离群索居，不愿见人。

1.3 精力不足

患者感到精力不足或过度疲劳，即使在从事常见最轻的工作之后也感到明显的疲倦。

2 心理症状群

抑郁症包含许多心理学症状，可分为心理学伴随症状（焦虑、自责自罪、精神病性症状、认知症状，以及自杀观念和行为、自知力等）和精神运动性症状（精神运动性兴奋与精神运动性激越等）。

2.1 焦虑

焦虑与抑郁常常伴发，而且经常成为抑郁症的主要症状之一。主观的焦虑症状可以伴发一些躯体症状，如胸闷、心跳加快、尿频、出汗等，躯体症状可以掩盖主观的焦虑体验而成为临床主诉。

2.2 自责自罪

患者对自己既往的一些轻微过失或错误痛加责备，无理由地自责或不恰当的罪恶感。

2.3 精神病性症状

精神病性症状主要为妄想或幻觉。

2.4 认知症状

抑郁症伴发的认知症状主要是注意力和记忆力的下降。

2.5 自杀观念和行为

抑郁症患者半数左右会出现自杀观念。

2.6 精神运动性迟滞或激越

精神运动性迟滞患者在心理上表现为思维活动的迟缓和交流的缓慢，同时会伴有注意力和记忆力的下降。在行为上表现为运动迟缓，工作效率下降，严重者可以达到木僵的程度。

激越的患者大脑持续处于紧张状态，行为上表现为烦躁不安、紧张激越、失控行为过多。

2.7 自知力

相当一部分抑郁症患者自知力完整，主动求治。存在明显自杀倾向者，自知力可能有所扭曲甚至缺乏对自己当前状态的清醒认识，完全失去求治愿望。伴有精神病性症状者，自知力不完整甚至完全丧失自知力的比例增高。

3 躯体症状群

3.1 睡眠紊乱

睡眠紊乱是抑郁症最常伴随的症状之一，也是不少患者的主诉。表现为早段失眠、中段失眠、末段失眠、睡眠感缺失等。其中以早段失眠最为多见，而以末段失眠（早醒）最具有特征性。在不典型患者中可以出现贪睡的情况。

3.2 食欲紊乱

主要表现为食欲下降和体重减轻。

3.3 性功能减退

患者出现性欲的减退乃至完全丧失。

3.4 精力丧失

患者表现为无精打采，疲乏无力，懒惰，不愿见人。

3.5 晨重夜轻

抑郁症患者的情绪在晨间加重。

3.6 非特异性躯体症状

非特异性症状包括头痛或全身疼痛，周身不适，胃肠道功能紊乱，心慌气短乃至胸前区痛，尿频，尿意等。

诊断标准

1 临床分类

参考《国际疾病分类》第 10 版（ICD - 10）和《精神与行为障碍》中抑郁发作的临床分类，ICD - 10 将抑郁症划入心境障碍项下（ICD - 10 编码：F32），根据抑郁症的严重程度分为轻、中、重度抑郁发作。根据是否同时存在精神病性症状和躯体症状，在重度抑郁发作中又分为目前伴有和不伴有精神病性症状的重度抑郁发作；在中度抑郁发作中又分为伴有和不伴有躯体症状的轻、中度抑郁发作。

2 西医诊断标准

2.1 抑郁发作的一般标准

抑郁发作持续至少2周。

在患者既往生活中，不存在足以符合轻躁狂或躁狂（F30）标准的轻躁狂或躁狂发作。

不是由于精神活性物质或器质性精神障碍所致。

2.2 抑郁发作的症状分类

2.2.1 抑郁发作的核心症状

抑郁心境，对个体来讲肯定异常，存在于一天中大多数时间里，且几乎每天如此，基本不受环境影响，持续至少2周。

对平日感兴趣的活动丧失兴趣或愉快感。

精力不足或过度疲劳。

2.2.2 抑郁发作的附加症状

自信心丧失和自卑。

无理由的自责或过分和不适当的罪恶感。

反复出现死或自杀想法，或任何一种自杀行为。

主诉或有证据表明存在思维或注意能力降低，例如犹豫不决或踌躇。

精神运动性活动改变，表现为激越或迟滞（主观感受或客观证据）。

任何类型的睡眠障碍。

食欲改变（减少或增加），伴有相应的体重变化。

2.3 抑郁发作的程度分类

2.3.1 轻度抑郁发作（F32.0）

具有核心症状至少两条，核心与附加症状共计至少四条。

2.3.2 中度抑郁发作（F32.1）

具有核心症状至少两条，核心与附加症状共计至少六条。根据是否伴有"躯体综合征"将中度发作分为伴有和不伴有躯体综合征两个亚型。

躯体综合征包括：对平日感兴趣的活动丧失兴趣或失去乐趣；对正常时能产生情感反应的事件或活动缺乏反应；比通常早醒2小时以上；早晨抑郁加重；具有明显的精神运动性迟滞或激越的客观证据（他人的观察或报告）；食欲明显丧失；体重减轻（上月体重的5%以上）；性欲明显丧失。

符合躯体综合征的条件，上述症状必须有其中四项。

2.3.3 重度抑郁发作

具有全部三条核心症状，核心与附加症状共计8条。可将其再分为不伴精神病性症状（F32.2）和伴有精神病性症状（F32.3）两型。

不伴精神病性症状的重度抑郁发作（F32.2）：是指症状严重，使患者感到十分痛苦，有典型的自尊心丧失，以及无用感或自罪感，常见自杀的念头和行动，并伴有许多躯体症状。

伴有精神病性症状（F32.3）：是指除上述症状外，患者出现的幻觉、妄想、精神运动性迟滞或木僵的症状已严重到不能进行正常社交活动的程度。有诸如自杀、脱水、绝食等对生命造成危险的因素存在。其幻觉和妄想可能与心境协调，也可能不协调。

2.4 常用辅助量表

抑郁自评量表（SDS）：病情指数 = 总分/80 × 100%。病情指数达50%以上为有抑郁，50% ~ 59%为轻度抑郁，60% ~ 69%为中度抑郁，70%以上为重度抑郁。

汉密尔顿抑郁量表（HRSD）：24项版本，总分超过35分，可能为严重抑郁；超过20分，可能为轻度或中度的抑郁；小于8分，没有抑郁症状。

3　中医诊断标准

中医并没有明确提出过抑郁症的病名，但根据其特点大致属于中医"郁证"、"癫病"的范畴，在"百合病"、"梅核气"、"脏躁"等病中也有相关表现。抑郁症的中医证候诊断，主要通过临床望、闻、问、切四诊得到的信息进行辨证，并将中医辨证体系中的八纲辨证、脏腑辨证、气血津液辨证相结合。

抑郁症的中医证候诊断根据中华人民共和国中医药行业标准《中医病证诊断疗效标准》[3]中郁病的诊断和证候分类，并参考国家"十五"科技攻关课题（2001BA701A22）对抑郁症中医证候的研究，中国中西医结合学会精神疾病委员会1991年座谈会（昆明）修订的情感性（心境）障碍中西医结合辨证分型标准，中华中医药学会发布的《中医内科常见病诊疗指南·中医病证部分》郁病部分，以及北京市科委首都发展基金重大联合项目（3003－1－02）对抑郁症中医证候的贝叶斯网络研究。[7－16]

郁病是因情志不舒，气机郁滞而致病。以抑郁善忧，情绪不宁，或易怒善哭为主症。

3.1　诊断依据

忧郁不畅，精神不振，胸闷胁胀，善太息；或不思饮食，失眠多梦，易怒善哭等症。

有郁怒、多虑、悲哀、忧愁等情志所伤史。

经各系统检查和实验室检查可排除器质性疾病。

应与癫病、狂病鉴别。

3.2　证候分类

肝气郁结证：精神抑郁，胸胁作胀，或脘痞，嗳气频作，善太息，月经不调。舌苔薄白，脉弦。

气郁化火证：急躁易怒，胸闷胁胀，头痛目赤，口苦，嘈杂泛酸，便结尿黄。舌红，苔黄，脉弦数。

肝郁痰阻证：情绪抑郁，悲观厌世，表情沮丧，泛吐痰涎，咽有梗阻感。舌淡红，苔白腻，脉弦滑。

忧郁伤神证：神志恍惚不安，心胸烦闷，多梦易醒，悲忧善哭。舌尖红，苔薄白，脉弦细。

心脾两虚证：善思多虑不解，胸闷心悸，失眠健忘，面色萎黄，头晕，神疲倦怠，易汗，纳谷不馨。舌淡，苔薄白，脉弦细或细数。

阴虚火旺证：病久虚烦少寐，烦躁易怒，头晕心悸，颧红，手足心热，口干咽燥，或见盗汗。舌红，苔薄，脉弦细或细数。

干预、管理和推荐

1　干预

1.1　西医

西医目前对于抑郁症的治疗主要有躯体疗法和精神疗法两种。

1.1.1　躯体疗法

躯体疗法主要指的是药物治疗，其中还包括电休克治疗和睡眠剥夺疗法，但电休克治疗和睡眠剥夺疗法在临床上用得较少。

目前治疗抑郁症的药物主要包括三环类抗抑郁药、四环类抗抑郁药、二环类抗抑郁药、单环类抗抑郁药、选择性5－HT再摄取抑制剂（SSRIs）、单胺氧化酶抑制剂、情感稳定剂、抗焦虑药和抗精神病药。

1.1.2　精神疗法

抑郁症的心理治疗方法分为交互作用心理治疗、人际关系治疗、行为疗法、认知疗法等。

1.2 中医

中医学历来强调"形神合一"、"天人合一"、"心身相关"，对于抑郁症的治疗更是提倡心身综合治疗，主要有根据望、闻、问、切四诊收集的资料进行辨证论治的中药治疗、植物药提取物治疗、针灸治疗、走罐治疗等。此外，还有认知引导、情志相胜等疗法。

2 管理和推荐

中医的躯体治疗主要包括通过患者患病的具体情况进行的辨证论治，以及相应的中药及其提取物、针灸、走罐的综合治疗。

2.1 辨证论治[17-46]

2.1.1 肝气郁结证

治法：疏肝理气解郁。

推荐方药：柴胡疏肝散（《景岳全书》）加减。柴胡、白芍、香附、枳壳、川芎、陈皮、炙甘草等。（Ⅲb级，有选择性的推荐使用）

煎服方法：煎药时加冷水超过药面，二煎水量酌减，头煎沸后，再煎20分钟；二煎沸后，再煎15分钟。煎药未沸时用武火，沸后用文火，头煎和二煎共计药汁300ml左右，混合后，分早晚饭后两次服用。

加减：嗳气频频，胸脘不畅，酌加旋覆花、代赭石；兼有食滞腹胀者，加鸡内金、焦山楂。

若胸胁胀痛不移，或女子月事不行，脉弦涩者，为气滞血瘀之象，可合用血府逐瘀汤（《医林改错》）。桃仁、红花、当归、生地、川芎、赤芍、牛膝、桔梗、柴胡、枳壳、炙甘草等。（Ⅲa级，有选择性的推荐使用）

推荐中成药：逍遥丸（《太平惠民和剂局方》），每丸9g，每次1丸，每日2次，口服。（Ⅱa级，推荐使用）；越鞠丸（《丹溪心法》），每丸9g，每次1丸，每日2次，口服。（Ⅱb级，推荐使用）

2.1.2 气郁化火证

治法：清肝泻火，解郁和胃。

推荐方药：丹栀逍遥散（《内科摘要》）加减。柴胡、白术、芍药、茯苓、当归、牡丹皮、山栀子、炙甘草等。（Ib级，推荐使用）

煎服方法：煎药时加冷水超过药面，二煎水量酌减。头煎沸后，再煎20分钟；二煎沸后，再煎15分钟。煎药未沸时，用武火，沸后用文火，头煎和二煎共计药汁300ml左右。混合后，分早晚饭后两次服用。

加减：胃脘嘈杂吞酸、口苦严重者，加黄连、吴茱萸；口苦、苔黄、大便秘结者，加龙胆草、大黄。

2.1.3 肝郁痰阻证

治法：化痰散结，利气解郁。

推荐方药：半夏厚朴汤（《金匮要略》）加减。半夏、厚朴、茯苓、生姜、苏叶等。（Ⅳ级，有选择性的推荐使用）

煎服方法：煎药时加冷水超过药面，二煎水量酌减。头煎沸后，再煎20分钟；二煎沸后，再煎15分钟。煎药未沸时用武火，沸后用文火，头煎和二煎共计药汁300ml左右，混合后，分早晚饭后两次服用。

加减：酌加制香附、枳壳、佛手、旋覆花、代赭石等以增强疏肝化痰理气的功效。如兼见呕恶、口苦、苔黄而腻，证属痰热，可选用温胆汤（《三因极一病证方论》）加减。半夏、竹茹、枳实、橘皮、炙甘草、茯苓、生姜、大枣等。（Ⅲb级，有选择性的推荐使用）

2.1.4 忧郁伤神证

治法：养心安神。

推荐方药：甘麦大枣汤（《金匮要略》）加减。甘草、小麦、大枣等。（Ⅲa 级，有选择性的推荐使用）

煎服方法：煎药时加冷水超过药面，二煎水量酌减。头煎沸后，再煎 20 分钟；二煎沸后，再煎 15 分钟。煎药未沸时用武火，沸后用文火，头煎和二煎共计药汁 300ml 左右，混合后，分早晚饭后两次服用。

加减：酌加柏子仁、酸枣仁、茯神、合欢花等以加强药力。

2.1.5 心脾两虚证

治法：健脾养心，益气补血。

推荐方药：归脾汤（《济生方》）加减。白术、茯神、黄芪、龙眼肉、酸枣仁、人参、木香、炙甘草、当归、远志、生姜、大枣等。（Ⅲa 级，有选择性的推荐使用）

煎服方法：煎药时加冷水超过药面，二煎水量酌减。头煎沸后，再煎 20 分钟；二煎沸后，再煎 15 分钟。煎药未沸时用武火，沸后用文火，每隔 3~5 分钟搅拌 1 次，头煎和二煎共计药汁 300ml 左右，混合后，分早晚饭后两次服用。

加减：心情抑郁，失眠者，加郁金、合欢花以开郁安神。

2.1.6 阴虚火旺证

治法：滋阴清热，镇心安神。

推荐方药：滋水清肝饮（《医宗己任编》）加减。生地、山茱萸、茯苓、当归身、山药、丹皮、泽泻、白芍、柴胡、山栀子、酸枣仁等。（Ⅲa 级，有选择性的推荐使用）

煎服方法：煎药时加冷水超过药面，二煎水量酌减。头煎沸后，再煎 20 分钟；二煎沸后，再煎 15 分钟。煎药未沸时用武火，沸后用文火，头煎和二煎共计药汁 300ml 左右，混合后，分早晚饭后两次服用。

加减：眩晕、失眠严重者，加珍珠母、磁石以重镇安神；腰酸、遗精、乏力者，加龟板、知母、杜仲、牡蛎以益肾固精；月经不调者，加香附、益母草以理气开郁调经。

2.1.7 专家推荐

从肝论治[14]：抑郁症可从肝论治，中医辨证可以分为素体阳刚之人和素体阴柔之人。对于素体阳刚之人，七情过极易出现肝疏泄太过的阳亢阴虚的肝旺证候；临床可见精神抑郁，急躁易怒，情绪易激动，头痛目赤，失眠。主要用柔肝和养心为主的方药，如芍药甘草汤和天王补心丹等，以柔肝养心。素体阴柔之人，七情过极则出现疏泄不及，肝郁气滞、血瘀湿困的肝郁证候；临床可见心情低落，情绪抑郁，沉默寡言，悲伤善哭。主要用柴胡为主的方药如柴胡疏肝散和逍遥散等，以疏肝理气，健脾养心。（Ⅳ级，推荐使用）

从肝肾论治[47]：抑郁症病程日久导致肾精亏虚，肾虚肝郁是临床常见的类型。临床主症：忧愁善感、兴趣索然、精神萎靡、胁肋胀痛、时有太息、腰酸背痛、性欲低下；次症：神思不聚、足痿无力、耳鸣如蝉、小便频数；舌脉：舌质淡或暗、舌苔白、脉沉细或沉弦。主要用刺五加、制首乌、白芍等益肾补虚，调气安神。（Ⅰb 级，推荐使用）

2.2 其他疗法

除以上辨证论治外，还有其他各种治疗抑郁症的方法，如中药及其提取物、针灸、走罐、音乐疗法等。

2.2.1 银杏叶提取物（舒血宁）[48]

采用多中心随机双盲对照研究进行观察。结果显示，银杏叶提取物（舒血宁）可以增强抗抑郁疗效。（Ⅰb 级，推荐使用）

2.2.2 圣约翰草提取物[49-51]

采用随机双盲对照研究进行观察及随机对照的 Meta 分析。结果显示，圣约翰草提取物治疗中重

度抑郁症有效，且耐受性好。（Ⅰa 级，推荐使用）

2.2.3 藏红花提取物[52-53]

采用随机双盲对照研究进行观察。结果显示，藏红花提取物治疗轻、中、重度抑郁症有效，副作用少。（Ⅰb 级，有选择性的推荐）

2.2.4 走罐疗法[54]

走罐疗法与抗抑郁药合用，可以缩短抗抑郁药的起效时间，降低抗抑郁药的不良反应，提高患者的生活质量，并对躯体不适有显著的改善作用，从而取得更好的疗效。

走罐方法：选用普通玻璃罐，容积为 30～60ml，其口边宽厚光滑，不易漏气，吸拔时可观察到皮肤的变化情况，便于掌握时间和刺激量。取穴：为背腰部督脉及两侧足太阳膀胱经的俞穴即"背俞穴"。操作方法：患者采取俯卧位，肩部放平。先采用连续闪罐法把罐吸拔在背俞穴上，随后用腕力取下，由上至下反复操作，以皮肤潮红时为止。然后在取穴部位的皮肤表面和玻璃罐口涂上少许甘油，用闪火法把罐吸拔在大椎穴处，向下沿督脉至尾骶部，上下推拉数次后，推拉旋转移至背俞穴，依次垂直于脊柱方向上下推拉，吸拔力的大小，以推拉顺手、患者疼痛能忍为宜，观察经走罐部位皮肤充血，颜色变为紫红色，尤以局部出现紫色血瘀为最佳。起罐后将甘油擦净。每周 2 次，6 周为 1 个疗程。（Ⅲa 级，有选择性的推荐）

2.2.5 针灸治疗

针灸治疗抑郁症也有较好的疗效，具体内容可参见《WHO 西太区：针灸治疗抑郁症的中医学指南》。

2.2.6 音乐疗法[55]

干预方法：每日 1 次，每次 45～60 分钟，3～4 周为 1 个疗程。音乐治疗师将治疗过程依据患者精神状况不同划分为 4 个阶段，每个阶段配以不同风格的音乐加以引导，完成对病源的探究和消极情绪的宣泄。在治疗初期使用抑郁、悲伤、痛苦和充满矛盾情感的音乐来激发被治疗者的各种情绪体验，帮助患者尽可能地把消极情绪发泄出来，当消极情绪发泄到一定程度时，人的内心深处的积极力量就会被唤起，这时音乐治疗师就会开始逐渐地使用积极的音乐，以支持和强化被治疗者内心的积极情绪力量，最终帮助患者摆脱内心冲突和抑郁、焦虑情绪。（Ⅲa 级，有选择性的推荐）

2.2.7 中医情志相胜疗法[56-59]

抑郁症在药物治疗的同时应配合心理治疗，中医自古有情志相胜的心理治疗方法。

情志相胜疗法是根据五行相克的理论，利用一种或多种情绪去调节、控制、克服另一种或多种不良情绪的心理疗法，最终使人的心态达到动态平衡。《黄帝内经》将七情归化为喜、怒、忧（悲）、思、恐（惊）"五志"，并分属五脏，即：喜归心而属火；忧（悲）归肺而属金；怒归肝而属木；思归脾而属土；恐（惊）归肾而属水。并指出：金克木，怒伤肝，悲胜怒；木克土，思伤脾，怒胜思；土克水，恐伤肾，思胜恐；水克火，喜伤心，恐胜喜；火克金，悲伤肺，喜胜悲。（Ⅳ级，有选择性的推荐使用）

2.3 预防和调护[60-62]

中医是天人合一、心身合一的整体医学，在预防疾病方面更是强调要"未病先防"、"已病防变"。因此，重视通过适应自然的规律和变化，综合调节患者的心理、日常生活的饮食和起居等，使患者形神合一，恢复健康状态。（Ⅳ级，有选择性的推荐使用）

在《素问·四气调神大论》中提到："春三月，此谓发陈，天地俱生，万物以荣，夜卧早起，广步于庭，被发缓形，以使志生，生而勿杀，赏而勿罚，此春气之应，养生之道也。夏三月，此谓蕃秀，天地气交，万物华实，夜卧早起，无厌于日，使志无怒，使华英成秀，使气得泄，若所爱在外，此夏气之应，养长之道也。秋三月，此谓荣平，天气以急，地气以明，早卧早起，与鸡俱兴，使志安宁，以缓秋刑，收敛神气，使秋气平，无外其志，使肺气清，此秋气之应，养收之道也。冬三月，此谓闭藏，水冰地坼，无扰乎阳，早卧晚起，必待日光，使志若伏若匿，若有私意，若已有得，去寒就温，无泄皮肤，使气亟夺，此冬气之应，养藏之道也。"以上的这段话高度概括了一年四季如何根据自然界的变化从心理、情绪、生活起居上适应自然，达到天人合一的效果。

建议患者怡情易性；鼓励患者用积极正面的心态去生活，逐渐消除患者消极的思维模式，促进人格的成熟；学会积极地与人沟通，清晰表达自己的情感；通过文艺活动调整心情，通过体育活动愉悦心身，学会放松训练，消除焦虑；学会五乐原则：进取为乐、助人为乐、以苦为乐、知足常乐、自寻其乐。

抑郁症患者应有适当的户外运动，应以有氧运动为佳，如慢跑、登山等。户外运动可增加光照，呼吸新鲜空气，有利于情绪的稳定。同时可以建议患者进行八段锦、太极拳、松静疗法等气功导引疗法。

抑郁症患者的日常饮食应提倡营养均衡，多吃含钙和蛋白质丰富的食物，如大豆及其制品、牛奶、鱼、虾、大枣、柿子、韭菜、芹菜、蒜苗等；同时可以多吃香蕉、牛肉、鸡肉、酸奶等含色氨酸丰富的食物；以及含有丰富维生素的麦子、小米、动物肝脏及新鲜蔬菜和水果等。还应注意纠正偏食、节食等不良习惯，摄入足量的含有较多微量元素的食物，应多吃杂粮、粗粮，最好粗细搭配。

2.4 疗效

疗效评定参照"中华人民共和国中医药行业标准·中医病证诊断疗效标准"中郁证的疗效评定：

治愈：症状消失，情绪正常。

好转：症状减轻，情绪基本稳定。

未愈：症状、情绪均无改善。

临床疗效用汉密尔顿抑郁量表（HRSD）总减分率评定：

$$减分率 = （治疗前总分 - 治疗后总分）÷ 治疗前总分 \times 100\% 。$$

注：减分率 ≥80% 为临床痊愈，≥50% 为显著好转，≥25% 为好转，<25% 为无效。

方 法

1 临床证据的检索策略

指南编写小组制订了文献检索策略，采用计算机和手工相结合的方法对文献进行检索，具体内容见附件2。

2 证据级别和质量评价

2.1 评价文献的证据级别

参照中国刘建平教授提出的关于传统医学证据分级的建议[63]（见附件3）。

2.2 证据表

临床观察和随机对照填写证据概括表（CAT）。

Meta分析的RCT文献，填写QUOROM[64]。

观察性研究的Meta分析，填写MOOSE表格[65]。

3 推荐强度

文献的推荐分级采用的是GRADE工作组2004年发表的专家共识，形成推荐分级[66]（见附件3）。

4 评议和咨询过程

在整个指南的编写过程中，得到了国内外各界专家的大力支持，并采用问卷调查、专家访谈、会议讨论等形式对指南的推荐方案就其可靠性、安全性、应用性进行调研。

中国中医科学院广安门医院中医心身医学科从2007年6月至2007年12月分别举行了14期WHO西太区抑郁症临床实践指南的沙龙，邀请了国内外中西医精神病学的著名专家和临床各专业的专家针对抑郁症的发病、临床诊断、临床特点、中医辨证分型、治疗、预防和调护等多方面进行了深入探讨，对本指南的编制取到了很大的推进作用。此外，针对抑郁症发病的经济学和社会学特性，还邀请了相关的经济学和社会学等各方面的著名专家，对抑郁症的社会学特征和整体防治进行了探讨，使得指南更具有使用价值。

2008 年 7 月举办的"首届中美心身医学、行为医学与心脑血管疾病国际论坛"邀请了国内外著名的精神病学专家、行为医学专家和心脑血管病专家，再次对本指南进行了论证和评议，对本指南的编写提出了宝贵意见。

2009 年 9 月举办的"第二届心身医学新进展国际论坛"邀请了国际著名的 Amarendra. N. Singh 教授（Singh 教授是世界卫生组织心身医学及精神药理学专家，同时也是加拿大皇后大学教授）以及国内治疗抑郁症的著名专家，再次对该指南进行了论证和评议。

将以上各专家对指南修订的建议汇总后，对指南进行了修改，形成本文稿。

5 宣传

通过会议、学会、协会、学术团体、网络等形式进行宣传推广。

6 执行

指南在得到专家的评估、修订和认可后，应首先在国内通过会议、学会、协会、学术团体、网络等形式进行推广，形成抑郁症的中医治疗的国内标准。针对指南在临床应用中存在的具体问题，可以反馈到指南编写小组，通过论证讨论后，进行修订。

7 更新

制订指南更新的时间表，定期对指南进行评议和周期评议。如遇以下特殊情况，应对指南进行更新：产生新的干预方法；产生证明现有干预方法有利/有弊的证据；产生重要的结论；产生证明现有方法是最佳方法的证据；产生结论的意义；产生医疗资源。

参考文献

［1］WHO. The world health report 2002——reducing risks, promoting healthy life. Geneva：World Health Organization, 2002.

［2］Douglas Maurer, Ross Colt. An Evidence – Based Approach to the Management of Depression. Primary Care：Clinics Office Practice, 2006, (33)：923.

［3］国家中医药管理局. 中医病证诊断疗效标准. 南京：南京大学出版社, 1994.

［4］Narrow WE, Rae DS, Robins LN, et al. Revised prevalence estimates of mental disorders in the United States：using a clinical significance criterion to reconcile 2 survey's estimates. Arch Gen Psychiatry, 2002, (59)：115.

［5］Chisholm D. Depression：social and economic timebomb. London：BMJ Books, 2001.

［6］中华医学会精神病学分会. 中国精神障碍分类与诊断标准（CCMD – 3）（第三版）. 济南：山东科学技术出版社, 2001.

［7］胡随瑜, 张宏耕, 赵志付, 等. 1977 例抑郁症患者中医不同证候构成比分析. 中国医师杂志, 2003, 5 (10)：1312.

［8］陈泽奇, 胡随瑜, 张海男, 等. 抑郁症常见中医证候标准的研究. 中医杂志, 2005, 46 (1)：47.

［9］陈泽奇, 郑林, 张宏耕, 等. 抑郁症常见中医证候临床流行病学调查的 Kappa 一致性检验. 中国现代医学杂志, 2003, 13 (4)：32.

［10］唐启盛, 曲淼, 包祖晓, 等. 抑郁症中医证候的贝叶斯网络研究. 中医杂志, 2008, 49 (11)：1013.

［11］曲淼, 唐启盛, 裴清华, 等. 抑郁症中医证候的聚类研究. 吉林中医药, 2007, 27 (11)：10.

［12］沈渔邨．精神病学（第四版）．北京：人民卫生出版社，2001．

［13］中华中医药学会．中医内科常见病诊疗指南·中医病证部分．北京：中国中医药出版社，2008．

［14］赵志付，王彩凤，熊抗美，等．抑郁症的中医刚柔辨证临床治疗思路．临床心身疾病杂志，2008，14（4）：1．

［15］田德禄．中医内科学．北京：人民卫生出版社，2001．

［16］张伯臾．中医内科学．上海：上海科学技术出版社，1985．

［17］刘建平．柴胡疏肝散合并氟西汀治疗抑郁症的临床观察．山西中医学院学报，2001，2（4）：31．

［18］佟凯航，赵建军．柴胡疏肝散加减治疗抑郁症38例．吉林中医药，2007，27（5）：23．

［19］唐海峰．柴胡疏肝散加减治疗抑郁症30例．实用中医药杂志，2009，25（4）：226．

［20］冼慧，唐启盛，赵晶．疏肝健脾法治疗肝郁脾虚型抑郁症的临床研究．北京中医药大学学报，2008，31（12）：856．

［21］李洪，徐舒，李滨．逍遥散联合盐酸氟西汀治疗抑郁症肝郁脾虚型41例．陕西中医，2009，30（1）：49．

［22］延慧敏，蔡雅楠．逍遥散治疗抑郁症54例临床观察．中国中医药现代远程教育，2008，6（9）：49．

［23］钟志国，律东．加味越鞠丸结合腹针治疗抑郁症临床观察．四川中医，2008，26（5）：54．

［24］姚红军．越鞠丸联合百忧解治疗抑郁症48例．临床医学，2008，28（12）：114．

［25］刘荣焱，李晓华，秦利民．甘麦大枣汤加味治疗自杀未遂后抑郁临床体会．中国中医急症，2008，17（11）：1599．

［26］胡秀润．疏肝解郁法治疗隐匿性抑郁症32例疗效观察．河南科技大学学报（医学版），2005，23（4）：263．

［27］张改兰．氯咪帕明片加血府逐瘀口服液治疗以胸痛为主要症状的隐匿性抑郁症40例．中西医结合心脑血管病杂志，2007，5（6）：556．

［28］刘茹．中西医结合治疗更年期抑郁症的对照研究．北京中医，2007，26（8）：512．

［29］朱春山．文拉法辛与逍遥丸联合治疗抑郁症的疗效观察．中国中西医结合杂志，2002，22（2）：152．

［30］朱建平，李维芳．阿米替林及阿米替林合并逍遥散治疗抑郁症对照研究．四川精神卫生，1996，（9）增刊：20．

［31］丰胜利，张学智，王玉芬．逍遥颗粒合氟西汀治疗心境恶劣30例临床观察．中医杂志，2007，48（2）：140．

［32］王红伟，宋春联．逍遥散治疗抑郁症60例疗效观察．中华中医药学会中医方证基础研究与临床应用学术研讨会论文汇编，170．

［33］杨永成，谢道俊．中西药并用治疗抑郁症36例临床观察．河南中医，2000，20（6）：36．

［34］王少华．越鞠丸治疗郁证临床观察．湖北中医杂志，2001，23（1）：35．

［35］李玉娟，罗和春，钱瑞琴，等．丹栀逍遥散对抑郁症患者神经免疫内分泌系统的影响．中国中西医结合杂志，2007，27（3）：197．

［36］王洋，刘松山．丹栀逍遥散联用氟西汀治疗抑郁症临床观察．社区医学杂志，2007，5（11）：57．

［37］王腾云．丹栀逍遥汤加减治疗抑郁症34例．中国中西医结合杂志，2001，21（9）：710．

［38］Takahisa Ushiroyama, Atsushi Ikeda, Kou Sakuma, et al. Changes in Serum Tumor Necrosis F（TNF - α）with Kami - Shoyo - San Administration in Depressed Climacteric Patients. The American Journal of

Chinese Medicine, 2004, 32 (4): 621.

[39] Zhang Jin Zhanga, Wan Hu Kang, Qiang Li, et al. The beneficial effects of the herbal medicine Free and Easy Wanderer Plus (FEWP) for mood disorders: Double blind, placebo controlled studies. Journal of Psychiatric Research, 2007, 41: 828.

[40] 筒井末春. 半夏厚朴汤治疗抑郁症、抑郁状态的经验. 新药と临床, 1993, 42 (9): 143.

[41] 吴鉴明. 加味甘麦大枣汤抗抑郁疗效的对照研究. 中国临床医生, 2002, 30 (11): 18.

[42] 王兰珍. 逍遥散甘麦大枣汤配以心理疗法治疗抑郁症 36 例. 实用中医内科杂志, 2004, 18 (3): 239.

[43] 屈沂. 归脾汤治疗心脾两虚型郁证 62 例. 中国民间疗法, 2008, (5): 30.

[44] 冯秋霞, 姜大珍, 金季玲. 中西医结合治疗围绝经期抑郁症疗效观察. 辽宁中医杂志, 2007, 34 (10): 1440.

[45] 罗和春, 钱瑞琴. 中西医结合治疗抑郁症新进展. 中国中西医结合杂志, 2009, 29 (3): 197.

[46] 唐启盛, 曲淼. 抑郁症的中西医结合治疗. 中国中西医结合杂志, 2009, 29 (3): 283.

[47] 赵晶, 唐启盛, 裴清华, 等. 颐脑解郁方治疗抑郁症肾虚肝郁型的临床疗效观察. 北京中医药大学学报, 2008, 31 (1): 61.

[48] 罗和春, 刘平, 孟凡强, 等. 舒血宁合并阿米替林治疗抑郁症多中心双盲对照研究. 中国心理卫生杂志, 1999, 13 (3): 167.

[49] K. Lindea, L. Knüppel. Large – scale observational studies of hypericum extracts in patients with depressive disorders: a systematic review. Phytomedicine, 2005, (12): 148.

[50] Klaus Linde, Michael Berner, Matthias Egger, et al. St John's wort for depression: Meta – analysis of randomised controlled trials. British Journal of Psychiatry, 2005, (186): 99.

[51] A Szegedi, R Kohnen, A Dienel, et al. Acute treatment of moderate to severe depression with hypericum extract (St John's wort): randomized controlled double blind non – inferiority trial versus paroxetine. BMJ, 2005, 330 (7490): 503.

[52] A A Noorbalaa, S. Akhondzadeha, N. Tahmacebi – Poura, et al. Hydro – alcoholic extract of Crocus sativus L. versus fluoxetine in the treatment of mild to moderate depression: a double blind, randomized pilot trial. Journal of Ethnopharmacology, 2005, (97): 281.

[53] Shahin Akhondzadeh, Najaf Tahmacebi – Pour, Ahamad – Ali Noorbala, et al. Crocus sativus L. in the Treatment of Mildto Moderate Depression: A Double blind, Randomized and Placebo controlled Trial. Phytotherapy Reasearch, 2005, (19): 148.

[54] 张捷, 裴音, 陈杰, 等. 中西医结合治疗抑郁症临床观察. 中国中医药信息杂志, 2005, 12 (10): 63.

[55] 翟淑华, 张群, 田学丽. 音乐疗法在抑郁症患者康复中的应用. 护理实践与研究, 2007, 4 (8): 7.

[56] 王米渠. 中国古代医学心理学. 贵阳: 贵州人民出版社, 1988.

[57] 王米渠. 中医心理治疗. 重庆: 重庆出版社, 1986.

[58] 汪卫东, 王米渠. 国际中医心理学论丛. 新加坡: 新加坡医药卫生出版社, 2006.

[59] 陈可冀. 中国传统康复医学. 北京: 人民卫生出版社, 1988.

[60] 熊抗美, 赵志付, 王彩凤. 心身并治法在心身疾病中的应用体会. 中国中医药信息杂志, 2006, 13 (1): 85.

[61] 王彦恒. 中西医结合论治抑郁障碍. 北京: 人民卫生出版社, 2006.

[62] （日本）中村敬, 施旺红. 轻松告别抑郁症——森田疗法. 西安: 第四军医大学出版社, 2006.

［63］刘建平．传统医学证据体的构成及证据分级的建议．中国中西医结合杂志，2007，27
（12）：1061.

［64］David Moher，Deborah J Cook，Susan Eastwood，et al. Improving the quality of reports of meta‐ana‐
lyses of randomized controlled trials：the QUOROM statement. The Lancet，1999，（354）：1896.

［65］Donna F. Stroup，Jesse A. Berlin，Sally C. Morton，et al. Meta‐analysis of Observational Studies in
Epidemiology：A Proposal for Reporting. JAMA，2000，283（15）：2008.

［66］GRADE Working Group. Grading quality of evidence and strength of recommendations. BMJ，2004，
（328）：1490.

附　件

附件 1：指南工作组

抑郁症指南编写组：

组长：赵志付

成员：王彩凤　熊抗美　王　敏　张　成　刘　超　肖　怡　孙　璐　赵　鹏　廖洪超　汪卫东
杨秋莉　黄世敬　唐启盛　张　捷　苏建民　冯秀杰　李　丽　郭荣娟

赵志付　男，医学博士，主任医师，中国中医科学院广安门医院，主要负责指南的总体设计。

王彩凤　女，医学学士，副主任医师，中国中医科学院广安门医院，主要负责指南的编写。

熊抗美　女，医学学士，副主任医师，中国中医科学院广安门医院，主要负责指南的编写。

王　敏　女，医学学士，副主任医师，中国中医科学院广安门医院，主要负责指南的编写。

张　成　女，医学硕士，住院医师，中国中医科学院广安门医院，主要负责指南的文献检索、评
　　　　价、编写和翻译。

刘　超　男，医学博士，主治医师，中国中医科学院广安门医院，主要负责指南的文献检索、评
　　　　价、编写和翻译。

肖　怡　女，医学硕士，中国中医科学院广安门医院，主要负责指南的文献检索、评价、编写和
　　　　翻译。

孙　璐　女，医学硕士，住院医师，解放军第四六四医院，主要负责指南的文献检索和评价。

赵　鹏　男，医学博士，日本九州大学，主要负责指南的编写。

廖洪超　男，医学硕士，住院医师，四川省成都市彭州市中医院，主要负责指南的编写。

汪卫东　男，医学硕士，主任医师，中国中医科学院广安门医院，主要负责指南的指导和编写。

杨秋莉　女，医学学士，研究员，中国中医科学院临床基础所，主要负责指南的指导和编写。

黄世敬　男，医学博士，主任医师，中国中医科学院广安门医院，主要负责指南的指导和编写。

唐启盛　男，医学博士，主任医师，北京中医药大学第三附属医院，主要负责指南的指导和
　　　　编写。

张　捷　女，医学学士，主任医师，北京中医医院，主要负责指南的指导和编写。

苏建民　男，医学学士，主任医师，北京回龙观医院，主要负责指南的指导和编写。

冯秀杰　女，医学学士，主任医师，北京安定医院，主要负责指南的指导和编写。

李　丽　女，医学博士，主任医师，北京友谊医院，主要负责指南的指导和编写。

郭蓉娟　女，医学博士，主任医师，北京中医药大学东方医院，主要负责指南的指导和编写。

抑郁症指南咨询专家：

王永炎　薛崇成　罗和春　王效道　胡随瑜　王新陆　姜凤英　王家骥　胡佩诚　许兰萍　久保
千春　Amarendra. N. Singh　金钟佑　伊藤隆　David I. Mostofsky

王永炎　男，工程院院士，教授，中国中医科学院

薛崇成　男，医学博士，教授，中国中医科学院临床基础所。

罗和春　男，医学学士，主任医师，北京大学六院（精神卫生研究所）。

王效道　男，医学学士，教授，北京大学医学部。

胡随瑜　男，医学学士，主任医师，湖南湘雅医院。

王新陆　男，医学硕士，主任医师，山东中医药大学。

姜凤英　女，医学学士，主任医师，北京宣武医院。

王家骥　男，医学学士，主任医师，北京中医医院。

胡佩诚　男，医学博士，教授，北京大学医学部。

许兰萍　女，医学学士，主任医师，首都医科大学附属朝阳医院。

久保千春　男，医学博士，教授，日本九州大学病院。

Amarendra. N. Singh　男，医学博士，教授，加拿大皇后大学。

金钟佑　男，医学博士，教授，韩国庆熙大学韩医科大学。

伊藤隆　男，医学博士，日本鹿岛劳灾病院

David I. Mostofsky　男，医学博士，教授，美国波士顿大学。

附件2：信息资源

2.1　计算机检索选用的数据库

外文文献选用的数据库有 MEDLINE、COCHRANE 图书馆、美国国立指南库（The National Guideline Clearinghouse，NGC）等，根据以下英文检索策略，检索 1998 年至 2009 年 12 月的文献。

中文文献选用的数据库有中国期刊全文数据库（CNKI）、CBMdisk、中国中医药文献数据库、中国优秀博硕士学位论文全文数据库、中国医用信息资源系统（维普）和中文生物医学期刊文献数据库（CMCC）、万方数据库等，根据以下中文检索策略，检索 1998 年至 2009 年 12 月的文献。

2.2　计算机检索的详细策略

2.2.1　英文检索策略

使用以下词汇进行检索 "Depressive disorder，Depression"，"endogenous，Depression"，"unipolar，Depressive syndrome，Dysthymic disorder，Melancholia，Unipolar depression and Medicine"，"alternative，Alternative medicine，Medicine"，"Chinese traditional，Medicine"，oriental traditional，Medicine，"Chinese，Drugs"，"Chinese herbal，Chinese medicine"，"traditional，Traditional medicine"，"Chinese，Oriental medicine"，"traditional，Traditional medicine"，"oriental，Drugs"，"Chinese Herbal，Chinese herbal drugs，Plant extracts"，" Chinese or Medicine"，"herbal"。

2.2.2　中文检索

抑郁症 and（中医疗法 or 中药疗法 or 中西医结合疗法）and 随机对照

抑郁症 and（中医疗法 or 中药疗法 or 中西医结合疗法）and 队列研究

抑郁症 and（中医疗法 or 中药疗法 or 中西医结合疗法）and 病例对照

抑郁症 and 按摩疗法

抑郁症 and 气功疗法

抑郁症 and 膳食疗法

抑郁症 and 预防和控制

抑郁症 and 治疗

抑郁症 and 历史

郁证

百合地黄汤 and 治疗应用

小柴胡汤 and 治疗应用

逍遥散／丸 and 治疗应用

柴胡疏肝散 and 治疗应用

半夏厚朴汤 and 治疗应用

奔豚汤 and 治疗应用

甘麦大枣汤 and 治疗应用

温胆汤 and 治疗应用

越鞠丸 and 治疗应用

按医家姓名检索，抑郁症方面比较著名的现代医家：赵志付、王家骥、唐启盛、罗和春、胡随瑜、郝万山、张捷、李跃华、冯秀杰、李慧吉。

2.2.3 古代文献检索

古代文献主要通过手工检索，对《黄帝内经》、《伤寒论》、《金匮要略》、《丹溪心法》、《景岳全书》、《临证指南医案》、《医经溯洄集》、《证治汇补》、《医方论》、《杂病源流犀烛》、《类证治裁》、《古今医统大全》等与抑郁症相关的理论进行手工检索。

附件3：证据分级与推荐强度标准

1 证据级别

参照中国刘建平教授提出的关于传统医学证据分级的建议：

Ⅰa：由随机对照试验、队列研究、病例对照研究、病例系列这四种研究中至少有两种不同类型的研究构成的证据体，且不同研究结果的效应一致。

Ⅰb：具有足够把握度的单个随机对照试验。

Ⅱa：半随机对照试验或队列研究。

Ⅱb：病例对照研究。

Ⅲa：历史性对照的病例系列。

Ⅲb：自身前后对照的病例系列。

Ⅳ：长期在临床上广泛运用的病例报告和史料记载的疗法。

Ⅴ：未经系统研究验证的专家观点和临床经验，以及没有长期在临床上广泛运用的病例报告和史料记载的疗法。

2 推荐强度

采用的是 GRADE 工作组 2004 年发表的专家共识，形成以下推荐分级：

推荐使用：有充分的证据支持其疗效，应当使用（基于Ⅰ级证据）。

有选择性的推荐：有一定的证据支持，但不够充分，在一定条件下可以使用（基于Ⅱ、Ⅲ级证据）。

建议不要使用：大多数证据表明效果不良或弊大于利（基于Ⅱ、Ⅲ级证据）。

禁止使用：有充分的证据表明无效或明显地弊大于利（基于Ⅰ级证据）。（无减毒增效作用）

Ⅳ、Ⅴ级证据因为存在疗效的不确定性，无法作为推荐的依据。但是可作为进一步研究的依据或假说，为未来的研究提供线索。

附件4：指南评价

AGREE 评测结果

六大领域标准化得分（表1）：

表1	六大领域标准化得分	
研究领域	条目编号	标准化得分
范围与目的	1，2，3	77.8%
参与人员	4，5，6，7	61.1%
制订的严谨性	8，9，10，11	91.67%
清晰性和可读性	12，13，14，15，16，17，18	74.6%
应用性	19，20，21	18.5%
编辑独立	22，23	88.9%

对指南进行全面评估，建议在局部地区进行预试验后，再行推广。指南应提供支持指南应用的工具，如手册、计算机或其他手段。对指南推行的障碍及费用，疗效评价标准也应加以考虑。

附件5：词汇表

嗳气：又称噫气。气从胃中上逆，出咽喉而发出声响，声音长而缓的表现。

八纲辨证：运用表、里、寒、热、虚、实、阴、阳八纲对疾病的病位外内、病势浅深、虚实属性，以及致病因素与人体抗病能力的强弱对比状态等进行分析辨别的辨证方法。

百合病：以神情恍惚，行、卧、饮食等皆觉不适为主要表现的神志疾病。

白苔：舌苔为白色的舌象。

薄苔：透过舌苔能够看到舌质颜色的舌象。

辨证论治：中医临床诊断治疗疾病的思维方法和过程。通过四诊收集患者的病史、症状等临床资料，根据中医理论进行综合分析，分辨出证候，并拟定治疗方法。也包括中医理论贯穿在预防与养生实践中的过程。

奔豚：患者自觉有气从少腹上冲胸咽的一种病证。

嘈杂：自觉胃中空虚难耐，烦闷不适的表现。

淡红舌：舌体颜色淡红，如舌质润泽红活，则为正常舌象。

淡白舌：舌体颜色浅淡，缺乏血色的舌象。

盗汗：入睡后出汗，醒来即止的表现。

癫病：以神志错乱，精神抑郁，表情淡漠，沉默呆滞，语无伦次，静而少动为主要表现的癫狂病。

泛酸：酸水自胃中上逆的表现，包括吞酸与吐酸。

肝气郁结：肝失疏泄，气机郁滞，情志抑郁，气血不畅的病理变化。

红舌：舌体颜色鲜红的舌象。

化痰散结：又称化痰软坚。用具有祛除痰浊、消散软坚作用的方药治疗痰核留结证的治法。

滑脉：往来流利，应指圆滑，如珠走盘的脉象。

黄苔：舌苔呈黄色的舌象。

津液：津与液的合称，人体的正常水液。

口苦：自觉口中有苦味的表现。

口干：自觉口中津液不足，但没有饮水要求，或饮水很少的表现。

狂病：以神志错乱，精神亢奋，打骂呼叫，躁妄不宁，动而多怒为主要表现的癫狂病。

梅核气：以咽喉异物感如梅核梗阻，咽之不下，咯之不出，时发时止为主要表现的疾病。

纳呆：不思饮食，食量减少的表现。

腻苔：苔质颗粒细小致密，紧贴舌面，不易刮脱，并在舌的中根部较厚，边尖部较薄的舌象。

气滞：气运行不畅而停滞的病理变化。

气郁：气郁结而不得疏泄发散的病理变化。

气郁化火：气郁日久，化生火热而气火并存的病理变化。

切诊：医者用手指或手掌的触觉，对患者的脉和全身进行触、摸、按、压，以了解病情，诊察疾病的方法。

清肝泻火：用具有清泻肝经火热作用的方药治疗肝火炽盛证、肝火上炎证的治法。

颧红：又称颧赤。面部仅两颧部位皮肤发红的表现。

神疲：自觉精神困倦的表现。

手足心热：医生察知患者手心、足心发热，或患者自觉手、足心发热的表现。

疏肝解郁：用具有疏肝理气利胆作用的方药治疗肝胆瘀滞病证的方法。

数脉：脉来急速，一息五至以上（相当于每分钟90次以上）的脉象。

太息：又称叹气。呼气为主的深呼吸，出声长叹的表现。

头晕：头脑昏沉，视物昏花旋转，严重者张目即觉天旋地转，不能站立。

望诊：用视觉观察患者的神、色、形、态、舌象、排泄物、小儿指纹等的异常变化，以了解病情的诊断方法。

闻诊：医生通过听觉和嗅觉，了解由病情发出的各种异常声音和气味，以诊察病情的方法，包括听声音和嗅气味两方面的内容。

问诊：医生通过询问患者或陪诊者，了解疾病的发生、发展、治疗经过、现在症状和其他与疾病有关的情况，以诊察疾病的方法。

细脉：脉细如线，但应指清晰的脉象。

弦脉：端直而长，指下挺然，如按琴弦的脉象。

心悸：感觉心脏跳动不安，常伴有心慌的表现。

心脾两虚：心脾气血不足，心动失常，心神不宁，并脾失健运的病理变化。

益气补血：用具有补脾益气作用的方药促进生血，治疗气血两虚病证的治法。

郁病：以心情抑郁，情绪不宁，胸部满闷，胁肋胀痛，或易怒易哭，或咽中如有梗塞等为主要表现的疾病。

阴虚火旺：阴虚，阴不制阳，阳相对亢盛而致虚火炽盛的病理变化，可见到烦躁易怒、两颧潮红、性欲亢进等症。

脏躁：以精神抑郁，心中烦乱，无故悲伤欲哭，哭笑无常，呵欠频作为主要表现的情志疾病。

脏腑辨证：以脏象学说的理论为指导，分析判断疾病所在的脏腑病位及其病因、病性及邪正盛衰情况等的辨证方法。

证：对疾病过程中一定阶段的病位、病因、病性、病势及机体抗病能力的强弱等本质的概括。

治法：以治疗原则为指导，针对不同病证采用的具体治疗方法与手段。

滋阴清热：用具有滋阴清热作用的方药治疗阴虚内热证的治法。

失眠症中医临床实践指南

要点说明

1 关键事项

本指南主要根据我国失眠症的中医药临床研究成果并结合专家的经验，同时参考国际有关睡眠障碍的分类和诊断标准制订，力争做到与中医药治疗失眠症的临床实际相符。

近年来，国际睡眠医学发展迅速，新的诊断标准不断更新，并且出现了关于睡眠呼吸暂停综合征的相关临床指南，为睡眠障碍的临床诊疗提供了坚实的科学基础，这对开放的现代中医睡眠医学的发展提供了良好的发展机遇，依照现代睡眠医学发展的理论与临床技术的支持，中医睡眠医学的发展得以成长，编撰适合中医治疗失眠症的临床指南，将为中国的睡眠障碍患者带来福音。

值得说明的是，本指南并不是医疗行为的标准或者规范，而仅仅是根据现有的研究证据并依据特定方法制作出的一个文本。其目的是为进一步提高临床诊疗水平，提高评价效果，增进国际合作、交流，有利于促进中医药的现代化。指南只是一个阶段临床经验积累的规范，随着人们对睡眠障碍认识的深入，临床诊疗技术和手段的进一步提高，指南也将定期加以修改，以适应时代发展的需要。指南需要进一步得到临床医生的认可，需要对失眠症的中医证候类型按照国际惯例进行标准化研究，以提高指南的证据等级，使之更加完善。

本指南适用于中医药治疗的成年失眠患者，以及以失眠为主症的相关疾病的失眠患者。它可以包括国际睡眠障碍分类中的心理生理性失眠症、调节性失眠（急性失眠）症、异态性失眠症、原发性失眠症等。

本指南以中医的诊断、治疗和康复建议为主要内容，但不包括蒙医、藏医、回医、壮医等其他传统医学的诊断与治疗方法。

本指南不包括儿童睡眠障碍和妇女特殊时期的睡眠障碍，以及有明确内科、精神科、神经科疾病引起的失眠。

本指南可供中医药专业人员使用及以睡眠医学为主的相关学科医生参考。

2 关键建议

失眠症中医临床实践指南通过遵循循证医学所提出的证据准则，以刘建平教授所发表的《传统医学证据体的构成及证据分级的建议》为证据收集的依据，结合目前中医经典教科书的表述，从临床实际出发，既保留中医的经典分型，又对本指南的处方进行了核对，力求准确无误。

中医治疗失眠症以中药汤剂为主，辨证论治是主要临床方法。同时，针对长期服用安眠药物的患者来说，提出使用中药治疗后，应掌握减用西药的方法，并逐渐采用中成药治疗、针灸治疗、按摩治疗、刮痧调理、气功治疗、催眠治疗、心理治疗、预防和护理方法等进行综合干预，关键建议如下：

对肝郁化火证，推荐使用龙胆泻肝汤。（推荐强度：C，证据级别：Ⅲb）

对痰热内扰证，推荐使用温胆汤。（推荐强度：B，证据级别：Ⅱb）

对阴虚火旺证，推荐使用黄连阿胶汤。（推荐强度：B，证据级别：Ⅱb）

对胃气失和证，推荐使用保和丸。（推荐强度：E，证据级别：Ⅳ）

对瘀血内阻证，推荐使用血府逐瘀汤。（推荐强度：C级，证据级别：Ⅲb）

对心火炽盛证，推荐使用导赤汤（《小儿药证直诀》）合交泰丸（《韩氏医通》）加味。（推荐强度：A，证据级别：Ⅱb）

对心脾两虚证，推荐使用归脾汤（推荐强度：A，证据等级：Ⅱb）

对心胆气虚证，推荐使用安神定志丸（《医学心悟》）（推荐强度：C，证据级别：Ⅲb）

心肾不交证证，推荐使用交泰丸（《医方集解》）天王补心丹（《摄生秘剖》）（推荐强度：B，证据级别：Ⅲb）

对慢性失眠症的治疗，使用针灸可能有一定的益处。（推荐强度：B，证据级别：Ⅱa）

对慢性失眠症的治疗，使用按摩，有一定的辅助治疗作用。（推荐强度：B，证据级别：Ⅲb）

对多证候相兼，表现为复合证候患者，可以根据相应的证候，使用对应证候的合方化裁治疗。（推荐强度：B，证据级别：Ⅱa）

对慢性失眠症的治疗，可以采用刮痧调理（推荐强度：C，证据级别：Ⅲb）

对慢性失眠症的治疗，可以配合气功、催眠、心理治疗等方法（推荐强度：C，证据级别：Ⅲb）

加强对失眠症患者的心理疏导，对缓解失眠症的发病，减轻症状，提高生活质量有一定的帮助。（推荐强度：B，证据级别：Ⅱa）

慢性失眠患者有必要养成良好的饮食习惯，食用有助于增加睡眠的食物是有益的。（推荐强度：C，证据级别：Ⅲb）

3 实施过程

本指南是由中国中医科学院王永炎院士牵头主持的 WHO/WPO 指南项目之一，由中国中医科学院研究生院刘艳骄博士所领导的课题组完成。

本指南将提供使用指南研究工具的《指南解读手册》，有助于指南的正确使用。

其具体的实施过程如下：

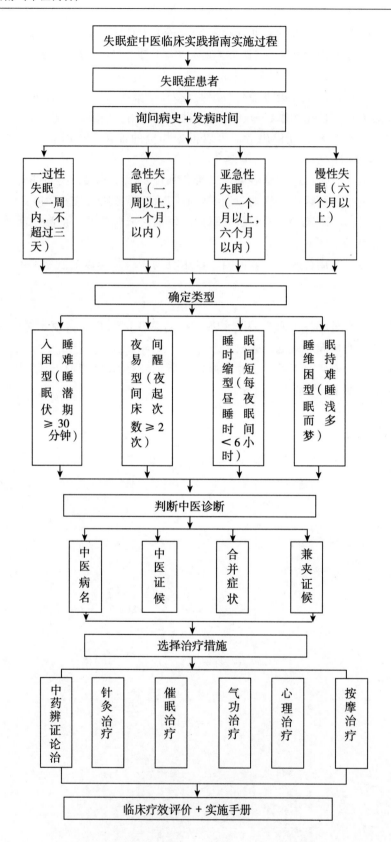

目　录

介　绍

　　失眠是一种常见的症状，绝大多数人都有偶尔失眠的经历，但这并不代表疾病状态。失眠症是临床常见的睡眠障碍之一，它影响患者的身心健康、脑思维、记忆、创新能力和社会活动能力。长期使用镇静安眠药（主要是苯二氮䓬类药物）的副作用，如成瘾性、依赖性、戒断性反应、抑制呼吸、影响昼间觉醒质量、容易出现操作性事故、白天注意力不集中、疲劳和过度嗜睡等，均可导致患者警觉性下降、反应迟钝。这些是引发意外事故的主要原因，已成为严重的医疗及社会问题。

　　中国中医科学院和上海市中医医院等单位对失眠症的中医症状、证候辨证诊断和疗效评价规范标准化进行了系列研究，以国际通用的 SPIEGEL 量表、匹兹堡睡眠质量指数、国家中医药管理局《中医证候诊断疗效标准》、卫生部《中药临床研究指导原则》中失眠症的 5 个分辨证分型、《中医睡眠医学》中的 9 个辨证分型和上海市中医失眠症诊疗方案中的 6 个分辨证证型量化评分法工作经验为基础，参考《中国失眠的定义、诊断及其治疗专家共识》[1]，确定失眠症的中医评价标准，并结合其他失眠评价量表进行了有效的临床研究。上述共识对失眠症的中医诊治和评价进行了规范，促进了失眠症的中医药研究工作。

　　目前，国际上尚没有中医药治疗失眠症的循证临床实践指南。失眠症指南编写小组遵循循证医学的理念，在认真研究国外指南制作方法和指南评价方法的基础上，结合中医学的特点，通过文献检索、文献评价与证据形成、证据评价与推荐建议形成、指南草案书写、专家评审、草案修改等步骤，完成了本指南的开发工作，也包括了我们近 20 年来对中医、中西医结合研究的探索，对中医药治疗失眠症的临床操作方案进行规范和统一，提高中医药治疗失眠症的疗效，发挥中医药在失眠症治疗中的作用。

　　本指南的编写专家包括睡眠专业医师、医学统计学专家、流行病学专家和其他相关的医疗专业人员、管理专家等。

　　本指南的主要目的是推荐具有循证医学证据和中医共识的失眠症中医药诊断与治疗方法，促进临床医生、护理人员规范使用中医药，进行医疗实践活动；并成为中文通用地区的专业医师进行临床实践和科学研究的行动纲领，进而加强对失眠症治疗管理，提高失眠患者的生活质量。

背　景

　　失眠症是一种常见的睡眠障碍，其中以生理心理性失眠症最为常见（ICD - 10 编码：F51.03），关于失眠的定义有以下几种情况：失眠、失眠症、失眠综合征。

　　失眠是一种常见症状，正常人可以偶尔发生，持续性失眠则是疾病的表现。失眠症是指持续相当长时间对睡眠的质和量不满意的状况，不能以统计上的正常睡眠时间作为诊断失眠的主要标准。对失眠有忧虑或恐惧心理可形成恶性循环，从而使症状持续存在。失眠症的定义，其目的之一是要同偶尔失眠或短时失眠（1 个月以下）区别开来，以避免滥用药物或给患者造成不必要的负担。若要由精神、神经和躯体等疾病引起的失眠或作为伴发症状，称之为失眠综合征，而不能诊断为失眠症。

　　失眠通常指患者对睡眠时间和/或质量不满足并影响白天社会功能的一种主观体验[1]。Frank J. Zorick 援引美国国立心脏病、肺和血液研究所失眠工作组对失眠的定义说："失眠是不充分和质量差的睡眠的体验，表现为下面一个或多个特征：入睡困难，睡眠维持困难，早醒，无舒爽睡眠。"失眠也包括白昼的结果，例如疲劳、缺乏精力、注意力不集中、兴奋性降低[2]。

　　目前认为，失眠症的确切定义应从失眠的主观感受，失眠所致的日间不良后果（如疲劳、注意力下降、打盹等）与客观检测（多导睡眠脑电图等）三方面结合来描述[3]。

　　失眠症在世界各国的发病率各有不同，可以通过相关国家的临床报道中获得。*Epidemiology of Sleep—Age，Gender，and Ethnicity*[4]一书中介绍不同年代世界各国失眠的发病情况：NSE 报告美国 35%～58%（2002）、Sutton，Molldofsky & Badle 报告加拿大 24%（2001）、Kim et al 报告日本 21.4%（2000）等。

　　David Brown 在 *Sleep：A Comprehensive Handbook* 中援引有关资料指出："大多数学者估定失眠在人群中的发病率每年在 30%～35% 间。"更进一步说，"有 10%～20% 的人认为自己的睡眠情况很严峻"。尽管严重失眠的定义可能有出入，但它通常相当于每天晚上都有睡眠中断或者在至少 2 周内几乎每天晚上失眠，通常白天的症状也包括在内[5]。

　　中华医学会精神病学会于 2002 年 9 月 13 日公布的一项调查表明，中国有四成半的人存在睡眠障碍。作为这项调查的国家，我国在北京、上海、广东、南京、杭州、青岛 6 个城市进行了为时半年的调查，接受本次调查的人平均年龄为 36.9±15 岁，其中男性占 51.6%，女性占 48.4%。该调查采用问卷的方式，调查内容涉及一般的睡眠问题及国际公认的阿森斯（Athens）失眠量表 AIS 和爱泼沃斯（Epworth）嗜睡量表。调查显示，在存在睡眠障碍的人群中，大多数患者只是听之任之，只有少数患者在发展为较为严重的睡眠障碍时才引起重视而前去就医。

　　中国睡眠研究会于 2003 年公布的中国成年人失眠发生率为 38.2%，高于国外发达国家的失眠发生率。医学研究表明，偶尔失眠会造成第二天疲倦和动作不协调，长期失眠则会带来注意力不能集中、记忆出现障碍和工作力不从心等后果。

　　引起失眠的原因大致可分为以下几种情况：

　　生理性原因：可见于出差、倒时差、轮班、坐车船、光线太强、噪音、异常气味的刺激、环境影响（战争、风雨雷电等）、吸烟、饮用兴奋性饮料等。

　　病理性原因：可见于疼痛、瘙痒、呼吸疾病（如咳嗽、哮喘、睡眠呼吸暂停综合征等）、心血管疾病（如严重的高血压、阵发性心动过速等）、消化系统疾病（如胃及十二指肠溃疡、胃及肠的痉挛性疼痛等）、泌尿系统疾病（如尿路感染、水肿等）、神经系统疾病（如三叉神经痛、偏头痛等）、精神疾病（如焦虑症、抑郁症、疑病症、恐惧症、强迫症、精神分裂症等）、内分泌系统疾病（如甲亢、更年期综合征等）。

　　生理心理性原因：可见于工作紧张、失恋、家庭纠纷、突发事件等。

　　药物性原因：长期服用某些药物引起的失眠。

　　失眠，中医学中称为"不寐"、"目不瞑"、"不得眠"、"不得卧"，但含义并不完全一致，现代中医学与现代医学称谓相同。

　　不寐是指患者不能闭目睡眠，但不得卧则不是专指失眠，而是指因病不能平卧，从本质上说是因其他疾病导致的睡眠障碍。

　　中医学认为，失眠的病因主要有外邪所感、七情内伤、思虑劳倦太过或暴受惊恐，亦可因禀赋不足、房劳久病或年迈体虚所致。其主要病机是阴阳、气血失和，脏腑功能失调，以致神明被扰，神不安舍。[6]

　　中医治疗失眠症以临床辨证论治为主，配合针灸等非药物治疗方法，并对失眠症恢复期给予养生指导，促进心身健康。

　　近 20 年来，中医睡眠医学的理论与临床研究逐渐向规范化发展，在临床疗效评价上逐步采用与现代睡眠医学评价一样的方法，在许多方面达成了共识，并开展了临床睡眠障碍调查研究、辨证论治规律的探讨、中药新药的临床研究、综合治疗方案的随机对照临床试验等，逐步形成了一个较为统一的临床方案。

　　目前，国际上尚无中医药治疗失眠症的临床实践指南，采用标准的不统一导致中医药临床应用的不规范，影响了其有效性的体现，妨碍了中医药有效治疗方法在国际上的交流。因此，结合国际上关于失眠症的诊断标准及规范，吸纳目前中医药防治失眠症的研究成果和成功经验，借鉴临床流行病学的研究方法，形成具有循证医学证据的中医药防治失眠的临床实践指南，对提高国际上失眠症的防治水平、对世界各国人民采用中医药治疗失眠症、减少卫生经济负担等都具有重要意义。

临床特征

1 临床表现

临床观察发现，长期失眠的患者多颜面发白、眼眶发黑。经常服用某些药物的患者，面部的颜色也会变白，缺乏血色。经常多梦的人，双眼常睁得不大，有明显的眼袋。缺少睡眠的人，特别是整夜不眠的患者，其眼球结膜往往会出现明显的充血现象，而某些神经症患者的入睡困难往往没有这种现象，说明这些患者睡眠很浅。长期使用安眠药物的患者经常会出现口臭的现象，这是因为安眠药物引起大便困难，使大便排出不畅，胃肠之气上逆所致。

失眠患者的脉象变化较大，急性失眠患者往往呈现弦脉，慢性失眠患者则脉沉细。长期失眠的患者体重明显减轻，并有消瘦的倾向。经常失眠的人常有腹部胀满现象[6]。

2 失眠分类

失眠包括入睡困难、睡眠维持困难、早醒，是睡眠量的不足和/质的不佳。

2.1 按临床表现分类

2.1.1 入睡期失眠（入睡困难）

睡眠潜伏期≥30分钟。

2.1.2 睡眠维持期失眠（睡眠不实）

指觉醒的次数过多和/或时间过长，包括以下一至数项：

全夜≥5分钟的觉醒次数在2次以上。

全夜觉醒时间≥40分钟。

觉醒时间占睡眠总时间的10%以上。

由于频繁觉醒的睡眠周期零乱，称为睡眠破碎。

2.1.3 睡眠表浅

主要指NREMs、Ⅲ、Ⅳ期深睡眠减少，不到总睡眠时间的10%。NREMs所占比例减少，也表明睡眠的深度不足。睡眠质量下降，睡眠浅、多梦。

2.1.4 早醒（睡眠结束期失眠）

睡眠觉醒时间较正常时间提前30分钟以上，甚至比平时早醒1~2小时，总的睡眠时间少于6小时。

2.1.5 日间残留效应

上述分类中伴有如次晨感到头昏、精神不振、嗜睡、乏力时，方可确定诊断。

2.2 按病程分类

可分为一过性或急性失眠、短期或亚急性失眠、慢性失眠。

2.2.1 一过性或急性失眠

一过性即是偶尔失眠；急性失眠指病程小于4周。

这类失眠一般由多种应激刺激所引起。大部分人在经历压力、刺激、兴奋、焦虑时；生病时；到高海拔的地方；或者睡眠规律改变时（如时差、轮班工作等）都会有短暂性失眠障碍。这类失眠一般会随着应激刺激的消失或时间的延长而改善，具有自限性。

2.2.2 短期或亚急性失眠

病程大于4周，小于3~6个月。严重或持续性压力，如重大躯体疾病或手术、亲朋好友的离世，严重的家庭、工作或人际关系问题等可能导致短期性失眠。这种失眠与各种压力有明显的相关性。

2.2.3　长期或慢性失眠

病程大于 6 个月。慢性失眠的原因很复杂，且较难发现，许多慢性失眠是由多种原因所致，应当及时加以鉴别。

2.3　按严重程度分类

轻度：偶发，对生活质量影响小。

中度：每晚发生，中度影响生活质量，伴随一定症状（易怒、焦虑、疲乏等）。

重度：每晚发生，严重影响生活质量，临床症状表现突出[2]。

2.4　按原因分类

失眠症有内因性失眠、外因性失眠、继发性失眠（症状性失眠）。

内因性失眠：心理生理性失眠、主观感觉性失眠、特发性失眠。

外因性失眠：睡眠卫生不良性失眠、环境性失眠、高原性失眠、食物过敏性失眠、药物依赖性失眠、酒精依赖性失眠、肢体运动障碍性失眠、觉醒–睡眠节律失调性失眠。

继发性失眠：心理障碍伴发的失眠、躯体疾病伴发的失眠。

2.5　按原发、继发分类

原发性失眠：是与心理因素或躯体疾病有明显直接关系的长期失眠。

继发性失眠：是由疼痛、焦虑或抑郁引起的失眠[7]。

3　理化检查

3.1　物理检查

多导睡眠图（PSG）检查：包括心电图（ECG）、呼吸、血压、脉搏、睡眠结构图、REM 睡眠所占的百分比、NREM 睡眠所占的百分比、血氧饱和度、脑电图（EEG）、眼球运动、肌电图、鼾声频谱分析等。

多次睡眠潜伏试验（MAST）。

必要的量表检查。

症状和必要的辅助检查。

3.2　化学物质变化检查

一般不要求进行，为鉴别诊断可作下列检查：

昼夜内分泌激素的变化，如生长激素、甲状腺激素、肾上腺激素。

必要的神经递质检查，主要用于科学研究，如前列腺素（PGD_2）、5-羟色胺（5-HT）、去甲肾上腺素、一氧化氮（NO）、γ-氨基丁酸（GABA）。

诊断标准

1　西医诊断[8,9]

1.1　一般情况问诊及检查

临床症状：包括以下 1~2 项：入睡困难、睡眠维持障碍（或早醒伴再入睡困难）；临床症状严重，影响了觉醒时的躯体和社会功能或导致明显不安。

体格检查及实验室检查：除常规检查以外，脑电图检查是必需的。

寻找可能的病因：发现内科及精神科伴发的失眠；药物治疗；物质滥用（如咖啡、可乐、酒精、烟草等），并加以排除。

1.2　专项睡眠情况问诊及检查

睡眠习惯：包括睡眠参数如睡眠潜伏期、觉醒次数、早醒、睡眠质量，噩梦等；失眠发生的频度及持续时间；促发因素如突发事件使情绪受打击、过于兴奋、旅游以及疲劳过度等；残留效应；睡眠卫生如午休、睡眠形式和习惯、工作及节假日时的就寝和起床时间等；既往治疗效果如自我调节的方法及能力。

睡眠日记、睡眠问卷、视觉类比量表（VAS）等。

多导睡眠图（PSG）：不作为诊断的常规检查。睡眠习惯问诊和体格检查后，如发现下列情况需考虑行多道睡眠描记术：与睡眠有关的呼吸系统疾病（睡眠呼吸暂停综合征）；神经肌肉疾病；猝倒症；睡眠倒错；与睡眠有关的癫痫发作；考虑不宁腿综合征或其他疾病导致的周期性肢体运动；通过其诊断的其他疾病。

多次睡眠潜伏期试验（MSLT）：出现睡眠麻痹、睡眠猝倒时，应考虑做多次睡眠潜伏期试验（MSLT）以排除发作性睡病。

体动记录仪（Actigraph）：失眠患者出现夜间肢体运动障碍时，应考虑进行体动记录。

安眠药物使用情况：仔细询问患者曾经用过的药物和正在服用的药物，它们的剂量、服法、持续服用时间、有否换药、有否突然停药、药物的疗效等。

其他：包括睡眠剥夺、脑电图（EEG）、时辰疗法等。

阿森斯（Athens，AIS）失眠量表、匹斯堡睡眠质量量表、失眠症临床观察调查表（SPIEGEL量表）。

1.3 失眠症诊断的辅助标准

失眠的主观标准：主诉睡眠障碍；白天疲乏、头胀、头昏等症状系由睡眠障碍干扰所致。仅有睡眠量减少而无白日不适者，不视为失眠。

失眠的客观标准：根据多导睡眠图结果判断，睡眠潜伏期延长（长于30分钟）；实际睡眠时间减少（每夜不足6小时30分钟）；觉醒时间增多（每夜超过30分钟）。

2 中医诊断

2.1 诊断要点

凡是以不易入睡，睡中易醒，甚至彻夜难眠为主要临床表现者，均可诊断为失眠。

常因失眠而产生疲劳、倦怠、乏力、不思饮食、工作能力下降等症状。

临床检查未见器质性病变，多导睡眠图检查可见睡眠结构紊乱表现。结合睡眠量表、有关生物化学检查加以确立。

排除郁证等疾病所导致的睡眠障碍。

2.2 鉴别诊断

失眠症（不寐）应与脏躁、烦躁、胸痹、头痛、郁证相鉴别。

2.2.1 失眠症与脏躁

失眠症的难以入睡与脏躁严重者的难以入睡很相似。但失眠症以彻夜难睡或自觉不易入睡为主，心烦不安多为兼症；脏躁以烦躁不安、哭笑无常为主症，睡眠不安为兼症。失眠多因外感病邪，内伤阴血，脑失所养，心肾不交所致。而脏躁多为忧愁思虑过度，情绪抑郁，积久伤心，脑神失养；或产后亡血伤精，心脾阴亏，上扰脑神所致。

2.2.2 失眠症与烦躁

二者均有烦躁和失眠，也可有同样的病因。失眠症所兼的烦躁常发生在失眠以后；而烦躁所伴见的失眠，多是先有烦躁，而后失眠。

2.2.3 失眠症与胸痹

失眠症与胸痹均由疾病的原因而产生心烦、失眠的表现。但单纯失眠多与精神情志因素有关；而胸痹的失眠多发生在患病后，情绪过度紧张，并有胸中窒闷疼痛的感觉。

2.2.4 失眠症与头痛

失眠症严重时，常因大脑得不到休息而出现头痛，这种头痛无明显的规律和固定的部位；而头痛可由各种原因引起，常有固定的部位，疼痛表现多样，经过睡眠后头痛明显减轻。

2.2.5 失眠症与郁证

郁证为情志抑郁之病证。临床表现可见精神恍惚，精神不振，多疑善虑，失眠多梦，久则神思不敏，遇事善忘，神情呆滞。失眠在郁证中只是兼症，病情表现比较轻；而失眠症则以失眠为主症，其余症状多是伴发症状。

3 证候诊断

3.1 实证

3.1.1 肝郁化火证

突发失眠，性情急躁易怒，心烦不能入睡，或入睡后多梦惊醒；胸胁胀闷，善太息，口苦咽干，目赤，小便黄，大便秘结。舌质红，苔黄，脉弦数。

3.1.2 痰热内扰证

失眠时作，恶梦纷纭，易惊易醒；头目昏沉，脘腹痞闷，口苦心烦，饮食少思，口黏痰多。舌质红，苔黄腻或滑腻，脉滑数。

3.1.3 阴虚火旺证

虚烦不眠，入睡困难，夜寐不安，甚则彻夜难眠；手足心热，盗汗，口干少津，健忘耳鸣，腰酸梦遗，心悸不安。舌质红少苔，脉细数。

3.1.4 胃气失和证

失眠多发生在饮食后，脘腹痞闷；食滞不化，嗳腐酸臭，大便臭秽，纳呆食少。舌质红，苔厚腻，脉弦或滑数。

3.1.5 瘀血内阻证

失眠日久，躁扰不宁，胸不任物，胸任重物，夜多惊梦，夜不能眠，夜寐不安；面色青黄，或面部色斑，胸痛、头痛日久不愈，痛如针刺而有定处，或呃逆日久不止，或饮水即呛，干呕，或内热瞀闷，或心悸怔忡，或急躁善怒，或入暮潮热。舌质暗红、舌面有瘀点，唇暗或两目暗黑，脉涩或弦紧。

3.1.6 心火炽盛证

心烦难眠，五心烦热；头晕耳鸣，口舌生疮，口干腰酸，梦遗滑精。舌质红苔干，脉细数。

3.2 虚证

3.2.1 心脾两虚证

头晕欲睡，睡而不实，多眠易醒，醒后难以复寐；心悸健忘，神疲乏力，纳谷不香，面色萎黄，口淡无味，食后作胀。舌质淡苔白，脉细弱。

3.2.2 心胆气虚证

心悸胆怯，不易入睡，寐后易惊；遇事善惊，气短倦怠。舌质淡苔白，脉弦细。

3.2.3 心肾不交证

夜难入寐，甚则彻夜不眠；心中烦乱，头晕耳鸣，潮热盗汗，男子梦遗阳痿，女子月经不调，健忘，口舌生疮，大便干结。舌尖红少苔，脉细。

干预、管理和推荐

1 干预

对于失眠的管理应当因人而异，从源头开始。当偶尔出现失眠症状时，应当给予心理治疗；经常间断出现的失眠，应当建议患者到社区卫生中心咨询并进行相应的检查；符合失眠症诊断标准的，应到睡眠专科进行治疗。其治疗方法包括中药、针灸、按摩、刮痧、气功、催眠、心理、预防、护理等。

1.1 辨证论治

对失眠的辨证论治，应针对其特点，注意分清虚实。虚证多因阴血不足，心脑失养，责之于心、脾、肝、肾、脑；实证多因肝郁化火，食滞痰阻，气滞血瘀，邪毒内闭，责之于肝、胃、肠。

总的治则为补虚泻实，调整阴阳。补虚则用益气养血，滋补肝肾，补脑安神之法；泻实则用清肝泻火，和中消导，活血化瘀之法。[10]

1.1.1 实证

1.1.1.1 肝郁化火证

病机：肝失疏泄，郁久化火。

治法：疏肝解郁，清热泻火。

推荐方药：龙胆泻肝汤（《卫生宝鉴》）。龙胆草、生栀子、黄芩、醋柴胡、生地黄、车前子（包煎）、泽泻、灯心草、怀山药、煅磁石（先煎）、当归、生甘草、人参、天门冬、黄连、知母等。（推荐强度：C，证据级别：Ⅲb）

也可采用逍遥丸加减治疗。（推荐强度：C，证据级别：Ⅲa）

1.1.1.2 痰热内扰证

病机：痰热内盛，扰乱心神。

治法：化痰清热，和中安神。

推荐方药：温胆汤（《备急千金方》）加减。竹茹、枳实、陈皮、清半夏、云茯苓、生姜、大枣、焦槟榔、生甘草。（推荐强度：B，证据级别：Ⅱb）

1.1.1.3 阴虚火旺证

病机：阴精亏损，虚火亢旺。

治法：滋阴降火，清热安神。

推荐方药：黄连阿胶汤（《伤寒论》）加减。黄连、阿胶烊化、鸡子黄、白芍、生姜、大枣、牡丹皮、地骨皮、黄芩。（推荐强度：B，证据级别：Ⅱb）

1.1.1.4 胃气失和证

病机：气机阻滞，胃失和降。

治法：消食导滞，和胃降逆。

推荐方药：保和丸（《丹溪心法》）。神曲、焦山楂、云茯苓、清半夏、陈皮、莱菔子、藿香、佩兰、连翘、紫苏叶、川厚朴、甘草。（推荐强度：E，证据级别：Ⅳ）

1.1.1.5 瘀血内阻证

病机：气滞血瘀，脉络瘀阻。

治法：活血化瘀，通经活络。

推荐方药：血府逐瘀汤（《医林改错》）。当归、生地黄、桃仁、红花、川芎、柴胡、桔梗、川牛膝、枳实、赤芍、甘草、牡丹皮、香附。（推荐强度：A级，证据级别：Ⅲb）

1.1.1.6　心火炽盛证

病机：火热内盛，扰乱心神。

治法：清心泻火，养血安神。

推荐方药：导赤汤（《小儿药证直诀》）合交泰丸（《韩氏医通》）加味。生地黄、木通、黄连、肉桂、茯神、夜交藤、杭菊花、白芷。（推荐强度：A级，证据级别：Ⅱb）

1.1.2　虚证

1.1.2.1　心脾两虚证

病机：心血不足，脾气虚弱。

治法：益气健脾，养心安神。

推荐方药：人参归脾汤（《正体类要》）。人参、白术、黄芪、当归、远志、酸枣仁、茯神、木香、龙眼肉、生姜、大枣、甘草。（推荐强度：A级，证据级别：Ⅱb）

1.1.2.2　心胆气虚证

病机：心血不足，胆气虚弱。

治法：益气养心，镇静安神。

推荐方药：安神定志丸（《医学心悟》）。人参、茯苓、柏子仁、远志、当归、酸枣仁、石菖蒲、乳香、琥珀粉（冲服）。（推荐强度：C级，证据级别：Ⅲb）

如因病后体虚，汗出伤津，而见夜寐不安，则可选用酸枣仁汤（《金匮要略》）加减：酸枣仁、川芎、知母、炙甘草、茯苓、灯心草炭。（推荐强度：A，证据级别：Ⅱa）

1.1.2.3　心肾不交证

病机：阴液亏虚，阳气偏亢，既济失调。

治法：交通心肾，补血安神。

推荐方药：交泰丸（《医方集解》）合天王补心丹（《摄生秘剖》）。生地、玄参、丹参、人参、茯苓、远志、五味子、桔梗、柏子仁、黄连、肉桂、莲子心。（推荐强度：A，证据等级：Ⅱa）

2　推荐

2.1　建议使用的服药方法

根据中医阴阳睡眠理论：平旦阳气升，日中阳气隆。结合现代时间生物学的认识和我们的临床体会，建议采用明·许叔微提出的"日午间，夜睡服"的服药方法。要求失眠患者在每天中午饭后一小时和晚饭后一小时服用，临床常可收到较好的疗效。（推荐强度：C，证据级别：Ⅳ）

2.2　服用安眠药的注意事项

对于长期服用安眠药的患者来说应当注意下列情况：

长期使用某一种安眠药物容易产生耐药性及依赖性，应与其他安眠药交替使用，一定时间内更换安眠药，并采用替代治疗而逐渐完全使用中药。

在服用安眠药期间，应当禁酒和禁服含酒精的药物。

2.3　建议参考的测量指标

对于失眠症的评价指标，可以参考使用国际上通用的阿森斯失眠量表、匹斯堡睡眠质量量表、失眠症临床观察调查表。

2.4　建议进行的辅助检查

建议推广使用多导睡眠图检查，包括心电图、呼吸、血压、脉搏、睡眠结构图、REM睡眠所占的百分比、NREM睡眠所占的百分比、血氧饱和度、脑电图、眼球运动、肌电图、鼾声频谱分析等。

建议使用心理学量表。

建议进行症状和必要的辅助检查。

2.5　推荐使用中成药

柏子养心丸，水蜜丸，每次6g，每日2次。适用于心气虚寒，心悸易惊，失眠多梦，健忘等症。（推荐强度：C，证据级别：Ⅳ）

枣仁安神液，每次10～20ml，每日1次，临睡服。适用于心肝血虚引起的失眠健忘，头晕头痛等症。（推荐强度：B，证据级别：Ⅱa）

人参养荣丸，蜜丸，每次9g，每日2次。适用于积劳虚损，呼吸少气，行动喘息，心虚惊悸，咽干唇燥，舌淡，脉细弱无力。（推荐强度：C，证据级别：Ⅳ）

天王补心丹，蜜丸，每次9g，每日2次。适用于阴亏血少，虚烦少寐，心悸神疲，梦遗健忘，大便干结，口舌生疮，舌红少苔，脉细而数。（推荐强度：B，证据级别：Ⅳ/Ⅱa）

归脾丸，蜜丸，每丸重9g，空腹时，每次1丸，开水送下，日服3次。适用于失眠易醒，醒后难以复寐，心悸健忘，神疲乏力，纳谷不香，面色萎黄，口淡无味，食后作胀，舌质淡苔白，脉细弱。（推荐强度：A，证据级别：Ⅱb）

七叶神安片，口服，每次50～100mg，每日2次，饭后服。适用于心气不足所致的心悸，失眠，神经衰弱，偏头痛等。（推荐级别：B，证据级别：Ⅱb）

健脑补肾丸，口服，淡盐水或温开水送服，每次15粒，每日2次。适用于健忘失眠，头晕目眩，耳鸣心悸，腰膝酸软，肾亏遗精，神经衰弱和性功能障碍等病症。（推荐级别：C，证据等级：Ⅳ）

朱砂安神丸，口服，每次1丸，每日1～2丸，温开水或灯心汤送下。适用于心烦失眠，心悸怔忡，舌苔薄黄，脉细数。（推荐级别：B，证据级别：Ⅳ）

服用中成药时应当注意以下问题：用药前应按照中医辨证论治的原则，确定患者的疾病状态是属于何种中医证候类型，依照判断的证候类型，选择对应的中成药；感染、中毒、颅脑损伤引起的失眠及由慢性疲劳综合征、抑郁症、焦虑症、精神分裂症等引起的失眠，不宜自己按照指南选择药物治疗，应及时到医院由专科医生治疗；婴幼儿、老年人、孕妇和哺乳期妇女出现的失眠，建议由医生诊断后，按照医嘱选择适合的药物；伴有心悸的患者，应当及时查明原因，积极治疗心悸或脉结（早搏）；出现新的疾病时，可以考虑暂停使用中药；治疗失眠中成药的服用方法与汤剂的服用方法完全一致；外感发热、经常咳嗽、复发性哮喘等呼吸系统疾病患者，应谨慎使用安眠药物。

2.6　推荐使用针灸治疗（推荐强度：B，证据级别：Ⅱa/Ⅲb）

2.6.1　体针

主穴：神门、三阴交、百会。

辅穴：四神聪。

配穴：

心脾两虚证，加心俞、厥阴俞、脾俞穴。

肝郁化火证，加肝俞、胆俞、期门、大陵、行间。

心肾不交证，加心俞、肾俞、照海穴。

肝火上扰证，加肝俞、行间、大陵穴。

胃气不和证，加中脘、足三里、内关穴。

痰热内扰证，加神庭、中脘、天枢、脾枢、丰隆、内关、公孙。

阴虚火旺证，加神庭、太溪、心俞、肾俞、郄门、交信。

心胆气虚证，加神庭、大陵、阴郄、胆俞、气海、足三里、丘墟。

2.6.2　皮内针

在单侧或双侧心俞、肾俞穴埋入皮内针，取皮内针或5mm毫针刺入穴中，使之有轻度酸胀感，3天换1次，注意穴位清洁。

2.6.3 耳针

常用穴位：皮质下、心点、脾点、肝、肾、神门、交感、枕。

随症加减：早醒加垂前。

方法：在穴位处寻找敏感压痛点，用胶布贴生王不留行籽，嘱患者每日自行按压 4～6 次，每次 10～15 下，以穴位局部疼痛、发热、有烫感为佳。隔日换贴 1 次，双耳交替选用，10 次为 1 个疗程。

2.6.4 电针

常用穴：百会、印堂、足三里、阳陵泉、内关、三阴交、四神聪。

方法：穴位常规消毒，选用 28 号 1.5 寸毫针，刺入深度不超过 1 寸，进针得气后，行快速小角度捻转 1 分钟，接上电针仪，选择连续波频率为 5.0～6.0Hz，电流强度以患者能耐受为度，通电 30 分钟，去电后留针 1～2 小时，每日 1 次，4 周为 1 个疗程。

2.7 按摩治疗（推荐强度：C，证据级别：Ⅲb）

可咨询专科医生。

2.8 推荐使用刮痧调理（推荐强度：C，证据级别：Ⅳ）

用刮痧板，在下列俞穴部位进行刮痧治疗。

头颈部：太阳穴、额旁、额顶带后 1/3、顶颞后斜下 1/3（双侧）；胆经的双侧风池穴；奇穴四神聪、安眠穴。

背部：膀胱经双侧心俞、脾俞、肾俞。

上肢：心经双侧神门穴。

下肢：脾经双侧三阴交穴。

2.9 推荐使用气功调理（推荐强度：B，证据级别：Ⅳ）

气功是中医治疗疾病的重要方法之一，对于失眠症的治疗应当首选静功、八段锦、内养功等，古人还有睡功也可供参考。

一般来说，应用气功治疗失眠，可用以下简易方法：

方法一

临睡前，先默想一下百会穴、涌泉穴，从这两个穴位吸入天地自然之精气，使之在脐正中的神厥穴汇合，再上行至手心劳宫穴，对治疗失眠大有益处。

卧床后，排除杂念，身体放松，默念"六字诀"以诱导入睡。六字诀即呼气时念"嘘、呵、呼、泗、吹、嘻"。用六字配六组，即"嘘"配肝、"呵"配心、"呼"配脾、"泗"配肺、"吹"配胃、"嘻"配三焦。此法对诱导入睡有益处。

方法二

取坐式。默念"空"、"松"，面带笑意。"空"须同时默念："身松息均意入静，意守丹田体似空，导引有疗经络通，人天合一乐无穷"。"松"，首先从百会穴想起，头顶松→印堂松→人中松→喉头松→两肩松→胸部松→腹部松→臀和大腿松→膝和小腿松→涌泉松。"笑意"，嘴角微翘带笑意。每日早晚各 1 次，每次 20 分钟，逐步增加至 1～2 小时。

对于失眠患者施用气功疗法最好在医院中进行，回家练习时一定要听从医学气功师的指导。不要采用动作较大的气功疗法，注意了解每一种气功疗法的禁忌证。出现气功偏差时，及时到医院治疗。

2.10 推荐使用催眠治疗（推荐强度：C，证据级别：Ⅳ）

催眠治疗的种类很多，如催眠术、催眠诱导技法、催眠音乐等。

催眠治疗是用暗示手法刺激视觉、听觉或触觉，或采用某些药物使患者进入睡眠的生理心理状态，从而使者不假思索地接受医生的治疗性建议。

暗示作用能增进和改善患者的心理、行为和机体的生理机能，是一种有效的心理治疗方法。暗示可以在催眠或觉醒状态下进行，后者又可分为他暗示与自暗示两种。他暗示是暗示者把某种观念暗示给被暗示者，使这种观念在被暗示者的意识与下意识中发挥作用，如催眠术、催眠诱导技法中均存在这种成分。自暗示是自己把已经理解的某种暗示作用于自己，使自己产生舒适、安静、瞌睡、心理放松的诸种感觉，如某些静功就是这种作用。在催眠状态下，暗示的治疗作用是非常明显的，它可以使患者的意识阈狭窄、思维与联想受限、分析批判能力减弱，使被暗示者自觉接受施术者的暗示指令。当然，有时的催眠暗示亦并不是由人发出的，而是由机器或音乐所产生的，但它同样是暗示在起作用。

催眠治疗的实施步骤：

向被施术者说明催眠术的性质、意义、方法和要求，让被施术者认真地去做。

要用一种简单的暗示测一测被施术者对暗示的承受能力，选择容易接受暗示人进行催眠治疗。

催眠治疗应在光线柔和、暗淡、安静的室内进行。令被施术者平躺在床上，安定情绪，放松肌肉。开始时要让被施术者凝视头部上方的微小灯光或其他发亮的物体，久视之后将产生视觉疲劳，然后进行语言的诱导暗示，反复耐心进行，直到被施术者进入催眠状态。

当被施术者进入催眠状态后，要根据其病症特点用事先准备好的暗示性语言进行治疗。

当施术即将结束时，应缓慢解除催眠状态，并逐渐暗示被施术者自我感觉良好，使其逐渐从被催眠状态下醒来，以免发生不适反应。

不是所有的催眠术都适应于失眠患者，有时可采用比较柔和的音乐催眠，关键是要建立正常的睡眠节律，使患者恢复自然睡眠。

2.11 推荐使用心理治疗（推荐强度：B，证据级别：Ⅱa/Ⅲb）

本指南推荐多种心理治疗方法，可请专科医生诊治。

情志疏导法

以情胜情法

移情易性法

释疑解惑法

顺情从欲法

行为指导法

习以平惊法

入静诱导法

阴阳调适法

精神内守法

2.12 推荐预防方法

失眠为脑神的异常，故调摄精神状态，使喜怒有节，心情舒畅，脑神当有所养，则失眠即可避免。

劳逸结合，越是紧张的工作，越要注意休息，使体劳和脑劳相互协调。

2.13 推荐护理方法（推荐强度：B，证据级别：Ⅲb）

护理是配合医生对患者或年老者、残疾人等进行治疗和照顾。护理包括基础护理和专科护理。

2.13.1 基础护理

针对病因，耐心细致地做好心理疏导工作，进而消除紧张和忧虑。

服用可以促进睡眠的饮食和保健食品。睡前不宜喝茶、咖啡等兴奋性饮料。

睡时关闭音响，拉好窗帘，关闭灯光，养成定时睡眠的习惯。

按时服用中药，及时治疗相关疾病。

2.13.2 睡眠姿势

一般采用右侧卧位，尽可能不要仰卧、俯卧。

2.13.3 使用睡眠促进方法

药枕、按摩导引、外治。

2.13.4 改善睡眠用具

选择适宜的睡眠用具，或功能性睡眠用具。

2.14 推荐健康教育方法

建立合适的睡眠环境。

睡眠前有放松时间。

将一切与睡眠无关的东西从卧室中清除。

避免在担心睡不着上花时间。

避免酒精、咖啡因和尼古丁。

进行一顿富含色胺酸的晚餐（如温牛奶、香蕉等）。

傍晚或清晨进行适当锻炼。

上述推荐方法是中医历代医家临床经验的总结，同时参考了现代中医的临床报告和动物实验研究，并且多被中医经典教科书所收录。

每个临床/研究问题的推荐证据强度、质量和其他有关因素，仍然需要进一步深入规范研究，并建议依照此指南进行卫生经济学评价，我们期待有关此方面的报告，并进一步完善此指南。

本指南中所提出的中药，如果与所在国家的医药卫生法规相抵触时，依照所在国家的医药卫生法规执行，此不作为法律纠纷的依据。

方　法

1 临床证据的检索策略

指南编写小组制订了文献检索策略，采取了电子检索与手工检索相结合的方式，系统检索了中医药治疗失眠的国内外文献，具体内容见附件2。

2 证据级别和质量评价

指南编写小组对检索的文献根据文献的初筛标准进行了初筛，初筛合格的文献根据文献质量评价标准进行了第二次筛查，合格的文献采用了温哥华格式的文献摘要表对文献进行了结构性的摘要，并最终汇总成证据表（见附件3）。

3 推荐强度

推荐强度参考美国国家临床指南交换所建议分级划分标准，并作适当修改（见附件3）。

4 评议和咨询过程

失眠症的中医临床实践指南在初稿完成后，进行了两次专家评审。采取老专家和中青年专家现场审阅和信函审阅两种方式。指南编写小组对指南草案进行了编排，然后根据老专家和中青年专家提出的修改意见对指南草案作了修改，并经指南指导委员会审核通过。

5 宣传

本指南将以全国中医防治睡眠障碍科研协作网络重点专科、世界中医药联合会睡眠医学专业委员会、中国睡眠研究会中医睡眠医学专业委员会、世界传统与现代睡眠医学学会为平台，在广大中医药医务人员中开展失眠症中医临床实践指南的宣传工作。

6 执行

按照世界卫生组织（WHO）所提供的指南制作方法，制定失眠症中医临床实践指南，这在中国和亚太区均属首次。本次指南的制作只是一种尝试，更多的需要按照现代临床医学的研究方法对有关证候类型进行进一步验证和总结。对于使用过程中出现的问题，我们欢迎您提出宝贵意见。

联系方式：中国中医科学院广安门医院心理睡眠医学科。

中国中医科学院研究生院。

联系地址：北京市宣武区广安门内北线阁 5 号（100053）。

北京市东直门内南小街 16 号（10070）。

E－mail：lyj792@ sina. com

7　更新

指南制订委员会定期委托相关人员对指南进行评议，对新出现的证据进行收集、整理和分析，最后由指南制订委员会决定是否对指南予以修订。

一般而言，在下列情况下，需要对指南进行修订或更新：①产生新的干预方法；②产生证明现有干预方法为最佳、有利或有弊的证据；③产生新的重要或有意义的结论；④产生新的医疗资源。⑤专家认为有必要对其中不适合临床的或者已经不太常用的方法进行修订。如果对指南修订有任何新的建议，欢迎与我们联系。

参考文献

［1］失眠定义、诊断及药物治疗共识专家组．中国失眠定义、诊断及药物治疗专家共识（草案）．中华神经科杂志，2006，（2）：141.

［2］National Heart，Lung and Blood Institute Working on Insomnia. Insomina：assessment and management in primary care. Am Fam Physician. 1999，（59）：3029.

［3］范新刚，白月先，王学昌．失眠症的诊断及临床治疗进展．临床荟萃，1999，14（15）：713.

［4］Kenneth L，Lichstein，et. al. Epidemiology of sleep—Age，Gender，and ethnicity. Lawrence Erlabaum Associates，2004.

［5］Teofilo Lee—Chiong．Sleep：A Comprehensive Handbook. Canada：John Wiley & Sons. Inc. Publication，2006.

［6］刘艳骄，李茵．睡眠障碍临床诊断技巧．中国中医基础医学杂志，2006，（5）：332.

［7］牛世芹．失眠的诊断与治疗原则．中国临床医生，2003，31（6）：5.

［8］Jack D. Edinger，Melanie K. Means. Insomnia. Principles and Practice of Sleep Medicine. Fourth edition. USA：A Harcourt Health Sciences company，2004.

［9］American Academy of Sleep Medicine Westchester. IL. The International Classification of Sleep disorders. Second Edition. American Academy of Sleep Medicine，2005.

［10］刘艳骄，高荣林．中医睡眠医学．北京：人民卫生出版社，2002.

附　件

附件 1：指南工作组

失眠症指南编写组：

组长：刘艳骄

成员：何丽云　汪卫东　齐向华　许　良　徐　建　闫　雪　胡春宇　吕学玉　吕梦涵　王　芳　滕　晶　张艳红　米歇尔（加拿大）

刘艳骄　男，医学博士，教授，主任医师，中国中医科学院研究生院，主要负责指南的总体设计。

何丽云　女，医学博士，教授，主任医师，中国中医科学院中医临床基础研究所，主要负责指南的部分设计及文献检索指导。

汪卫东　男，医学硕士，教授，主任医师，中国中医科学院广安门医院，主要负责指南的部分设计及临床非药物治疗部分。

齐向华　男，医学博士，教授，主任医师，山东中医药大学附属医院神经科，负责指南的中医审核。

许　良　男，医学学士，副主任医师，上海中医药大学附属中医医院，负责指南的中医学指导。

徐　建　男，医学学士、MBA，主任医师，上海中医药大学附属中医医院，负责指南的中医学指导。

闫　雪　女，医学博士，医师，北京中医药大学，主要负责指南的文献检索、评价与指南草案的书写。

胡春宇　女，医学博士，助理研究员，中国中医科学院研究生院，主要负责指南的文献检索、评价与指南草案的书写。

吕学玉　女，医学硕士，中国中医科学院广安门医院，主要负责指南的文献检索、评价与指南草案的书写。

吕梦涵　女，医学硕士，中国中医科学院广安门医院，主要负责指南的文献检索、评价与指南草案的书写。

王　芳　女，医学硕士，医师，中国中医科学院广安门医院，主要负责指南的文献检索、评价与指南草案的书写。

滕　晶　女，医学博士，副主任医师，山东中医药大学附属医院，负责指南的现代医学文献审核。

张艳红　女，医学硕士，医师，中国中医科学院临床基础研究所，负责指南的英文文献检索和文献统计。

米歇尔　女，加拿大，负责指南的英文校对。

失眠症指南咨询专家：

王永炎　陈彦方　王翘楚　高荣林　董　奇　刘保延　谢雁鸣　王　平　雷　燕

王永炎　男，医学学士，中国工程院院士，主任医师，中国中医科学院。

陈彦方　男，医学硕士，教授，北京大学附属回龙观医院。

王翘楚　男，医学学士，教授，上海市中医医院。

高荣林　男，医学硕士，主任医师，中国中医科学院广安门医院。

董　奇　男，理学博士，教授，北京师范大学资源学院。

刘保延　男，医学硕士，主任医师，中国中医科学院。

谢雁鸣　女，医学学士，研究员，中国中医科学院中医临床基础研究所。

王　平　男，医学博士，教授，主任医师，湖北中医药大学。

雷　燕　女，医学博士，研究员，中国中医科学院。

附件2：信息资源

1　检索的数据库

1.1　中文文献

本指南中文资料检索包括中国生物医学文献数据库（CBMdisc）、中文科技期刊数据库（全文）、中国期刊全文数据库（CNKI）、万方数据资源、重庆维普（VIP）数字期刊全文数据库、中国中医药信息网、台湾 CEPS 中文电子期刊服务。

1.2　英文文献

本指南外文资料来源于 MEDLINE 数据库、COCHRANE 图书馆、美国国立指南库（The National Guideline Clearinghouse，NGC）、MD Consult 数据库、Natural & Alternate Treatments 数据库、DynaMed 数据库。

2　检索类型

已有的指南、系统评价或 Meta 分析、随机对照临床试验（RCT）、其他类型的临床研究，如病例对照研究、队列研究、专家经验、个案报道及部分基础研究。

3　检索策略

用主题词或关键词结合自由词检索，关键词包括以"insomnia – 失眠"和"Psychophysiological in-somnia – 心理生理性失眠"、"sleep state misperception – 睡眠质量"为关键词进行检索。辨证论治及部分根据特定临床问题确定的关键词。

检索的文献期限为 1987 年至 2009 年 6 月。英文文献检索近 15 年内的文献。

4　手工检索

汉·张仲景．伤寒论．北京：人民卫生出版社，1987．

唐·孙思邈．备急千金方．北京：人民卫生出版社，1955．

宋·许叔微．伤寒九十论．上海：上海大东书局，1936．

元·丹溪心法．北京：人民卫生出版社，2005．

宋·小儿药证直诀．北京：人民卫生出版社，1955．

明·韩懋．韩氏医通．北京：人民卫生出版社，1989．

明·薛己．正体类要．北京：人民卫生出版社，1957．

明·戴元礼．秘传证治要诀．北京：商务印书馆，1937．

明·秦景明．症因脉治．上海：上海科学技术出版社，1990．

明·张景岳．景岳全书．北京：人民卫生出版社，1991．

朝鲜·许浚．东医宝鉴．北京：中国中医药出版社，1995．

清·吴澄．不居集．北京：人民卫生出版社，1998．

清·王清任．医林改错．北京：人民卫生出版社，1991．

明·罗天益．卫生宝鉴．北京：人民卫生出版社，1987．

清·程国彭．医学心悟．北京：人民卫生出版社，1955．

清·汪昂．医方集解．上海：上海科学技术出版社，1959．

清·洪基．摄生秘剖．刊于崇祯十一年（1638 年）。现存清光绪三年（1877 年）石渠阁刻本。

附件 3：证据分级与推荐强度标准

1 证据分级

参考刘建平先生提出的传统医学证据体的构成及证据分级的建议。

Ⅰa：来自至少 1 篇随机对照研究到系列病例的各种证据均表明一致的效应。

Ⅰb：具有足够把握度的单个 RCT。

Ⅱa：非随机对照研究及队列研究（有对照的前瞻性研究）。

Ⅱb：病例对照研究。

Ⅲa：历史性对照的系列病例。

Ⅲb：自身前后对照的病例系列。

Ⅳ：病例报告和史料记载，使用时间超过 30 年。

Ⅴ：专家观点，临床经验。

2 推荐强度

参考美国国家临床指南交换所建议分级划分标准，并作适当修改。

A 级：需要至少一个随机对照临床试验作为高质量和连贯性地提出具体建议的文献整体的一部分（证据来自 Ⅰa 和 Ⅰb）。

B 级：需要与主题相关的完成良好的临床研究，但没有随机对照临床试验（证据来自 Ⅱa、Ⅱb 和 Ⅲ级）。

C 级：需要来自专家委员会的报告或意见和/或临床经验，但缺乏直接的高质量的临床研究（证据来自 Ⅳ 和 Ⅴ级）。

附件 4：指南评价

AGREE 评测结果

六大领域标准化得分（表 1）：

表 1 六大领域标准化得分

研究领域	条目编号	标准化得分
范围与目的	1，2，3	88.9%
参与人员	4，5，6，7	63.9%
制订的严谨性	8，9，10，11	88.9%
清晰性和可读性	12，13，14，15，16，17，18	73.0%
应用性	19，20，21	45.80%
编辑独立	22，23	100%

对指南进行全面评估，建议在局部地区进行预试验后，再行推广。指南应提供支持指南应用的工具，如手册、计算机或其他手段。对指南推行的障碍及费用，疗效评价标准也应加以考虑。

附件 5：词汇表

安魂镇魄法：用安魂定魄的方药治疗魂魄失常所致病证的方法。

安神定志法：用安神定志的方药治疗心神不安、心悸、失眠、易惊、烦躁、心烦易怒病证的方法。分重镇安神法和养心安神法。

嗳腐酸臭：嗳气而有腐臭酸味。

辨证论治：中医临床诊断治疗疾病的思维方法和过程。通过四诊收集患者的病史、症状等临床资料，根据中医理论进行综合分析，分辨出证候，并拟定治疗方法。也包括中医理论贯穿在预防与养生实践中的过程。

不寐：又称为失眠。经常性的睡眠减少，或不易入睡，或睡眠浅而易醒，甚至彻夜不眠的表现。

不得眠：即不能睡眠，为失眠的一种表现。

不得卧：一指失眠；一指不能平卧于床，如水气犯肺、肺失宣降而致喘咳、呼吸困难，则不能平卧。

补脑安神法：用补益大脑的方药治疗脑神失养所致的病症。

唇暗：口唇颜色发暗红色。

潮热：定时发热，如潮汐按时而至。

大便秘结：粪便干燥坚硬，排出困难，排便次数减少的表现。

大便干结：粪便干燥坚硬，排出困难的表现。

大便臭秽：粪便排出时气味臭秽。

盗汗：夜间睡眠中出汗，醒后即止。

多梦：睡眠不实，睡眠中梦扰纷乱，醒后感觉头昏神疲。

耳鸣：自觉耳中鸣响。

呃逆：以呃呃有声，声音短促，持续不能自制为主要表现的特发性疾病。

腹满：腹部胀满不适。

烦躁：心中烦闷不安，急躁易怒，甚则手足动作及行为举止躁动不宁。

干呕：呕而有声无吐出物。多因胃虚气逆或热邪、寒邪犯胃，胃失和降所致。亦可见于少阳病。

活血化瘀法：用具有活血化瘀作用的方药治疗血瘀证的治法。

滑精：以无梦而精液遗泄，甚至清醒时精液流出为主要表现的疾病。

健忘：以记忆力减退、遇事善忘为主要表现的疾病。

健脑安神法：用健脑安神的方药治疗脑气不足所致神不安舍的病证。

惊悸：自觉易惊善恐的心悸。

解郁安神法：用理气解郁安神方药治疗忧思伤神之心神不安的治法。

交通心肾法：用具有滋肾阴、敛肾阳、降心火、安心神作用的方药，以滋阴潜阳、沟通心神，治疗心肾不交的治法。

口苦：自觉口中味苦。

口干：自觉口中津液不足，但无饮水要求，或饮水很少。

口干少津：口中干燥少津，但不欲饮水。

口黏痰多：口中黏腻不爽的自我感觉，多由脾胃湿热所致。治宜清热除湿。

咳喘：咳嗽和喘的合称。

两目暗黑：两眼周围的皮肤呈现暗黑色。

目不瞑：不能闭目入睡。

目赤：白睛红赤之候。

面色无华：面部皮肤没有光泽。

面色萎黄：面色黄而没有光泽。

面色青：面部皮肤显露青色。

面部色斑：面部皮肤出现色素斑点。

脉诊：通过切摸寸口脉象以了解病情的诊断方法。

脉弦：端直而长，指下挺然，如按琴弦的脉象。

脉细：脉细如线，但应指清晰的脉象。

脉数：脉来急速，一息五至以上（相当于每分钟90次以上）的脉象。

脉沉：脉位深，轻取不能应指，重按才显现于指下的脉象。

脉滑：往来流利，应指圆滑，如珠走盘的脉象。

脉缓：一息四至，来去怠缓的脉象。若脉来和缓均匀，为平脉；若脉来弛缓无力为病脉。

梦遗：以梦交而精液遗泄，甚至清醒时精液流出为主要表现的疾病。

瞀闷：昏昧兼烦闷的症状。

脑：奇恒之腑之一，位于颅内，由髓汇聚而成，为神明汇聚之所。具有支配精神意志，进行思维活动的功能。

纳呆食少：不思饮食或饮食减少。

内热：泛指体内脏腑阴阳偏盛之热。

呕吐：胃中内容物，甚至胆汁、肠液通过食道反流到口腔，并吐出的反射性动作。

切诊：医者用手指或手掌的触觉，对患者的脉和全身进行触、摸、按、压，以了解病情，诊察疾病的方法。

清心泻火法：用具有清泻心火作用的方药治疗心火炽盛、心火上炎证的治疗方法。

清肝泻火法：用具有清泻肝火作用的方药治疗肝火炽盛、肝火上炎证的治疗方法。

入暮潮热：傍晚时分发热，如潮汐按时而至。

睡眠饮食：促进睡眠的饮食。

睡眠姿势：睡眠时所采取的姿势。

睡功：气功功法的名称。晚饭后或早起前，侧身卧，下臂屈肘仰掌，下腿自然伸直，上臂俯掌在髋部，上腿微屈置于下腿上，眼睛轻轻闭合，呼吸如常，全身放松，平心静气，凝神细听呼吸的声音，并与之结合在一起。

善太息：大声叹息，深呼吸。

神明：神或精神状态。

神疲懒言：缺乏精神，懒于言语。

舌质红：舌的肌肉脉络组织呈现红色。

舌质暗红：舌的肌肉脉络组织呈现暗红色。

舌面有瘀点：舌的表面有紫红色的斑点。

手足心热：医生察觉患者手、足心发热，或患者自觉手、足心发热的表现。

体质：人体生命过程中，在先天禀赋和后天获得的基础上形成的形态结构、生理功能和心理状态方面综合的、相对稳定的固有特质，是人类在生长发育过程中所形成的与自然、社会环境相适应的个性特征。

头昏：头部昏沉不适，头脑不清爽，严重者走路不稳，甚至有失平衡。

头晕：头脑昏沉，视物昏花，旋转，严重者张目就觉头胀如裂。

苔黄：苔色呈现黄色。

苔滑腻：苔面光滑，中间厚腻。

苔少：苔面少而缺少光泽。

苔干：苔面干燥，甚至出现裂纹。

苔厚腻：苔质颗粒细腻致密，融合成片，中心稍厚，舌边较薄，紧贴舌面，刮之不去，刮之不脱。

痰热内扰：痰火内盛，扰乱心神，阻滞气机，以咳嗽气喘、咯痰黄稠、发热口渴、烦躁不宁、失眠多梦、舌红苔黄腻、脉滑数为主要症状的证候。

望诊：用视觉观察患者的神、色、形、态、舌象、排泄物、小儿指纹等的异常变化，以了解病情的诊断方法。

问诊：医生通过询问患者或陪诊者，了解疾病的发生、发展、治疗经过、现在症状和其他与疾病有关的症状，以诊察疾病的方法。

胸胁胀闷：胸部和两胁部胀满发闷。

胸痛：患者自觉胸部疼痛。

小便黄：小便排出的颜色呈现黄色。

心悸：感觉心脏跳动不安，常有心慌的表现。

心烦：又称为烦心。指心中烦热郁闷之状。

心肾不交：心肾相交平衡失调，肾阴虚不能上济于心火，阴不制阳，虚火亢动，心神不宁的病理变化。

心脾两虚：心脾气血不足，使心动失常、心神不宁、脾失健运的病理变化。

心火炽盛：火热内盛，扰乱心神，以发热口渴、心烦、失眠多梦，甚至狂乱谵语、面赤、便秘尿黄、舌红苔黄、脉滑数等为常见症的证候。

药浴：用饮片煎煮后的药液沐浴局部或全身。

腰酸：自觉腰部酸楚不适。

腰膝酸软：自觉腰部和关节酸软无力。

咽干：咽喉干燥。

养血安神法：用具有补血养心安神作用的方药治疗心血虚之心神不安的治法。

育阴安神法：又称为滋阴安神法。用具有滋阴养心安神作用的方药治疗心阴虚之心神不安的治法。

益气安神法：用具有补气养心安神作用的方药，治疗心气虚之心神不安的治法。

阳痿：以阴茎不能勃起，或勃起不坚，或坚而短暂，不能进行性交为主要表现的疾病。

月经不调：即月经病。月经的周期、经期和经量、经质、经色发生异常的疾病总称。

依赖：又称为成瘾。外来物质进入人体引起的一种心理生理过程。

阴阳失调：阴阳失去平衡而致的各种病理变化。

阴虚内热：又称为虚热证。阴液不足，虚热内生。以低热或午后潮热，手足心热，五心烦热，颧红，盗汗，口干不欲饮，便秘尿短，舌红少苔，或光红无苔，脉细数为常见症的证候。

阴虚火旺：又称为虚火证。阴津亏损，虚火亢旺。以骨蒸潮热，口燥咽干，烦躁失眠，盗汗颧红，便秘尿短，或遗精，或出血，或口舌生疮，舌质红少苔，脉细数为常见症的证候。

证：对疾病过程中一定阶段的病位、病因、病性、病势及机体抗病能力的强弱等本质的概括。

证候：证的外候，即疾病过程中一定阶段的病位、病因、病性、病势及机体抗病能力的强弱等本质有机联系的反应状态，表现为临床可被观察到的症状。

怔忡：以心跳剧烈，不能自安，而又持续不断为主要表现的心悸。

脏腑：指人体内脏器官，为五脏、六腑、奇恒之腑的统称。

重镇安神法：用金石等质重而具有安神定志、重镇潜阳作用的方药治疗阳亢神旺而致心神不安病证的治法。

镇静安眠药：对中枢神经具有广泛抑制作用，产生镇静、催眠、抗惊厥的效应。

附件6：方剂参考

安神定志丸（《医学心悟》）：人参、茯苓、茯神、菖蒲、姜远志、龙齿。

柏子养心丸（《体仁汇编》）：柏子仁、枸杞子、麦门冬、当归、石菖蒲、茯神、玄参、熟地、甘草。

独活汤（《兰室秘藏》）：炙甘草、羌活、防风、独活、大黄、泽泻、肉桂、当归、连翘、酒汉防己、酒黄柏、桃仁。

高枕无忧散（《古今医鉴》）：人参、石膏、陈皮、半夏、茯苓、枳实、竹茹、麦门冬、龙眼肉、甘草、酸枣仁。

甘麦大枣汤（《金匮要略》）：甘草、大枣、小麦。

黄连阿胶汤（《伤寒论》）：黄连、黄芩、阿胶、白芍、鸡子黄。

交泰丸（《医方集解》）：黄连、肉桂。

孔圣枕中丹（《医方集解》）：龟甲、远志、龙骨、石菖蒲。

六君子汤（《妇人良方》）：人参、白术、茯苓、甘草、陈皮、法半夏。

龙胆泻肝汤（《卫生宝鉴》）：黄芩、柴胡、生甘草、人参、天门冬、黄连、知母、龙胆草、栀子、麦门冬、五味子。

宁志膏（《太平惠民和剂局方》）：酸枣仁、人参、辰砂、乳香。

酸枣仁汤（《金匮要略》）：酸枣仁、甘草、知母、茯苓、川芎。

生脉饮（《内外伤辨惑论》）：人参、麦冬、五味子。

天王补心丹（《摄生秘剖》）：人参、玄参、丹参、茯苓、远志、桔梗、生地、当归、五味子、天冬、麦冬、柏子仁、酸枣仁。

温胆汤（《备急千金方》）：半夏、竹茹、枳实、陈皮、甘草、生姜、茯苓、大枣。

血府逐瘀汤（《医林改错》）：桃仁、红花、当归、川芎、生地、白芍、枳壳、柴胡、桔梗、牛膝、甘草。

益元散（《伤寒直格》）：滑石、甘草、辰砂。

竹叶石膏汤（《伤寒论》）：竹叶、石膏、半夏、麦门冬、人参、粳米、甘草。

珍珠母丸（《普济本事方》）：珍珠母、酸枣仁、柏子仁、龙齿、当归、熟地、人参、茯神、沉香、犀角、辰砂、金银花、薄荷。

血管性痴呆中医临床实践指南

要点说明

1 关键事项

本指南主要根据我国血管性痴呆的中医药临床研究成果并结合专家的经验制订，力争做到与中医药治疗血管性痴呆的临床实际相符。

需要说明的是，本指南并不是医疗行为的标准或者规范，而仅仅是根据现有的研究证据依据特定方法制作出的文本。随着新证据的不断产生，指南所提供的建议亦会随之不断地修正。采用指南推荐的方法并不能保证所有患者都能获得理想的临床结局。同时，就指南本身而言，并不能包括所有有效的疗法，也并不排斥其他有效的疗法。最终临床治疗措施的抉择需要卫生从业者根据临床的具体情况，结合自身的经验及患者的意愿做出。

2 关键建议

补肾活血为老年人血管性痴呆的主要治法。（推荐强度：A 级）

补益类中药是治疗血管性痴呆的特色。（推荐强度：A 级）

平肝息风是治疗血管性痴呆的重要方法。（推荐强度：A 级）

醒脑开窍兼辨证是治疗血管性痴呆的重要方法之一。（推荐强度：B 级）

本病分平台期、下滑期、波动期三期，可分别采用化痰祛瘀、豁痰祛火、平肝潜阳的治法。（推荐强度：C 级）

针刺治疗有助于改善血管性痴呆。（推荐强度：B 级）

3 实施过程

对确诊为血管性痴呆患者，可以按如下流程实施操作：

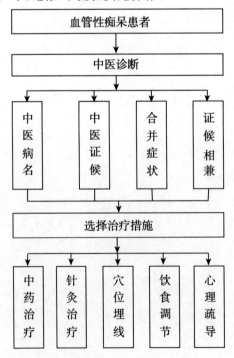

目　录

介　　绍

本指南针对的患者群体是血管性痴呆的高危人群和血管性痴呆患者。

制订本指南的目的是促进专业医生规范血管性痴呆的预防、诊断、治疗，以提高中医学防治血管性痴呆临床疗效，减少不规范使用中医药的情况发生。

本指南的编写基于三个原则：临床指南必须与临床密切相关，以便向临床医生提供有用的信息；在临床指南中所提出的每一项建议必须具有表明其在临床诊治过程中重要性的明确等级；在临床指南中所提出的每一项建议也必须具有表明其证据强度的明确等级，这些证据强度支持了所提出的建议，反映了目前可利用的中医药最好的证据。

指南编写组对 1949～2009 年的中文文献，1996～2009 年的英文文献进行了较全面的查询检索和评价，其中随机对照试验类文献采用 Cochrane 的简易法评价；Meta 分析类文献采用柳叶刀杂志发表的 QUOROM 法评价，证据分级分为五级，建议分级为四级。在每个建议之后的括号中提供了建议强度和证据级别，通过这种方法，读者可以了解到每个建议的强度，何种类型的证据支持了所提出的建议。

本指南根据本学科研究进展情况，拟定三年修订一次。届时将由指南编写委员会和相关人员对新出现的证据加以收集、整理和分析，最后由指南编写组决定是否对指南予以修订。

背　　景

血管性痴呆（vascular dementia，VaD，ICD - 10 编码：F79）是除阿尔茨海默病性痴呆外最常见的痴呆类型，与阿尔茨海默病性痴呆在发病过程、临床特征及预后方面存在差异。阿尔茨海默病性痴呆在发病前通常有意识障碍、短暂轻偏瘫、视觉缺失的短暂脑缺血发作，或是急性脑血管事件的病史。而血管性痴呆通常源于血管病变所致的脑梗死，包括高血压性脑血管病，导致脑梗死而引起的痴呆[1]；梗死通常很小，但其作用可以积累；患者以老年人群为主。目前血管性痴呆分为许多亚型：多发梗死性痴呆（multi - infarct dementia，MID）、腔隙梗死性痴呆、皮质下动脉硬化性脑病（binswanger disease）、脑淀粉样血管病痴呆、白质损害相关痴呆、单个关键部位梗死性痴呆、与血流灌注不足关联的痴呆和出血性痴呆。这些不同的亚型多提示血管性痴呆的不同病理类型。

临床病理学研究已经证实痴呆病例中有 50%～60% 为阿尔茨海默病（alzheimer disease，AD），VaD 占 10%～20%，两者同时兼有者为 20%。有人认为 VaD 的患病率可能会更高，如有研究显示，所有年龄组总的痴呆诊断率为 9.1%，VaD 占 72.4%[2]。VaD 的患病率会随年龄的增长而增加。与 AD 相比，VaD 在男性中的患病率更高；但在女性人群中，AD 与 VaD 的患病率差异不明显。对于不同国家的 VaD 患病率的比较可以看出，通常有较高心脑血管病发病率的国家，其 VaD 的患病率也会较高，比如芬兰和日本。一份对中国 1980～2004 年间 25 项关于痴呆流行病学研究资料的系统分析显示，60 岁以上人群 AD 与 VaD 的患病率分别为 1.6% 和 0.8%，是最常见的两种痴呆亚型，患病率与年龄、性别和教育程度关系不大[3]。在韩国，痴呆患病率在 65～69 岁人群组为 2.6%，85 岁以上人群上升为 32.6%，年龄校正后痴呆的患病率为 8.2%。其中，AD 为 5.4%，VaD 为 2.0%[4]。日本 65 岁以上痴呆患病率为 4.8%，其中 AD 占 35%，VaD 占 47%[5]。一项欧洲的研究显示，VaD 发病率随年龄增加而增加：66～69 岁男性组发病率为 4.4‰，70～79 岁男性组 9.8‰，80～90 岁男性组 21‰，90～99 岁男性组 37‰。女性组各年龄段的发病率稍低：60～69 岁组为 1.2‰，70～79 岁组为 10.2‰，80～89 岁组为 17‰[6]。

随着社会老龄化，VaD 的发病率及患病率均呈上升趋势，治疗和护理 VaD 患者将是个重大挑战。

有报道，每一个 VaD 患者半年的经济开支是 11039 欧元，超过 AD 患者的 8086 欧元。无论是何种类型的痴呆，其医疗费用均明显高于无痴呆人群。据 Fillit H 的研究，VaD 患者年医疗费用较无痴呆者高出 10545 美元，AD 患者较无痴呆者年费用高出 3748 美元。与昂贵的医疗费用相比，患者的预后并不乐观，通常 VaD 的中位生存时间为 3.3 年。VaD 的自然病程表现为波动式进展，甚至会经历数月或是数年的改善期。尽管如此，认知和行为损害的逐渐进展会导致患者完全失去自理能力而需要别人照料。

通常认为 VaD 的危险因素与中风病的危险因素是一致的。有研究认为 MID 的发病率为 7.8‰，但是在有中风危险因素的人群中，此发病率上升为 16.8‰。同时，还必须考虑到一些更独特的危险因素。因为在人的晚年会伴有其他导致痴呆的病理学改变，VaD 随年龄增加而患病率增加以至衰老被看做是与中风相关性痴呆的一个危险因素。高龄作为第一个人口统计学因素而被考虑，其他还有种族因素（主要是亚洲）、性别因素（主要是男性）、低教育和农村居民。此外，致动脉粥样硬化因素如高血压、吸烟、心脏病、糖尿病、高脂血症、绝经期的雌二醇替代疗法，以及非致动脉粥样硬化因素如遗传、高酒精消耗、心理应激和杀虫剂或是除草剂的职业暴露、社会经济因素和中风相关因素如梗死体积、部位和数量等都必须加以考虑，以便区分中风和中风相关的痴呆。在 VaD 的危险因素中，高血压起到了主要的作用，脑内最常见的 VaD 相关的梗死类型是多发性腔隙性脑梗死。因为 VaD 是与多发中风的进一步发展相关，故而高血压与各型 VaD 存在明显的相关关系。此外，高血压与脑白质损伤有关，有效的高血压治疗可以降低这种风险。

中医对痴呆给予初步论述的则是明代张景岳，他在《景岳全书·杂证谟》中明确提到了"痴呆"，认为"此其逆气在心，或肝胆之经气有不清而然"。清代陈士铎在《辨证录》列"呆病门"专篇，认为本病"起于肝气之郁，其终也，由于胃气之衰，肝郁则木克土而痰不能化，胃衰则土不制水而痰不能消，于是痰积于胸中，盘踞于心外，使神明不清而成呆病矣"。血管性痴呆的中医治疗原则是辨证论治，分清虚实。治疗措施主要有中药和针灸，或针药并用。治疗目的是在一定程度上改善患者认知功能，延缓病情进展，改善全身症状，提高生活质量。

临床特征

1 临床特点

通常 VaD 患者既往有短暂脑缺血性发作病史，包括一过性意识丧失、偏瘫或偏盲。痴呆可以出现在多个急性脑缺血事件后，少数患者可出现于单次卒中后。在这些事件之后，记忆和思维损害开始变得明显，认知功能损害常不平行，而自制力和判断能力相对保留完好。

根据痴呆发病的形式，将血管性痴呆分为急性型和亚急性型。急性型痴呆又叫卒中后 VaD，或发作后 VaD，新发痴呆或是继发于大血管闭塞引起的关键部位脑梗死，或是小血管病变引起的皮质下腔隙性梗死，也可以是多次脑血管事件发作所致。亚急性型表现为缓慢进展病程，呈阶梯式恶化，执行功能受损明显，主要发生于小血管非闭塞性疾病患者，伴有反复发生的无症状腔梗，阶梯式恶化源于小血管闭塞所致的梗隙性卒中[7]。当病程持续进展时，某些患者以近记忆力减退为首发症状，而远记忆力相对保持良好，易与 AD 混淆。神经病学检查可能会发现许多局灶性神经症状，提示有一些梗死导致缺血区内大脑受到影响。然而，有些患者根本就没有局灶性神经病学体征，常见精神迟缓、步态缓慢和四肢强直，且在有些患者中尤为突出。一些 VaD 患者可能会出现类似 AD 的知觉障碍、癫痫发作等。但有些患者的精神行为症状更为突出。缓慢发病者，可伴有情绪不稳、抑郁、淡漠、情感障碍、多动等精神行为症状，生活、工作能力下降，但人格保持良好。

2 神经心理学检查

简易精神状态检查（mini-mental state examination，MMSE）是主要的认知损害筛查工具。国内目前使用 MMSE 诊断的分界值，即文盲组 17 分、小学组 20 分、初中或以上组 24 分，低于以上界值者可诊断为痴呆，检测痴呆的敏感度在城乡分别为 90.7% 和 97.1%。

临床痴呆评定量表（clinical dementia rating，CDR）已经成为痴呆临床研究中对患者进行总体评价的金标准，它综合评价痴呆患者的记忆力、定向力、判断力和解决问题能力、社会事务、家庭和爱好、个人料理等 6 个方面的能力，结果分 0 分（正常）、0.5 分（可疑痴呆）、1 分（轻度痴呆）、2 分（中度痴呆）、3 分（重度痴呆）以量化痴呆的程度。

日常生活能力量表（activities of daily living scale，ADL）实际包含了一个躯体性自理能力量表（physical self - maintenance scale，PSMS）和工具性日常生活能力量表（instrumental activities of daily living scale，IADL），共 14 个项目。其中，IADL8 项、PSMS 6 项，主要用于评价老年人日常生活的活动功能，倾向于较复杂的日常事务。

哈金斯基缺血量表（the Hachinski ischemic scale，HIS）属于鉴别诊断用量表，在鉴别 VaD 与 AD 方面是应用最广的，区别单纯的 AD 与 MID 的敏感性和特异性达 70% ~ 80%，≥7 分为 VaD、≤4 分为可能/很可能 AD、5 ~ 6 分为混合性痴呆。

汉密尔顿抑郁量表（Hamilton depression rating scale，HAMD）是应用最广泛的抑郁量表，一般多应用 17 项的版本，可以应用此量表排除抑郁症的诊断。判定标准：≤7 分可以排除抑郁症，7 ~ 17 分可能有抑郁症，>17 分确定有抑郁症。

3 影像学检查

血管性痴呆的影像学（CT、MRI 或 SPECT）表现主要有两个方面：一是部位，可分为大血管损伤和小血管损伤；二是损伤的严重程度。比较 SPECT 和 CT、MRI 结果时，CT 对脑梗死的检出率及对梗死部位的定位能力均不甚理想，而 SPECT 有一定优势。MRI 结果与 SPECT 有较多的一致性，特别对于基底节的异常有较高检出率，优于 SPECT 和 CT。CT 和 SPECT 结合可提高痴呆诊断的准确性。

4 实验室检查

血液指标检查：血脂、血液流变学、凝血功能、半胱氨酸和维生素（B_6、B_{12}、叶酸）血浆浓度、炎症因子、血清内皮素 -1、激素水平检查。

脑脊液检查：脑脊液中 Tau 蛋白及磷酸化 Tau 含量、淀粉样蛋白 Aβ1 - 42 水平、ChE 活性含量、铜、锌、铝等微量元素浓度和蛋白检测。

尿液检查：发现 α_1 微球蛋白和蛋白酶抑制剂乌司他丁作为生化指标在 VaD 诊断和鉴别诊断方面可能会有一定的参考价值。

基因检查：Apo E4 可能对诊断有参考意义、Notch3 基因检查对发现遗传疾病具有特异性。

MID 的脑电图检查：可见 Alpha 波的慢化，慢波活动的增强，即使到了中重度痴呆，Alpha 活动依然存在，常常有局灶性的异常波。

经颅多普勒成像（transcranial doppler sonography，TCD）：对发现脑灌注不足相关性痴呆具有一定的价值。

诊断标准

1 疾病诊断

对 VaD 的诊断应采用综合评价的方法，其临床诊断可分为三步：临床检查，包括详细的病史、体格检查（特别注意中枢神经系统）和各种生化检查；影像学检查及神经电生理检查；严格的神经心理学和行为学评价。临床医生综合上述检查结果，参考下面推荐的 NINDS - AIREN 标准[8] 做出血管性痴呆诊断。

1.1 可能血管性痴呆标准

1.1.1 痴呆

认知功能较以往减退，表现为记忆力损害及1项或1项以上认知领域内的功能损害（定向力、注意力、语言、视空间功能、执行功能、运动控制和实施功能），最好由临床和神经心理测试确定。这些功能缺损足以影响患者日常生活，而不单纯是由卒中所致的躯体障碍引起。

排除标准：有意识障碍、谵妄、神经症、严重失语或明显的感觉运动障碍，但无神经心理测验证据的病例；且排除其他能引起记忆、认知功能障碍的系统性疾病和其他脑部疾病如AD等。

1.1.2 脑血管病

神经病学检查有局灶性体征，如偏瘫、中枢性面瘫、病理征、感觉缺失、偏盲、构音障碍等，与卒中一致（不管有无卒中史）。脑部影像学检查（CT或MRI）有相关脑血管疾病的证据，包括多发性大血管卒中，或单发性重要区域内梗死（角回、丘脑、前脑基底部、前脑动脉和后脑动脉的供血区域等），多发性基底神经节和白质内的腔隙性病灶，以及广泛性脑室周围缺血性白质损害，或上述病变共存。

以上两种疾病诊断具有相关性。至少有下列一项或两项：痴呆发生在明确的卒中后3个月内；突发的认知功能衰退，或波动样、阶梯样进展的认知功能缺损。

1.1.3 与可能血管性痴呆一致的临床特征

早期的步态不稳（小步态、共济失调步态或帕金森步态）。

有不稳定的、频发的、原因不明的跌倒情况。

早期有不能用泌尿系统疾病解释的尿频、尿急和其他尿路症状。

假性球麻痹。

人格改变，情感淡漠，抑郁，情感失禁，其他皮层下缺损症状，如精神运动迟缓和执行功能异常。

1.1.4 不支持血管性痴呆诊断的特征

早期表现为记忆缺失，渐进性加重，同时伴其他认知功能的损害如语言（经皮层的感觉性失语）、运动技巧（失用）、感知觉（失认）方面的损害。但没有相关的脑影像学检查的局灶性损害。

除认知功能损害外，没有局灶性神经体征。

脑CT或MRI显示无血管性病灶。

1.2 可疑血管性痴呆诊断

存在痴呆并有局灶性神经体征，但没有脑影像学检查的脑血管病发现；或痴呆和卒中之间缺乏明显的时间联系；或有相关脑血管病证据，但起病隐袭，病程特征不符（没有平台期及改善期）。

1.3 肯定血管性痴呆的诊断标准

临床上符合可能血管性痴呆。

组织病理学检查（活检或尸解）证实血管性痴呆。

没有超过年龄限定数目的神经纤维缠结和老年斑。

没有其他引起痴呆的临床和病理疾病。为研究目的的进行的血管性痴呆分类可依据临床情况、放射学检查结果和神经病理做出，如分为皮质性血管性痴呆、皮质下血管性痴呆或丘脑痴呆。

2 分级系统

广泛应用于临床和科研的痴呆程度分级标准主要有以下四个工具。

2.1 临床痴呆评定（clinic dementia rating，CDR）

CDR=0，为无痴呆；CDR=0.5，为可疑痴呆；CDR=1，为轻度痴呆；CDR=2，为中度痴呆；CDR=3，为重度痴呆。

2.2 简易精神状态检查（MMSE）

MMSE 分值 > 24 分，属正常范围；18～24 分，为轻度痴呆；16～17 分，为中度痴呆；≤ 15 分，为重度痴呆。

2.3 国际疾病分类（第 10 版）（ICD － 10）

2.3.1 记忆障碍

轻度：记忆障碍涉及日常生活，但仍能独立生活，主要影响近期记忆，远期记忆可以受或不受影响。

中度：较严重的记忆障碍，已影响到患者的独立生活，可伴有括约肌功能障碍。

重度：严重的记忆障碍，完全需他人照顾，有明显的括约肌功能障碍。

2.3.2 智能障碍

轻度：智能障碍影响到患者的日常生活，但仍能独立生活，完成复杂任务有明显障碍。

中度：智能障碍影响到患者的独立生活能力，需他人照顾，对任何事物完全缺乏兴趣。

重度：完全依赖他人照顾。

2.4 全面衰退量表（global deterioration scale, GDS）[9]。

第 1 期为无认知衰退，第 2 期为极轻认知衰退，第 3 期为轻度认知衰退（早期混乱），第 4 期为中度认知衰退（晚期混乱），第 5 期为重度认知衰退，第 6 期为严重认知衰退，第 7 期为极严重认知衰退。

3 证候诊断

血管性痴呆证候诊断不尽相同[10,11]，但主要证候要素基本相同，即风、火、痰、瘀、虚。结合脏腑辨证、气血辨证可以做出符合患者的证候诊断。田金洲等[10]对血管性痴呆的常见证候进行了归纳，筛选出 7 种基本证候：肾精亏虚、痰浊阻窍、瘀血阻络、肝阳上亢、火热内盛、腑滞浊留及气血亏虚。早期阶段，多为实多虚少，以痰瘀阻窍、阴虚阳亢为特点；中期阶段，疾病迁延，耗伤正气，虚实并见，以痰瘀阻窍与肝肾不足并重为其特点；晚期阶段，虚多实少，以肝肾阴虚，兼有痰瘀阻窍为其特点[12]。由于证候诊断主要依赖患者的主诉及医生的望闻问切水平，不同医生之间诊断存在较大的差异，使用量表可以增强证候诊断的一致性和稳定性[13]，故建议依量表内容进行诊查，最好能为患者填写血管性痴呆中医辨证量表（表 1），根据量表积分，结合医生的个人经验做出最终的证候诊断。

血管性痴呆中医辨证量表包括记忆分和四诊信息分，根据患者的情况，记录每一项目的最高得分，没有的信息行记 0 分，最后一列为记忆分加各证候的四诊信息总分。如果总分 < 7 分，则该证候不成立；如果总分 ≥ 7 分，则该证候成立。

表 1 血管性痴呆中医辨证量表

证型	症状积分	计分	总分
记忆分	近事遗忘［2］远事遗忘［3］	——	——
肾精亏虚证	腰酸［3］腰酸腿软［4］腰脊酸痛［5］	——	——
	耳鸣如蝉［2］耳聋［3］耳轮萎枯［4］	——	
	盗汗［1］	——	
	发脱［2］齿动［3］齿脱［4］	——	
	性功能减退［2］阳痿［3］尿后余沥［5］夜尿频多［6］	——	
	舌淡［1］舌尖红［2］舌瘦而红干［3］舌瘦而红干多裂纹［4］	——	
	舌薄白少苔［1］无苔［2］	——	
	脉细弱［1］	——	

续表

痰浊阻窍证	表情淡漠或寡言少语 [2] 神情呆滞或反应迟钝或嗜睡 [3]	——	——
	口多黏涎 [2] 咯痰或呕吐痰涎 [3] 痰多而黏 [4] 鼻鼾痰鸣 [5]	——	
	头昏 [1] 头昏重 [2]	——	
	体胖臃肿 [5]	——	
	苔腻或水滑 [6] 厚腻或腻浊 [7]	——	——
	舌胖大 [3] 胖大多齿痕 [4]	——	
	脉滑或濡 [1]	——	
瘀血阻络证	痛处不移 [4] 痛如针刺 [6]	——	——
	爪甲色暗 [3] 爪甲青紫 [5]	——	
	面色青黑 [2] 口唇紫暗 [4] 口唇紫暗且面色晦暗 [6]	——	
	舌下脉络瘀张青紫 [3] 舌紫暗 [4] 有瘀点 [5] 有瘀斑 [6] 青紫 [7]	——	
	脉沉弦细 [1] 沉弦迟 [2] 涩或结代 [3]	——	
肝阳上亢证	性情急躁 [3] 烦躁不安 [5] 急躁易怒 [7]	——	——
	面部微红 [1] 面部潮红 [2]	——	
	头晕 [3] 头晕目眩 [6]	——	
	耳鸣如潮 [2] 耳鸣如雷 [3]	——	
	目干涩 [1] 目胀 [2]	——	
	口苦咽干 [2]	——	
	筋惕肉跳 [2]	——	
	舌红 [1]	——	
	苔黄 [1]	——	
	脉弦滑或细数 [1]	——	
火热内盛证	心烦 [2] 心烦不眠 [3] 夜间谵妄 [4]	——	——
	面红目赤 [2]	——	
	声高气粗或气促 [2] 呼吸气臭或口臭 [3]	——	
	发热 [1]	——	
	口唇干红或口苦 [2] 渴喜冷饮 [4] 口舌生疮或痔疮肿痛 [6]	——	
	尿黄 [1] 尿短赤热 [2]	——	
	舌红 [3] 舌红绛 [4]	——	
	苔薄黄 [2] 黄厚 [3] 灰黑干燥 [4]	——	
	脉数大有力或弦数或滑数 [1]	——	

续表

腑滞浊留证	大便干结 [2] 不爽 [2] 2 日或 3 日未解 [3] 4 日或 5 日未解 [5] 6 日或以上未解 [7]	——	——
	排便时间延长≥15 分钟 [5]	——	
	腹满 [2] 腹胀 [3] 腹胀且痛 [4]	——	
	食欲减退 [3] 食量减半 [5]	——	
	苔厚腻 [4] 黄厚腻 [5]	——	
	脉滑 [1]	——	
气血亏虚证	神疲乏力或少气懒言 [2] 语声低怯或咳声无力 [3] 倦怠嗜卧 [4]	——	——
	自汗 [4]	——	
	大便溏或初硬后溏 [2] 小便自遗 [3] 二便自遗 [4]	——	
	轻微活动即心悸 [2] 安静时常心悸 [3]	——	
	面唇不华 [2] 面唇苍白 [3]	——	
	爪甲苍白 [1] 苍白变形 [2]	——	
	舌质淡 [3] 舌质胖 [5] 舌淡胖边有齿痕或舌淡舌体萎缩 [6]	——	
	脉沉细或迟缓或脉虚 [1]	——	

血管性痴呆证候研究多是描述性研究，发病率不能解释其相关性，只有比较性研究才能揭示证候与疾病的相关性。许凤华等[14]比较了脑血管病无痴呆、血管性认知障碍非痴呆型（VCIND）及血管性痴呆（VaD）患者的证候特点，结果显示：痴呆组与非痴呆组的证候发生率无显著差异，痴呆组肾精亏虚、气血亏虚证候积分高于对照组，其他五种证候积分未发现差异。这一研究结果提示我们，证候积分（使用量表）可能会提示更多的信息。

干预、管理和推荐

1 干预

血管性痴呆与脑血管病、脑动脉硬化、脑萎缩、高血压病、糖尿病、高脂血症、冠心病等密切相关，加强这些疾病的防治是预防血管性痴呆的重要一环，应遵照相关指南进行积极有效的防治。

同时根据专家共识和建议，还应重视一般预防，如纠正吸烟、过量饮酒等不良生活习惯，做到饮食有节，起居有常，劳逸结合，合理用脑，并进行适当的体育锻炼等。

2 管理

2.1 血管性痴呆的管理

2.1.1 防治基本原则（推荐强度：C，专家共识）

积极识别和控制各种危险因素，特别是可控制的血管性危险因素。

早期诊断，积极干预，早期治疗。

有效治疗部分病因明确且可控制的认知功能障碍，如脑血管病、脑外伤、炎症、脑积水及系统疾病等。

按照循证医学的要求积极开展改善认知功能的对症治疗。

重视精神、行为异常的干预。

积极开展非药物治疗，如心理治疗和认知行为治疗。

注意合并症和伴随疾病的治疗。

加强康复训练。

关注照料者的生活质量。

2.1.2 防治策略（推荐强度：C，专家共识）

改变不良的生活方式：戒烟、戒酒、低脂、低糖、低盐、高蛋白饮食。

控制血管病的危险因素：高血压、高血糖、高血脂、高同型半胱氨酸、高纤维蛋白原、偏头痛、短暂性脑缺血发作等。

及时识别、及时筛查认知功能障碍的患者，早期诊断、早期治疗。

重视一切器质性脑病患者认知功能障碍的康复。

加强智能训练，老年人尤其要经常读报、看书、写文章，有条件的可以学习书法、作画、下棋、打牌、打麻将、编织、唱歌、跳舞、养鱼、养花、烹调等，不宜整天呆坐、无所事事。

如果发现有轻度认知功能障碍时，也不必顾虑、担忧、紧张、不安，应当按照医师嘱咐服用适当药物。

2.1.3 辨证治疗

主要病机可归纳为病位在脑，心、肝、脾、肾之亏虚为本，以痰、瘀为标，年老肾虚、髓海不足、情志郁结是致病因素。而本虚标实、虚实夹杂为其病机特点。本虚为肾精亏虚，髓海不足，脑失所养；标实为痰瘀闭阻。

2.1.3.1 肾精亏虚证

临床表现：记忆力减退，失认失算，表情呆板，思维迟钝，腰膝酸软，倦怠思卧，脑转耳鸣，多梦遗精。偏阳虚者，舌淡、苔薄、脉沉细；偏阴虚者，舌红苔少，脉细数。

治法：滋阴补肾，填精益髓。

推荐方药：左归丸（《景岳全书》）加减。熟地、山萸肉、山药、生地、牛膝、枸杞子、菟丝子、龟板胶（烊化）、鹿角胶（烊化）等。（推荐强度：A，证据级别：Ib）

加减：偏阳虚者，加用仙茅、仙灵脾、肉苁蓉等温补肾阳。

2.1.3.2 痰浊阻窍证

临床表现：记忆力减退，反应迟钝，形体肥胖，纳呆，胸闷脘痞，头身困重，痰多吐涎，疲乏嗜睡，沉默少言，麻木；舌淡或有斑点，苔腻，脉弦滑。

治法：健脾利湿，化痰开窍。

推荐方药：洗心汤合指迷汤加减。党参、清半夏、生白术、川芎、红花、天竺黄、石菖蒲、胆南星、陈皮、炒枳壳、水蛭、琥珀（冲服）、益智仁等。（推荐强度：A，证据级别：Ia）

加减：脾虚明显者，重用党参、茯苓，并加用黄芪、山药、龙眼肉、麦芽等。

2.1.3.3 瘀血阻络证

临床表现：记忆力减退，反应迟钝，头痛如刺，语言错乱，舌强语謇，面色晦暗，肌肤干燥，口渴不欲饮，两胁胀痛，面唇爪甲青紫。舌质暗红有瘀点、瘀斑，脉沉迟、细涩或结代。

治法：活血通络。

推荐方药：通窍活血汤（《医林改错》）加减。桃仁、红花、川芎、赤芍、麝香（冲服）、石菖蒲、郁金、老葱、生姜、大枣。（推荐强度：A，证据级别：Ia）

加减：气血不足者，加当归、生地、党参、黄芪。

2.1.3.4 心脾两虚证

临床表现：记忆力减退，反应迟钝，神情淡漠，心悸，气短乏力，少寐多梦，懒动嗜卧，面色无华，食少纳呆，口唇色淡，纳少腹胀，四肢不温，大便溏薄。舌淡苔薄白，脉细弱。

治法：补益心脾。

推荐方药：归脾汤加减。当归、黄芪、党参、炒白术、茯神、甘草、龙眼肉、木香、酸枣仁、菖蒲、远志、生姜、大枣。（推荐强度：A，证据级别：Ib）

加减：心神不宁、心悸易惊者，加龙骨、牡蛎、珍珠母。

2.1.4 针灸治疗

2.1.4.1 体针（推荐强度：A，证据级别：Ib）

主穴：百会、神庭、风池、脑户、神门、列缺、丰隆、肾俞、大钟、足三里、三阴交、通里、太冲、太溪。

加减：语言謇涩加廉泉，下肢无力加阳陵泉，半身不遂加合谷、曲池、环跳，口角流涎加地仓。

每日1次，15天为1个疗程。

2.1.4.2 耳针

主穴：脑、心、神门、交感、肾、皮质下、内分泌等。

每日1~2次，每次15分钟，7天为1个疗程。

2.1.4.3 电针（推荐强度：A，证据级别：Ib）

主穴：四神聪、本神（双）、百会、风池（双）。

配穴：痰浊阻窍加足三里（双）、丰隆（双）、水沟；髓海不足加太溪（双）、悬钟、大椎；肝肾不足加肝俞（双）、肾俞（双）、命门；气滞血瘀取合谷（双）、血海（双）。

操作：用不锈钢针平刺，得气后主穴接电针仪，采用疏密波频率14~16Hz刺激量，以患者能耐受为度，每次30分钟，余穴平补平泻，每日1次，10天为1个疗程。

2.1.4.4 电针头穴

头针选穴：根据国际标准头针穴选取顶中线（MS_5）；额中线、双侧额旁1~3线（MS_1~MS_4）；颞前线（MS_{10}）；颞后线（MS_{11}）；MS_{10}及MS_{11}均取病灶侧。

操作：以不锈钢针沿头皮15°~30°角斜刺进帽状腱膜下，进针深度3cm，得气后留针，在针柄上连接多用电子穴位测定仪，密波变动频率200次/分，强度一般以患者能耐受为度，留针30分钟，每日治疗1次，每周治疗5次，休息2天，10次为1个疗程。

2.1.5 推荐使用中成药

金匮肾气丸：温补肾阳。适用于血管性痴呆，症见畏寒肢冷、腰膝酸软者。（推荐强度：A，证据级别：Ib）

六味地黄丸：滋阴补肾。适用于血管性痴呆，症见腰膝酸软、脑转耳鸣、遗精盗汗者。

知柏地黄丸：滋阴清热。适用于血管性痴呆，症见腰膝酸软、潮热盗汗、口干者。（推荐强度：A，证据级别：Ib）

华佗再造丸：活血化瘀，化痰通络。适用于血管性痴呆，症见中风瘫痪、拘挛麻木、口眼歪邪、言语不清者。

血栓通注射液、注射用血栓通（冻干）：活血化瘀通络。适用于血管性痴呆属瘀血阻络者。

归脾丸：补益心脾，益气养血。适用于血管性痴呆，症见面色无华、食少纳呆、口唇色淡者。

松龄血脉康胶囊：平肝息风。适用于血管性痴呆属肝风内动者。

步长脑心通：益气活血，化瘀通络。适用于血管性痴呆，症见半身不遂、肢体麻木、口眼歪斜、舌强语謇及胸痹所致胸闷、心悸、气短者。（推荐强度：C，证据级别：IV）

通心络胶囊：益气活血，化瘀通络止痛。适用于血管性痴呆，症见半身不遂、肢体麻木、口眼歪斜者。

2.2 非痴呆血管性认知障碍的防治

目前，血管性痴呆尚缺乏理想的临床治疗方法，因此，预防对血管性痴呆来说尤其重要。中医学历来就重视"未病先防"和"既病防变"，其固有的养生和延缓衰老理念及方法对 VaD 的预防具有重要作用。近年来，涵盖 VaD 的血管性认知障碍（vascular cognitive impairment，VCI）概念的提出，为 VaD 的预防研究奠定了新的基础。VCI 是指各种脑血管疾病导致的认知功能下降综合征。它按严重程度分为非痴呆血管性认知障碍（vascular cognitive impairment no dementia，VCIND）、VaD 和伴有血管性因素的混合性痴呆等亚型。VCIND 属尚不能构成痴呆的血管性认知障碍，其中相当一部分可以逐渐发展为 VaD，是 VaD 二级预防和早期监测的重要阶段。VCIND 在中医学中没有相应的病名，也无相应的论述，依据其临床表现，主要为注意力和执行能力下降、处理能力的迟钝、记忆力轻度损伤等，类似于中医学中的"健忘"、"善忘"、"液脱"等病证。

2.2.1 中医辨证分型防治

VCI 的概念提出后，已有不少针对其亚型 VCIND 的中医药诊治研究，但尚处于初步摸索阶段，未形成统一的认识。结合中医学中关于健忘的论治，对该病可按以下六个证候进行论治[15]。

2.2.1.1 肝气郁结证

临床表现：人格相对完整，注意力不集中，执行能力障碍和轻度记忆力损伤；兼见头晕目眩，急躁易怒，胸闷胁痛，疼痛每因情志喜怒而增减，舌苔薄白，脉弦。

推荐方药：柴胡疏肝散（《景岳全书》）加减。香附、川芎、柴胡、白芍、枳壳、甘草。（推荐强度：C，证据级别：V）

加减：出现肝阳上亢者，用养血清脑颗粒[16]。当归、川芎、决明子、珍珠母、熟地黄。（推荐强度：B，证据级别：Ⅱb）

2.2.1.2 痰浊上蒙证

临床表现：人格相对完整，注意力不集中，执行能力障碍和轻度记忆力损伤；兼见胸闷，语言迟缓，眩晕头痛，不寐多梦，倦怠嗜卧，肢倦身重，泛恶多痰。苔白腻，脉弦滑。

推荐方药：半夏白术天麻汤（《医学心悟》）。半夏、白术、天麻、茯苓、橘红、生姜、大枣、甘草。（推荐强度：C，证据级别：V）

加减：兼见气血不足者，用痴复康加减。紫河车、巴戟天、黄芪、白人参、当归、首乌、法半夏、石菖蒲、远志、牛黄粉[17]。（推荐强度：B，证据级别：Ⅱb）

2.2.1.3 瘀血内阻证

临床表现：人格相对完整，注意力不集中，执行能力障碍和轻度记忆力损伤；兼见舌强语謇，口渴不欲饮，两胁胀痛，面唇爪甲青紫，舌质暗红有瘀点、瘀斑，脉细涩或结代。

推荐方药：血府逐瘀汤（《医林改错》）加减。桃仁、红花、赤芍、川芎、当归、生地、柴胡、枳实、甘草、桔梗、牛膝等。（推荐强度：C，证据级别：Ⅳ）

加减：兼见气虚者，用脑通胶囊[18]。黄芪、西洋参、制首乌、水蛭、葛根、天麻等。（推荐强度：B，证据级别：Ⅱb）

加减：兼见肾阳不足者，用康脑灵胶囊[19]。川芎、当归、淫羊藿、银杏叶等。（推荐强度：A，证据级别：Ⅰb）

2.2.1.4 心脾两虚证

临床表现：执行能力、语言、记忆、视觉空间行为、情感、人格和认知等方面有 1 项或 2 项受损，兼见心悸，少寐多梦，气短神怯，懒动嗜卧，面色无华，食少纳呆，口唇色淡，纳少腹胀，大便溏薄。舌淡苔薄白，脉细弱。

推荐方药：归脾汤（《校注妇人良方》）加减。人参、当归、黄芪、白术、茯神、炙甘草、龙眼肉、木香、酸枣仁、远志。（推荐强度：C，证据级别：Ⅳ）

2.2.1.5 心肾不交证

临床表现：执行能力、语言、记忆、视觉空间行为、情感、人格和认知等方面有 1 项或 2 项受损；兼见心悸多梦，头昏沉，懒动身重，腰膝酸软，手足心热，潮热盗汗，舌红少苔，脉细数。

推荐方药：枕中丹（《备急千金要方》）加减。龟板、龙骨、远志、石菖蒲。（推荐强度：C，证据级别：Ⅳ）

2.2.1.6 肾精亏虚证

临床表现：执行能力、语言、记忆、视觉空间行为、情感、人格和认知等方面有 1 项或 2 项受损；兼见言语善误，精神呆钝，头晕目眩，气短倦怠，腰膝酸软，面色晦暗，小便短数。舌淡苔薄白，脉细弱。

推荐方药：生慧汤（《辨证录》）加减。熟地、山萸肉、茯神、人参、酸枣仁、柏子仁、菖蒲、远志、白芥子。（推荐强度：C，证据级别：Ⅳ）

推荐方药：加减地黄饮子[20]。熟地、茯苓、巴戟天、山茱萸、石斛、肉苁蓉、麦冬、石菖蒲、远志、川芎、丹参、赤芍、五味子。（推荐强度：B，证据级别：Ⅱb）

2.2.2 针灸防治

2.2.2.1 "益气调血，扶本培源"针法

取穴[21]：膻中、中脘、气海、血海、足三里、外关。

操作：选用 1.5 寸毫针针膻中，针尖向上斜刺 0.2～0.5 寸，施小幅度高频率捻转补法 30 秒；中脘，直刺 1.5 寸，施小幅度高频率捻转补法 30 秒；气海，直刺 0.8～1.0 寸，施小幅度高频率捻转补法 30 秒；血海，直刺 1.0～1.5 寸，施大幅度低频率捻转泻法 30 秒；足三里直刺 0.5～1.0 寸，施小幅度高频率捻转补法 30 秒；外关，直刺 0.5～1 寸，施平补平泻捻转手法 30 秒。

针刺疗程：每日 1 次，每周 5 次，共计 12 周。（推荐强度：B，证据级别：Ⅱb）

2.2.2.2 "调神通络"针法

取穴[22]：风府、百会、神庭、本神、素髎、内关、后溪、阳陵泉、太溪。本神取双侧，肢体穴均取患肢侧。

操作：选用 0.30mm×25mm 毫针，均上午针刺，先取侧卧位，常规消毒后，飞针法金针于风府穴，角度刺向下颌，进针约 20mm，均匀捻转（平补平泻，频率为 90 次/分，捻转角度 180°），2 分钟后取针。再予平卧位，常规消毒后，针刺其他穴位，也用飞针法进针，针刺深度、针刺方向参照新世纪《针灸学》教材。素髎穴针入后不捻转提插，余穴均匀捻转（频率、角度同前），得气后留针 30 分钟。

针刺疗程：每日 1 次，每周 5 次，共计 3 周为 1 个疗程。（推荐强度：B，证据级别：Ⅱb）

在对 VCIND 进行如上中医药防治的同时，尚可结合相应西药进行中西医结合的治疗。

3 推荐

3.1 补肾活血为老年人血管性痴呆的主要治法

张伯礼等[23]采用多中心、随机、双盲、对照的研究方法，选取符合 VaD 纳入标准的轻中度患者 242 例，其中中药治疗组 89 例采用健脑益智颗粒（由制何首乌、炙黄芪、川芎、女贞子、锁阳、菟丝子、石菖蒲、胆南星等组成），对照药为喜德镇和安慰剂。结果：中药总有效率为 58.4%，优于喜德镇和安慰剂。（推荐强度：A，证据级别：Ia）

汤湘江等[24]采用补肾活血汤治疗 40 例 VaD 早期患者，基本方：熟地黄 20g，山茱萸 15g，怀山药 15g，何首乌 20g，枸杞子 20g，巴戟天 20g，肉苁蓉 20g，石菖蒲 15g，远志 10g，水蛭 30g，蒲黄 15g，紫河车 20g，太子参 20g，陈皮 10g。随证加减：髓海不足证加猪脊髓 20g，桑寄生 15g，金毛狗脊 15g；肝肾不足证加鸡血藤 30g，夜交藤 50g，桑葚子 15g，地骨皮 10g；脾肾两虚证加黄精 50g，白

术 15g，大枣 10 枚；心肝火旺证加磁石 50g（先煎），黄连 5g，栀子 5g，玄参 15g；痰浊阻窍证加半夏 12g，胆南星 12g，贝母 15g，白术 15g；气滞血瘀证加桃仁 10g，红花 10g，乳香 1g（冲服），郁金 12g。与对照组都可喜和尼莫地平治疗 3 个月后比较。其总有效率为 80.0%，高于对照组 57.5%，患者 MMSE、ADL 和血液流变学明显改善且优于对照组，在治疗的 3 个月中，未发现明显副反应。（推荐强度：A，证据级别：Ib）

廖晓岚等[25]以喜德镇作对照药，采用随机对照方法观察首灵健脑胶囊（由制何首乌、赤灵芝、参三七、广郁金等组成）治疗 VaD 患者 60 例（治疗组 32 例）。结果：治疗组总有效率 56%，与对照组无显著性统计差异。（推荐强度：B，证据级别：IIa）

夏翔等[26]采用随机对照试验方法，以脑复康作对照药，观察了百岁方口服液（黄芪、葛根、红花等组成）治疗 VaD 的临床疗效。结果：治疗组总有效率 75.68%，优于脑复康。（推荐强度：B，证据级别：IIb）

3.2 补益类中药是治疗血管性痴呆的特色

蔡晶等[27]采用随机对照的试验方法，选取 VaD 患者 63 例，以喜德镇为对照药，观察康欣胶囊（由女贞子、菟丝子、枸杞子、何首乌、黄精、黄芪、淫羊藿、当归、丹参、牡丹皮、菊花、山楂、酸枣仁组成）的临床疗效。结果：治疗组总体疗效总有效率 56.67%，与喜德镇相当；中医证候疗效 75.75%，优于喜德镇。（推荐强度：A，证据级别：Ib）

程薇薇等[28]采用随机对照单盲试验，以喜德镇为对照药，观察了还聪丹胶囊（由胡桃肉、鹿角胶、枸杞子、蟅虫、桃仁、菖蒲、蔓荆子等组成）治疗 VaD 的临床疗效。结果：治疗组总有效率 48.58%，与喜德镇相当；中医证候总有效率 57.14%，优于喜德镇。（推荐强度：A 级，Ib 级证据）

罗增刚等[29]采用随机双盲双模拟法，以喜德镇为对照药，观察了仙龙胶囊（人参、天麻等）治疗 VaD 的疗效。结果：仙龙胶囊组总有效率为 68.57%，与喜德镇相当。（推荐强度：A 级，证据级别：Ib）

黄俊山等[30]以喜德镇作对照药，采用随机对照方法观察元通胶囊（人参、黄芪、红花、仙灵脾、枸杞子、郁金、石菖蒲、桃仁、川芎等）治疗 VaD 患者 83 例。结果：治疗组总有效率 92.6%，优于对照组。（推荐强度：B 级，证据级别：IIa）

3.3 平肝息风是治疗血管性痴呆的重要方法

杜贵友等[31]采用多中心随机双盲双模拟法，选取 200 例 VaD 患者，以都可喜片作对照，观察天麻促智颗粒的临床疗效。结果：治疗组 100 例的总有效率 50%，与都可喜无显著统计差异。（推荐强度：B，证据级别：IIa）

朱爱华等[32]采用随机平行双盲双模拟对照试验的研究方法，选取符合标准的 120 位 VaD 患者（治疗组 70 例），以都可喜为对照药，对中药平肝息风复方颗粒剂（天麻、钩藤、石决明、杜仲、益母草、首乌藤、槐花和栀子等组成）治疗血管性痴呆的疗效进行了观察。结果显示：治疗组总有效率为 52%，二药疗效相当。（推荐强度：A，证据级别：Ib）

3.4 醒脑开窍兼以其他辨证治疗是治疗血管性痴呆的重要方法之一

邵义泽[33]纳入 55 例 VaD 患者随机分为治疗组与对照组。治疗组 31 例，采用自拟醒脑复苏汤治疗，每日 1 剂，水煎早晚 2 次分服。对照组 24 例，予喜德镇片剂，每次 1mg，每日 3 次口服。疗程均为 2 个月。观察 2 组临床疗效、简易智能量表（MMSE）积分变化和日常生活能力（ADL）积分变化及脑电地形图。结果：总有效率，治疗组 80.6%，对照组 58.3%，两组比较具有显著性差异（$P < 0.01$）。MMSE 总积分，治疗组为 21.6 ± 3.8，对照组为 19.1 ± 3.8；ADL 积分总有效率，治疗组 77.4%，对照组为 54.2%；脑电地形图，治疗后治疗组总有效率为 71%，对照组为 50%。两组治疗

后，MMSE 总积分、ADL 积分总有效率、脑电地形图总有效率比较均有显著性差异（$P<0.05$）。结果提示，以祛痰开窍为主，兼以益气健脾、补肾柔肝、活血化瘀的中药治疗 VaD，可改善患者的智能及认知功能，提示醒脑复苏汤对老年 VaD 确有一定的治疗作用。（推荐强度：B，证据级别：Ⅱa）

3.5 分期论治血管性痴呆

血管性痴呆分为平台期、下滑期、波动期。对于不同病程的患者应有时空观念，三期分别采用活血化瘀、豁痰祛火、平肝潜阳的治法。（推荐强度：C 级）

3.6 针刺治疗有助于改善血管性痴呆

杨玫英[34]报道了醒脑开窍针刺法配合中药治疗血管性痴呆 45 例。取穴内关、人中、印堂、上星、百会、四神聪、神门、合谷、足三里、三阴交、风池、完骨、天柱。手法为先刺双侧内关，直刺 1.0～1.5 寸，采用捻转提插泻法，施术 1 分钟；继刺水沟，向鼻中沟方向斜刺 0.3～0.5 寸，用雀啄手法，至流泪或眼球周围充满泪水为度，风池、翳风、完骨等穴针向喉结，进针 2.0～2.5 寸，采用小幅度高频率捻转补泻，其他各穴用提插捻转补泻手法；合用补阳还五汤加减。结果：显效 28 例，有效 10 例，总有效率为 82.51%。（推荐强度：B 级，Ⅱb 级证据）

方　法

1 临床证据的检索策略

指南编写小组制订了文献检索策略，采取了电子检索与手工检索相结合的方式，系统检索了中医药治疗血管性痴呆的国内外文献，具体内容见附件 2。

2 证据级别和质量评价

指南编写小组对检索的文献根据文献的初筛标准进行了初筛，初筛合格的文献根据文献质量评价标准进行了第二次筛查，合格的文献采用了温哥华格式的文献摘要表对文献进行了结构性的摘要，并最终汇总成证据表（附件 3）。

3 推荐强度

推荐强度参考美国国家临床指南交换所建议分级划分标准，并作适当修改（附件 3）。

4 评议和咨询过程

血管性痴呆的中医临床实践指南在初稿完成后，进行了两次专家评审。第一次采取专家函审的方式，指南编写小组对指南草案进行了编排，由专家提出修改意见，并对专家的意见进行了集中和整理，形成了函审意见表；第二次采取了专家现场评审的方式，各评审专家在审阅指南草案后，一方面对第一次的专家函审意见表进行讨论，另一方面提出自己的修改意见。指南编写小组根据两次专家评审的意见，对指南草案作了修改，并经指南指导委员会审核通过。

5 宣传

本指南将以世界中医药学会联合会老年医学专业委员会、中国中西医结合学会养生学与康复医学专业委员会等专业委员会为平台，在广大中医药医务人员中开展血管性痴呆中医临床实践指南的宣传工作。

6 执行

引进苏格兰地区学院间指南网络（SIGN）和世界卫生组织（WHO）所提供的指南制作方法，制订血管性痴呆中医临床实践指南在中国和亚太区均属首次。本次指南的编写只是一个开端和尝试，更多的经验有待以后进一步总结。对于指南使用过程中出现的问题，我们欢迎您提出宝贵意见。

联系方式：中国中医科学院西苑医院老年病科。

联系地址：北京市海淀区西苑操场 1 号（100091）。

E - mail：luozenggang@ sina. com

7 更新

指南制订委员会定期委托相关人员对指南进行评议，对新出现的证据进行收集、整理和分析，最后由指南制订委员会决定是否对指南予以修订。一般而言，在下列情况下，需要对指南进行修订或更新：①产生新的干预方法；②产生证明现有干预方法为最佳、有利或有弊的证据；③产生新的重要或有意义的结论；④产生新的医疗资源。如果对指南修订有任何新的建议，欢迎与我们联系。

参考文献

［1］ World Health Organization. The ICD－10 Classification of Mental and Behavioral Disorders：Clinical Descriptions and Diagnostic Guidelines. Geneva, Switzerland：World Health Organization, 1992.

［2］ Timo Erkinjuntti, Juhani Wikström, Jorma Palo, et al. Dementia Among Medical Inpatients：Evaluation of 2000 Consecutive Admissions. Arch Intern Med, 1986, 146（10）：1923.

［3］ Dong MJ, Peng B, Lin XT. The prevalence of dementia in the People's Republic of China：a systematic analysis of 1980－2004 studies. Age Ageing, 2007, 36（6）：619.

［4］ Dong Young Lee, Jung Hie Lee, Young Su Ju, et al. The Prevalence of Dementia in Older People in an Urban Population of Korea：The Seoul Study. J Am Geriatr Soc, 2002, 50（7）：1233.

［5］ Ikeda M, Hokoishi K, Maki N, et al. Increased prevalence of vascular dementia in Japan：a community－based epidemiological study. Neurology. 2001, 57（5）：839.

［6］ C Brayne, C Gill, FA Huppert, et al. Incidence of clinically diagnosed subtypes of dementia in an elderly population. Cambridge Project for Later Life. The British Journal of Psychiatry, 1995, 167（2）：255.

［7］ Román GC, Erkinjuntti T, Wallin A, et al. Subcortical ischaemic vascular dementia. Lancet Neurol, 2002, 1（5）：426.

［8］ Roman GC, Tatemichi TK, Erkinjuntti T, et al. Vascular dementia：diagnostic criteria for research studies. Report of the NINDS－AIREN International Workshop. Neurology, 1993, 43（2）：250.

［9］ Reisberg B, Ferris SH, de Leon MJ, et al. Global deterioration scale（GDS）. Psychopharmacology Bulletin, 1988, 24（4）：661.

［10］ 田金洲，韩明向，涂晋文，等. 血管性痴呆的诊断、辨证及疗效判定标准. 北京中医药大学学报，2000，23（5）：16.

［11］ 谢颖桢，张允岭，梅建勋. 血管性痴呆的证候观察分析. 北京中医药大学学报，1999，22（2）：37.

［12］ 周文泉，张昱. 关于老年期痴呆中医药治疗的思考. 暨南大学学报（医学版），1999，20（6）：14.

［13］ 陈泽奇，郑林，张宏耕，等. 抑郁症常见中医证候临床流行病学调查的 Kappa 一致性检验. 中国现代医学杂志，2003，13（14）：32.

［14］ 许凤华，曹晓岚. 血管性认知功能障碍中医证型、神经心理学及影像学改变的研究. 世界中西医结合杂志，2009，4（4）：259.

［15］ 张綦慧，张允岭，石玉如，等. 无痴呆型血管性认知障碍的病因病机及证候学初步探讨. 天津中医药，2005，22（1）：49.

［16］ 刘南，邓艳春，周彬，等. 养血清脑颗粒对轻度血管性认知功能障碍患者认知功能减退疗效的临床研究. 中西医结合心脑血管病杂志，2008，6（4）：407.

［17］ 欧海宁，郭友华，陈红霞，等. 痴复康口服液对中风患者记忆功能的影响研究. 中医药导报，

2007，13（9）：23.

[18] 况时祥. 脑通胶囊治疗早期血管性认知障碍 60 例. 河南中医，2007，27（11）：35.

[19] 王翠兰. 康脑灵胶囊治疗非痴呆型血管性认知障碍的临床和实验研究. 山东中医药大学博士学位论文，2006.

[20] 黄坚红，王成银，陈秀慧. 地黄饮子加减治疗血管性认知障碍的临床观察. 辽宁中医药大学学报，2009，10（7）：77.

[21] 于涛，韩景献. 针刺治疗无痴呆血管性认知障碍 31 例. 陕西中医，2007，28（6）：726.

[22] 周晓平，程旺毅，何锦添，等. 调神通络针刺法对血管性轻度认知障碍患者的影响. 广西中医药，2008，31（2）：35.

[23] 张伯礼，王永炎，陈汝兴，等. 健脑益智颗粒治疗血管性痴呆的随机双盲临床研究. 中国中西医结合杂志，2002，22（8）：577.

[24] 汤湘江，老膺荣，杨志敏，等. 补肾活血汤治疗血管性痴呆的临床研究. 广州中医药大学学报，2005，22（6）：426.

[25] 廖晓岚，陈康远，郑泽荣，等. 首灵健脑胶囊改善血管性痴呆患者脑功能的效果分析. 中国临床康复，2004，8（1）：112.

[26] 夏翔，沈小珩，柳玉瑾，等. 百岁方口服液治疗血管性痴呆的临床观察. 中国中西医结合杂志，2001，21（8）：569.

[27] 蔡晶，杜建，黄俊山，等. 欣康胶囊对血管性痴呆影响的临床观察. 中国老年学杂志，2003，23（8）：482.

[28] 程薇薇，周文泉，陈楷，等. 还聪丹胶囊治疗老年脑血管性痴呆的临床研究. 中国中西医结合杂志，1998，18（2）：81.

[29] 罗增刚，周文泉，高普，等. 仙龙胶囊治疗血管性痴呆的临床观察. 中国中西医结合杂志，2001，21（8）：565.

[30] 黄俊山，林求诚，黄荣璋，等. 元通胶囊治疗血管性痴呆的临床研究. 中国中西医结合杂志，2003，23（11）：815.

[31] 杜贵友，朱新成，赵建军，等. 天智颗粒治疗老年血管性痴呆临床观察. 中国中药杂志，2003，28（1）：73.

[32] 朱爱华，田金洲，钟剑，等. 平肝息风复方颗粒剂治疗血管性痴呆的临床对照研究. 中国中药杂志，2006，31（20）：1722.

[33] 邵义泽. 醒脑复苏汤治疗中、轻度老年血管性痴呆的临床观察. 河北中医，2003，25（4）：253.

[34] 杨玫英. 醒脑开窍针刺法合用补阳还五汤治疗血管性痴呆 46 例. 陕西中医，2008，28（2）：203.

附　件

附件 1：指南工作组

血管性痴呆指南编写组：

组长：周文泉

成员：罗增刚　李　浩　时　晶　荆志伟　刘　方　程　伟　刘征堂　郭明冬　郭仁真　张　晋　李鸿涛　倪敬年　刘　岠

周文泉　男，医学学士，主任医师，中国中医科学院西苑医院，主要负责指南的总体设计。

罗增刚　男，医学博士，副主任医师，中国中医科学院，主要负责指南的总体设计。

李　浩　男，医学博士，主任医师，中国中医科学院西苑医院，主要负责指南的方法学指导。

时　晶　女，医学博士，主治医师，北京中医药大学东直门医院，主要负责指南的撰写、西医学审核。

荆志伟　男，医学博士，主治医师，中国中医科学院，主要负责指南的文献检索、评价与指南草案的撰写。

刘　方　女，医学博士，副主任医师，中国中医科学院西苑医院，主要负责指南的文献检索、评价与指南草案的撰写。

程　伟　女，医学博士，副主任医师，中国中医科学院西苑医院，主要负责指南的文献检索、评价与指南草案的撰写。

刘征堂　男，医学博士，副主任医师，中国中医科学院西苑医院，主要负责指南的文献检索、评价与指南草案的撰写。

郭明冬　男，医学博士，主治医师，中国中医科学院西苑医院，主要负责指南的文献检索、评价与指南草案的撰写。

郭仁真　女，医学博士，主治医师，中国中医科学院西苑医院，主要负责指南的文献检索、评价与指南草案的撰写。

张　晋　女，医学博士，副主任医师，中国中医科学院西苑医院，主要负责指南的文献检索、评价与指南草案的撰写。

李鸿涛　男，医学博士，助理研究员，中国中医科学院信息研究所，主要负责指南的文献检索、评价。

倪敬年　男，医学博士，北京中医药大学东直门医院，主要负责指南的文献检索、评价与指南草案的撰写。

刘　峘　女，医学博士，副研究员，中国中医科学院中医临床基础医学研究所，主要负责指南的方法学指导。

血管性痴呆指南咨询专家：

刘建平　田金洲　涂晋文　王荫华　林水淼　高　颖　谢雁鸣　韩明向

刘建平　男，医学博士，教授，北京中医药大学。

田金洲　男，医学博士，主任医师，北京中医药大学东直门医院。

涂晋文　男，医学博士，主任医师，湖北省中医院。

王荫华　女，医学硕士，主任医师，北京大学第一医院。

林水淼　男，医学学士，主任医师，上海中医药大学龙华医院。

高　颖　女，医学博士，主任医师，北京中医药大学东直门医院。

谢雁鸣　女，医学学士，主任医师，中国中医科学院中医临床基础医学研究所。

韩明向　男，主任医师，安徽中医学院。

附件2：信息资源

1 检索的数据库

1.1 中文文献

中国生物医学文献数据库（CBMdisc）、中文科技期刊数据库（全文）、中国期刊全文数据库（CNKI）、万方数据资源、重庆维普（VIP）数字期刊全文数据库、中国中医药信息网、台湾CEPS中文电子期刊服务。

1.2 英文文献

MEDLINE、PUBMED、EMBASE、Cochrane library、AMED。

2 检索类型

已有的指南、系统评价或 Meta 分析、随机对照临床试验（RCT）、其他类型的临床研究如病例对照研究、队列研究、专家经验、个案报道及部分基础研究。

3 检索策略

用主题词或关键词结合自由词检索，关键词包括痴呆、血管性痴呆、辨证论治及部分根据特定临床问题确定的关键词。

检索年限，中文文献从 1979 年到 2009 年 9 月，英文文献检索近 15 年内的文献。

4 手工检索

中国医籍如《伤寒论》、《金匮要略》、《备急千金要方》、《千金翼方》、《外台秘要》、《脾胃论》、《儒门事亲》、《兰台轨范》、《临证指南医案》、《名医类案》，国外有关中医的古典医籍如《杂病广要》、《皇汉医学》、《东医宝鉴》、《东医寿世保元》等。

附件3：证据分级与推荐强度标准

1 证据分级

证据分级标准参考刘建平教授提出的传统医学证据体的构成及证据分级的建议，本指南结合临床实际作适当修订。

Ⅰa：由随机对照试验、队列研究、病例对照研究、病例系列这四种研究中至少两种不同类型的研究构成的证据体，且不同研究结果的效应一致；实施较好的 Meta 分析或系统评价。

Ⅰb：具有足够把握度的单个随机对照试验。

Ⅱa：非随机对照研究或队列研究（有对照的前瞻性研究）。

Ⅱb：病例对照研究。

Ⅲa：历史性对照的系列病例。

Ⅲb：自身前后对照的病例系列。

Ⅳ：长期在临床上广泛运用的病例报告和史料记载的疗法；专家共识意见。

Ⅴ：未经系统研究验证的专家观点和临床经验，以及没有长期在临床上广泛运用的病例报告和史料记载的疗法。

2 推荐强度

推荐强度参考美国国家临床指南交换所建议分级划分标准，并作适当修改。

A 级：需要至少一个随机对照临床试验作为高质量和连贯性地提出具体建议的文献整体的一部分（证据来自 Ⅰa 和 Ⅰb）。

B 级：需要与主题相关的完成良好的临床研究，但没有随机对照临床试验（证据来自 Ⅱa、Ⅱb 和 Ⅲ级）。

C 级：需要来自专家委员会的报告或意见和/或临床经验，但缺乏直接的高质量的临床研究（证据来自 Ⅳ 和 Ⅴ级）。

附件 4：指南评价

AGREE 评测结果

六大领域标准化得分（表 3）：

表 3   六大领域标准化得分

研究领域	条目编号	标准化得分
范围与目的	1，2，3	74.1%
参与人员	4，5，6，7	50.0%
制订的严谨性	8，9，10，11	80.6%
清晰性和可读性	12，13，14，15，16，17，18	66.7%
应用性	19，20，21	0.0%
编辑独立	22，23	83.3%

对指南进行全面评估，建议在局部地区进行预试验后，再行推广。指南应提供支持指南应用的工具，如手册、计算机或其他手段。对指南推行的障碍及费用，疗效评价标准也应加以考虑。

附件 5：词汇表

辨病论治：以中医理论为指导，对症状表现、疾病病因、性质、部位、患者的体质，以及各种检查的结果进行全面分析与辨别，做出疾病种类的诊断，以此为依据来决定治疗措施。

肝胃不和：肝气郁结，横逆犯胃，胃失和降的病理变化。

火针疗法：用烧灼后的火针刺激腧穴或患病部位以治疗疾病的方法。

理法方药：将中医理论、诊法、治法在临床实践中综合应用的思维方法，涵盖诊治全过程的四个基本内容。理，指中医理论；法，指诊法、治法；方，指方剂；药，指药物。即明确病因病机，确定预防措施或治则治法，组方遣药。

脾气虚：脾气虚弱，功能减弱，致运化无力，形体失养的病理变化。

脾胃湿热：湿热内蕴中焦，阻碍脾胃气机，纳运失司，升降失常的病理变化。

脾胃虚弱：脾胃气虚，受纳运化功能减退的病理变化。

脾胃虚寒：脾胃阳气不足，失其温煦，受纳运化功能减退，并虚寒内生的病理变化。

气血失调：气与血失去相互协调平衡的病理变化。

实：与虚相对而言，指邪气亢盛，以邪气盛为矛盾主要方面的病理反应，表现为正气与邪气均较强盛，正邪相搏，斗争剧烈，反应明显，可见各种亢盛有余的证候。

胃气虚：胃气虚弱，受纳腐熟功能减退，胃气不降的病理变化。

胃气上逆：胃的通降功能障碍，胃气下降不及，反而上逆的病理变化。

胃阴：胃的阴液，与胃阳相对而言，指胃之柔和、滋润的一面，与胃阳相互协调，以维持胃的正常通降及纳食化谷功能。

胃阴不足：胃中阴液不足，失于濡润，并虚热内扰的病理变化。

虚：指正气不足，以正气虚损为矛盾主要方面的病理反应，表现为机体的精、气、血、津液亏少和功能衰弱，脏腑经络的功能低下，抗病能力减退，可见各种虚弱不足的证候。

虚实夹杂：由于邪正相争，形成邪盛和正衰同时并存的病理变化。

瘀血：血液滞留或凝结于体内，包括血溢出经脉外而瘀积，也包括血脉运行受阻而滞留经脉腔内。瘀血既是病理产物，又可成为继发性致病因素。

证候：证的外候，即疾病过程中一定阶段的病位、病因、病性及机体抗病能力的强弱等本质联系的反应状态，表现为临床可被观察到的症状等。

偏头痛中医临床实践指南

要点说明

1 关键事项

本指南主要用于偏头痛，目的是推荐以有循证医学证据的偏头痛的中医药为主要内容的预防、保健、诊断和治疗建议，主要提供给中医执业医师参考使用。

本指南回顾了东亚地区偏头痛治疗的传统医学古代文献和近年来的临床证据，结合传统医学临床专家的共识而形成。需要说明的是，本指南仅仅是根据现有的研究证据给予中医执业医师处理偏头痛的建议。由于受到证据的限制，指南还不能全面涵盖偏头痛所涉及的问题，相信随着新的临床证据的产生，指南亦会随之不断修正，为偏头痛的传统医学临床实践提供更丰富的内容。本指南并不能包括所有有效的疗法，也并不排斥其他有效的疗法。最终临床治疗抉择需要按照当地政府卫生管理规定和中医执业医师根据临床的具体情况，结合自身的经验及患者的意愿做出。

2 关键建议

中医治疗偏头痛的方法包括中药汤剂、中成药、针灸、推拿等，以中药汤剂和中成药最为临床常用。可根据不同的临床症状和患者病情酌情选择上述方法，综合治疗可提高疗效。关键建议如下：

肝阳上亢患者可采用平肝潜阳法治疗，如天麻钩藤饮为主加减，常用药物有天麻、钩藤、菊花、石决明等。（推荐强度：A）

活血化瘀法可减轻偏头痛的发作次数。血府逐瘀汤、通窍活血汤、桃红四物汤等是临床常用的活血化瘀方剂，常用药物有红花、赤芍、丹参、地龙、桃仁、川芎、白芍、当归、牛膝等。（推荐强度：A）

祛风类中药在偏头痛治疗中应用广泛，治疗偏头痛的中医方剂中经常合并使用祛风类中药。最常用的祛风类中药有羌活、防风、白芷、蔓荆子、细辛等。（推荐强度：B）

引经药是中医治疗偏头痛的特色。头顶痛加藁本、吴茱萸；前额痛加黄芩、白芷；枕后痛加葛根、羌活；侧头痛加柴胡、黄芩。（推荐强度：C）

文献报道中药治疗偏头痛的疗程普遍在2周以上，多数在4周左右，对长期反复发作者可适当延长疗程。长期治疗者应注意监测肝肾功能。（推荐强度：C）

针刺疗法可以用于偏头痛的急性发作期和减少偏头痛的发作次数。系统评价及随机对照试验表明，针灸治疗偏头痛有效，且具有较高的安全性。（推荐强度：B）

使用频率较高的6个穴位是：风池、率谷、太阳、百会、合谷、头维。足临泣、中渚、列缺等穴位也常被选用。也有报道单独选取率谷、风池、翳风、太阳、列缺等穴位治疗偏头痛，多为复合穴位取穴。（推荐强度：C）

偏头痛发作期采用推拿治疗可以使症状更快缓解，具有简单、易行的特点，尤其适合于存在药物使用禁忌证的患者。（推荐强度：C）

3 实施过程

偏头痛的诊断和治疗可按照以下流程进行：

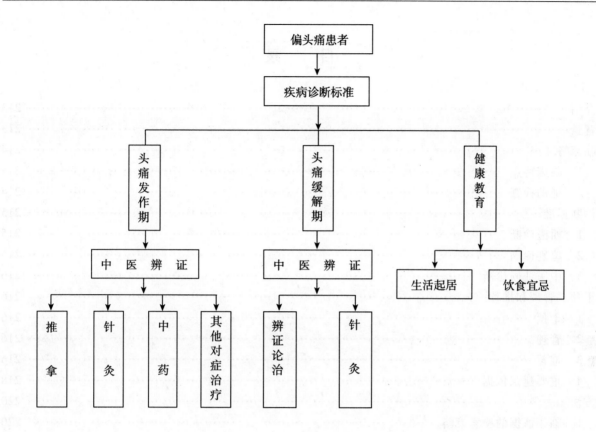

目　录

介　绍

　　偏头痛是临床常见疾病。国际头痛协会于 1988 年制订了头痛分类和诊断标准，并在 2004 年做了修订[1,2]；1991 年和 2000 年国际头痛协会又两次发布和修订了偏头痛临床试验指南[3,4]，促进了偏头痛的临床研究。之后，许多国家发布了偏头痛临床治疗指南，如加拿大神经病学会制订的偏头痛临床诊疗指南（1997 年）[5]；由美国神经病研究院（American Academy of Neurology，AAN）标准化委员会（ASS）、美国头痛协会（American Headache Society，AHS）、美国急诊医生学院（American College of Emergency Physicians，ACEP）、美国家庭医生研究院（American Academy of Family Physicians，AAFP）、美国医师学院与内科医师协会（American College of Physicians – American Society of Internal Medicine，ACP – ASIM）、美国整骨术协会（American Osteopathic Association，AOA）和国家头痛基金会（National Headache Foundation，NHF）等七个组织参与制订的偏头痛循证指南（2000 年）[6]；以及欧洲神经病联合会（EFND）偏头痛治疗指南（2005 年）[7]等均成为偏头痛临床诊断和治疗的指导性文件。在美国七组织发表的偏头痛循证指南中还对中国的针灸治疗方法做了介绍。

　　亚洲国家具有丰富的传统医学应用的历史背景，至今仍被广泛应用于临床。在中国，传统医学已作为国家医疗保健体系的重要组成部分。尽管如此，目前尚无反映亚洲国家传统医学特色和临床应用经验的偏头痛临床实践指南。

　　偏头痛在中医学中属于"头风"、"偏正头痛"范畴。1997 年，国家中医药管理局脑病急诊协作组发表了头风诊断标准[8]；1997 年和 2002 年，国家中医药管理局和国家食品药品监督管理局先后发布了中药新药临床研究指导原则[9]，初步规范了中医临床研究方法，在中医辨证论治规律、中药有效治疗药物和治疗方法上基本达成了共识，积累了临床研究经验，逐步形成了针对偏头痛的中医药治疗方案。本指南根据上述研究成果和相关标准制订。

　　本指南制订的目的，是推荐有循证医学证据的偏头痛的传统医学诊断与治疗方法，为专业医生和相关管理人员提供参考。

背　景

　　偏头痛（ICD – 10 编码：G42.901）是一种常见的致残性原发性头痛疾病。美国的统计资料显示，白种人女性较非洲裔美国女性偏头痛患病率高，分别为 20.4% 和 16.2%，亚裔美国女性患病率最低，为 9.2%。在欧洲国家和世界大多数国家中，偏头痛有相似的高患病率[10]，但中国偏头痛的发病率较低[11]。

　　严重头痛患者中，有 85% 以上女性患者和 82% 以上男性患者会出现与头痛相关的劳动能力下降。约有 1/3 患者在头痛发作期出现劳动能力严重障碍或需要卧床休息，使其工作能力、照顾家庭的能力和履行社会义务的能力暂时丧失。

　　目前认为，偏头痛的发作与脑内神经递质紊乱有关，三叉神经及其分布的血管舒缩功能障碍导致偏头痛。偏头痛的发病机制与多种基因有关，而环境和心理因素在偏头痛的发生中有一定作用。研究表明，70% 的偏头痛患者有家族史，遗传因素在有先兆性偏头痛中最明显。

　　化学药物在缓解偏头痛急性发作的症状方面疗效已得到肯定，但在偏头痛的预防性治疗方面效果还不够理想[12]。

　　中医学在 2000 多年以前就有对偏头痛的描述和治疗方法的记载，如《内经》称为"脑风"、"首风"[13]，《难经》提出有"厥头痛"和"偏头风"[14]等。之后，又有《兰室秘藏》的"头半边病"等[15]。

许多古代医学著作中记载的偏头痛治疗方法，如中药、针灸、按摩等，至今仍为中国和亚洲地区许多国家传统医学医生所应用。中国传统医学理论认为，感受外邪、情志所伤、饮食不节、思虑劳倦，以及跌扑外伤等多种因素导致了人体脏腑、气血、经络功能紊乱而引发偏头痛。通过活血化瘀、祛风止痛、疏肝解郁、化痰等治疗方法，从整体上调节功能失衡以达到治疗目的。中国的传统医学治疗方法也影响到亚洲其他国家，并在这些国家的医学著作中记载。如朝鲜金礼蒙等所编《医方类聚》摘辑中医古籍中川芎茶调散治疗偏头痛[16]；朝鲜惠庵撰《医宗损益》记载清上蠲痛汤、清空膏[17]；朝鲜许浚等编著的《东医宝鉴》一字轻金散[18]；日本许任著《针灸经验方三卷》中记载偏头痛针刺"风池，头维，本神，患左治右，患右治左"[19]。

近20年来，采用中医治疗偏头痛的系统临床观察报道和随机对照试验的研究逐渐增多。大量历史文献记载和现代的临床研究表明，使用中医辨证论治、针灸与推拿按摩等传统医学手段治疗偏头痛有效，具有一定优势，可为偏头痛治疗提供更多的选择。

临床特征

1 临床特点

偏头痛发作可分为四个阶段：前驱症状期、先兆期、头痛期（有伴随症状）和恢复期。但在临床上患者可能仅具备其中部分阶段，例如患者可能伴有先兆而无头痛或仅有头痛而无其他任何阶段。同一个患者在不同时期可能表现为不同类型的偏头痛（先兆偏头痛和无先兆偏头痛）[12]。

1.1 前驱症状

前驱症状并不经常出现，且常易被患者忽略，易激动、兴奋、机能亢进或抑郁等症状经常出现，这对诊断很有帮助。前驱症状可持续数小时至数日。

1.2 先兆症状

先兆症状较易辨认，患者常常主动叙述，但医师必须对此进行询问。视觉先兆最常见，感觉异常仅次于视觉先兆居第二位，常起自手部，向手臂发展，波及面部、口唇及舌。先兆症状通常不超过1小时。

1.3 头痛期

60%偏头痛患者的头痛位于一侧或以一侧为主，可在两侧交替，在同一次发作中转向另一侧或不同发作表现不同侧的头痛。偏头痛患者的头痛程度为中度至重度。增加颅内压的活动或姿势，如咳嗽、打喷嚏、弯腰、上楼梯等，可加重头痛。

恶心和/或呕吐常伴随头痛出现，为具有辅助诊断意义的特征。其他伴随症状可能有畏光、怕声及难闻的气味，有时可能出现直立性低血压和头晕。发作期患者易激惹、希望单独处于暗室；也可能有言语表达困难、记忆力降低、精神不能集中等行为改变。

1.4 恢复期

疼痛逐渐减轻，疼痛终止后出现疲乏等残余症状。

2 辅助检查

血液检查：血液分析、血糖、血脂等。

脑电图。

经颅超声多普勒（TCD）。

颈椎X线片和头部CT或MRI。

必要时可行腰椎穿刺，对可疑眼、鼻及鼻窦病变继发头痛者，应进行相应的专科检查。

需进一步检查的头痛警报：突然发作的首次头痛；加重的头痛；新近出现的晚发头痛；伴有发热、皮疹、颈部抵抗的头痛；进行性加重的头痛；伴有神经系统症状体征而非先兆的头痛；伴有精神改变的头痛；伴有视乳头水肿的头痛；癌症或 HIV 患者新出现的头痛。

诊断标准

1　西医诊断

大多数临床报道主要针对无先兆型偏头痛和有先兆型偏头痛，其诊断标准参考 "2004 年国际头痛协会（IHS）制订的头痛疾病国际分类诊断标准（第二版）"[2,20]。

2　鉴别诊断

2.1　与紧张型头痛、丛集性头痛鉴别

60% 的偏头痛主要为单侧头痛，也可能位于后部、前部或两侧。而所有的丛集性头痛为单侧性，几乎都是位于眶周或眶后。紧张型头痛为双侧弥散性。

紧张型头痛常为轻度或中度疼痛，而丛集性头痛相当严重。发作持续时间也不相同，国际头痛协会头痛分类中强调偏头痛发作可持续 4 ~ 72 小时。儿童偏头痛持续时间较短，某些患慢性偏头痛的成人持续时间可能超过 72 小时。丛集性头痛持续时间短，一天内可有反复发作数次。

疼痛的性质有助于鉴别诊断，偏头痛为搏动性，与脉搏一致；紧张型头痛为钝痛；而丛集性头痛为非搏动性尖痛、钻痛。

发作周期也很重要，典型的丛集性头痛具有特征性的周期为 2 ~ 3 个月，其后为 1 年的间歇期；而偏头痛很少有周期发作的病例。

头痛前出现先兆仅见于偏头痛。自主神经症状如流泪、眼结膜发红、流涕为丛集性头痛的诊断依据，但偶有偏头痛患者具有部分眼部和眼周的自主神经症状。恶心、呕吐及畏光主要见于偏头痛，其他头痛少见。活动可加重偏头痛患者的疼痛，而丛集性头痛患者常喜欢来回活动，有些患者以跑步来缓解疼痛。

其他支持偏头痛诊断的特征有睡眠后头痛减轻、呕吐后头痛缓解、头痛结束后疲劳、妊娠期偏头痛发作减少。

头痛的诱发因素对偏头痛的诊断具有重要价值。月经期头痛或排卵期头痛的病史几乎可以确定为偏头痛。酒精、富含亚硝酸盐的食物等诱发的头痛也强烈提示为偏头痛。周末头痛或休假第 1 天头痛在偏头痛患者中很常见。

家族史对诊断很重要。现已知慢性紧张型头痛患者可能与偏头痛相似，具有家族史，而发作性紧张型头痛则无家族史。

2.2　与器质性疾病的鉴别

与偏头痛表现相同的器质性疾病和伴有偏头痛的器质性疾病在诊断中需要特别注意。例如，脑部肿瘤或动脉瘤患者可能同时患有偏头痛。

搏动性头痛并不一定都诊断为偏头痛，例如，发热和血管扩张以及脑肿瘤患者都可能出现搏动性头痛。

在高颅压或引起脑膜刺激征的病变也常伴有恶心、呕吐。

偏头痛多存在诱发因素，而器质性疾病常常对诱发因素不敏感。

突然发作的首次头痛和最严重的头痛应进行神经影像学检查，如未发现异常即行腰穿检查。至少应行磁共振血管成像以除外蛛网膜下腔出血和动脉瘤的可能。

55 岁以后新近出现的伴有发热、皮疹、颈部抵抗的头痛可能是因为脑膜炎或其他疾病所致；伴有精神改变的头痛，尤其是老年人，可能是硬膜下出血所致；伴有视乳头水肿的头痛一定要检查高颅压是否是继发于脑内肿瘤或特发性高颅压；癌症或 HIV 患者新出现的头痛也必须得到重视。

偏头痛患者易出现紧张型头痛，引起混合性头痛。偏头痛患者的紧张型头痛与发作性紧张型头痛

有区别，后者发作更为频繁，而且疼痛严重，可能伴有恶心、畏光、怕声，与紧张型头痛不同[12]。

3 中医证候诊断

3.1 肝阳上亢证

头痛，头晕，失眠，心烦急躁，面红目赤，口苦咽干，舌红苔黄，脉弦。

3.2 瘀血阻络证

头痛固定不移、反复发作、经久不愈，面色或肤色晦暗，舌质紫暗或有瘀斑、瘀点，脉细或涩。

3.3 风寒凝滞证

头痛，遇风寒易发或加重，舌质淡红或暗，苔薄白，脉弦或弦细。

3.4 肝郁气滞证

头痛于一侧，或牵至眉棱骨及后颈部，心烦易怒，胸胁胀痛，舌微紫，脉沉弦。

3.5 痰浊上扰证

头痛且头重昏蒙，胸脘痞闷，呕吐痰涎，恶心纳差，苔白腻，脉滑或弦。

干预、管理和推荐

1 干预

中医治疗偏头痛强调以辨证论治为原则，现有临床证据几乎都是针对无先兆型偏头痛和先兆型偏头痛。中医根据偏头痛的不同临床表现随证遣方用药，以平肝潜阳、活血通络、疏风散寒、疏肝解郁、燥湿化痰为主要治法。治疗手段包括中药汤剂、中成药、针灸、推拿等。根据不同的临床症状和患者病情选择上述方法，以综合治疗方案为宜，从而提高疗效，改善患者生活质量。

2 管理

中医认为偏头痛的发生与先天禀赋异常、七情所伤、饮食不节、思虑劳倦、起居失常、感受外邪等多种因素有关。现代医学研究发现，导致偏头痛发生的常见诱因有[12]：

激素作用：月经来潮、排卵、口服避孕药、激素替代治疗。

饮食因素：酒精（尤其是红葡萄酒）、富含亚硝酸盐的肉类、谷氨酸钠、天冬氨酸、巧克力、过期的奶酪、误餐等。

心理因素：紧张、应激释放（周末或假期）、焦虑、生气、抑郁。

环境因素：耀光注视、闪烁的灯光、视力集中、荧光、气味、天气变化、高海拔。

睡眠相关因素：睡眠不足、睡眠过多。

复杂因素：头部外伤、用力、疲劳。

药物作用：硝酸甘油、组织胺、利血平、肼苯达嗪、雷尼替丁、雌激素等。

避免和消除诱因有可能减少偏头痛发作，但目前缺乏预防偏头痛的传统医学证据，尚不能对此做出明确推荐。

3 推荐

中医现有临床证据几乎都是针对无先兆型偏头痛和先兆型偏头痛。中医治疗方法在减少偏头痛发生的频率和程度，减少对药物的依赖和副作用等方面具有一定优势。

根据当前证据质量推荐如下：

3.1 辨证论治

采用中医辨证论治方法的大多数文献，将偏头痛分为以下几个类型治疗。（推荐强度：C，证据级别：Ⅳ/Ⅴ）

3.1.1 肝阳上亢证

病机：肝阴不足，或肾阴素亏，肝阳失敛而上亢；或因郁怒而肝失疏泄，郁而化火，日久肝阴被耗，肝阳失敛而上亢，清窍受伤，脉络失养导致头痛。

治法：平肝潜阳。

推荐方药：天麻钩藤饮（《中医内科杂病证治新义》）[21]加减。天麻、钩藤、石决明、栀子、黄芩、牛膝、杜仲、桑寄生、夜交藤、茯神、益母草、当归、川芎等。

加减：伴面红目赤、便秘、尿色深者，加生石膏、夏枯草、龙胆草等；伴便秘、尿色深、胁痛口苦者，加龙胆草、栀子、车前草等。

煎服法：每日1剂，加水煎煮2次，每次煮沸20分钟，过滤取汁，混合后共约400ml，早晚各服200ml。

推荐中成药：天麻钩藤饮的中药制剂。

3.1.2 瘀血阻络证

病机：气滞、寒凝、气虚等导致血行不畅，或久病入络则络行不畅，血瘀、脉络失养导致头痛。

治法：活血通络。

推荐方药：血府逐瘀汤（《医林改错》）[22]加减。桃仁、红花、当归、生地黄、川芎、赤芍、牛膝、桔梗、柴胡、枳壳、甘草等。

加减：头痛甚或久痛者，加全蝎、蜈蚣、地龙、僵蚕、细辛等。

煎服法：每日1剂，加水煎煮2次，每次煮沸20分钟，过滤取汁，混合后共约400ml，早晚各服200ml。

推荐中成药：血府逐瘀汤的中药制剂。

3.1.3 风寒凝滞证

病机：风寒凝滞，清阳受阻，寒凝血滞，脉络不通而头痛。

治法：疏风散寒。

推荐方药：川芎茶调散（《太平惠民和剂局方》）[23]加减。川芎、荆芥、白芷、羌活、甘草、防风、薄荷等，清茶调下。

加减：形寒肢冷，头痛畏风者，加附片、桂枝；头肩肌肉紧张甚者，加葛根、柴胡；病久加地龙、全蝎、蜈蚣；久病或头痛缓解期伴面色苍白、神疲乏力者，加党参、黄芪、当归。

煎服法：每日1剂，加水煎煮2次，每次煮沸20分钟，过滤取汁，混合后共约400ml，早晚各服200ml。

推荐中成药：川芎茶调中成药制剂。

3.1.4 肝郁气滞证

病机：肝郁气滞，血行不畅，脉络失养而头痛。

治法：疏肝解郁。

推荐方药：散偏汤（《辨证录》）[24]加减。白芍、川芎、郁李仁、柴胡、白芥子、香附、甘草、白芷等。

加减：脉弦数、舌红苔黄者，加栀子、黄芩、生石膏；伴精神抑郁者，加合欢皮、郁金；伴头晕者，加天麻、蔓荆子、菊花。

煎服法：每日1剂，加水煎煮2次，每次煮沸20分钟，过滤取汁，混合后共约400ml，早晚各服200ml。

3.1.5 痰浊上扰证

病机：痰浊内生，致使清阳不升，浊阴不降，清窍失养而头痛。

治法：燥湿化痰。

推荐方药：半夏白术天麻汤（《兰室秘藏》）[15]加减。半夏、天麻、茯苓、橘红、白术、甘草、生姜、大枣等。

加减：口苦、舌红、苔黄腻者，加炒栀子、龙胆草、黄芩；伴恶心或呕吐者，加竹茹、旋覆花。

煎服法：每日1剂，加水煎煮2次，每次煮沸20分钟，过滤取汁，混合后共约400ml，早晚各服200ml。

推荐中成药：半夏白术天麻丸。

3.2 针刺

3.2.1 取穴（推荐强度：C，证据级别：Ⅳ/Ⅴ）

3.2.1.1 头痛发作期

主穴：人中、百会、风池、内关、率谷、头维、太阳。

配穴：肝阳上亢加阳陵泉、行间，或三阴交、太溪。痰浊上扰加丰隆、中脘。气滞血瘀加太冲、血海。

3.2.1.2 头痛缓解期

主穴：印堂、上星、百会、风池、内关、率谷、头维、太阳。

配穴：同发作期。

3.2.2 刺法

急性头痛发作者，针刺手法多采用泻法；缓解期者，多采用补法。

3.3 推拿（推荐强度：C，证据级别：Ⅳ/Ⅴ）

拇指或食、中指指腹揉捻曲鬓、率谷、角孙、悬颅、悬厘，每穴30秒，约3分钟。

大鱼际揉前额：以一手大鱼际掌面贴紧前额，前臂旋转带动腕部和鱼际摆动，自左至右，在前额部循环往复操作5分钟左右。

双手拇指按揉双侧风池穴2分钟，以酸胀感放射至半侧头部为宜。

拇指推擦枕后区：用一拇指推枕后区的脑户、玉枕、脑空穴。速度要快，以局部酸热感为宜，约2分钟。

拇指推颈后肌群：沿颈后肌群三条线（肌群内侧，相当于华佗夹脊及肌群中间、肌群外侧）自上而下至肩部进行操作。要求：速度慢，力量中或大，操作处有酸胀感为宜，两侧共5分钟。

4 重要建议依据

4.1 平肝潜阳法是治疗偏头痛的主要治法

天麻钩藤饮出自中国20世纪50年代《中医内科杂病证治新义》，是平肝潜阳法的代表方剂。平肝潜阳类方剂治疗偏头痛治疗有效性的临床证据，如：

与安慰剂对照证实，平肝类中药可以减少偏头痛发作频率[25]（证据级别：Ⅰb）。以发作频率减少为主要疗效指标，平肝类中药优于对照药氟桂利嗪胶囊[26]。另一报道则显示，虽然两组治疗后均优于治疗前，但中药与氟桂利嗪比较无显著性差异[27]（证据级别：Ⅱa）。而平肝类中药合并氟桂利嗪优于单用氟桂利嗪治疗[28]。（证据级别：Ⅱa）

建议：平肝潜阳法为中医治疗偏头痛的主要治法之一，常用药物有天麻、钩藤、菊花、石决明等。（推荐强度：A，证据级别：Ⅰb）

4.2 活血化瘀法可减少偏头痛发作次数

中国清代（公元19世纪）医学家王清任将活血化瘀法的代表方剂血府逐瘀汤和通窍活血汤用于无表证、无里证、无气虚痰饮等证，反复发作，难以治愈的头痛[22]。在近年来的临床报道中，活血化瘀类中药在偏头痛的中医治疗中，应用达到了27.8%。

临床报道服用通窍活血汤与氟桂利嗪胶囊对照，活血化瘀中药对减少偏头痛发作次数优于氟桂利嗪[29]。（证据级别：Ib）

建议：活血化瘀法治疗偏头痛具有较好的临床疗效，血府逐瘀汤、通窍活血汤、桃红四物汤等是临床常用的活血化瘀方剂。常用药物有：红花、赤芍、丹参、地龙、桃仁、川芎、白芍、当归、牛膝等。（推荐强度：A，证据级别：Ib）

4.3 祛风类中药在偏头痛治疗中应用广泛

祛风药物治疗偏头痛的代表方剂如《太平惠民和剂局方》中记载的川芎茶调散[23]，也记载于（朝鲜）金礼蒙等编著的《医方类聚》[16]、（日本）桂里有持口授《汉方医学集成87》[30]和（日本）香月牛山著《汉方医学丛书·牛山活套》等著作之中。李东垣《兰室秘藏》中记载的川芎散和清空膏[15]、（朝鲜）俞孝通《乡药集成方》所载芎芷散[31]等治疗"头风病"、"偏头风"方剂，都是以祛风类中药为主要成分。在近20年的内服中药治疗偏头痛的临床报道中，有37%的方剂含有祛风类中药。

有报道显示，祛风通络中药合并氟桂利嗪治疗优于单纯氟桂利嗪治疗[32]。（证据级别：IIa）

祛风类中药鼻黏膜给药与相同药物成分口服制剂对照结果显示：头痛缓解率鼻黏膜给药组明显高于口服药物组，用药起效时间也明显快于口服用药。个别患者有鼻黏膜刺激症状，1~2天后消失。尽管对照组的设置未必合理，但二者的疗效存在明显差异，提示鼻腔给予祛风类中药可能有效[33]。（证据级别：Ib）

建议：祛风类中药不仅用于单纯风邪所致的偏头痛，而且在其他治法的方剂中也经常合并使用祛风类中药。最常用的祛风类中药有：羌活、防风、白芷、蔓荆子、细辛等。（推荐强度：B，证据级别：IIa）

4.4 引经药是中医治疗偏头痛的特色

引经药物在偏头痛的治疗中具有悠久的历史和临床实践基础。早在元代《丹溪心法》中就提出："头痛须用川芎，效不愈，各加引经药"[34]。清代《医述》对于引经药物也有近似的论述[35]。

中国近代的中医内科学教科书都将引经药的应用作为头痛治疗的重要内容[36,37]，同时也在许多现代偏头痛的中医治疗报道中得到体现。各种证型均可按照头痛部位加用引经药物。

头顶痛：加藁本、吴茱萸；前额痛：加黄芩、白芷；枕后痛：加葛根、羌活；侧头痛：加柴胡、黄芩。（推荐强度：C，证据级别：IV）

4.5 中药治疗的疗程

文献报道中药治疗偏头痛的疗程普遍在2周以上，多数在4周左右，对长期反复发作者可适当延长疗程。长期治疗者应注意监测肝肾功能。（推荐强度：C，证据级别：IV）

4.6 配合西药等治疗

头痛较重的患者发作时，可配合西药镇痛剂或辅以针灸、推拿按摩治疗。（推荐强度：C，证据级别：V）

4.7 针灸治疗偏头痛的临床证据

早在明代（公元13-14世纪）以前，就有针灸治疗偏头痛的记载。如元代王国瑞《针灸玉龙经》中就提出风池、率谷、丝竹、合谷等穴位治疗偏头痛[38]。明代张介宾《类经图翼》记载偏头痛取穴"风池、头维、本神，患左治右，患右治左"[39]。近20年来，针灸治疗偏头痛在世界上已被广泛应用。

4.7.1 针灸治疗的有效性

2000年美国七个组织发表的偏头痛补充疗法指南中介绍了7个针灸试验结果，显示出针刺具有预防偏头痛发作的趋势[6]。

从 2001 年发表的针刺治疗偏头痛系统评价中总计有 11 项试验研究用于比较针刺与假针刺的作用，其中 2 项研究发现安慰组无效、3 项研究倾向针刺有效、5 项研究发现针刺组疗效明显优于安慰组[40]。

2005 年由德国的一项针刺与无针刺对照多中心临床试验表明，针刺治疗偏头痛有效[41]。（证据级别：Ⅰa）

近年来，其他针刺与标准治疗对照的随机对照试验均支持针刺治疗偏头痛有效的结论[42-47]。（证据级别：Ⅰa）

针刺与麦角胺对照，共选偏头痛患者 121 例，治疗 3 个月，结果显示：头穴透刺为主的针刺疗法优于麦角胺咖啡因治疗组[48]。（证据级别：Ⅱa）

自身对照的临床试验也显示针刺可减少头痛发作频率[49]。（证据级别：Ⅲb）

2006 年，一项多中心随机对照试验比较电针太阳经穴与西药去痛片、麦角胺咖啡因、安定治疗肝阳上亢型偏头痛。结果显示：针刺可以暂时缓解肝阳上亢型偏头痛发作，并优于常规西药对照[50]。（证据级别：Ⅰb）

自身对照临床试验亦显示出针刺合并电针能缓解偏头痛急性疼痛发作[51]。（证据级别：Ⅲb）

建议：针刺可用于偏头痛的急性发作期和减少偏头痛的发作次数。（推荐强度：B，证据级别：Ⅱa/Ⅲb）

系统评价及随机对照试验表明，针灸治疗偏头痛有效，且具有较高的安全性。

4.7.2 常用穴位

针刺治疗偏头痛的文献报道大多采用复合穴位取穴。使用频率较高的 6 个穴位是：风池、率谷、太阳、百会、合谷、头维。足临泣、中渚、列缺等穴位也常被选用。有报道，单独选取率谷、风池、翳风、太阳、列缺等穴位治疗偏头痛有效。（推荐强度：C，证据级别：Ⅳ）

4.8 推拿可用于缓解偏头痛发作症状

建议：偏头痛发作期采用推拿治疗可以使症状更快缓解，具有简单、易行的特点，尤其适合存在药物使用禁忌证的患者。（推荐强度：C，证据级别：Ⅴ）

方　法

1 临床证据的检索策略

采用计算机和手工相结合的方法进行检索，详见附件 2。

2 证据级别和质量评价

参照中国刘建平教授提出的针对传统医学的临床证据分级标准[52]（附件 3）。

3 推荐强度

推荐强度参考美国国家临床指南交换所建议分级划分标准，并作适当修改（附件 3）。

4 评议和咨询过程

本指南的证据主要采用计算机和手工相结合的方法进行检索。对检索文献进行筛选整理和根据现有的临床证据，撰写了偏头痛的中医、针灸、推拿按摩治疗方法指南初稿。邀请了中国国内 10 位专家对初稿提出意见，达成了初步共识并进行修改。最后再次邀请 3 位国内专家重点对指南拟采用的现有证据进行评估，从而形成了"偏头痛中医临床实践指南"终稿。

参考文献

［1］ International Headache Society. Classification and diagnostic criteria for Headache Disorders, cranial neuralgias, and facial pain. Cephalalgia, 1988, 8 (suppl 7)：1.

［2］ Headache Classification Subcommittee of the International Headache Society, The International Classification of the Headache Disorders (2nd ed). Cephalalgia, 2004, 24 (suppl 1)：1.

［3］ International Headache Society Committee on Clinical Trials in Migraine. Guidelines for controlled trials of drugs in migraine. 1st edition. Cephalalgia, 1991, (11)：1.

［4］ International Headache Society Clinical Trail Subcommittee, Guidelines for controlled trails of drugs：migraine, second edition. Cephalalgia, 2000, (20)：765.

［5］ William E. M. Peyse – Phillips, David W. Dodick, John G. Edmeads, et al. Guidelines for the diagnosis and management of migraine in clinical practice. Can Med Assoc J, 1997, (156)：560.

［6］ Stephen D. Silberstein. Evidence – based guidelines for migraine headache (an evidence – based review)：Report of the Quality Standards Subcommittee of the American Academy of Neurology. Neurology, 2000, (55)：754.

［7］ Evers S, Afra J, Frese A, et al. EFNS guideline on the drug treatment of migraine – report of an EFNS task force. Eur J Neurol, 2006, 13 (6)：560.

［8］ 国家中医药管理局全国脑病急症协作组. 头风病证候诊断标准. 北京中医学院学报, 1997, 20 (4)：48.

［9］ 郑筱萸. 中药新药临床研究指导原则（第二版）. 北京：中国医药科技出版社, 2002.

［10］ Lipton RB, Stewart WF. Migraine in the United States：Epidemiology and health care use. Neurology, 1993, 43 (suppl 3)：6.

［11］ 郭述苏, 薛广波, 王笑中, 等. 中国偏头痛流行病学初步调查. 中华流行病学杂志, 1993, 14 (2)：102.

［12］ 于生元, 蒲传强主译. 头痛诊疗手册. 北京：科学出版社, 2002.

［13］ 王冰（唐）. 黄帝内经素问. 上海：商务印书馆, 1931.

［14］ 郭蔼春, 郭洪图. 八十一难经集解. 天津：天津科学技术出版社, 1984.

［15］ 李杲（宋）. 兰室秘藏. 北京：人民卫生出版社, 1951.

［16］ （朝）金礼蒙（浙江省中医研究所, 湖州中医院校）. 医方类聚. 北京：人民卫生出版社, 1981.

［17］ （朝）惠庵. 医宗损益. 朝鲜武桥赞化堂刻本（善本）1 函 7 册.

［18］ （朝）许浚. 东医宝鉴校释. 北京：人民卫生出版社, 1955.

［19］ （日）许任. 针灸经验方三卷. 日本安永七年（戊戌）浪华浅野弥兵卫刊印, 三册一函, 手抄本.

［20］ 乔向阳. 头痛疾患的分类和诊断（上）. 中华医学信息导报, 2004, 19 (18)：22.

［21］ 胡光慈. 中医内科杂病证治新义. 成都：四川人民出版社, 1958.

［22］ 王清任（清）. 医林改错. 北京：人民卫生出版社, 1976.

［23］ 太平惠民和剂局（宋）. 太平惠民和剂局方. 北京：人民卫生出版社, 1959.

［24］ 陈士铎（清）. 辨证录. 北京：人民卫生出版社, 1965.

［25］ 李大年, 崔元孝. 中药静痛灵胶囊防治偏头痛的双盲安慰剂对照研究. 临床神经病学杂志, 1994, 7 (4)：197.

［26］ 高焕民, 柳耀泉, 王少萍. 天舒胶囊治疗偏头痛 40 例. 中成药, 2006, 28 (5)：680.

［27］ 潘更毅, 张宪秋. 养血清脑颗粒治疗小儿偏头痛的临床观察. 中西医结合心脑血管病杂志, 2005,

3（9）：837.

［28］吴礼华.中西结合治疗偏头痛 31 例.中国医疗前沿，2007，2（10）：87.

［29］钱玉良，严冬.通窍活血汤治疗偏头痛 57 例临床观察.湖南中医杂志，2006，22（6）：6.

［30］（日）大塚敬节，矢数道明.近代汉方医学集成 87.东京：名著出版，日本昭和五十八年.

［31］（朝）俞孝通，卢重礼，朴元德.（郭洪耀，李志庸校注）.乡药集成方.北京：中国中医药出版社，1997.

［32］石桂梅，于志英.中药治疗偏头痛 52 例临床观察.实用诊断与治疗杂志，2003，17（5）：413.

［33］吴琼，于敏华，祝雁.头痛鼻疗剂治疗中老年偏头痛的临床验证.中国老年学杂志，2006，26（3）：399.

［34］朱震亨（元）.丹溪心法.北京：中国书店，1986.

［35］程杏轩（清）.医述.合肥：安徽科学技术出版社，1983.

［36］上海中医学院 中医内科学（上册）.上海：上海科学技术出版社，1979.

［37］王永炎 中医内科学.上海：上海科学技术出版社，1997.

［38］王国瑞（元）.神应经扁鹊针灸玉龙经.北京：古籍出版社，1990.

［39］张介宾（明）.类经图翼.北京：人民卫生出版社，1958.

［40］Melchart D，Linde K，Fischer P，et al. Acupuncture for idiopathic headache. The Cochrane Database of Systematic Reviews 2001，Issue 1. Art. No.：CD001218. DOI：10. 1002/14651858. CD001218.

［41］Klaus Linde，Andrea Streng，Susanne Jürgens，et al. Acupuncture for Patients With Migraine A Randomized Controlled Trial. JAMA. 2005，（293）：2118.

［42］Andrew J Vickers，Kebecca W Rees，Catherine E Zollman，et al. Acupuncture for chronic headache in primary care：large，pragmatic，randomized trail. BMJ 2004，328：744.

［43］Diener HC，Kronfeld K，Boewing G，el al. Efficacy of acupuncture for the prophylaxis of migraine：a multicentre randomized controlled clinical trial. Lancet Neurol，2006，5（4）：310.

［44］Alecrim － Andrade J，Maciel － Júnior JA，Cladellas XC，et al. Acupuncture in migraine prophylaxis：a randomized sham － controlled trial. Cephalalgia，2006，26（5）：520.

［45］Linde M，Fjell A，Carlsson J，et al. Role of the needling per se in acupuncture as prophylaxis for menstrually related migraine：a randomized placebo － controlled study. Cephalalgia，2005，25（1）：41.

［46］Allais G，De Lorenzo C，Quirico PE，et al. Acupuncture in the prophylactic treatment of migraine without aura：a comparison with flunarizine. Headache，2002，42（9）：855.

［47］Melchart D，Thormaehlen J，Hager S，et al. Acupuncture versus placebo versus sumatriptan for early treatment of migraine attacks：a randomized controlled trial. J Intern Med，2003，253（2）：181.

［48］孔庆爱，高兵兵，孟庆刚.针刺疗法治疗偏头痛 98 例分析.中医药学刊，2003，21（12）：2164.

［49］王麟鹏，刘慧林，季杰，等.治疗缓解期无先兆偏头痛疗效观察.中国针灸，2005，25（10）：679.

［50］周建伟，李季，李宁，等.电针太阳穴治疗偏头痛肝阳上亢证即时镇痛效应研究.中国针灸，2007，27（3）：159.

［51］郭丽，樊小农，陈祥芳，等.针刺治疗 60 例急性期偏头痛疗效观察.上海针灸杂志，2006，25（11）：24.

［52］刘建平.传统医学证据体的构成及证据分级的建议.中国中西医结合杂志，2007，27（12）：1061.

附　件

附件1：指南工作组
偏头痛指南编写组：

　　组长：何良志

　　成员：李　涛　刘红梅　石学敏　刘长信　郭　兰　杨　霞　周哲屹　鲁　岩　冯　柯　杨　苗
吴平凡　李　扬　高金柱　石秋杰　袁洪雷

　　何良志　男，医学学士，主任医师，中国中医科学院西苑医院，主要负责指南的总体设计。

　　李　涛　男，医学学士，主任医师，中国中医科学院西苑医院，指南主要执笔者。

　　刘红梅　女，医学硕士，主治医师，中国中医科学院西苑医院，主要负责指南的文献检索、评价
　　　　　　与指南草案的书写。

　　石学敏　男，中国工程院院士，教授，天津中医药大学，主要负责指南的中医学指导。

　　刘长信　男，医学学士，主任医师，北京中医药大学东直门医院，主要负责指南推拿部分书写。

　　郭　兰　女，医学硕士，中国中医科学院西苑医院，主要负责指南的文献检索、评价。

　　杨　霞　女，医学硕士，中国中医科学院西苑医院，主要负责指南的文献检索、评价。

　　周哲屹　女，医学硕士，中国中医科学院西苑医院，主要负责指南的文献检索、翻译。

　　鲁　岩　男，医学硕士，主治医师，中国中医科学院西苑医院，负责部分指南资料的文献翻译。

　　冯　柯　女，医学硕士，中国中医科学院西苑医院，负责部分指南资料的文献翻译。

　　杨　苗　女，医学硕士，中国中医科学院西苑医院，负责部分指南资料的文献翻译。

　　吴平凡　男，医学硕士，中国中医科学院西苑医院，负责部分指南资料的文献翻译。

　　李　扬　女，医学硕士，中国中医科学院西苑医院，负责指南的文献检索。

　　高金柱　男，医学硕士，住院医师，中国中医科学院西苑医院，负责部分指南资料的文献翻译。

　　石秋杰　女，医学硕士，中国中医科学院西苑医院，负责部分指南资料的文献翻译。

　　袁洪雷　男，医学硕士，中国中医科学院西苑医院，负责部分指南资料的文献翻译。

偏头痛指南咨询专家：

　　王永炎　陈宝田　王国相　高　颖　韩景献　孙　怡　周绍华　李如奎　谢雁鸣　赵宜军　刘
建平

　　王永炎　男，中国工程院院士，教授，中国中医科学院。

　　陈宝田　男，医学学士，主任医师、教授，南方医科大学南方医院。

　　王国相　女，医学学士，主任医师，北京中日友好医院。

　　高　颖　女，医学博士，主任医师，北京中医药大学东直门医院。

　　韩景献　男，医学博士，主任医师，天津中医药大学。

　　孙　怡　女，医学学士，主任医师，中国中医科学院西苑医院。

　　周绍华　男，医学学士，主任医师，中国中医科学院西苑医院。

　　李如奎　男，医学学士，主任医师、教授，上海中医药大学。

　　谢雁鸣　女，医学学士，主任医师，中国中医科学院中医临床基础医学研究所。

　　赵宜军　男，医学博士，副主任医师，中国中医科学院。

　　刘建平　男，医学博士，教授，北京中医药大学循证医学中心。

偏头痛指南翻译：

　　宋一伦　马良宵

宋一伦　男，医学博士，研究员，北京中医药大学。

马良宵　女，医学博士，助理研究员，北京中医药大学外国留学生中心。

附件2：信息资源

1　检索的数据库

1.1　中文文献

选用中国期刊全文数据库（CNKI）、CBMdisk、中国中医药文献数据库、中国优秀博硕士学位论文全文数据库、中国医用信息资源系统（维普）和中文生物医学期刊文献数据库（CMCC）等。

1.2　英文文献

选用 MEDLINE、COCHRANE 图书馆、美国国立指南库（The National Guideline Clearinghouse，NGC）等。

2　检索类型

已有的指南、系统评价或 Meta 分析、随机对照临床试验（RCT）、其他类型的临床研究如病例对照研究、队列研究、专家经验、个案报道及部分基础研究。

3　检索策略

用关键词检索，关键词包括"migraine"、"herbs medicine"、"Traditional Chinese Medicine"、"complimentary medicine"、"alternative medicine"、"acupuncture"，"偏头痛"、"偏正头痛"、"偏头风"、"中医"、"中药"、"针灸"、"推拿"和"按摩"，以及本领域知名专家的姓名为关键词。检索1978年至2009年8月的文献。

4　手工检索

中国医籍如《黄帝内经素问》、《八十一难经集解》、《兰室秘藏》、《中医内科杂病证治新义》、《医林改错》、《太平惠民和剂局方》、《辨证录》、《丹溪心法》、《医述》、《神应经扁鹊针灸玉龙经》、《类经图翼》，国外有关中医的古典医籍如《医方类聚》、《医宗损益》、《东医宝鉴校释》、《针灸经验方三卷》、《近代汉方医学集成》、《汉方医学丛书·牛山活套》、《乡药集成方》等。

附件3：证据分级与推荐强度标准

1　证据分级

参照中国刘建平教授提出的针对传统医学的临床证据分级标准[53]

Ⅰa：由随机对照试验、队列研究、病例对照研究、病例系列这四种研究中至少两种不同类型研究构成的证据体，且不同研究结果的效应一致。

Ⅰb：具有足够把握度的单个随机对照试验。

Ⅱa：非随机对照研究或队列研究。

Ⅱb：病例对照研究。

Ⅲa：历史性对照的病例系列。

Ⅲb：自身前后对照的病例系列。

Ⅳ：长期在临床上广泛运用的病例报告和史料记载的疗法。

Ⅴ：未经系统研究验证的专家观点和临床经验，以及没有长期在临床上广泛运用的病例报告和史料记载的疗法。

2　推荐强度

推荐强度参考美国国家临床指南交换所建议分级划分标准，并作适当修改。

A级：需要至少一个随机对照临床试验作为高质量和连贯性地提出具体建议的文献整体的一部分（证据来自Ⅰa和Ⅰb）。

B级：需要与主题相关的完成良好的临床研究，但没有随机对照临床试验（证据来自Ⅱa、Ⅱb和Ⅲ级）。

C级：需要来自专家委员会的报告或意见和/或临床经验，但缺乏直接的高质量的临床研究（证据来自Ⅳ和Ⅴ级）。

附件4：指南评价

AGREE 评测结果

六大领域标准化得分（表1）：

表1 六大领域标准化得分

研究领域	条目编号	标准化得分
范围与目的	1，2，3	94.4%
参与人员	4，5，6，7	66.0%
制订的严谨性	8，9，10，11，12，13，14	88.0%
清晰性和可读性	15，16，17，18	70.8%
应用性	19，20，21	66.6%
编辑独立	22，23	100%

这是在当前资料情况下能够提供的最好的偏头痛临床实践指南，对指南进行全面评估，建议在局部地区进行预试验后，再行推广。指南应提供支持指南应用的工具，如手册、计算机或其他手段。对指南推行的障碍及费用，疗效评价标准也应加以考虑。

附件5：词汇表

辨证论治：中医临床诊断治疗疾病的思维方法和过程。通过四诊收集患者的病史、症状等临床资料，根据中医理论进行综合分析，分辨出证候，并拟定治疗方法。也包括中医理论贯穿在预防与养生实践中的过程。

沉脉：脉位深，轻取不能应指，重按才显现于指下的脉象。

恶心：指欲呕不呕，泛吐清水或酸水的症状。

风寒凝滞：参照风寒犯头证。风寒之邪侵犯头部，以头痛连及项背，恶寒遇风则痛增，苔薄白，脉浮紧等为常见症的证候。

肝阳上亢：指肝脏阳气亢盛而上升的病理现象。主要症状有头眩、头痛、面赤、眼花、耳鸣、口苦、脉弦带数等。

肝郁气滞：当肝脏的疏泄功能发生障碍时，可引起胁肋胀满或窜痛、胸闷不舒、情绪抑郁或烦躁，或出现喉中似有梗阻的感觉，或出现胃脘部胀痛、呕逆、吐酸水、食欲不振，或出现腹胀、腹痛、腹泻，或出现月经不调等种种病理表现。

肝阴不足：指肝的阴液不足的病理表现。主要症状有眩晕、头痛、视物不清、眼干、夜盲、经闭、经少等。

滑脉：往来流利，应指圆滑有力，如珠走盘的脉象。

活血通络：参照化瘀通络。具有活血化瘀、疏通经络作用，适用于血瘀阻络证的治疗方法。

平肝潜阳：用重镇之品平肝潜阳，适用于肝阳上亢证、肝阳暴亢证的治疗方法。

面色晦暗：面色或白、或青、或黄、或黑而色暗，缺少光泽的表现。

纳差：不思饮食，食量减少的表现。

气滞血瘀：气虚推动无力而导致血瘀，形成气虚与血瘀并存的病理变化。

疏肝解郁：具有疏肝理气、行滞解郁作用，适用于肝郁气滞证的治疗方法。

疏风散寒：运用辛温发散的方药，以祛风散寒，适用于风寒表证的治疗方法。

涩脉：脉来不流利，往来艰涩，如轻刀刮竹的脉象。

舌质：指舌的肌肉脉络组织，又称舌体。

舌苔：是舌面上附着的一层苔状物。

舌质紫暗：舌体呈深紫色或青紫色的舌象。

舌质红：较正常舌色深的称为红舌，主热证，有虚实之分。

舌质淡红：舌颜色淡红润泽，为正常舌质。

苔薄白：舌苔薄白而润，为正常人的舌苔。

苔腻：苔质颗粒细小致密，如同一层油腻的黏液覆盖在舌面上，称为腻苔。

痰浊上扰：参照痰浊犯头证。痰浊上蒙清窍，以头痛昏蒙、耳鸣失聪、视物模糊、胸脘痞闷、呕痰涎、苔白腻、脉滑或弦滑等为常见症的证候。

头晕：头脑昏沉，视物昏花旋转，严重者张目即觉天旋地转，不能站立。

头重：指患者自觉头部有重坠和被布带紧束之感。多属外感湿邪和痰湿内盛所致。

痛有定处：疼痛部位固定不移。

细脉：脉细如线，但应指清晰的脉象。

弦脉：端直而长，指下挺然，如按琴弦的脉象。

瘀血阻络：瘀血阻于经络，以患处固定刺痛，或见紫斑、肿块，或出血色暗，舌紫或有斑点，脉涩等为常见症的证候。

燥湿化痰：泛指具有燥湿化痰作用，适用于湿痰证的治疗方法。

证：对疾病过程中一定阶段的病位、病因、病性、病势及机体抗病能力的强弱等本质的概括。

证候：证的外候，即疾病过程中一定阶段的病位、病因、病性、病势及机体抗病能力的强弱等本质有机联系的反应状态，表现为临床可被观察到的症状等。

高血压病中医临床实践指南

要点说明

1 关键事项

本指南针对的患者群体是高血压病的高危人群和高血压病患者。

制订本指南的目的是推荐具有循证医学证据、体现中医特色和疗效优势的诊疗方法，促进临床医护人员规范进行高血压病的中医药临床诊疗活动。

需要说明的是，采用指南推荐的方法并不能保证所有人都能获得理想的临床结局。同时，就指南本身而言，并不能包括所有有效的疗法，也不排斥其他有效的疗法。随着临床新证据的不断产生，本指南将定期进行修正。

本指南主要根据我国高血压病的中医药临床研究成果并结合专家的经验制订，力争做到与中医药治疗高血压病的临床实际相符，给中医药专业人员的使用和参考提供依据。

2 关键建议

对低危、中危的 1 级和 2 级高血压病（轻、中度）患者，建议在改善生活方式的基础上，以中医药治疗为主，降压和改善症状兼顾。对于高危的高血压病患者，建议在中国高血压防治指南推荐的降压药物治疗基础上，适当加用中医药治疗以辅助降压，改善症状。高血压的辨证分型建议以阴阳为纲，根据风、痰、虚、瘀的病机特点，参考肝阳上亢、阴虚阳亢、肝肾阴虚、阴阳两虚、风痰上扰、瘀血阻络分型施治，选用相应的方剂或中成药治疗。老年高血压病治疗在参考上述分型的基础上，根据其多虚多瘀的特点，结合病情加用滋补或活血方药。对轻、中度高血压病患者，还可适当选用针灸、推拿等非药物疗法。

3 实施过程

对确诊为高血压病患者，可以按如下流程实施操作：

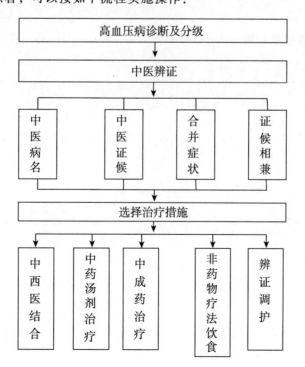

目　录

介　　绍

中医学认为高血压病属于"眩晕"、"头痛"、"肝风"等范畴。多由情志失调、饮食不节、久病过劳或先天禀赋异常等因素使机体的阴阳平衡失调，气血功能紊乱所致。其病位主要责之于肝肾，病理变化多涉及风、火、痰、虚、瘀等方面。

上世纪 50 年代，各地学者对高血压病证候规律进行了研究，但意见不够一致。至 60 年代，郭士魁等[1]在综合各地资料的基础上，提出了"关于高血压病中医分型的讨论"，以阳亢、阴虚阳亢、阴虚、阴阳两虚、阳虚、中风为纲，并结合脏腑经络病位进行分型。1994 年，国家中医药管理局发布了中华人民共和国行业标准《中医病证诊断疗效标准》[2]，其中对眩晕、头风、头痛等病证的病名、诊断依据、证候分类、疗效评定等均制订了规范。在中国中医药管理局 1995 年组织编写的高等中医院校规划教材《中医诊断学》、《中医内科学》中，阐述了眩晕、头痛等病及相关证候的临床症状、体征。1998 年，上海市卫生局组织编写了《上海市中医病证诊疗常规》[3]，对眩晕、头风等病证的诊断依据、证候分类、治疗方案和疗效评定等制订了规范。

1993 年，卫生部药政局编辑下发了《中药新药临床研究指导原则》[4]第一辑，其中关于"治疗高血压的临床研究指导原则"确定了高血压病常见证候的名称、诊断标准和疗效判定标准。2002 年修订的《中药新药临床研究指导原则》对高血压病中医证候诊断标准、症状分级量化、血压及证候疗效判定标准均作了明确规定[5]。中国中医药管理局医政司于 2002 年组织专家编写了《中医心病诊断疗效标准与用药规范》[6]，详细论述了高血压病的证类诊断、分证论治及疗效标准，为高血压病的中医诊疗规范奠定了基础。目前，国际上尚未形成有关高血压病的中医诊疗建议、共识或临床实践指南。

本指南主要针对原发性高血压提供以中医药为主要内容的诊断、治疗和预防调摄建议，供初级保健医生、心血管内科医生、中医科医生及其他相关科室医生参考使用。主要目的是推荐有循证医学证据的高血压病中医药诊断与治疗方法，促进临床医生、护理人员规范使用中医药进行实践活动，提高患者及家属对高血压病中医防治知识的知晓率。对继发性高血压患者，应参考相应疾病诊疗建议，不在本指南讨论之列。

指南编写组的组成本着多学科结合的原则，其成员包括卫生保健政策制定者、医学专家、方法学专家、文献专家及患者代表等。

指南必须与临床密切相关，以便向临床医生提供有用的信息。

在临床指南中所提出的每一项建议必须具有表明其证据强度的明确等级，这些证据强度支持了所提出的建议，反映了目前可利用的中医药最好的证据。证据分级和推荐强度参照刘建平[7]制订的传统医学证据体的构成及证据分级的建议和 GRADE 工作组形成的推荐分级。

背　　景

高血压病（ICD - 10 编码：I15）是一种病因尚未完全阐明，以体循环动脉压增高为特征，可伴有心脏、血管、脑和肾等器官功能性或器质性改变的全身性疾病。目前认为，本病是在一定的遗传背景下，由于多种后天环境因素使正常血压调节机制失代偿所致。临床症状见头晕、头痛、头胀、颈部沉紧、耳鸣、肢麻、心悸等。该病属中医"眩晕"、"头痛"、"肝风"等范畴。

高血压病是心血管病中患病率最高的一种疾病，且有逐年增加的趋势。近半个世纪以来，中国人群高血压患病率上升很快。据 2002 年卫生部组织的全国居民 27 万人营养与健康状况调查资料[8]显示，中国≥18 岁居民高血压患病率为 18.8%，估计全国患者数 1.6 亿。与 1991 年比较，患病率上升

31%。心血管病的其他危险因素（血脂异常、肥胖、糖尿病、吸烟等）也呈明显上升趋势，加快了高血压的致病过程。导致高血压和其他危险因素上升的主要原因是由于我国经济发展、人民生活改善和生活节奏的加快带来的一系列不健康生活方式所致。其中最重要的是膳食不平衡、吸烟和过量饮酒、缺乏体力活动和心理压力增加。我国人群高血压知晓率为30.2%、治疗率为24.7%、控制率为6.1%，与1991年比有所提高，但仍处于较低水平。目前，中国人群高血压患者的高血压知晓率、治疗（服药）率和控制率都很低。此外，农村的相应各率明显低于城市，男性低于女性。

高血压患病率随年龄而上升，35岁以后上升幅度较大，男女两性血压曲线在55岁时发生交叉，此后女性平均血压高于男性。无论是男性还是女性，高血压患病率均是北方高于南方。全国MONICA方案1988～1989调查结果显示：36～64岁组确诊高血压患病率比较的结果，男性最高是吉林省，为25.8%；女性最高是沈阳，为24.3%；男性最低是四川绵阳为4.9%；女性最低是福州，为6.3%。最高与最低患病率之间相差4～5倍。分析南北方差异的主要因素为北方盐的摄入量、体重指数、超重和肥胖的百分比均高于南方[9-12]。2002年，在中国南北方共14个省市自然人群的高血压流行病学调查研究中共调查人数为29076人，患有高血压的为9872人。高血压总患病率标准化后为27.86%，男性患者高血压患病率为34.72%，女性为25.34%，男性高于女性；年龄分组显示，患病率随年龄增加而增加。各地区患病率进行比较显示，北方高于南方，男性中河北省最高为47.89%，广东省最低为18.59%；女性中河北省最高为38.30%，湖北、山东较低，且有自北向南逐渐低的趋势[13]。

中国人群血压水平从110/75mmHg开始，随着血压水平升高而心血管发病危险持续增加。与血压 < 110/75mmHg比较，血压120～129/80～84mmHg时，心血管发病危险增加1倍；血压140～149/90～94mmHg，心血管发病危险增加2倍；血压 > 180/110mmHg时，心血管发病危险增加10倍[14]。

目前，中国每15秒钟就有一人死于心脑血管疾病，心脑血管疾病的总发病率和死亡率已接近发达国家的水平，居中国人死亡原因之首，而高血压是其第一危险因素。

临床特征

1 临床表现

1.1 一般表现

通常起病缓慢，早期常无症状。高血压病患者可有头痛、眩晕、气急、疲劳、心悸、耳鸣等症状，但不一定与血压水平相关，且常在患者得知患有高血压后才注意到。体检时可听到主动脉瓣第二心音亢进、主动脉瓣区收缩期杂音或收缩早期喀喇音。长期持续血压升高，可有左心室肥厚并可闻及第四心音。

1.2 并发症

血压持久升高可有心、脑、肾、血管等靶器官损害。

心：长期持续血压升高，可通过神经体液因素及直接增加心脏收缩期负荷而致心室肥厚、扩大，终致充血性心力衰竭。高血压还可促进冠状动脉粥样硬化的形成和发展，并使心肌氧耗量增加，出现心绞痛、心肌梗死、心力衰竭及猝死。

脑：长期血压升高，可形成微动脉瘤，血压骤然升高可引起血管破裂而致脑出血；也可促进脑动脉粥样硬化发生，引起短暂脑缺血发作及脑动脉血栓形成。血压极度升高可发生高血压脑病，表现为严重头痛、恶心、呕吐及不同程度的意识障碍、昏迷或惊厥。

肾：长期持续血压升高，可致进行性肾硬化，并加速肾动脉粥样硬化的发生，出现蛋白尿及肾功能损害，但肾衰竭并不常见。

血管：严重高血压可促使形成主动脉夹层并破裂，常可致命。

2 理化检查

2.1 尿常规

观察尿蛋白、尿红细胞、尿白细胞、尿糖、管型尿及尿比重情况。早期可无异常，后期可出现尿蛋白及尿常规异常。

2.2 肾功能

多采用尿素氮和肌酐来了解肾功能。高血压病患者后期可出现肾功能减退。

2.3 血生化

部分患者可伴有包括血清总胆固醇、甘油三酯、低密度脂蛋白胆固醇的增高和高密度脂蛋白胆固醇的降低，亦常伴有空腹血糖或尿酸等水平增高。

2.4 心电图

可见左心室肥大劳损。

2.5 胸部 X 线

可见主动脉弓迂曲延长、左室增大或左右心室均大，心衰时有肺瘀血征象，肺水肿时肺门明显充血，呈蝴蝶型影。

2.6 动态血压监测（ABPM）

可用于诊断"白大衣性高血压"，即诊所内血压升高，而诊所外正常；判断高血压的严重程度，了解血压变异性和血压昼夜规律；指导降压治疗和评价降压药物疗效；诊断发作性高血压或低血压。

2.7 眼底检查

有助于了解高血压的严重程度。目前多采用 Keith – Wagener 眼底分级法，分级标准如下：Ⅰ级，视网膜动脉变细、反光增强；Ⅱ级，视网膜动脉狭窄、动静脉交叉压迫；Ⅲ级，在Ⅱ级基础上，有眼底出血、棉絮状渗出；Ⅳ级，在Ⅲ级基础上出现视神经乳头水肿。大多数患者仅为Ⅰ、Ⅱ级变化。

2.8 推荐检查项目

超声心动图、颈动脉和股动脉超声、餐后血糖（当空腹血糖≥6.1mmol/L 时测量）、C 反应蛋白（高敏感性）、微量白蛋白尿（糖尿病患者必查项目）、尿蛋白定量（纤维素试纸检查为阳性者检查此项目）。

2.9 其他

对怀疑继发性高血压者，根据需要分别检查以下项目：血浆肾素活性、血尿醛固酮、尿儿茶酚胺、动脉造影、肾和肾上腺超声、CT 或 MRI。

诊断标准

1 疾病诊断标准[15]

采用国际上统一的标准，即收缩压（SBP）≥140mmHg 和/或舒张压（DBP）≥90mmHg 时，诊断为高血压。根据血压增高的水平，进一步分为高血压 1，2，3 级（表 1）。排除继发性高血压，则可诊为原发性高血压。高血压的诊断必须以非药物状态下 2 次或 2 次以上非同日多次重复血压测定所得的平均值为依据，偶尔测得一次血压增高不能诊断为高血压。

表 1　　　　　　　　血压水平的定义和分类（中国高血压防治指南 2005 年修订版）[15]

类别	收缩压（mmHg）	舒张压（mmHg）
正常血压	<120	<80
正常高值	120～139	80～89
高血压	≥140	≥90
1 级高血压（轻度）	140～159	90～99
2 级高血压（中度）	160～179	100～109
3 级高血压（重度）	≥180	≥110
单纯收缩期高血压	≥140	<90

注：若 SBP 与 DBP 分属不同级别时，则以较高的分级为准；单纯收缩期高血压也可按收缩压水平分为 3 级；将 120～139/80～89 列为正常高值是根据我国流行病学数据分析的结果，倡导健康生活方式，及早预防。

以血压水平结合危险因素及合并的器官受损情况，可将高血压病患者分为低危、中危、高危和很高危组（见表 2、表 3）。

表 2　　　　　　　　　　　　　　　影响预后的因素

心血管疾病的危险因素	靶器官损害（TOD）	糖尿病	并存的临床情况（ACC）
· 收缩压和舒张压的水平（1～3 级）	· 左心室肥厚 心电图	空腹血糖 ≥ 7.0mmol/L （126mg/dl）	· 脑血管疾病 缺血性中风
· 男性 >55 岁	超声心动图：LVMI	餐后血糖 ≥11.1 mmol/L	脑出血
· 女性 >65 岁		（200 mg/dl）	短暂性脑缺血发作
· 吸烟	或 X 线		· 心脏疾病
· 血脂异常	· 动脉壁增厚		心肌梗死史
TC≥5.7mmol/L	颈动脉超声 IMT≥0.9mm		心绞痛
（220 mg/dl）	或动脉粥样硬化性斑块的		冠状动脉血运重建
或 LDL - C >3.6 mmol/L	超声表现		充血性心力衰竭
（140 mg/dl）	· 血清肌酐轻度升高		· 肾脏疾病
或 HDL - C <1.0 mmol/L			糖尿病肾病
（40 mg/dl）			肾功能受损（血清肌酐）
· 早发性心血管疾病家族史 一级亲属，发病年龄 <50 岁	男性 115～133 mmol/L （1.3～1.5 mg/dl）		男性 >133mmol/L （1.5 mg/dl）
	女性 107～124 mmol/L		女性 >124 mmol/L
· 腹型肥胖或肥胖腹型	（1.2～1.4 mg/dl）		（1.4mg/dl）
WC 男性≥85cm	· 微量白蛋白尿		蛋白尿
女性≥80cm	尿白蛋白 30～300mg/24h		（>300mg/24h）
肥胖 BMI≥28kg/m²	白蛋白/肌酐比：		· 外周血管疾病
	男性≥22mg/g		
· 缺乏体力活动	（2.5 mg/mmol）		· 视网膜病变

续表

心血管疾病的危险因素	靶器官损害（TOD）	糖尿病	并存的临床情况（ACC）
· 高敏 C 反应蛋白≥3mg/L 或 C 反应蛋白≥10mg/L	女性≥31mg/g （3.5 mg/mmol）		出血或渗出 视乳头水肿

表3　　　　　　　　　　　　　　　　按危险分层，量化地估计预后

其他危险因素	血压		
	1 级 （SBP140～159 或 DBP90～99）	2 级 （SBP160～179 或 DBP100～109）	3 级 （SBP≥180 或 DBP≥110）
Ⅰ 无其他危险因素	低	中危	高危
Ⅱ 1～2 个危险因素	中危	中危	很高危
Ⅲ ≥3 个危险因素或器官损害或糖尿病	高危	高危	很高危
Ⅳ 并存临床情况	很高危	很高危	很高危

2 鉴别诊断

应与肾实质性高血压、肾血管性高血压、原发性醛固酮增多症、嗜铬细胞瘤、柯氏综合征等原因引起的继发性高血压相鉴别。出现以下情况时，提示有继发性高血压的可能：严重或顽固性高血压；年轻时发病；原来控制良好的血压突然恶化；突然发病；合并周围血管病的高血压。

3 证候诊断标准

本指南参考目前高血压病中医证候分型的流行病学资料[16-21]，在 1994 年中华人民共和国中医药行业标准《中医病证诊断疗效标准》[2]、2002 年《中药新药临床研究指导原则》[5]等关于"头风"、"眩晕"、"高血压"等病证诊断标准的基础上，结合专家共识，制订如下证候诊断标准。

3.1 肝阳上亢证

主症：眩晕，头胀痛，急躁易怒。

次症：面红目赤，口干口苦，便秘溲赤甚或眩晕欲仆，肢麻震颤，语言不利。

舌脉：舌红苔黄，脉弦数。

3.2 阴虚阳亢证

主症：眩晕，头痛，五心烦热。

次症：腰酸膝软，头重脚轻，心悸失眠，耳鸣健忘。

舌脉：舌红少苔，脉弦细而数。

3.3 肝肾阴虚证

主症：眩晕，头痛，口干口渴

次症：两目干涩，腰膝酸软，耳鸣健忘，梦遗。

舌脉：舌红少苔，脉弦细。

3.4 阴阳两虚证

主症：眩晕，头痛，腰膝酸软，畏寒肢冷。

次症：耳鸣，心悸，气短，夜尿频。

舌脉：舌淡苔白，脉沉细弱。

3.5 风痰上扰证

主症：眩晕，头痛如裹，胸闷脘痞。

次症：心悸，失眠，口淡，食少。

舌脉：舌胖苔腻，脉滑。

3.6 瘀血阻络证

主症：头痛固定，眩晕日久，面晦唇暗。

次症：心悸，失眠，胸痛阵作。

舌脉：舌质紫暗，或有瘀斑，脉细涩。

以上各证型，具有主症 2 项以上，或具有主症 1 项，加次症 2 项以上，结合舌脉，即可诊断。

干预、管理和推荐

对低危、中危的 1 级和 2 级高血压病（轻、中度）患者，建议在改善生活方式的基础上，以中医药治疗为主，降压和改善症状。如治疗 3~6 个月后，血压仍不达标时，可参照"中国高血压防治指南"，开始降压西药治疗。对于高危的高血压病患者，建议在高血压防治指南推荐的降压药物治疗基础上，适当加用中医药治疗以辅助降压，改善症状。

1 辨证分类治疗

本指南在 2002 年《中药新药临床研究指导原则》[5]、2002 年《中医心病诊断疗效标准与用药规范》[6]、2008 年中华中医药学会内科分会发布的《中医内科常见病诊疗指南》[22] 等关于高血压、眩晕病证辨证治疗规范的基础上，结合专家共识[23]，制订如下辨证分类治疗方案。（推荐强度：A，证据级别：V）

1.1 肝阳上亢证

治法：平肝潜阳。

推荐方药：天麻钩藤饮（《杂病证治新义》）加减。天麻、钩藤（后下）、石决明、牛膝、杜仲、山栀、黄芩、益母草、茯神、桑寄生、夜交藤。

加减：肝火偏盛，见面红目赤、口苦尿赤者，可用龙胆泻肝汤或上方加龙胆草、夏枯草；大便秘结者，加大黄。

1.2 阴虚阳亢证

治法：滋阴潜阳。

推荐方药：镇肝息风汤（《医学衷中参西录》）加减。怀牛膝、代赭石、生龙骨、生牡蛎、生龟板、生杭芍、元参、天冬、茵陈、生麦芽。

加减：眩晕、肢麻甚者，加白僵蚕、天南星；肥胖多痰者，加法半夏，全瓜蒌；兼失眠者，加酸枣仁。

1.3 肝肾阴虚证

治法：滋养肝肾。

推荐方药：六味地黄丸（《小儿药证直诀》）加减。熟地、山药、茯苓、丹皮、泽泻、山茱萸。

加减：五心烦热，潮热颧红，舌红少苔，脉细数者，加知母、黄柏、丹皮、地骨皮滋阴降火；眩晕较甚者，可加龙骨、牡蛎、珍珠母等潜纳浮阳。

1.4 阴阳两虚证

治法：育阴助阳。

推荐方药：金匮肾气丸（《金匮要略》）合二仙汤加减。熟附子（先煎）、桂枝、熟地、山萸肉、茯苓、丹皮、泽泻、炒山药、仙茅、仙灵脾。

加减：兼见手足心热、盗汗、咽干、舌红少苔等虚火上炎征象者，加知母、黄柏、龟板；兼见畏寒肢冷甚、小便清长、面色㿠白者，加鹿角胶、杜仲。

1.5 风痰上扰证

治法：化痰息风。

推荐方药：半夏白术天麻汤（《医学心悟》）加减。半夏、白术、天麻、陈皮、茯苓、生姜、大枣、蔓荆子。

加减：脘闷腹胀、纳呆便溏者，加砂仁、藿香；痰浊化热、舌苔黄腻者，可用温胆汤加黄连；若痰瘀互阻、心胸疼痛者，加丹参、延胡索。

1.6 瘀血阻络证

治法：活血通络。

推荐方药：血府逐瘀汤（《医林改错》）加减。桃仁、红花、生地、当归、枳壳、赤芍、柴胡、桔梗、川芎、牛膝、甘草。

加减：血瘀化热者，加牡丹皮、地骨皮；兼气虚自汗者，加黄芪。

2 中成药治疗

2.1 肝阳上亢证

牛黄降压片（丸）[24]：片剂，每次4片，每日1次；或每次2片，每日2次。丸剂，每次1~2丸，每日1次。清心化痰，镇静降压。适用于肝火上冲之高血压。一般应用于轻、中度（1、2级）高血压病，即收缩压（SBP）140~179 mmHg或舒张压（DBP）90~109mmHg，初诊发现未用药或近1周未用降压药者。（推荐强度：A，证据级别：Ⅰa）

全天麻胶囊[25]：每次3粒，每日3次。适用于肝肾阴虚、肝阳上亢型高血压，尤其头痛症状明显者。（推荐强度：A，证据级别：Ⅰb）

天麻钩藤颗粒[26]：每次10g，每日3次。用于肝阳上亢型高血压。（推荐强度：B，证据级别：Ⅴ）

脑立清胶囊[27]：每次3粒，每日3次。清肝泻火，镇肝潜阳降逆，用于肝火上炎型。（推荐强度：B，证据级别：Ⅱa）

珍菊降压片[28]：每次1片，每日3次。降压，用于高血压症。（推荐强度：A，证据级别：Ⅰb）

一项分层分段随机、双盲双模拟、阳性药平行对照、多中心的临床试验显示[24]：牛黄降压片（每次2片，每日2次）口服4周后，舒张压和收缩压分别下降7.51mmHg和12.16mmHg；对照组牛黄降压丸（每次1丸，每日2次）分别下降7.53mmHg和12.45mmHg。两药降压有效率分别为50.8%和54.9%；中医证候有效率分别为45.6%和42.3%，伴眩晕症状的患者降压效果好。两组等效性检验合格，P均<0.05。认为牛黄降压片对轻、中度高血压患者安全有效，临床试验中未发现明显不良反应，且作用平稳，与丸剂临床疗效相同。随机对照试验显示[25]，全天麻胶囊配合络活喜治疗高血压性头痛的症状疗效优于单用络活喜。一项有对照的前瞻性研究[27]表明，硝苯地平联合应用脑立清在降低血压，改善肝阳上亢症状如头胀痛、眩晕耳鸣、急躁易怒、舌质红、苔黄口苦、少寐多梦等方面优于单用硝苯地平组。一项随机对照研究显示，珍菊降压片与非洛地平片比较，在降压方面作用相似，而前者具有改善更年期症状的作用[28]。

2.2 阴虚阳亢证

杞菊地黄丸，每次6g，每日3次。适用于阴虚阳亢型。（推荐强度：A，证据级别：Ⅰa）

一项随机对照试验[29]将120例高血压患者随机分为杞菊地黄丸联合小剂量美托洛尔组、单用杞菊地黄丸组和单用美托洛尔组各40例，疗程8周。结果显示，杞菊地黄丸联合小剂量美托洛尔的降压疗效优于单用杞菊地黄丸组和单用美托洛尔组。另外几项有对照的研究[30-31]也显示杞菊地黄丸对阴虚阳亢型高血压有较好疗效。

2.3 肝肾阴虚证

六味地黄丸，每次1丸，每日2~3次。滋补肾阴，适用于肝肾阴虚型。（推荐强度：A，证据级

别：Ⅰa）

多项随机对照试验[32-37]结果显示，在用西药降压的基础上合用六味地黄丸，不仅协同降压，而且在延缓和逆转高血压患者肾损害、保护内皮功能、逆转心肌肥厚等方面具有一定作用。

2.4 阴阳两虚证

金匮肾气丸，每次6g，每日3次。适用于阴阳两虚型。（推荐强度：A，证据级别：Ⅰb）

一项随机对照试验[38]将73例原发性高血压尿微量白蛋白患者随机分为2组，对照组35例、予依那普利，治疗组38例、在依那普利治疗基础上予金匮肾气丸，疗程24周。结果显示，金匮肾气丸与依那普利联用虽不能提高降压效果，但能明显降低尿微量白蛋白，保护肾功能。

2.5 风痰上扰证

复方罗布麻片，每次2粒，每日3次。适用于肝阳上亢，痰浊中阻型。（推荐强度：B，证据级别：Ⅲb）

2.6 瘀血阻络证

松龄血脉康：每次4粒，每日3次。适用于血脉瘀阻、肝阳上亢型高血压合并高脂血症患者的基础治疗或辅助治疗。（推荐强度：A，证据级别：Ⅰa）

一项比较单用卡托普利和联用松龄血脉康胶囊对原发性高血压病患者血压和生活质量影响的随机对照试验研究[39]显示，治疗1个月后，联合组、单用卡托普利组血压达标率分别为81.2%、60.2%，两组比较差异有显著性（$P < 0.01$）。治疗后联合组在健康愉快感、躯体症状、工作表现、生活满意度等方面与卡托普利组比较，差异有显著性（$P < 0.05$，$P < 0.01$）。另一项双盲双模拟、阳性药平行对照临床试验[40]显示，松龄血脉康有明显的降血脂作用，对甘油三酯及胆固醇均有明显的疗效，同时能明显降低 $TC - HDL - C/HDL - C$。与阳性对照药绞股蓝总苷胶囊疗效大体相当。同时，松龄血脉康能明显改善临床症状，对头疼、眩晕、烦躁易怒、心悸、失眠等均有良好的疗效，也未发现不良反应。

高血压病常用中成药见表4。

表4 常用降压中成药

名称	组成	功能与主治	用法用量	不良反应
牛黄降压丸（片）	黄芩提取物、党参、黄芪、川芎、白芍、冰片、决明子、甘松、郁金、薄荷、人工牛黄、羚羊角、水牛角浓缩粉、珍珠	清心化痰，平肝安神。用于心肝火旺、痰热壅盛所致的头晕目眩、头痛失眠、烦躁不安；以及高血压病见上述证候者	丸剂，每次1丸，每日2次；片剂，每次2~4片，每日1次	偶有腹泻（约2%）
珍菊降压片	每片含野菊花浸膏粉1000mg，珍珠层粉100mg，盐酸可乐定0.03mg，氢氯噻嗪5mg，芦丁20mg	降压。用于高血压病	每次1片每日3次	光敏性皮炎

名称	组成	功能与主治	用法用量	不良反应
松龄血脉康胶囊	珍珠层粉、葛根等	平肝潜阳，镇心安神。用于治疗高血压病患者，症见头痛、眩晕、急躁易怒、心悸失眠等肝阳上亢表现者	每次2~3粒 每日3次	
六味地黄丸	熟地黄、山萸肉、山药、茯苓、牡丹皮、泽泻	滋补肝肾。对于肝肾阴虚型高血压患者症状有一定疗效	每次8粒 每日2次	
清脑降压胶囊（片）	黄芩、磁石、地黄、钩藤、珍珠母、夏枯草、牛膝、丹参、决明子、槐米、当归、水蛭、地龙	平肝潜阳，清脑降压。适用于肝阳上亢，头昏头晕，失眠健忘的高血压病患者	每次4~6片 每日3次	
复方罗布麻颗粒	每片含罗布麻叶218.5mg，野菊花171.0mg，防己184.2mg，三硅酸镁15mg，硫酸双肼屈嗪1.6mg，氢氯噻嗪1.6mg，盐酸异丙嗪1.05mg，维生素 B_1 0.5mg，维生素 B_6 0.5mg，泛酸钙0.25mg	清热、平肝、安神。用于高血压、神经衰弱引起的头晕、心悸、失眠等症	每次2袋 每日3次 维持量：每日2袋	
天麻钩藤颗粒	天麻、钩藤、石决明、栀子、黄芩、牛膝、杜仲（盐制）、益母草、桑寄生、首乌藤、茯苓	平肝息风，清热安神。用于肝阳上亢型高血压所引起的头痛、眩晕、耳鸣、眼花、震颤、失眠	每次10g 每日3次	
全天麻胶囊	天麻	平肝息风止痉。用于头痛眩晕，肢体麻木，小儿惊风，癫痫抽搐	每次2~6粒 每日3次	
脑立清胶囊（丸）	磁石、赭石、珍珠母、清半夏、酒曲、牛膝、薄荷脑、冰片、猪胆汁。每10粒重1.1g	平肝潜阳，醒脑安神。用于肝阳上亢，头晕目眩，耳鸣呕苦，夜寐欠安等	胶囊：每次3粒，每日3次；丸剂：每次10粒，每日2次	
镇脑宁胶囊	川芎、白芷、藁本、天麻、细辛、水牛角浓缩粉、丹参、猪脑粉等	息风通络。用于肝阳肝风上扰所致的头痛而胀，头昏目眩，脉沉弦及高血压，动脉硬化，血管神经性头痛等	每次4~5粒 每日3次	水肿
眩晕宁片	泽泻、白术、茯苓、陈皮、制半夏、女贞子、墨旱莲、菊花、牛膝、甘草	健脾利湿，滋肾平肝。用于痰湿中阻，肝肾不足引起的头昏头晕等症。	每次4~6片 每日3~4次	

3 非药物疗法

非药物疗法主要包括针灸和推拿，一般应用于轻、中度（1、2级）高血压病，尤其对症状明显、影响生活质量者适用。在辨证治疗的基础上结合专家共识，推荐如下治疗方案。

3.1 刺灸法[41-45]（推荐强度：B，证据级别：Ⅱb/Ⅲb，有选择性推荐）

3.1.1 肝阳上亢证

治则：平肝潜阳，滋水涵木。

处方：风池、肝俞、肾俞、行间、侠溪。

随证配穴：耳鸣配翳风，头胀痛配太阳。

操作：毫针刺，风池、肝俞、行间、侠溪，用泻法；肾俞用补法，每日1次，每次留针20～30分钟，10次为1个疗程。

3.1.2 阴虚阳亢证

治则：清泄肝火，育阴潜阳。

处方：百会 、曲池、太冲、太溪。

随证配穴：头晕甚者配风池，耳鸣配翳风，心悸失眠配神门。

操作：毫针刺，百会、曲池、太冲用泻法，太溪用补法，每日1次，每次留针20～30分钟，10次为1个疗程。

3.1.3 肝肾阴虚证

治则：滋补肝肾。

处方：太冲、太溪、关元、足三里。

随证配穴：心悸失眠配神门，耳鸣配翳风，遗精配肾俞、三阴交。

操作：毫针刺，均用补法，每日1次，每次留针20～30分钟，10次为1个疗程。

3.1.4 阴阳两虚证

治则：育阴助阳。

处方：百会、悬钟、肾俞、太溪。

随证配穴：心悸失眠配神门，耳鸣配翳风，遗精配关元、三阴交。

操作：毫针刺，均用补法，每日1次，每次留针20～30分钟，10次为1个疗程。

3.1.5 风痰上扰证

治则：化痰息风，运脾和中。

处方：头维、内关、中脘、丰隆、阴陵泉。

随证配穴：胸闷配膻中，纳差配足三里

操作：毫针刺，头维、丰隆、阴陵泉用泻法，内关、中脘用平补平泻法，每日1次，每次留针15～20分钟，10次为1个疗程。

3.1.6 瘀血阻络证

治则：活血通络。

处方：阿是穴、合谷、血海、三阴交。

随证配穴：肝郁配太冲。

操作：毫针刺，均用泻法，每日1次，每次留针20～30分钟，10次为1个疗程。

一项随机单盲临床试验[46]选择160例无合并症的门诊高血压患者，随机分为两组，分别进行为期6周的针灸和假针灸治疗。结果显示，针灸治疗可使24小时平均收缩压和舒张压分别降低5.4 mmHg（95% CI, 3.2 to 7.6）和3.0mmHg（95% CI, 1.5 to 4.6），与假针灸组有明显差异，但3个月和6个月随访时又恢复至治疗前水平。（推荐强度：A，证据级别：Ⅰb级）

3.2 耳针[47-51]（推荐强度：B，证据级别：Ⅳ）

处方：肝、耳背沟、耳背心。

随证配穴：肝阳上亢者，配结节、心、角窝上、降压沟；阴虚阳亢者，配肾、交感；风痰上扰者，配脾、三焦。

操作：毫针刺，中等刺激强度，每日 1 次，每次留针 30 分钟，或用王不留行籽贴压。

3.3 推拿[52-57]（推荐强度：B，证据级别：Ⅱb/Ⅲb）

治则：平肝安神。

3.3.1 头面颈项部操作

取穴：印堂、太阳、百会、风池、风府、头维、公孙、攒竹、大椎等。

手法：推法、一指禅推法、拿法、揉法、扫散法、分法。

操作：病患取坐位。一般应用于肝阳上亢、阴虚阳亢、风痰上扰型高血压，尤头痛症状明显者。

自上而下，先推左侧，后推右侧，每侧约 1 分钟。

从印堂直线向上到发际，往返 4~5 次；再从印堂沿眉弓至太阳，往返 4~5 次；然后以印堂到一侧睛明，绕眼眶治疗，两侧交替治疗，每侧 3~4 次。时间约 4 分钟。

用揉法在额部治疗，从一侧太阳穴至另一侧太阳穴，往返 3~4 次；再用扫散法在头侧胆经循行部位，自前上方向后下方治疗，每侧 20~30 次；然后用抹法在前额及面部治疗，配合按公孙、睛明、太阳。时间约 3 分钟。

在头顶部用五指拿法，至颈项部改用三指拿法，沿颈椎两侧拿至大椎两侧，重复 3~4 次，配合按拿百会、风池。

用一指禅推法，以风府沿颈椎向下到大椎往返治疗；再在颈椎两侧膀胱经用一指禅推法往返治疗，时间约 4 分钟，最后回至面部，用分法自前额至迎香往返操作 2~3 次。

3.3.2 腹部操作

取穴：关元、气海、神阙、中脘、大横等。

手法：摩法、揉法、按法。

操作：病患取仰卧位。医生坐于右侧，用摩法在病员腹部治疗，摩法按顺时针方向操作，腹部移动也按顺时针方向进行。在摩腹过程中配合按揉上述穴位。时间为 10 分钟。一般应用于肝肾阴虚、阴阳两虚的高血压病患者。

3.3.3 腰部及足底操作

取穴：肾俞、命门、涌泉。

手法：擦法。

操作：一般应用于肝肾阴虚、阴阳两虚的高血压病患者，尤其老年高血压病患者适用。

横擦腰部肾俞、命门一线，以透热为度。

直擦足底涌泉穴，以透热为度。

4 老年高血压的治疗

根据 2003 年 WHO/ISH 高血压防治指南[58]，老年高血压为 60 岁以上的高血压患者。目前，我国老年高血压患者已达 8346 万，约每 2 个老年人中就有 1 人患有高血压。而且，老年高血压病患者人数呈持续增加趋势[59]。国内对 95 万人调查表明，老年收缩期高血压是心血管病的独立危险因素，SBP 每升高 0.13kPa（1mmHg），每年病死率升高 1%[60]。老年高血压病患者在辨证分型方面，与一般高血压病的辨证既有相同之处，又具有多虚多瘀的特点。研究证实[61]，老年高血压病患者多伴有不同程度的瘀滞现象，而且血瘀程度随年龄增长而逐步加重。朝明向等[62]对 178 例健康老人衰老证候特点调查发现，老年人以虚证表现居多，占 83.71%，而且虚证表现比例随年龄逐渐增高。老年高血压病的辨证分型及其基本方药同前，同时要注重配合应用活血化瘀药和补肾益气药。

4.1 活血化瘀法

多年的临床实践和研究表明，活血化瘀法是治疗高血压病的有效方法，建议在老年高血压病治疗中酌情配合活血化瘀法，根据病情选用具有活血化瘀作用的中药汤剂或中成药如参龙降压灵胶囊、松龄血脉康胶囊等进行治疗。（推荐强度：B）

解放军153中心医院刘应柯[63]用以血瘀为立论基础的参龙降压灵胶囊（丹参、地龙、钩藤、石决明等组成）治疗60例老年高血压病，并与尼群地平作对照进行比较。结果：治疗组降压疗效与对照组相似；但随访3~6个月的血压复升率明显低于对照组（3个月血压复升率，治疗组22.9%，对照组67.9%；6个月血压复升率，前者为45.8%，后者为92.9%），2组比较差异有统计学意义（均 $P < 0.01$）。提示活血化瘀法治疗老年高血压病，降压作用明显，尤其远期疗效显著，并有调整脂质代谢，改善微循环及抗氧化作用。（推荐强度：B，证据级别：Ib）

云南省中医中药研究所文继红[64]应用益气活血中药补阳还五汤加减配合口服卡托普利治疗老年高血压30例，对照组30例采用口服卡托普利治疗。结果：治疗组显效20例，有效8例，无效2例，总有效率为93.33%。对照组显效8例，有效12例，无效10例，总有效率为66.67%。2组比较，差异有统计学意义（$P < 0.05$）。（推荐强度：B，证据级别：Ib）

吴玉平等[65]用松龄血脉康治疗32例老年高血压病，并与非洛地平进行比较。结果显示：松龄血脉康不但能有效地降低血压，改善临床症状；而且还能有效地降低TG，升高HDL-C，升高ApoA和降低ApoB，改善微循环。（推荐强度：B，证据级别：Ib）

4.2 补益肾气法

补益肾气是治疗老年高血压病的基本大法，常用补肾益气与平肝、化湿、活血等法合用，根据阴阳失调的情况，选用六味地黄丸、杞菊地黄丸或金匮肾气丸等服用。另外，老年人以虚为主，故应慎用攻伐，方能取得满意效果。（推荐强度：B，证据级别：Ib）

广东省肇庆卫生学校附属第一医院沓世念[66]用知柏地黄丸联合卡托普利治疗老年高血压60例，结果显示：较单用卡托普利能显著提高显效率、总有效率，有明显协同降压的作用。（证据级别：Ib）。

齐鲁医院的叶芳[67]用复方寄生流浸膏（由桑寄生、淫羊藿、女贞子等组成）治疗124例老年高血压患者，口服牛黄降压丸作对照。结果显示：治疗组在降压显效率、改善临床症状和降低血脂、血糖、血液流变学指标及改善心功能方面优于对照组。（推荐强度：B，证据级别：Ib）

陈康远[68]应用六味地黄汤加味（熟地黄、泽泻、茯苓、山药、钩藤、夏枯草、丹皮、山茱萸、菊花、石决明）治疗原发性高血压病377例。结果：显效113例、有效245例、无效19例，总有效率为95.0%，认为六味地黄汤加味是治疗高血压病的有效方药之一，且越早应用效果越好。（证据级别：IV）

5 辨证调摄

5.1 肝阳上亢证

避免精神刺激，戒烟酒，饮食以清淡为主，也可用菊花、枸杞泡茶饮。

5.2 阴虚阳亢证

注意休息，劳逸结合，亦可配合针灸，取穴风池、太冲、肾俞、肝俞。

5.3 肝肾阴虚证

饮食多食补肾填精之品，如胡桃肉、黑芝麻、百合、猪腰等。

5.4 阴阳两虚证

注意保暖，房间宜向阳、温暖；因房劳伤肾而应慎忌房事，有所节制。

5.5 风痰上扰证

肥胖者要加强体育锻炼，如气功、慢跑、太极拳等。饮食以素食为主，少黏腻、油荤食物，忌生冷、烟酒等物，以防助湿生痰，可常食党参粥、苡仁粥以健脾益胃。亦可配合针灸，取丰隆、中脘、内关、头维、解溪等穴。眩晕伴恶心呕吐者针刺内关、足三里、阳陵泉等穴。

5.6 瘀血阻络证

保持心情舒畅、精神愉快，坚持适度的体育锻炼。可用山楂泡茶饮用。

6 预防和早期监测

高血压的一级预防即"防发病"，针对高危人群和整个人群，以健康教育和非药物治疗为主。措施有减轻体重，适度限制钠盐摄入，不饮酒或少量饮酒，戒烟，增加体育活动等。二级预防是针对已发生高血压的患者，预防靶器官损害，措施为在一级预防内容的基础上，强调控制饮食和戒烟，同时加入简便、有效、安全、价廉的药物治疗。三级预防是高血压的抢救，预防其引起的并发症和死亡。

提倡健康生活方式，消除不利于心理和身体健康的行为和习惯，以期达到减少高血压及其他心血管病的发病危险，具体内容包括：

定期测量血压是早期发现症状性高血压的有效方法。对有高血压家族史的人，从儿童起就应定期检查血压。对无高血压家族史的人，则应从 40 岁起定期测量血压。

限盐。每人每天的食盐摄入量为 3~5g，有高血压家族史的人，最好每天只吃 2~3g 盐。

戒烟。

合理膳食。饮食应限制脂肪摄入，少吃肥肉、油炸食品、动物内脏、糕点、甜食，多食新鲜水果、蔬菜、鱼、蘑菇、低脂奶制品等。

控制体重。

积极参加体育锻炼，放松紧张情绪。

及时控制临界高血压。

方　法

1 临床证据的检索方法

采用计算机和手工相结合的方法进行检索。

电子检索 PubMed、EMBASE、Cochrane 临床对照试验注册库、Cochrane 协作网心血管组资料库、Cochrane 协作网补充医学领域试验数据库、美国国立指南库（The National Guideline Clearinghouse，NGC）、Cochrane 图书馆、中国生物医学文献光盘数据库 CBMdisk、中国期刊全文数据库（CNKI）、中文科技期刊数据库（VIP）、中国中医药文献数据库、中国优秀博硕士学位论文全文数据库。语种无限制。

手工检索多种心血管疾病会议论文集，并在临床试验报告论文或综述的参考文献中追踪查阅相关文献。

借鉴中国高血压防治指南（2005 修订版）[15]、世界卫生组织与国际高血压学会（WHO/ISH）高血压处理指南[53]、2007 欧洲高血压学会和欧洲心脏病学会（ESH/ESC）高血压治疗指南[69]、美国高血压预防/监测/评价与治疗委员会（JNC - 7）高血压治疗指南[70]、2004 年英国高血压协会（British Hypertension Society）BHS - Ⅳ高血压治疗指南[71,72]等现代医学指南。

参考中医文献，包括古代医籍，详见附录二。检索策略采用 Cochrane 协作网主题词（全部扩展树）检索式。检索的文献截止于 2009 年 8 月。

中文文献检索策略如下：

JHJ1：高血压　　　　　　　　　　　　JHJ4：（JHJ1 or JHJ2 or JHJ3）

JHJ2：头痛　　　　　　　　　　　　　JHJ5：中医

JHJ3：眩晕　　　　　　　　　　　　　JHJ6：中西医

JHJ7：证候   JHJ13：针灸

JHJ8：辨证论治   JHJ14：推拿

JHJ9：辨证施治   JHJ15：按摩

JHJ10：中药   JHJ16：穴位

JHJ11：草药   JHJ17：艾灸

JHJ12：中成药   JHJ18：理疗

JHJ19：（JHJ7 or JHJ8 or JHJ9 or JHJ10 or JHJ11 or JHJ12 or JHJ13 or JHJ14 or JHJ15 or JHJ16 or JHJ17 or JHJ18）

JHJ20：（JHJ6 and JHJ19）

英文文献检索策略如下：

JHJ1 hypertension

JHJ2 MEDICINE CHINESE TRADITIONAL（＊ME）

JHJ3 DRUGS CHINESE HERBAL（＊ME）

JHJ4 herb＊

JHJ5（Chinese near differentia＊）

JHJ6（Chinese near syndrome＊）

JHJ7（Chinese near pattern＊）

JHJ8（Chinese near patent＊）

JHJ9 acupuncture

JHJ10 moxibustion

JHJ11 massage

JHJ12（acu＊ near point）

JHJ13（Chinese near physio＊）

JHJ14 Complementary Therapies

JHJ15（JHJ2 or JHJ3 or JHJ4 o rJHJ5 or JHJ6 or JHJ7 or JHJ8 or JHJ9 or JHJ10 or JHJ11 or JHJ12 or JHJ13 or JHJ14）

JHJ16（JHJ1 and JHJ15）

［＊ME＝explode MeSH term（医学主题词扩展检索），all other terms are textword searches（其他为自由词检索），＊（表示截词符）＝truncation term］

文献纳入标准：研究类型为随机对照试验或半随机对照试验或临床对照试验或系统评价，无论是否采用盲法；研究对象为高血压病患者；干预措施为中医治疗或中西医结合治疗，对照措施为空白对照或西医基础治疗或其他中药。

文献排除标准：排除个案报道（病例数小于3例）、综述类文献、临床检验指标研究类文献、动物模型研究类文献。

通过阅读文献标题和摘要，依据标准进行初筛，筛选出应纳入和排除的文献，在不能明确不符合排除的文献是否应纳入时，先纳入文献范围；获取应纳入文献的全文文本，通过阅读全文最终决定是否纳入；以上筛选过程由2~4位研究者独立进行，初筛时进行筛查一致率检验，对初筛和最终意见不同者通过讨论达成一致。

2、证据综合及指南形成方法

目前中医药治疗高血压病的高质量的随机对照临床试验研究不多，而非随机对照、假随机对照、非同期对照甚至无对照临床试验的结果往往容易夸大其疗效，给收集证据和形成推荐指南带来一定困难。但是，中医、中西医结合临床研究证据的缺乏不等于疗效的缺乏。本指南编写小组根据刘建平[7]制订的传统医学证据体的构成及证据分级的建议对证据进行合理的分类处理。在从 RCT 到系列病例的各种证据均支持该干预措施时，推荐使用该措施；在有一定的证据支持，但不够充分时，结合专家共识，推荐使用或有选择性的推荐；一般证据反对该干预措施时，建议不要使用；充分证据反对推荐使用该干预时，禁止使用。

参考文献

［1］郭士魁，陈可冀，张家鹏，等．关于高血压病中医分型的讨论．中医杂志，1960，（3）：148.

［2］国家中医药管理局．中医病证诊断疗效标准．南京：南京大学出版社，1994.

［3］张明岛．上海市中医病证诊疗常规．上海：上海中医药大学出版社，1998.

［4］中华人民共和国卫生部．中药新药临床研究指导原则（第一辑）．北京：中国医药科技出版社，1993.

［5］中华人民共和国卫生部．中药新药临床研究指导原则（修订版）．北京：中国医药科技出版社，2002.

［6］沈绍功，王承德，闫希军．中医心病诊断疗效标准与用药规范．北京：北京出版社，2002.

［7］刘建平．传统医学证据体的构成及证据分级的建议．中国中西医结合杂志，2007，27（12）：1061.

［8］中华人民共和国卫生部，中华人民共和国科学技术部，中华人民共和国科学统计局．中国居民营养与健康现状．中国心血管病研究杂志，2004，（2）：919.

［9］吴兆苏，姚崇华，赵冬，等．我国多省市心血管病趋势及决定因素的人群监测（中国 MONICA 方案）Ⅱ．人群危险因素监测结果．中华心血管病杂志，1997，25（4）：255.

［10］吴兆苏，姚崇华，赵冬，等．我国多省市心血管病趋势及决定因素的人群监测（中国 MONICA 方案）Ⅰ．发病率和死亡率监测结果．中华心血管病杂志，1997，25（1）：6.

［11］王薇，赵冬．我国心血管病及其主要危险因素的流行病学研究．首都医科大学学报，2005，26（2）：143.

［12］孙佳艺，赵冬，王薇，等．北京地区 2740 人的血压水平 10 年（1992－2002）变化情况．高血压杂志，2005，13（2）：115.

［13］赵秀丽，陈捷，崔艳丽，等．中国 14 省市高血压现状的流行病学研究．中华医学杂志，2006，86（16）：1148.

［14］王薇，赵冬，刘静，等．中国 35～64 岁人群血压水平与 10 年心血管病危险的前瞻性研究．中华内科杂志，2004，43（10）：730.

［15］中国高血压防治指南修订委员会．中国高血压防治指南（修订版）．高血压杂志，2005，134（增刊）：2.

［16］蔡光先，朱克俭，韩育明．高血压病常见证候临床流行病学观察．中医杂志，1999，40（8）：492.

［17］古炽明，丁有钦．高血压病证候文献分析述评．中医药学刊，2003，21（7）：1156.

［18］邓世周，王兵，耿黎明，等．中医分型治疗高血压病 200 例疗效分析．上海医学，2000，21（3）：159.

［19］邓启华，符文缙，邓松涛．高血压病中西医结合辨证分型个体化治疗方法学的临床研究．中国中西医结合急救杂志，1999，6（10）：438.

［20］刘亦选．1239 例原发性高血压证治规律分析．新中医，1993，25（10）：20.

［21］程文江，郭峰，毛军民．原发性高血压病 602 例中医证候流行病学研究．浙江中西医结合杂志，2003，13（4）：261.

[22] 中华中医药学会内科分会．中医内科常见病诊疗指南．北京：中国中医药出版社，2008.

[23] 韩学杰．高血压病中医诊疗方案（初稿）．中华中医药杂志，2008，23（7）：611.

[24] 黄继汉，郑青山，高蕊，等．牛黄降压片治疗原发性高血压病（肝火亢盛证）的临床等效性试验．中国循证医学杂志，2004，4（4）：249.

[25] 李雄根，廖习清，赖真．全天麻胶囊治疗高血压头痛 36 例临床研究．中国民康医学，2007，19（2）146.

[26] 方显明，黎芳，何劲松，等．天麻钩藤饮和卡托普利对高血压患者生存质量影响的观察．中西医结合心脑血管病杂志，2008，6（1）：3.

[27] 杨秋君．硝苯地平合脑立清治疗原发性高血压 52 例．河南中医，2005，25（7）：58.

[28] 姜哲方，叶人诵，朱理安，等．珍菊降压片对更年期高血压的临床作用．中成药，2009，31（7）：附 7.

[29] 杨森，程玉平．杞菊地黄丸联合小剂量美托洛尔治疗高血压疗效观察．临床荟萃，2005，20（17）：1005.

[30] 朱成英，王身菊，薛礼美．杞菊地黄丸合川芎嗪注射液治疗高血压病 50 例．山东中医杂志．2002，21（11）：657.

[31] 周玉凤，高彩霞．杞菊地黄丸治疗阴虚阳亢型原发性高血压病 80 例疗效观察．河南医药信息，2002，10（10）：47.

[32] 张天斗，李成禧．六味地黄丸对老年高血压患者肾保护作用的临床研究．世界科学技术——中医药现代化，2006，8（2）：102.

[33] 张育彬．六味地黄丸对原发性高血压患者 β_2 - 微球蛋白的影响．甘肃中医，2007，20（9）：54.

[34] 高莉莉，王邦才，等．六味地黄丸合生脉胶囊对高血压患者心脏保护作用．中华中医药杂志，2008，23（7）：643.

[35] 陈国庆，赖文妍，陈康，等．六味地黄丸协同卡托普利治疗老年原发性高血压的临床研究．海南医学院学报．2008，14（4）：357.

[36] 周于禄，周知午，唐铭翔．六味地黄丸与拜新同联合治疗原发性高血压的临床研究．湖南中医药导报，2003，9（11）：15.

[37] 叶盈，黄飞翔，王永，等．六味地黄丸合络活喜治疗女性更年期高血压疗效观察．中国中医急症，2006，15（5）：487.

[38] 刘远林．金匮肾气丸与依那普利联用对高血压患者尿微量白蛋白影响的研究．新中医，2008，40（8）：37.

[39] 陈伟强，陈富荣．松龄血脉康胶囊联合卡托普利对原发性高血压病患者生活质量的影响．中国中西医结合杂志，2001，21（9）：660.

[40] 王保和，张广明．松龄血脉康胶囊治疗高脂血症（肝阳上亢证）临床有效性和安全性双盲双模拟、阳性药平行对照Ⅱ期临床试验．天津中医药，2003，20（1）：58.

[41] 石学敏．针灸治疗学．北京：人民卫生出版社，2001.

[42] 黄泰康．针灸辨证治疗学．北京：中国医药科技出版社，2000.

[43] 王岫．辨证分型针刺治疗高血压病 95 例．中国针灸，1996，（11）：7.

[44] 丹宇．动态血压监测评价针刺治疗高血压病的临床观察．中国中西医结合杂志，1998，18（1）：26.

[45] 俞征宙，林滨，陈岚榕．运动疗法配合针刺对 30 例原发性高血压病的影响．福建中医药，2007，38（1）：22.

[46] Flachskampf F A, Gallasch J, Gefeller O, et al. Randomized Trial of Acupuncture to Lower Blood Pres-

sure. Circulation, 2007, (15): 3121.

[47] 邱茂良. 针灸学. 上海: 上海科学技术出版社, 1985: 215.

[48] 黄丽春. 耳穴诊断治疗学. 北京: 科学技术文献出版社, 1991.

[49] 魏建平. 贴压耳郭敏感治疗、高血压的疗效观察. 针灸临床杂志, 1995, 11 (3): 20.

[50] 曾碧梅. 耳穴贴压治疗高血压病 150 例临床总结. 湖南中医杂志, 1996. 12 (3): 11.

[51] 林学武, 邢小莉, 耳穴与体穴联合降压疗效观察, 安徽中医临床杂志, 1999, 11 (2): 81.

[52] 严隽陶. 推拿学. 北京: 中国中医药出版社, 2005.

[53] 宋一同, 李业甫, 宋永忠. 中国推拿治疗学. 北京: 人民卫生出版社, 2002.

[54] 周信文. 实用中医推拿学. 上海: 上海科学技术出版社, 2000.

[55] 骆传江, 徐龙华. 中医推拿与西药治疗高血压各 50 例临床观察. 按摩与导引, 2002, 17 (1): 16.

[56] 薛卫国, 廖品东. 推拿配合降压药物治疗高血压病的临床研究. 按摩与导引, 2003, 19 (3): 8.

[57] 闻庆汉. 推拿治疗颈性高血压病 32 例. 时珍国医国药, 2003, 14 (5): 292.

[58] World Health Organization, International Society of Hypertension Writing Group. 2003 World Health Organization (WHO) International Society of Hypertension (ISH) statement on management of hypertension. Hypertens, 2003, 21 (11): 1983.

[59] 中国老年高血压治疗共识专家委员会. 中国老年高血压治疗专家共识. 中华老年心脑血管病杂志, 2008, 10 (9): 641.

[60] 余联芳、李小林. 老年高血压病研究新进展. 武警医学, 2000, 11 (3): 161.

[61] 衷敬柏. 老年高血压病血瘀证临床特征及其与心脏事件的关系. 北京中医杂志, 1993, (4): 20.

[62] 朝明向, 周宜轩, 李平, 等. "虚-瘀-衰老" 模式初探. 安徽中医学院学报, 1992, 11 (3): 2.

[63] 刘应柯, 杨保林, 陈亦工. "参龙降压胶囊" 治疗老年高血压病临床研究. 中西医结合实用临床急救, 1998, 6 (5): 245.

[64] 文继红, 张瑞荔. 中西医结合治疗老年高血压病 30 例疗效观察. 云南中医中药杂志, 2005, 26 (6): 3.

[65] 吴玉平, 任菁菁, 张萍. 松龄血脉康治疗老年高血压病的临床疗效观察. 浙江预防医学, 2001, 13 (7): 49.

[66] 沓世念. 知柏地黄丸联合卡托普利治疗老年人高血压 60 例. 现代中西医结合杂志, 2000, 9 (21): 2094.

[67] 叶芳, 郑玉兰, 杜广中. 复方寄生流浸膏治疗老年高血压的临床研究. 山东大学学报 (医学版), 2004, 8 (42): 489.

[68] 陈康远. 六味地黄汤加味治疗原发性高血压 337 例疗效观察. 新中医, 2003, 35 (5): 41.

[69] 2007 Guidelines for the Management of Arterial Hypertension: The Task Force for the Management of Arterial Hypertension of the European Society of Hypertension (ESH) and of the European Society of Cardiology (ESC). Hypertens, 2007, 25 (6): 1105.

[70] Chobanian AV, Bakris GL, Black HR, et al. National Heart, Lung, and Blood Institute Joint National Committee on Prevention, Detection, Evaluation, and Treatment of High Blood Pressure; National High Blood Pressure Education Program Coordinating Committee. The Seventh Report of the Joint National Committee on Prevention, Detection, Evaluation, and Treatment of High Blood Pressure: the JNC 7 report. JAMA, 2003, 289 (19): 2560.

[71] Williams B, Poulter NR, Brown MJ, et al. British Hypertension Society. Guidelines for management of hypertension: report of the fourth working party of the British Hypertension Society, 2004 – BHS IV. J Hum Hypertens, 2004, 18 (3): 139.

[72] GRADE Working Group. Grading quality of evidence and strength of recommendations, BMJ 2004, (328): 1490.

附　件

附件 1：指南工作组

高血压病指南编写组：

组长：雷　燕

成员：王　阶　陈可冀　蒋跃绒　杨　静　王振华　杜雪君　陶丽丽

雷　燕　女，医学博士，研究员，中国中医科学院，负责指南的总体设计。

王　阶　男，医学博士，研究员，中国中医科学院广安门医院，负责指南的中医学指导。

陈可冀　男，中国科学院院士，首席研究员，中国中医科学院西苑医院，负责指南的技术指导。

蒋跃绒　女，医学博士，主治医师，中国中医科学院西苑医院，负责指南撰写及参与文献评价。

杨　静　女，医学博士，中国中医科学院中医临床基础医学研究所，负责英文文献检索。

王振华　男，博士后，中国中医科学院广安门医院，负责中文文献检索及参与文献评价。

杜雪君　女，医学博士，中国中医科学院西苑医院，参与文献检索及评价。

陶丽丽　女，医学博士，中国中医科学院西苑医院，参与文献检索及评价。

高血压病指南咨询专家：

王硕仁　刘红旭　谢雁鸣　韩学杰　毛静远　胡元会　朱明军　王振涛　刘建平　詹思延

王硕仁　男，医学学士，研究员，北京中医药大学东直门医院。

刘红旭　男，医学硕士，主任医师，首都医科大学附属北京中医医院。

谢雁鸣　女，医学学士，研究员，中国中医科学院中医临床基础医学研究所。

韩学杰　女，医学博士，主任医师，中国中医科学院中医临床基础医学研究所。

毛静远　男，医学硕士，主任医师，天津中医药大学第二附属医院。

胡元会　男，医学硕士，主任医师，中国中医科学院广安门医院。

朱明军　男，医学博士，主任医师，河南中医学院第一附属医院。

王振涛　男，医学博士，主任医师，河南中医学院第二附属医院。

刘建平　男，医学博士，教授，北京中医药大学。

詹思延　女，医学硕士，教授，北京大学循证医学中心，主要负责指南的方法学指导。

附件 2：信息资源

1　检索的数据库

1.1　中文文献

中国生物医学文献数据库（CBMdisc）、中文科技期刊数据库（全文）、中国期刊全文数据库（CNKI）、万方数据资源、重庆维普（VIP）数字期刊全文数据库、中国中医药信息网、台湾 CEPS 中文电子期刊服务。

1.2　英文文献

MEDLINE、PUBMED、EMBASE、Cochrane library、AMED。

2 检索类型

已有的指南、系统评价或 Meta 分析、随机对照临床试验（RCT）、其他类型的临床研究如病例对照研究、队列研究、专家经验、个案报道及部分基础研究。

3 检索策略

用主题词或关键词结合自由词检索，关键词包括高血压、头痛、头晕、眩晕等。干预、管理部分根据特定临床问题确定关键词。检索年限，中文文献期限为 1960 年至 2009 年 8 月。英文文献检索近 15 年内的文献。

4 手工检索

医学古籍如《伤寒论》、《金匮要略》、《备急千金要方》、《千金翼方》、《外台秘要》、《儒门事亲》、《丹溪心法》、《兰台轨范》、《杂病证治新义》、《小儿药证直诀》、《景岳全书》、《医学心悟》、《医林改错》、《临证指南医案》、《名医类案》、《医学衷中参西录》，国外有关中医的古典医籍如《杂病广要》、《皇汉医学》、《东医宝鉴》、《东医寿世保元》等。还有部分中文书籍，如：《中医证候诊断疗效标准》（国家中医药管理局，1995）、《中药临床研究指导原则》、《中医内科常见病诊疗指南》、《妇产科学》，以及多种心血管疾病会议论文集。

附件 3：证据级别与推荐强度标准

1 证据分级[7]

文献证据分级标准参照刘建平教授提出的传统医学证据体的构成及证据分级的建议。

Ⅰa：由随机对照实验、队列研究、病例对照研究、病例系列这四种研究中至少两种不同类型研究构成的证据体，且不同研究结果的效应一致；实施较好的 Meta 分析或系统评价。

Ⅰb：具有足够把握度的单个随机对照试验。

Ⅱa：非随机对照研究或队列研究（有对照的前瞻性研究）。

Ⅱb：病例对照研究。

Ⅲa：历史性对照的系列病例。

Ⅲb：自身前后对照的病例系列。

Ⅳ：长期在临床上广泛运用的病例报告和史料记载的疗法；专家共识意见，以及没有长期在临床上广泛运用的病例报告和史料记载的疗法。

Ⅴ：未经系统研究验证的专家观点，临床经验。

2 推荐强度

参照证据分级工作组[67]提出的推荐强度。

推荐使用（A）：有充分的证据支持其疗效，应当使用（基于Ⅰ级证据）。

有选择性的推荐（B）：有一定的证据支持，但不够充分，在一定条件下可以使用（基于Ⅱ、Ⅲ级证据）。

建议不要使用（C）：大多数证据表明效果不良或弊大于利（基于Ⅱ、Ⅲ级证据）。

禁止使用（D）：有充分的证据表明无效或明显弊大于利（基于Ⅰ级证据）。

附件4：指南评价

AGREE 评测结果

六大领域标准化得分（表5）：

表5	六大领域标准化得分	
研究领域	条目编号	标准化得分
范围与目的	1，2，3	93%
参与人员	4，5，6，7	67%
制订的严谨性	8，9，10，11	79%
清晰性和可读性	12，13，14，15，16，17，18	83%
应用性	19，20，21	52%
编辑独立	22，23	94%

对指南进行全面评估，推荐指南应用，建议在局部地区进行预试验后，再行推广。

附件5：词汇表

辨病论治：以中医理论为指导，对症状表现、疾病病因、性质、部位、患者的体质，以及各种检查的结果进行全面分析与辨别，做出疾病种类的诊断，以此为依据来决定治疗措施。

潮热：发热盛衰起伏有定时，犹如潮汛的表现。多为午后潮热。

盗汗：入睡后汗出异常，醒后汗泄即止。

耳鸣：自觉耳中有鸣响的表现。

活血化瘀法：用具有活血化瘀作用的方药治疗血瘀证的治法。

健忘：以记忆力减退、遇事善忘为主要表现的疾病。

口苦：自觉口中有苦味的表现。

口干：自觉口中津液不足，但没有饮水要求，或饮水很少的表现。

脉弦：端直而长，指下挺然，如按琴弦的脉象。

脉细：脉细如线，但应指清晰的脉象。

脉数：脉来急速，一息五至以上（相当于每分钟90次以上）的脉象。

脉沉：脉位深，轻取不能应指，重按才显现于指下的脉象。

脉滑：往来流利，应指圆滑，如珠走盘的脉象。

目赤：白睛红赤之候。

梦遗：以梦交而精液遗泄，甚至清醒时精液流出为主要表现的疾病。

实：与虚相对而言，指邪气亢盛，以邪气盛为矛盾主要方面的病理反应，表现为正气与邪气均较强盛，正邪相搏，斗争剧烈，反应明显，可见各种亢盛有余的证候。

舌质红：舌的肌肉脉络组织呈现红色。

舌紫暗：舌的肌肉脉络组织呈现暗红或紫色。

舌有瘀斑：舌的表面有紫红色的斑点。

推拿：推法和拿法的统称。

苔黄：苔色呈现黄色。

苔滑腻：苔面光滑，中间厚腻。

苔少：苔面少而缺少光泽。

五心烦热：自觉两手心、两足心发热及心胸烦热的表现，可伴有心烦不宁，体温升高。

畏寒：自觉怕冷，加衣被或近火取暖，采取保暖措施，身体发冷的感觉可以缓解的表现。

虚：指正气不足，以正气虚损为矛盾主要方面的病理反应，表现为机体的精、气、血、津液亏少和功能衰弱，脏腑经络的功能低下，抗病能力减退，可见于各种虚弱的证候。

虚实夹杂：由于邪正相争，形成邪盛和正衰同时并存的病理变化。

眩晕：眩晕是目眩和头晕的总称，以眼花、视物不清和昏暗发黑为眩；以视物旋转，或如天旋地转不能站立为晕，因两者常同时并见，故称眩晕。

胸闷脘痞：胸部胀闷，脘部胀满不适。

胸痛：患者自觉胸部疼痛。

心悸：感觉心脏跳动不安，常有心慌的表现。

瘀血：血液滞留或凝结于体内，包括血溢出经脉外而瘀积，也包括血脉运行受阻而滞留经脉腔内。瘀血既是病理产物，又可成为继发性致病因素。

腰膝酸软：自觉腰部与膝部酸软无力。

脏腑：指人体内脏器官，为五脏、六腑、奇恒之腑的统称。

证候：证的外候，即疾病过程中一定阶段的病位、病因、病性及机体抗病能力的强弱等本质有联系的反应状态，表现为临床可被观察到的症状等。

自汗：清醒时不因劳动而常自出汗，动辄益甚的症状。

慢性稳定性心绞痛中医临床实践指南

要点说明

1 关键事项

为了协助临床医师更好地了解慢性稳定性心绞痛研究进展，将近年来中医学研究的证据应用于临床的实践，本项目在广泛征求意见基础上，组成专家组，参考目前广泛采用的指南，结合传统医学的实际情况，制订了本指南。

任何一个指南都有其严谨的一面，也有其不足之处，尚需完善。推荐临床实践指南方案的目的是根据现有证据帮助临床医生进行临床实践，不可能完全满足临床个体化诊疗多样性和灵活性的需求，最终临床治疗措施的抉择需要卫生从业者根据临床的具体情况，结合自身的经验及患者的意愿做出。有些传统医学疗法尚未达成专家共识或者未获得可靠证据的，本指南未予列入。本指南将会随着现代研究进展不断修改和逐渐完善，使其更符合临床实际。

2 关键建议

对慢性稳定型心绞痛患者可以按标实证和本虚证为纲进行辨证分型治疗。（推荐强度：B）

对寒凝血瘀证，可选用苏合香丸加减；对寒凝心脉者用当归四逆汤加减。也可选用中成药冠心苏合丸和宽胸气雾剂。（推荐强度：B）

对气滞血瘀证，可选用血府逐瘀汤加减；血瘀气滞轻者用丹参饮加减。也可选用中成药速效救心丸、复方丹参气雾剂或血府逐瘀胶囊。（推荐强度：B）

对心血瘀阻证，可选用冠心 II 号方加减。也可选用中成药精制冠心片或血府逐瘀胶囊。（推荐强度：B）

对痰浊内阻证，可选用瓜蒌薤白半夏汤加减；痰浊上逆用枳实薤白桂枝汤加减；痰浊偏热，内结胸中用小陷胸汤加减。（推荐强度：B）

对气虚血瘀证，可选用保元汤合冠心 II 号方加减。也可选用益气活血类中成药舒心口服液、补心气口服液或通心络胶囊等。（推荐强度：A）

对气阴两虚证，可选用生脉散加减；气阴两虚兼脉结者，用炙甘草汤加减。也可选用中成药心通口服液。（推荐强度：B）

对心肾阴虚证，可选用左归饮加减；阴虚血瘀用左归饮合桃红四物汤加减。也可选用中成药滋心阴口服液。（推荐强度：B）

所有患者均可接受血脂康胶囊口服治疗，每次 600mg，每日 2 次。（推荐强度：A）

介入治疗后的患者口服芎芍胶囊，每次 500mg，每日 3 次。（推荐强度：A）

冠脉微循环障碍的患者，可服用活血化瘀类中药或中成药。（推荐强度：B）

针刺是治疗慢性稳定性心绞痛的另一种选择，可使用补法、泻法、平补平泻法并可配合药物治疗。（推荐强度：B）

3 实施过程

对确诊为慢性稳定性心绞痛患者，可以按如下实施流程操作：

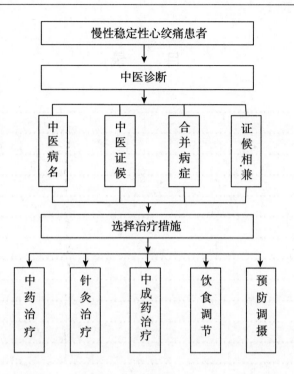

目　录

介　绍

中医学认为慢性稳定性心绞痛是由于脉络不通，不通则痛而发病。上世纪80年代，中国中医科学院编纂了《中医证候鉴别诊断学》[1]、湖南省中医研究院编写了《中医病名诊断规范研究》（初稿）[2]。两书对常见证候（包括心病证候）的鉴别诊断和辨证依据进行了论述。1994年，国家中医药管理局颁布了《中医病证诊断疗效标准》[3]；1995年、2002年，卫生部及国家食品药品监督局分别编辑下发了《中药新药临床研究指导原则》第一、第二版[4,5]；1997年中国技术监督局发布了《中医临床诊疗术语》[6]。这三部行业标准规定了常见证候（包括冠心病证候）的名称、诊断和疗效评定标准，为中医临床和基础研究提供了一定的规范。在慢性稳定性心绞痛辨证标准方面，中国冠心病辨证论治研究座谈会（1980年）[7]、中华中医药学会内科分会（1987年）[8]、中国中医急症协作组（1990年、1994年）[9,10]分别对"胸痹、心痛"提出了具体诊断治疗标准。国家中医药管理局医政司"胸痹急症协作组"1997年和2002年组织专家先后编写了《现代中医心病学》[11]、《中医心病诊断疗效标准与用药规范》[12]，详细论述了心系病证（包括冠心病）的辨证论治方法，推动了慢性稳定性心绞痛医疗工作的开展，促进了慢性稳定性心绞痛的中医药研究工作。

目前，国际上尚未形成有关"慢性稳定性心绞痛中医临床实践指南"。慢性稳定性心绞痛中医临床实践指南编写小组遵循循证医学的理念，在系统分析国外指南制作方法和指南评价方法的基础上，将其与中医学的特点相结合，通过文献预调查、临床问题的分解与定义、文献检索、文献评价与证据形成、证据评价与推荐建议形成、指南草案书写、专家评审、草案修改等步骤，完成了本指南的编写工作，以期对近几十年来中医、中西医结合的研究成果加以总结，对中医药治疗慢性稳定性心绞痛的临床操作方案进行规范和统一，提高中医药治疗慢性稳定性心绞痛的疗效，发挥中医药在慢性稳定性心绞痛治疗中的作用。

指南编写小组的组成本着多学科结合的原则，其成员包括卫生保健政策制定者、医学专家、流行病学专家、统计学专家、信息学专家及患者代表等。

本指南制订的目的，是为了对中医学治疗慢性稳定性心绞痛的方法与措施加以总结并进行合理的评价，以期加以推广，为具有中医执业资格的医师提供指导，同时也为社会医疗决策者及患者提供有益的参考。其针对的人群是成人慢性稳定性心绞痛患者。

背　景

慢性稳定性心绞痛（ICD-10编码：I20）是冠心病的一种亚型，这种心绞痛是由体力劳累、情绪激动或其他足以增加心肌需氧量的情况所诱发，并且疼痛发作的频率、性质、部位、程度和持续时间在1~3个月内无改变。疼痛经休息或含化硝酸甘油后迅速缓解。稳定性心绞痛的冠状动脉均有固定性阻塞病变，冠状动脉造影显示至少1支冠状动脉的狭窄在50%以上，多支血管病变较单支病变常见。慢性稳定性心绞痛属于中医"胸痹"、"心痛"等病证的范畴，是因心脉挛急或血流艰涩引起的以膻中及左胸膺部位疼痛为主症的一类病证。轻者仅感胸闷如窒，呼吸欠畅；重者则疼痛如刺、如绞，面色苍白，大汗淋漓，甚至产生阴阳离绝。中医病机多为本虚标实：虚为气血阴阳不足，实为寒凝、痰阻、气滞、血瘀痹阻心脉[13]。

七国研究组（Seven Countries Studies Cohorts）[14]的10年随访发现，冠心病发病率与冠心病死亡率呈明显的正相关。欧洲研究发现[15-19]，45~54岁女性心绞痛患病率为0.1%~1%，而65~74岁女性的患病率则增至10%~15%；同样年龄组的男性患病率分别为2%~5%和10%~20%。据此估计，在40岁以上西方人群中，无并发症的心绞痛年发病率约为0.5%。Framingham研究组的20年随访显示[20-26]，男性中无并发症的心绞痛年发病率在45～54岁为0.6%，65岁以下男女之间在心绞痛的发病率上有差别，有心绞痛表现者男性少于女性（37%比65%）。首次心肌梗死患者中，半数有梗死后心绞痛，但只有1/5的患者有梗死前心绞痛。以色列缺血性心脏病研究组（Israel Ischemic Heart Disease Study）[27-32]对40岁以上男性的5年随访显示，无并发症心绞痛的平均年发病率为0.7%。对25年期间伦敦全科开业医师的调查显示，年发病率与Framingham和以色列研究组的结果相似：40岁以上的发病率为0.5%，男性高于女性并随年龄增高，男性与女性之间的差别在高龄时明显缩小。在欧洲和其他地区的许多工业化和经济发达国家，冠心病死亡率呈下降趋势，但心绞痛发病率在65～74岁年龄组男性增加了63%，女性增加了69%；在75岁年龄组男性增加了79%，女性增加了92%。在对冠心病患病率高的国家人群分析研究显示，中年人群中男性心绞痛的患病率是女性的两倍。两个性别的心绞痛患病率随年龄明显上升：男性从45～54岁年龄组的2%～5%上升到65～74岁年龄组的11%～20%，女性则相应从0.5%～1%上升到10%～14%。75岁以后，两个性别的患病率几乎相当。根据上述研究估计，在冠心病患病率高的国家，每百万人口有3～4万人患有心绞痛。

中国目前冠心病的流行特点：发病率和死亡率存在较大的地区差别。《中国心血管病报告2005》[33]及中国MONICA方案[34-39]对冠心病监测结果显示：山东青岛地区男性冠心病发病率最高，为108.7/10万，安徽滁州最低为3.3/10万，两地相差32.9倍。该组研究表明，死亡率的地区差异也很明显，山东青岛男性死亡率最高，与最低（安徽滁州）相差17.6倍。如以1987～1989年参加中国MONICA研究的12个监测区的资料计算，男性发病率≥50/10万的监测地区有北京、河北、内蒙古、辽宁、黑龙江和新疆；25/10万～50/10万的监测地区有辽宁、沈阳和吉林；南方如上海、江苏和四川均为15/10万以下；冠心病发病率和死亡率呈上升趋势，近年来增加速度尤其明显。中国卫生部卫生统计年报资料表明，1980～2000年冠心病死亡年龄统计调整率在城乡均有增长：城市由38.6/10万升高到71.3/10万，农村则由18.6/10万增加到31.6/10万；冠心病的危险因素在增长，据中国"九五"科技攻关课题协作组报道[40]，高血压患病率近16年来有明显升高，流行趋势仍表现为北方高于南方、城市高于农村、男性高于女性。高血压患病率在北方高发区较前升高40%，多数人群收缩压均值升高4～10mmHg，其中5组人群舒张压均值升高3～6mmHg。血脂异常患病率除个别人群外，一般升高15%～25%，最高已达40%（广西武鸣）。超重率增高最为明显，除北方高于南方外，还表现出南方经济发达地区超重率增加明显，如广东番禺人群超重率16年来升高22倍。从以上资料看出，冠心病发病率、死亡率的升高与危险因素水平增高有密切关系。

中医治疗慢性稳定性心绞痛多采用辨病与辨证相结合、整体性与个体化相结合的模式，即以辨证论治为原则，据证立法、依法选方，其治疗措施包括中药、针灸、推拿、药浴等。近几十年来，中医、中西医结合界将传统中医治疗手段与西医成果相结合，对慢性稳定性心绞痛中医药有效药物、证候演变规律、证候规范化、危险因素筛查与控制及综合防治方案的优化等方面进行了系统的研究，取得了许多进展，提高了临床疗效。近年研究表明[41]，稳定性心绞痛介入治疗并不能改善患者预后。中医治疗虽然在扩张冠状动脉、增强心肌血供、起效速度及强度方面不如现代医学硝酸酯类和钙拮抗剂类药物，但在改善临床症状、增强患者活动耐力、减少心绞痛发作，以及在提高患者生命质量和改善长期预后方面，显示有一定的优势[42]。近年来，中药制剂（中成药）大量出现并在市场上推广应用，这对慢性稳定性心绞痛治疗也显示有良好的应用前景。

临床特征

1 病史

除与胸痛相关的病史外，还应了解慢性稳定性心绞痛相关的危险因素：男性40岁以上、女性更年期后、血脂异常、吸烟、糖尿病、高血压、腹型肥胖、缺乏运动、饮食缺少蔬菜水果、精神紧张等。

2 症状

有关慢性稳定性心绞痛的临床症状可采用与西医学相类似的方法进行描述。传统医学关于慢性稳定性心绞痛的具体疼痛特点如下：

膻中及左胸膺部突发憋闷而痛，疼痛性质有闷痛、灼痛、绞痛、隐痛等不同。疼痛常可放射及肩背、前臂、咽喉、胃脘部等，甚至可沿手少阴、手厥阴经循行部位至小指，呈发作性。常伴有心悸、气短、喘息、自汗等。

运动、情志刺激、或其他应急情况时诱发心绞痛，或遇劳加重，一般发作数秒至数分钟，经休息或服用治疗药物后可迅速缓解。

多见于中年以上，常因情绪波动、寒冷刺激、饱餐之后、劳累等诱发。

疼痛性质：血瘀或痰瘀互结多见压榨性固定疼痛，阴虚或痰火多见烧灼样疼痛，阳虚阴寒凝滞多见绞痛，气滞多见闷痛兼胁胀、善太息，痰浊痹阻多见钝痛或闷痛，气虚多见隐隐空痛。

3 体征

慢性稳定性心绞痛常无明显异常体征，发作时可有心率增快、血压升高、焦虑、出汗，有时可闻及第三、第四心音或心脏杂音等。中医特点如下：

舌象：可见舌体胖大，舌质可见或淡、或嫩、或暗、或紫暗、或有瘀斑瘀点等；舌色、苔色可见白、黄、红、黑等；苔质可见无苔、少苔、薄苔、厚苔、腻苔、黑褐苔等。

脉象：可见弦、数、涩或结代等。

另外，在巨阙、膻中、郄门、心俞等穴位可有压痛或其他敏感反应，或可扪及结节或条索状物。

4 理化检查

2006 年欧洲心脏病学会（ESC）指南[43]、2007 年中华医学会心血管病学分会制订的《慢性稳定性心绞痛诊断与治疗指南》[44]认为：慢性稳定性心绞痛主要根据冠状动脉造影检查确诊，但在不能行冠状动脉造影检查时，建议如下检查：

建议常规检查与诊断有关的心电图、超声心动图、负荷心电图。

建议常规检测与冠心病危险因素有关的空腹血糖、甘油三酯、总胆固醇、高密度脂蛋白胆固醇、低密度脂蛋白胆固醇、超敏 C 反应蛋白、尿酸。

建议检查血心肌肌钙蛋白（CTnT 或 CTnI）、心肌酶学、甲状腺素，有助于疾病的鉴别和病情程度的评估。

诊断标准

1 疾病诊断标准

参考 2006 年欧洲心脏病学会（ESC）指南[43]及 2007 年中华医学会心血管病学分会、中华心血管病杂志编辑委员会公布的《慢性稳定性心绞痛诊断与治疗指南》[44]，根据患者临床症状、体征及冠心病危险因素等，并结合理化指标进行判断。心绞痛诊断流程与检查的选择如下：

根据患者的既往史和症状特点以诊断心绞痛，但是，通常还需要其他检查以肯定诊断、确定预后并选择最恰当的治疗。在新发症状的患者，其冠状动脉疾病的诊断尚未确立，与已知冠状动脉疾病的患者比较，在既往冠状动脉造影或冠状动脉介入治疗或既往心肌梗死后，其诊断方法会不同，可以有三种：

仅靠患者的病史可以诊断，辅以物理检查和静息心电图。这种方法适用于症状轻微并对药物治疗效果好的老年患者和不适合冠状动脉介入治疗的患者。

根据有无心肌缺血及其范围的功能确定方法，包括心电图运动试验、运动（或其他负荷）心肌灌注成像（Tl 或标记^{99m}Tc 的灌注示踪剂）、负荷超声，以及运动核素血管显像。在有严重功能障碍的患者应做冠状动脉造影，以确定冠状动脉介入治疗是否有适应证，以及选用何种介入治疗最恰当。

进一步的建议是从病史、物理检查和心电图至做冠状动脉造影。这种方法尤其适合不典型和严重症状的患者，包括不稳定性心绞痛、早期梗死后心绞痛和冠状动脉介入治疗后早期症状复发者。

临床实践中最常采用第二种方法。在频发或有严重心绞痛的病人做血管造影前或除了做血管造影外，常用功能性检查。应当认识到，类似心绞痛的症状一定与冠状动脉狭窄有因果关系，因此，症状不典型和冠状动脉中度狭窄的患者需要做其他功能性检查。而且，这种功能性检查有助于确立冠状动脉造影像上所观察到狭窄的可能意义。例如，在一支冠状动脉完全闭塞（并且可能既往有心肌梗死），另一支血管同时有中度狭窄，此时核素灌注显像有助于确定是仅对中度狭窄的血管做经皮球囊扩张术，还是对两支血管做外科搭桥手术。

决定慢性稳定性心绞痛预后的突出难题还有冠脉微循环情况。冠脉微循环是由微动脉、毛细血管和微静脉构成的微循环系统，与心脏实质细胞、组织有机结合在一起，其收缩和扩张可显著影响冠状动脉阻力的变化，冠脉微循环不仅是心肌内血液流通的网络结构，同时也控制着心肌血流和代谢。近年来随着包括静脉溶栓、冠状动脉内溶栓、经皮冠状动脉腔内成形术（PTCA）、冠状动脉内支架置入术（PCI）及冠状动脉搭桥术（CABG）等治疗技术的成熟、普及，使被动、保守的治疗转为主动、积极的血运重建，很大程度上降低了该病的死亡率。但是，冠状动脉微循环完整性和充分组织灌注是该病的根本，因此，不仅需要重视心外膜冠状动脉血流，还应重视冠状动脉微循环的血流。目前常用的治疗，重在通过各种方法疏通狭窄阻塞的血管，使血流通畅，但对冠脉微循环或细小血管尚无良策。冠脉微循环障碍已成为慢性稳定性心绞痛临床广泛关注的热点。

2 中医证候诊断

2.1 辨证标准

中医学的特点是整体观念与辨证论治，辨证论治因使用者不同而有较大的差异。《中药新药临床指导原则》[5]、《现代中医心病学》[11]、《中医心病诊断疗效标准与用药规范》[12]、《冠心病中医辨证标准》[45]及各层次中医学教材对慢性稳定性心绞痛的辨证分型起到了指导作用。慢性稳定性心绞痛的中医病机为本虚标实，本虚以脏腑气血阴阳亏虚为主，标实以血瘀、痰阻、气滞、寒凝多见。在疾病发生发展过程中，有先虚后实者，也有因实致虚者，临床表现多是虚实夹杂，或以实为主，或以虚为主。指南编写小组结合现有共识和标准，采用定量的文献统计方法，对临床常见证候进行统计分析显示，血瘀证为最常见证候[46]，本指南辨证标准参照1980年中国冠心病辨证论治研究座谈会制订的辨证试行标准[7]和1990年中国中西医结合学会心血管病专业委员会制订的冠心病中医辨证标准[45]，以标实证和本虚证为纲进行辨证分型。血瘀证的诊断结合慢性稳定性心绞痛患者发病特点，参照1986年中国中西医结合学会活血化瘀专业委员会制订的血瘀证诊断标准[47,48]进行。

2.1.1 标实证

痰浊：胸脘痞满，苔厚腻，脉滑。偏寒，苔白厚腻；偏热，苔黄厚腻，脉滑数。

血瘀：胸痛，痛有定处，舌质紫暗，或有瘀点、瘀斑。

气滞：胸闷痛，憋气，苔薄白，脉弦。

寒凝：胸痛甚，遇寒即发，舌质淡，脉沉弦或迟。

2.1.2 本虚证

2.1.2.1 气虚

其共性的表现为疲乏，气短，舌质淡胖嫩或有齿痕，脉沉细。

心气虚：气虚表现兼有心悸。

脾气虚：气虚表现兼有腹胀、食少。

肾气虚：气虚表现兼有头晕目眩、健忘耳鸣、腰膝酸软。

2.1.2.2 阳虚

其共性的表现为疲乏，气短，身寒，肢凉，舌淡胖或有齿痕，脉沉细或迟。

心阳虚：阳虚表现兼有心悸。

肾阳虚：阳虚表现兼有腰膝酸软、肿胀、夜尿频数。

2.1.2.3 阴虚

其共性表现为舌红少苔或无苔，或五心烦热，口干，脉细数。

心阴虚：阴虚表现兼有心悸。

肝肾阴虚：阴虚表现兼有头晕、目眩、耳鸣、腰膝酸软、健忘。

2.1.2.4 阳脱

四肢厥冷，大汗出，脉微欲绝，表情淡漠，面色㿠白或暗淡，舌质暗淡。

说明：①上述各证候皆可见结、代、促脉；②气滞证原则上应是无明显疲乏、气短等气虚表现；③寒凝证原则上应是经常遇冷而发作心绞痛，胸痛甚是指心绞痛发作有肢冷、汗出者；④病程中病情如有变化，应按照演变情况进一步作出辨证诊断，以反映辨证的动态变化；⑤上述证候可单独出现，也可相兼出现，临床应在辨别单一证候的基础上辨别相兼证候。常见的相兼证候有气虚血瘀证、气滞血瘀证、痰瘀互阻证、气阴两虚证等。同时，随着病情的发展变化，证候也呈现动态变化的过程，临床需认真甄别。

2.1.3 血瘀证诊断标准

主要依据：①舌质紫暗或舌体瘀斑、瘀点、舌下静脉曲张；②固定性疼痛，或绞痛，或腹痛拒按；③病理性肿块，包括内脏肿大、新生物、炎性或非炎性包块、组织增生；④血管异常，如人体各部分的静脉曲张、毛细血管扩张、血管痉挛、唇及肢端紫绀、血栓形成、血管阻塞；⑤血不循经而停滞及出血后引起瘀血、黑粪、皮下瘀斑等，或血性胸、腹水；⑥月经紊乱，经期腹痛，色黑有血块，少腹急结等；⑦面部、唇、齿龈及眼周紫黑；⑧脉涩，或结、代，或无脉。

次要依据：①肌肤甲错（皮肤粗糙、肥厚、鳞屑增多）；②肢体麻木或偏瘫；③精神狂躁；④腭黏膜征阳性（血管曲张、色调紫暗）。

实验室依据：①微循环障碍；②血液流变学异常；③血液凝固性增高或纤溶活性降低；④血小板聚集性增高或释放功能亢进；⑤血流动力学障碍；⑥病理切片示有瘀血表现等；⑦特异性新技术显示血管阻塞。

具有主要依据 2 项以上，或具有主要依据 1 项加实验室依据 2 项或次要依据 2 项，或具有次要依据 2 项以上加实验室依据 1 项即可诊断。

2.2 证候诊断

在临床实践中，证候往往不是单纯的虚或实，而多是虚实夹杂。慢性稳定性心绞痛证候诊断标实要分清血瘀、痰浊、寒凝、气滞，本虚要分清气、血、阴、阳亏虚。本指南参考文献研究结果，结合临床实际，拟定证候诊断标准。

2.2.1 寒凝血瘀证

主症：胸痛如绞，时作时止，遇冷则疼痛发作或感寒痛甚。

次症：胸闷，气短，心悸，面色苍白，唇紫暗，四肢不温，或心痛彻背，背痛彻心。

舌象：舌淡暗，苔白腻。

脉象：脉弦或沉细，或沉紧，或弦紧。

2.2.2 气滞血瘀证

主症：疼痛剧烈多与情绪因素有关，痛无定处。

次症：两胁胀痛，胸闷不舒，左胸刺痛阵发，时欲太息，心悸不宁，或兼有脘胀闷，得嗳气或矢气则舒。

舌象：舌暗或紫暗，苔白或薄白，或有瘀斑。

脉象：脉弦或弦涩。

2.2.3 心血瘀阻证

主症：胸部刺痛，固定不移，入夜加重。

次症：胸闷心悸，时作时止，日久不愈，或眩晕，或因恼怒而致心胸剧痛。

舌象：舌质紫暗，或有瘀斑，苔薄白。

脉象：沉涩，或弦涩，或结、代。

2.2.4 痰浊内阻证

主症：胸闷痛如窒，痛引肩背。

次症：疲乏，气短，肢体沉重，痰多，或时有胸闷刺痛、灼痛。

舌象：舌质淡，或紫暗，苔厚腻，或黄腻。

脉象：滑，或弦滑，或滑数。

2.2.5 气虚血瘀证

主症：胸痛胸闷，时重时轻，遇劳则发。

次症：心悸气短，神倦乏力，自汗懒言，面色淡暗。

舌象：苔薄白，舌质暗淡，胖有齿痕。

脉象：脉弱无力，或结代，或脉弱而涩。

2.2.6 气阴两虚证

主症：胸闷隐痛，时作时止。

次症：心悸心烦，疲乏，气短，头晕，或手足心热，或肢体沉重，汗出，胸憋闷而刺痛。

舌象：舌质嫩红或有齿痕，苔少，或薄白，或舌质淡有瘀斑。

脉象：细弱无力，或结、代，或细数，或细缓，或沉缓。

2.2.7 心肾阴虚证

主症：胸闷痛或灼痛，心悸心烦。

次症：不寐，盗汗，腰膝酸软，耳鸣，或头晕目眩，或面部烘热。

舌象：舌质红绛或有瘀斑，苔少或白。

脉象：细数，或促。

2.2.8 阳气虚衰证

主症：胸闷气短，畏寒肢冷，心痛频发，遇寒加重。

次症：心悸，汗出，腰酸，乏力，咳嗽喘息，语言低微，或胸痛彻背，四肢厥冷，唇甲淡白，甚者唇色紫暗，脉微欲绝。

舌象：舌质淡，或紫暗，苔白。

脉象：沉细，或脉微欲绝，或沉细迟，或结代。

3 辨证要点

证候是辨证要点的体现，辨证要点从各个不同的侧面反映了证候特征。鉴于病机、症状的复杂性，临床常表现为多个证候的兼夹，辨证时应当依次辨别以下辨证要点及其相互转化关系。

3.1 辨疼痛性质

刺痛多由血瘀或痰瘀互结所致；灼痛多由阴虚或痰火所致；绞痛多由阳虚阴寒凝滞所致；闷痛兼胁胀，善太息者属气滞；兼痰涎，阴天易作，苔腻者属痰浊；兼气滞，心慌者属心气不足。

3.2 辨气、血、阴、阳虚

气虚表现为疲乏，气短，心慌，心悸，舌质淡、胖嫩或有齿痕，脉濡，或沉细，或结代；阳虚是在气虚的基础上出现畏寒肢冷，精神倦怠，自汗，面白，舌质淡或胖，脉沉细，或沉迟；血虚表现为心悸怔忡，失眠多梦，面色淡而无华，脉细或涩；阴虚是在血虚基础上出现心烦，口干，盗汗，舌质红，少苦，脉细数或促；阳脱表现为四肢厥冷，大汗淋漓，精神萎靡，表情淡漠，面色苍白，或暗淡，或淡红，舌质暗淡，脉微欲绝。

3.3　辨气滞、血瘀、痰阻、寒凝

气滞表现为心胸闷痛或憋闷，胁肋胀痛，苔薄白，脉弦细弱。血瘀表现为心区刺痛，面色晦暗，口唇指甲青紫，舌隐青、紫暗或见瘀斑、瘀点，脉细弦或涩、促、结、代。寒凝表现为心区绞痛，四肢逆冷，面色青白，舌质淡，苔薄白，脉伏、沉细或迟缓。痰阻表现为心区闷痛，肢体沉重，恶心头晕，面色黄白虚浮，舌体大有齿痕，苔白腻或黄腻，脉濡或滑，或促。

3.4　辨舌苔脉象

薄白苔常见于早期或恢复期，主气虚，一般病情较轻，预后较好。腻苔多见于发作期，为痰浊明显，病情较重。黑褐苔属阴液枯竭，多属病情危笃。舌质光红为阴津欲脱，病情危重，提示预后不良。紫暗、瘀斑舌为血瘀，且瘀血与痰浊互结。淡暗舌或兼舌体胖大有齿痕多为气虚血瘀。沉滑脉见于痰浊内阻。沉细脉见于虚寒。痛甚者脉必伏，或短，或数，或涩。急性期左寸、右尺常呈细弱或沉细弱之象。脉微欲绝者见于阳脱。

3.5　辨真心痛病情顺逆

如疼痛不缓解或加重者，病情较重或进展；如疼痛逐渐缓解者，病情好转。如病程中出现躁动不安者，病情重，预后差；如不烦不躁者，预后佳。舌苔由薄变为厚腻，颜色由浅变深者，病情进展，多属逆证；舌苔由厚腻变薄，颜色由深变浅者，病情好转，多属顺证。如无心悸、心衰、心脱并病出现者，病情轻，预后好；如出现心悸、心衰、心脱并病，说明病情重，预后差。

3.6　微观辨证

微观辨证是运用现代医学与科学的技术与方法，对中医辨证客观化进行研究，是深化病证结合、提高辨证施治疗效的手段之一，是传统辨证方法的延伸和补充。研究显示，这种辨证方法对临床有一定的指导意义。冠心病微观辨证涉及血管活性物质、血液流变学、冠脉微循环、胰岛素抵抗、C反应蛋白、基质金属蛋白酶－9、血浆同型半胱氨酸、P选择素、血栓素 B_2、内皮素、血栓素 A_2、前列环素、自由基、心率变异性、心电图、动态心电图、超声心动图、心功能变化、冠状动脉病变程度、遗传基因等方面[49-56]，但这些客观化指标的特异性、敏感性有待提高和验证。鉴于文献报道的微观辨证分型不完全一致，指南编写小组经过讨论，认为这些微观辨证指标仅供临床参考。

干预、管理和推荐

1　干预

根据冠心病慢性稳定性心绞痛的病因病机特点，中医临床治疗多以虚实为纲进行辨证论治。或从阴阳失调论治，或从气血论治，或从瘀血论治，或从痰浊论治，或从风论治，皆包括虚实两个方面。中医药对慢性稳定性心绞痛的干预采取以药物治疗为主，目前，临床常用于治疗慢性稳定性心绞痛的中成药有丸、散、膏、口服液、胶囊、片剂、注射剂等剂型，如芎芍胶囊、血脂康等皆有获得较好疗效的临床报道。针灸、推拿、穴位注射、雾化吸入、气功等相关报道也有一定作用。

2　管理

各证候采用的方剂由临床证据决定，并参考了现有的共识或标准。由于现有中医证据级别较低，因此，推荐建议的级别普遍不高，但低级别的推荐建议并不意味着临床重要性的下降。另外，专家临床实践经验及部分在临床上常用但缺乏临床对照研究或病例系列研究的方剂及中成药等，将以专家共识意见的形式给出（推荐强度：C，证据级别：Ⅳ）。

2.1 本虚标实辨证治疗

根据慢性稳定性心绞痛病因病机，参照1990年中国中西医结合学会心血管病专业委员会制订的"冠心病中医辨证标准"，在系统文献总结的基础上，综合近年来临床实践和研究，结合专家经验，制订辨证、治法和对应方药。

2.1.1 本虚
2.1.1.1 气虚证
心气虚：补益心气，用养心汤。（推荐强度：B，证据级别：Ⅱa/Ⅲb）

脾气虚：补中益气，用补中益气汤。（推荐强度：B，证据级别：Ⅱa/Ⅲb）

肾气虚：补肾，用金匮肾气丸。（推荐强度：B，证据级别：Ⅱa/Ⅲb）

2.1.1.2 阳虚证
心阳虚：补益心阳，用保元汤。（推荐强度：B，证据级别：Ⅱa/Ⅲb）

肾阳虚：补肾温阳，用右归丸。（推荐强度：B，证据级别：Ⅱa/Ⅲb）

2.1.1.3 阴虚证
心阴虚：滋养心阴，用天王补心丹。（推荐强度：B，证据级别：Ⅱa/Ⅲb）

肝肾阴虚：滋肝益肾，用六味地黄丸。（推荐强度：B，证据级别：Ⅱa/Ⅲb）

2.1.1.4 阳脱
回阳固脱，用参附汤。（推荐强度：C，证据级别：Ⅳ）

2.1.2 标实
2.1.2.1 痰浊证
偏寒：温化痰浊，用瓜蒌薤白半夏汤。（推荐强度：B，证据级别：Ⅱa/Ⅲb）

偏热：清热化痰，用温胆汤。（推荐强度：B，证据级别：Ⅱa/Ⅲb）

2.1.2.2 血瘀证
活血化瘀，用冠心Ⅱ号方。（推荐强度：B，证据级别：Ⅱa/Ⅲb）

2.1.2.3 气滞证
行气止痛，用柴胡疏肝散。（推荐强度：B，证据级别：Ⅱa/Ⅲb）

2.1.2.4 寒凝证
温阳散寒，用当归四逆汤。（推荐强度：B，证据级别：Ⅱa/Ⅲb）

2.2 辨证分型治疗

在临床实践中，患者证候特点往往不是单纯的虚或实，而是虚实夹杂。临床诊疗时多根据临床实际证型，辨证治疗。简单而言，就是依据中医基本理论对患者所表现出来的各种症状、舌象、脉象，进行综合分析、判断，确定证候及其病机，选择相应的方药。

2.2.1 寒凝血瘀证
病机：寒邪凝滞气机，血失温运，血脉瘀阻。

治法：温阳散寒，活血化瘀。

推荐方药：苏合香丸加减（《太平惠民和剂局方》）。白术、香附、诃子、白檀香、安息香、沉香、丁香、荜茇、龙脑、苏合香油、乳香等，水煎服，每日1剂，分2~3次服用。（推荐强度：B，证据级别：Ⅱa）

若胸阳痹阻者，用瓜蒌薤白白酒汤加减（《金匮要略》）。瓜蒌、薤白、白酒等，水煎服，每日1剂，分2~3次服用。（推荐强度：C，证据级别：Ⅳ）

若寒凝心脉者，用当归四逆汤（《伤寒论》）加减。当归、大枣、通草、炙甘草、桂枝、细辛、芍药等，水煎服，每日1剂，分2~3次服用。（推荐强度：B，证据级别：Ⅱa/Ⅲb）

若阴寒痼结者用乌头赤石脂丸（《金匮要略》）加减。蜀椒、乌头、附子、干姜、赤石脂等，水

煎服，每日 1 剂，分 2~3 次服用。（推荐强度：C，证据级别：Ⅳ）

推荐中成药：

冠心苏合丸（《中华人民共和国药典》2005 版[57]）：每次 1 丸，每日 1~3 次，嚼碎服。（推荐强度：B，证据级别：Ⅱa/Ⅲb）

宽胸气雾剂（国家食品药品监督局）：症状发作时喷吸 2~3 次。（推荐强度：B，证据级别：Ⅱa/Ⅲb）

2.2.2 气滞血瘀证

病机：情志不舒，忧思不解，以致气机郁结不畅，使血脉痹阻。

治法：辛散温通，行气活血。

推荐方药：血府逐瘀汤加减（《医林改错》）。当归、赤芍、生地、川芎、桃仁、红花、柴胡、枳壳、桔梗、甘草、牛膝等，水煎服，每日 1 剂，分 2~3 次服用。（推荐强度：B，证据级别：Ⅱa）

若气滞心胸者，用柴胡疏肝散加减（《景岳全书》）。柴胡、香附、陈皮、川芎、枳壳、芍药、甘草等，水煎服，每日 1 剂，分 2~3 次服用。（推荐强度：B，证据级别：Ⅱa/Ⅲb）

若血瘀气滞轻者，用丹参饮加减（《时方歌括》）。丹参、檀香（后下），砂仁（后下）等，水煎服，每日 1 剂，分 2~3 次服用。（推荐强度：B，证据级别：Ⅱa/Ⅲb）

推荐中成药：

速效救心丸（国家食品药品监督局）：每次 4~6 粒，每日 3 次，急性发作则每次 10~15 粒，含服。（推荐强度：B，证据级别：Ⅱa/Ⅲb）

复方丹参气雾剂（国家食品药品监督局）：每次喷 3~5 下，每日 3 次或症状发作时喷吸。（推荐强度：B，证据级别：Ⅱa/Ⅲb）

血府逐瘀胶囊（口服液）（国家食品药品监督局）：每次 6 粒，每日 2 次，口服。口服液每次 10~20ml，每日 3 次。（推荐强度：B，证据级别：Ⅱa/Ⅲb）

2.2.3 心血瘀阻证

病机：心阳不振，血液运行不畅，或风寒湿邪搏于血脉，内犯于心，以致心脉痹阻，营血运行不畅。

治法：活血化瘀，通脉止痛。

推荐方药：

冠心Ⅱ号方（北京地区冠心病协作组经验方）加减。丹参、赤芍、川芎、红花、降香等，水煎服，每日 1 剂，分 2~3 次服用。（推荐强度：B，证据级别：Ⅱa/Ⅲb）

血府逐瘀汤加减（《医林改错》）。当归、赤芍、生地、川芎、桃仁、红花、柴胡、枳壳、桔梗、甘草、牛膝等，水煎服，每日 1 剂，分 2~3 次服用。（推荐强度：B，证据级别：Ⅱa）

推荐中成药：

精制冠心片（《中华人民共和国药典》2005 版）：每次 6~8 片，每日 3 次，口服。（推荐强度：B，证据级别：Ⅱa/Ⅲb）

血府逐瘀胶囊/口服液（国家食品药品监督局）：每次 6 粒，每日 2 次，口服；口服液每次 10~20ml，每日 3 次。（推荐强度：B，证据级别：Ⅱa/Ⅲb）

2.2.4 痰浊内阻证

病机：脾虚不能运化水湿，不能正常输布津液，停聚而成内湿，积久而成为痰浊。

治法：通阳泄浊，豁痰开结。

推荐方药：瓜蒌薤白半夏汤（《金匮要略》）加减。瓜蒌、薤白、半夏、陈皮、茯苓等，水煎服，每日 1 剂，分 2~3 次服用。（推荐强度：B，证据级别：Ⅱa）

若痰浊上逆者，用枳实薤白桂枝汤（《金匮要略》）加减。枳实、厚朴、薤白、桂枝、瓜蒌等，

水煎服，每日1剂，分2~3次服用。（推荐强度：B，证据级别：Ⅱa）

若痰浊偏热，内结胸中者，用小陷胸汤（《伤寒论》）加减。瓜蒌、黄连、半夏等，水煎服，每日1剂，分2~3次服用。（推荐强度：B，证据级别：Ⅱa/Ⅲb）

2.2.5 气虚血瘀证

病机：年老体弱，久病体虚或素体禀赋虚弱，使气虚无力推动血行，以致血液瘀积不行。

治法：益气活血止痛。

推荐方药：保元汤（《博爱心鉴》）合冠心Ⅱ号方加减。人参、黄芪、甘草、肉桂、丹参、赤芍、川芎、红花、降香等，水煎服，每日1剂，分2~3次服用。（推荐强度：B，证据级别：Ⅱa/Ⅲb）

若血瘀甚于气虚者，用四君子汤（《太平惠民和剂局方》）合桃仁红花煎（《素庵医案》）加减。人参、白术、茯苓、炙甘草、桃仁、红花、丹参、赤芍、川芎、延胡索、香附、青皮、生地、当归等，水煎服，每日1剂，分2~3次服用。（推荐强度：B，证据级别：Ⅱa/Ⅲb）

推荐中成药：

舒心口服液（《中华人民共和国药典》2005版）：每次20ml，每日2次，口服。（推荐强度：B，证据级别：Ⅱa/Ⅲb）

补心气口服液（国家食品药品监督局）：每次10ml，每日3次，口服。（推荐强度：B，证据级别：Ⅱa/Ⅲb）

通心络胶囊（《中华人民共和国药典》2005版）：每次2~4粒，每日3次，口服。（推荐强度：B，证据级别：Ⅱa/Ⅲb）

2.2.6 气阴两虚证

病机：久病不愈，或治疗过程中过用温燥、渗利之品，耗伤气阴；或失血之后虚而不复；或脾胃虚弱，生化之源不足，而致气阴两虚。

治法：益气养阴，活血通络。

推荐方药：生脉散（《内外伤辨惑论》）加减。人参、麦冬、五味子等，水煎服，每日1剂，分2~3次服用。（推荐强度：B，证据级别：Ⅱa/Ⅲb）

若气阴两虚兼脉结者，用炙甘草汤（《伤寒论》）加减。炙甘草、生姜、桂枝、人参、生地、阿胶、麦门冬、麻仁、大枣等，水煎服，每日1剂，分2~3次服用。（推荐强度：B，证据级别：Ⅱa/Ⅲb）

推荐中成药：心通口服液（《中华人民共和国药典》2005版）：每次10~20ml，每日3次，口服。（推荐强度：B，证据级别：Ⅱa/Ⅲb）

2.2.7 心肾阴虚证

病机：劳神过度或热病耗伤心阴，久病及肾。

治法：滋阴补肾，养心安神。

推荐方药：左归饮（《景岳全书》）加减。熟地、山药、枸杞、炙甘草、茯苓、山茱萸等，水煎服，每日1剂，分2~3次服用。（推荐强度：B，证据级别：Ⅱa/Ⅲb）

若阴虚血瘀者，用左归饮合桃红四物汤（《医宗金鉴》）加减。熟地、山药、枸杞子、炙甘草、茯苓、山茱萸、当归、白芍、川芎、桃仁、红花等，水煎服，每日1剂，分2~3次服用。（推荐强度：B，证据级别：Ⅱa/Ⅲb）

推荐中成药：滋心阴口服液（《中华人民共和国药典》2005版）：每次10ml，每日3次，口服。（推荐强度：B，证据级别：Ⅱa/Ⅲb）

2.2.8 阳气虚衰证

病机：阳虚则温煦气化功能减退，寒从内生；或阴寒之邪弥漫；或心阳不足，血脉失于温运；或水饮上凌于心。

治法：益气温阳，活血通脉。

推荐方药：

参附汤（《校注妇人良方》）合右归饮（《景岳全书》）加减。人参、附子、熟地、山药、山茱萸、枸杞、炙甘草、杜仲、肉桂等，水煎服，每日1剂，分2~3次服用。（推荐强度：C，证据级别：Ⅳ）

参附龙牡汤（《验方》）用于阳气欲脱之危候者。红参、熟附片、煅龙骨、煅牡蛎等，水煎服，每日1剂，分2~3次服用。（推荐强度：C，证据级别：Ⅳ）

推荐中成药　右归丸（国家食品药品监督局）：每次1丸，每日3次，口服。（推荐强度：B，证据级别：Ⅱa/Ⅲb）

2.3　临证要点

对特定的患者来说，上述辨证论治的证候类型并不一定完全与临床实际一致，临床处方时宜相互参照，针对兼夹症状或证型轻重的不同，加减化裁治疗。（推荐强度：C，证据级别：Ⅳ）

临证时，选方用药的加减变化如下：

兼气滞而见胸闷憋气等症，加桔梗、枳壳、柴胡疏肝理气，宽胸散滞。

血瘀重而见疼痛剧烈者，加三棱、莪术破血逐瘀。

心慌、心悸者，加柏子仁、炒枣仁、生龙牡养心安神。

伴乏力、便干或不成形者，加党参、白术、薏苡仁健脾化湿。

气虚乏力，神疲自汗者，加党参、黄芪补气。

阴虚内热，烦躁不安者，加玄参、麦冬、知母养阴清热除烦。

阴血不足，面色少华，头晕目眩，唇舌色淡者，加阿胶、白芍养阴补血。

畏寒肢冷，加桂枝、细辛通阳散寒。

肾虚腰膝酸软，加桑寄生、仙灵脾补肾。

慢性稳定性心绞痛用药宜通补兼施，在理气、活血、化痰时不宜攻伐太过。使用滋阴类药物时，注意补中兼通，以防滋腻碍胃；使用温补类药物时，避免温热太过，燥热伤阴。尤其不宜过用久服理气活血化瘀类中成药，应中病即止，以免耗伤心气心阴；孕妇禁用理气活血化瘀类或破血类中成药。（推荐强度：C，证据级别：Ⅳ）

药物在煎煮前宜用水浸泡20~30分钟，用砂锅煎煮。每日1剂，每剂煎煮2次，两次药汁混合，分2~3次服用。服药时间宜根据病情及症状特点选择餐前或餐后服用。（推荐强度：C，证据级别：Ⅳ）

2.4　中药注射液

许多中药注射液如丹参注射液、川芎嗪注射液等，具有改善心肌缺血、减轻心绞痛症状及改善远期预后的作用。因这些制剂多系中药有效部位或有效组分经提纯制取而成，不能完全体现中医学特点，本指南仅介绍目前临床常用中药注射液，不作为指南推荐的内容。

中药注射剂是近20年来治疗冠心病心绞痛研究和应用较广的药物，以活血类制剂最为常用。川芎嗪[58]治疗不稳定性心绞痛的系统评价显示，川芎嗪能显著缓解不稳定性心绞痛发作、改善心肌缺血（合并OR = 3.20，95% CI：2.27~4.52），改善心电图指标（合并OR = 2.95，95% CI：2.13~4.08），改善血液流变学指标，总体疗效优于常规西药和传统中药（合并OR = 2.79，95% CI：1.74~4.48）。丹参注射液[59]具有扩张冠脉血管，降低血管阻力，增加冠状动脉血流量；改善血流动力学指标，抑制血小板黏附和聚集，增加血小板细胞膜流动性，降低血浆黏度，抑制微血栓形成，改善微循环；降低心肌耗氧量，对心肌组织具有一定的保护作用。可有效改善心绞痛症状及心电图ST-T改变。灯盏花注射液[60]治疗冠心病心绞痛的研究表明，虽然纳入研究的数量少和质量不高，但在西医基础治疗上加用灯盏花注射液，能够缓解患者心绞痛症状（合并RR = 1.26，95% CI：1.11~1.44），改善心电图异常指标（合并RR = 1.30，95% CI：1.14~1.49），优于单纯西医基础治疗。此外，灯盏花注射液还可能降低治疗后 1 年内心肌梗死的发生（合并 OR = 0.06，95% CI：0.01 ~ 0.29）。三七总皂苷[61]是一种非特异性钙通道阻断剂，可扩张冠状动脉，降低心肌耗氧量，亦能抑制血小板的黏附和聚集，抑制微血栓形成。西医基础治疗上加用三七总皂苷注射液，在缓解心绞痛、改善心电图及血液流变性等方面均优于单纯西医基础治疗。红花[62]注射液、葛根素注射液[63-65]在缓解冠心病心绞痛症状和改善心电图疗效方面也有类似效果。上述研究多为低质量的随机对照试验结果，在改善症状和心电图指标上均显示有良好作用，但在远期预后方面尚缺乏设计严格的高质量随机对照试验和系统评价证据的支持。

中药补益类注射液具有改善中医证候疗效，持续缓解病情的作用。常用药物参麦注射液[66,67]具有良好的改善微循环、调整血压、减少心肌耗氧量、修复保护易损心肌细胞的作用，也有调节血脂作用。刺五加注射液[68]、黄芪注射液[69,70]也能降低心绞痛的发作频率，缓解疼痛、心悸、胸闷、头晕等症状，改善心电图、血液流变学等指标。生脉注射液[71,72]能改善心绞痛症状，减少硝酸甘油用量，改善心电图指标，且使用安全，能减缓病程。人参注射液[73]可明显缓解心绞痛症状，减少心绞痛发作次数，提高中医证候疗效，改善心电图指标，升高一氧化氮（NO）浓度，降低内皮素（ET）水平，尤其对冠心病心绞痛心气虚证患者具有与硝酸甘油针剂基本相同的疗效。参附注射液[74]能够缓解心绞痛症状、改善心电图指标、减少硝酸甘油用量，改善血脂和血液流变学状况，尤其适用于阳虚或阳脱证及血流动力学不稳定患者。

中药注射液在治疗冠心病心绞痛方面虽然具有较好的疗效优势，但由于中药注射液成分复杂，且制剂工艺、个体差异、药物配伍及输液速度、环境等均有可能导致不良反应，因此，在应用时应密切注意相关不良反应，及时处理[75]。一般常见不良反应如胃肠道不适、头痛、恶心、皮肤瘙痒等，多可自行缓解；严重的不良事件如猝死、休克等应立即停药并抢救。文献报道不良反应较多的药物有葛根素[76,77]致严重过敏反应、休克、自发性溶血及死亡。丹参制剂[78,79]致猝死、致心动过缓、致心动过速、加重蛋白尿、致溶血-尿毒综合征、严重胃肠道反应、致高热、致腹痛、致剥脱性皮炎、引起肌肉痉挛和震颤等。生脉注射液[80,81]致过敏性皮疹、腹胀、腰背剧痛、低血压、心动过速、过敏性休克等。其他还有参脉注射液[82]致速发性变态反应；刺五加注射液[83]引发过敏性休克；灯盏花素[84]致皮疹、口干、乏力等症状及高热、寒战等输液反应。

中药注射液的远期疗效和安全性还有待设计严格的多中心、大样本随机对照试验来进一步证实。因此，在应用中药注射液过程中应注意观察不良反应，及时监测血尿常规和肝肾功能，避免严重不良反应。

2.5 针灸治疗

针灸疗法具有针对性强、缓解病情快的特点，而且穴位有双向治疗功用。如内关既可治疗心动过速，又可治疗心动过缓；足三里既可治疗便秘，又可治疗泄泻。这种良好的双向治疗功用使针灸疗法有比较灵活的治疗空间。针灸治疗慢性稳定性心绞痛针对性强，能很快地缓解心绞痛的发作，且临床辨证选穴与药物治疗相结合，可加强药物对心肌缺血的治疗作用，减少药物不良反应。

2.6 预防调摄

慢性稳定性心绞痛是多因素疾病，早发现、早治疗可明显降低冠心病及因冠心病导致急性心血管事件（死亡或急性心肌梗死）发生的危险。对于慢性稳定性心绞痛的预防，现代医学已形成了相关的干预指南，随着相关研究进展并对其进行了多次修改和完善。预防措施包括宣教、戒烟、控制高血压和糖尿病、改变不良生活方式、减少体重等。

慢性稳定性心绞痛常因饮食过饱、寒冷刺激、情绪激动、劳累过度而诱发。为预防心绞痛发作，应注意以下几方面：

饮食调节：避免膏粱厚味，饮食宜清淡，少食多餐，晚餐不宜过饱。

避寒暑：注意天气变化，特别是天气突然转变，应适宜增减衣服，避免外邪侵袭。

精神调摄：避免情绪激动，保持乐观，不宜大怒、大喜、大悲。

劳逸结合：合理安排工作，体育运动要循序渐进，不宜勉强做剧烈运动，对老年人提倡散步、做保健体操及太极拳、太极剑，长期坚持，能调和气血，疏通经络。

保持大便通畅：便秘者应予导泻，切忌临厕努争。

平时，备用一些治疗慢性稳定性心绞痛有效的中成药，在症状发作前或发作时服用。心痛较轻，发作周期长者，可适当运动。若突然出现心前区疼痛，应立即口服芳香温通类中成药，同时嘱患者保持镇静，卧床休息；若见唇甲青紫、面色苍白、气喘、大汗、肢厥、脉微欲绝者，应立即抢救。

长期坚持中医药治疗，对防止慢性稳定性心绞痛急性心血管事件发生和提高生活质量有重要作用。由于目前尚未获得有关此方面的有力证据，在临床实践中，除以辨证论治进行中药方剂调理外，也可采用针灸、推拿、气功、导引、食疗等预防调摄方法。

2.7 结局

主要根据症状、体征、心电图、并发症，以及心血管事件等评价疗效，对治疗前后相关指标的变化比较，或以胸痛发生率、中医证候（包括血瘀、气虚、痰浊等）计分进行评价。同时评价中医药的不良反应，有条件者进行卫生经济学评价。可从以下几方面进行评价：

患者临床症状、生活质量。

临床心血管主要终点事件和次要终点事件。

安全性评价。

心电图、超声、核素心肌扫描及其他理化实验室检查指标。

中医症状、体征的变化。

3 推荐

3.1 对慢性稳定性心绞痛患者可按标实证和本虚证为纲进行辨证分型治疗

根据慢性稳定性心绞痛中医病因病机在系统文献总结的基础上，综合近年来临床实践和研究，结合专家经验，表明辨证分型治疗是慢性稳定性心绞痛的有效治疗策略，已被中西医学术界和临床医生广泛接受，以标实证和本虚证为纲制订的辨证、治法和对应方药成为目前中医临床普遍接受和认可的治疗原则。

有证据显示，以养心汤[85,86]、补中益气汤[87]、金匮肾气丸[88]、保元汤[89,90]、右归丸[91]、天王补心丹[92,93]、六味地黄丸[94]、瓜蒌薤白半夏汤[95-98]、温胆汤[99-102]、柴胡疏肝散[103]、当归四逆汤[106-108]为主方加减治疗心绞痛，与单纯西医常规治疗比较，能够缓解心绞痛的发作，改善其他兼夹症状，改善心电图缺血性改变，改善血液流变学指标，减少室性早搏等心律失常的发作。冠心Ⅱ号方[109-111]治疗冠心病心绞痛的研究显示，冠心Ⅱ号方可明显改善冠心病心绞痛患者的临床症状和减少硝酸甘油用量，改善心电图，降低全血低切黏度，降低血清胆固醇和低密度脂蛋白水平及血浆内皮素，同时对患者血浆溶血磷酯酸水平有明显降低作用。

3.1.1 寒凝雪瘀证

对寒凝血瘀证，可选用苏合香丸加减；对寒凝心脉者，用当归四逆汤加减。也可选用中成药冠心苏合丸和宽胸气雾剂。

冠心苏合香丸[112]与速效救心丸治疗冠心病心绞痛的研究表明，冠心苏合香丸和速效救心丸在症状疗效、ECG疗效等方面无差别，但在降低心绞痛发作频率，减少硝酸甘油用量及不良反应方面，冠心苏合香丸优于速效救心丸，长期口服冠心苏合香丸可改善心肌缺血。以当归四逆汤[106-108]为主方加减治疗心绞痛，与单纯西医常规治疗比较，能够缓解心绞痛的发作，改善其他兼夹症状，改善心电图缺血性改变。研究表明，宽胸气雾剂[113]有缓解血管平滑肌痉挛，改善心肌缺血的作用，其中止冠心病心绞痛急性发作的即时疗效与国产硝酸甘油近似。（推荐强度：B，证据级别：Ⅱa/Ⅲb）

3.1.2　气滞血瘀证

对气滞血瘀证，可选用血府逐瘀汤加减；血瘀气滞轻者用丹参饮加减。也可选用中成药速效救心丸、复方丹参气雾剂或血府逐瘀胶囊。

多项随机对照研究显示，血府逐瘀制剂[114-118]（包括汤剂、口服液、胶囊、片剂）可改善心绞痛心血瘀阻证患者的临床症状和心电图缺血表现。以丹参饮[119-125]为主方加减治疗心绞痛，能够缓解胸闷、胸部刺痛等症状的发作，改善心电图缺血性改变。速效救心丸[126]由川芎、冰片等制成，功能行气活血止痛，急性发作时取 10～15 粒含服，随机对照研究表明在起效时间、心电图改善、心绞痛改善、硝酸甘油停减率方面，与硝酸甘油类似，而且对血脂、血液流变、心功能、超氧化物歧化酶、血浆心钠素等方面均有不同程度的改善。复方丹参气雾剂[127-129]在治疗冠心病心绞痛的近期疗效、速效作用、对重度心绞痛的疗效方面有较好优势，速效作用显著，吸收迅速，且用药后未见不良反应。心绞痛、心电图的近期疗效总有效率分别是 92.25% 和 70.00%，速效作用为 95.00%，起效时间为 3.24±1.37 分钟。复方丹参气雾剂与硝酸甘油合用可增强疗效，且能减少硝酸甘油用量，抑制其不良反应。这些临床研究多缺乏临床终点指标和与生活质量相关指标，其远期疗效和安全性有待于设计严格的多中心、大样本随机对照试验作进一步证实。（推荐强度：B，证据级别：Ⅱa/Ⅲb）

3.1.3　心血瘀阻证

对心血瘀阻证，可选用冠心Ⅱ号方加减。也可选用中成药精制冠心片或血府逐瘀胶囊。（推荐强度：B，证据级别：Ⅱa/Ⅲb）

3.1.4　痰浊内阻证

对痰浊内阻证，可选用瓜蒌薤白半夏汤加减；痰浊上逆证，用枳实薤白桂枝汤加减；痰浊偏热，内结胸中者，用小陷胸汤加减。

以瓜蒌薤白半夏汤[95-98]、枳实薤白桂枝汤[130]、小陷胸汤[131-133]为主方加减治疗心绞痛，在缓解心绞痛症状、减少发作频率、缩短症状持续时间、改善心电图缺血性指标方面优于单纯西医治疗。（推荐强度：B，证据级别：Ⅱa/Ⅲb）

3.1.5　气虚血瘀证

对气虚血瘀证，可选用保元汤合冠心Ⅱ号方加减。也可选用益气活血类中成药舒心口服液、补心气口服液或通心络胶囊等。

舒心口服液[134]治疗冠心病心绞痛的研究也显示类似结果，尤其对合并陈旧性心肌梗死者获益更多。补心气口服液治疗冠心病心绞痛，具有扩张冠状动脉、改善缺血心肌、迅速缓解心绞痛症状、增强活动耐量等作用，尤其是治疗患者证属心气虚时，疗效更好。通心络胶囊[135-138]治疗冠心病心绞痛的研究表明，通心络胶囊可增加冠脉血流量，扩张血管，改善心肌缺血；对缓解心绞痛症状、改善心电图及提高总疗效方面有一定作用，而且老年或合并高脂血症患者获益更多。随着循证医学的普及，结合中医学自身的特点，针对不同类别的中成药干预冠心病心绞痛的系统评价研究日益增多，益气活血法治疗心绞痛（气虚血瘀证）随机对照试验的系统评价显示[68,69]，益气活血类中成药如补心气口服液、舒心口服液、心通口服液、通心络胶囊在缓解冠心病心绞痛症状，改善心肌缺血，调整炎症因子水平和血液流变学等方面有一定疗效[139,140]。（推荐强度：A，证据级别：Ⅰa/Ⅰb）

3.1.6　气阴两虚证

对气阴两虚证，可选用生脉散加减；气阴两虚兼脉结者，用炙甘草汤加减。也可选用中成药心通口服液。

以生脉散[141-144]、炙甘草汤[145-147]为主方加减治疗心绞痛，能够提高心肌耐缺氧能力，抑制血栓，抑制脂质过氧化，抑制钙超载，抑制心肌细胞凋亡，缓解心绞痛症状，减少心律失常发生，改善患者（尤其冠脉搭桥术后患者）的生活质量。（推荐强度：B，证据级别：Ⅱa/Ⅲb）

心通口服液[148]具有益气养阴、活血化瘀、软坚化痰、标本同治的功能，在心绞痛症状总有效率、心电图改善总有效率及硝酸甘油停减率方面优于冠心苏合香丸。适合于气阴两虚，痰瘀交阻证。（推荐强度：B，证据级别：Ⅱa/Ⅲb）

3.1.7. 心肾阴虚证

对心肾阴虚证，可选用左归饮加减；阴虚血瘀者，用左归饮合桃红四物汤加减。也可选用中成药滋心阴口服液。

以左归饮[149]、桃红四物汤[120]为主方加减治疗心绞痛，可改善患者血管内皮细胞功能，改善血浆内皮素和一氧化氮水平，提高红细胞变形性，缓解心绞痛症状。滋心阴口服液[150,151]治疗冠心病心绞痛，具有扩张冠状动脉、改善缺血心肌、迅速缓解心绞痛症状、增强活动耐量等作用。（推荐强度：B，证据级别：Ⅱa/Ⅲb）

3.1.8 阳气虚衰证

对阳气虚衰证，可选用参附汤合右归饮加减。也可选用中成药右归丸。

文献研究显示参附汤、右归丸能够改善心绞痛患者的畏寒、肢冷等症状，并能增强患者抵抗风寒能力，减少心绞痛发作频率。（推荐强度：C，证据级别：Ⅳ）

3.2 在临证时要针对兼夹症状或证型轻重的不同，加减化裁治疗

由于患者的个体化差异，在辨证时要因时、因地、因人而异，注意兼夹证型，注重病机的演变而选择适宜的方药治疗。在理气、活血、化痰时不宜攻伐太过。使用温补类药物时，避免温热太过，燥热伤阴。尤其不宜过用久服理气活血化瘀类中成药，应中病即止，以免耗伤心气心阴；孕妇禁用理气活血化瘀类或破血类中成药。（推荐强度：C，证据级别：Ⅳ）

3.3 所有患者均可接受血脂康胶囊口服治疗

血脂康胶囊，每次600mg，每日2次。中国冠心病二级预防研究（China coronary secondary prevention study，CCSPS）显示[152-159]，血脂康组除血脂得到明显调整外，主要终点事件减少45.1%，其中急性心肌梗死危险减少56%，非致死性急性心肌梗死危险减少60.8%。尤其是老年患者及合并高血压或糖尿病患者，服用血脂康有更好的预防临床终点事件作用。（推荐强度：A，证据级别：Ⅰa/Ⅰb）

3.4 介入治疗后的患者口服芎芍胶囊

芎芍胶囊（每次500mg，每日3次）治疗心绞痛的多中心、随机双盲、安慰对照临床研究表明[160]，在改善冠心病心绞痛症状、心电图缺血改变和血液流变学等方面有较好疗效，同时还可降低胆固醇（TC）、低密度脂蛋白胆固醇（LDL－C）和动脉硬化指数（ASI）。芎芍胶囊预防冠心病介入治疗（PCI）后再狭窄临床试验表明[161-164]，芎芍胶囊组再狭窄（RS）发生率为24.1%，支架内RS率为14.0%；对照组RS发生率为48.5%，支架内RS率为42.0%。与对照组比较，试验组狭窄程度显著降低、管腔直径丢失显著减少（$P < 0.05$）。芎芍胶囊除可减少心绞痛复发、改善患者的血瘀状态、降低6个月随访时的RS发生率外，还可降低主要不良心血管事件的复合发生率（10.4% ~ 22.7%），且无明显不良反应。（推荐强度：A，证据级别：Ⅰa/Ⅰb）

3.5 冠脉微循环障碍的患者，可服用活血化瘀类中药或中成药

研究表明[165]，在西医常规治疗基础上加活血化瘀类中药、中成药治疗有助于改善慢性稳定性心绞痛冠脉微循环灌注，改善临床症状。研究显示，复方丹参滴丸[166,167]能有效改善患者PCI术后心肌微循环障碍，对心肌具有一定的保护作用。通心络胶囊[168,169]对于急性心肌梗死急诊PCI术后患者症状改善有明确的作用。通心络胶囊可以改善患者的心肌微循环灌注、心功能情况及心室重塑，可以减少主要心血管事件发生率，能提高患者的生活质量。（推荐强度：B，证据级别：Ⅱa/Ⅲb）

3.6 针刺治疗是慢性稳定性心绞痛的另一种选择

临床可使用补法、泻法、平补平泻法针刺并可配合药物治疗。以心俞、厥阴俞、内关、膻中、足三里为主穴。心血瘀阻者，加膈俞，用泻法；寒凝心脉者，加气海、关元，平补平泻法；痰浊内阻

者，加丰隆、中脘，用泻法；心肾阴虚者，加肾俞、太溪，用补法；心肾阳虚者，加脾俞、肾俞、气海、关元，用补法。症状发作时针刺内关穴为主，用泻法，可随证配穴。（推荐强度：B，证据级别：Ⅱa/Ⅲb）

慢性稳定性心绞痛针灸治疗[170~195]，可降低心肌耗氧量，增加冠脉血流量，缓解心绞痛症状，减少硝酸甘油用量，改善心电图指标、血小板活性和微循环，调节血管活性物质水平，抗氧自由基等。针灸治疗多选用手厥阴心包经、手少阴心经的穴位，以疏通经气、调节经脉运行。针灸疗法应用比较灵活，选穴和手法无严格界定，在症状发作时，常以内关穴为主，随证配穴，施以泻法，也可针药并用。电针内关穴对冠心病心肌缺血具有良好的调整作用，能缓解心绞痛症状。针药结合可加强药物对心肌缺血的治疗作用，减少药物不良反应。一般每周针灸2~4次为宜。（推荐强度：B，证据级别：Ⅱa/Ⅲb）

方　法

1　临床证据的检索策略

指南编写小组制订了文献检索策略，采取了电子检索与手工检索相结合的方式，系统检索了中医药治疗慢性稳定性心绞痛的国内外文献，具体见附件2。

2　证据级别和质量评价

指南编写小组对检索的文献根据文献的初筛标准进行了初筛，初筛合格的文献根据文献质量评价标准进行了第二次筛查，合格的文献采用了温哥华格式的文献摘要表对文献进行了结构性的摘要，并最终汇总成证据表（见附件3）。

3　推荐强度

推荐强度参考美国国家临床指南交换所建议分级划分标准，并作适当修改（见附件3）。

4　评议和咨询过程

慢性稳定性心绞痛的中医药临床实践指南在初稿完成后，进行了两次专家评审。第一次采取专家函审的方式，指南编写小组对指南草案进行了编排，由专家在边页提出修改意见。指南编写小组对专家的意见进行了集中和整理，形成了函审意见表。第二次采取了专家现场评审的方式，各评审专家在审阅指南草案后，一方面对第一次的专家函审意见表进行讨论，另一方面则提出自己的修改意见。指南编写小组根据两次专家评审的意见，对指南草案作了修改，并经指南指导委员会审核通过。

5　宣传

本指南将以国家中医药管理局心血管病中医重点专科及中国中西医结合学会心血管病分会和世界中医药联合会心血管疾病专业委员会为平台，在广大中医药医务人员中开展慢性稳定性心绞痛中医临床实践指南的宣传工作。

6　执行

引进苏格兰地区学院间指南网络（SIGN）和世界卫生组织（WHO）所提供的指南制作方法，制订慢性稳定性心绞痛中医临床实践指南在中国和亚太区均属首次。本次指南的制作只是一个开端和尝试，更多的经验有待以后进一步总结。对于使用过程中出现的问题，我们欢迎您提出宝贵意见。

联系方式：中国中医科学院西苑医院心血管科。

联系地址：北京市海淀区西苑操场1号（100091）。

E－mail：zhuyegao@126.com

7　更新

指南制订委员会定期委托相关人员对指南进行评议，对新出现的证据进行收集、整理和分析，最后由指南制订委员会决定是否对指南予以修订。一般而言，在下列情况下，需要对指南进行修订或更新：①产生新的干预方法；②产生证明现有干预方法为最佳、有利或有弊的证据；③产生新的重要或有意义的结论；④产生新的医疗资源。如果对指南修订有任何新的建议，欢迎与我们联系。

目前，世界各国通过各种方式（如对医疗工作人员和患者的教育、详细讲解、网络互动等形式）提高指南的知晓率和依从性，力图改变医生以经验为主的临床诊疗行为和患者不良的生活习惯，但要普及指南的实施还需要多方面参与和支持（包括患者、医生、媒体、医疗政策制定者等）。总之，在临床实践中，临床医生必须准确理解指南，了解指南的背景和目的，与临床实际结合，才能真正指导临床实践，并使指南在实践中进一步发展和完善。注重因时、因地、因人而异的辨证论治特点，科学循证，反复实践，以求使每个患者得到安全、有效的治疗。

参考文献

[1] 赵金铎. 中医证候鉴别诊断学. 北京：人民卫生出版社，1987.

[2] 欧阳琦. 中医病名诊断规范. 长沙：湖南中医药研究院印，1987.

[3] 国家中医药管理局. 中医病证诊断疗效标准. 南京：南京大学出版社，1994.

[4] 国家食品药品监督局. 中药新药临床研究指导原则（修订版）. 北京：中国医药科技出版社，1995.

[5] 国家食品药品监督局. 中药新药临床研究指导原则（修订版）. 北京：中国医药科技出版社，2002.

[6] 国家技术监督局. 中华人民共和国国家标准·中医临床诊疗术语. 北京：中国标准出版社，1997.

[7] 1980 年全国冠心病辨证论治研究座谈会. 冠心病（心绞痛、急性心梗）中医辨证试行标准. 中医杂志，1980，21（8）：46.

[8] 中华全国中医学会内科分会. 心痹诊断及疗效评定标准. 中国医药学报，1988，3（2）：66.

[9] 全国中医急症协作组. 中医心痛（冠心病心绞痛）急症诊疗规范·中医内科急症诊疗规范·第1辑（试行）. 国家中医药管理局医政司，1990.

[10] 全国中医急症协作组. 中医内科急症诊疗规范. 国家中医药管理局医政司，1994.

[11] 苏诚炼，沈绍功. 现代中医心病学. 北京：北京科学技术出版社，1997.

[12] 沈绍功，王承德，闫希军. 中医心病诊断疗效标准与用药规范. 北京：北京出版社，2002.

[13] 田德禄. 中医内科学. 北京：人民卫生出版社，2002.

[14] Moschandreas J, Kafatos A, Aravanis C, et al. Long – term predictors of survival for the Seven Countries Study cohort from Crete; from 1960 to 2000. Int J Cardiol, 2005, 100（1）：85.

[15] Rose G, Hamilton PS, Keen H, et al. Myocardial ischaemia, risk factors and death from coronary heart disease. Lancet, 1977,（1）：105.

[16] Hagman M, Jonsson D, Wilhelmsen L. Prevalence of angina pectoris and myocardial infarction in a general population sample of Swedish men. Acta Med Scand, 1977,（201）：571.

[17] Shaper AG, Pocock SJ, Walker M, et al. British Regional Heart Study; cardiovascular risk factors in middle – aged men in 24 towns. Br Med J（Clin Res Ed）, 1981, 283（6285）：179.

[18] Bainton D, Baker IA, Sweetnam PM, et al. Prevalence of. ischaemic heart disease, the Caerphilly and Speedwell surveys. Br Heart J, 1988,（59）：201.

[19] Krogh V, Trevisan M, Panico S, et al. Prevalence and correlates of angina pectoris in the Italian nine communities study. Epidemiology, 1991,（2）26.

[20] Ford ES, Giles WH, Croft JB. Prevalence of nonfatal coronary heart disease among American adults. Am Heart J, 2000,（139）：371.

[21] Smith WC, Kenicer MB, Tunstall – Pedoe H, et al. Prevalence of coronary heart disease in Scotland;

Scottish Heart Health Study. Br Heart J, 1990, (64): 295.

[22] Mittelmark MB, Psaty BM, Rautaharju PM, et al. Prevalence of cardiovascular disease among older adults. The Cardiovascular Health Study. Am J Epidemiol, 1993, (137): 311.

[23] Lampe FC, Morris RW, Whincup PH, et al. Is the prevalence of coronary heart disease falling in British men? Heart, 2001, (86): 499.

[24] Margolis JR, Gillum RF, Feinleib M, et al. Community surveillance for coronary heart disease; the Framingham Cardiovascular Disease Survey. Comparisons with the Framingham Heart Study and previous short - term studies. Am J Cardiol, 1976, (37): 61.

[25] Kannel WB, Feinleib M. Natural history of angina pectoris in the Framingham study. Prognosis and survival. Am J Cardiol, 1972, (29): 154.

[26] Medalie JH, Goldbourt U. Angina pectoris among 10000 men II Psychosocial and other risk factors as evidenced by a multivariate analysis of a five year incidence study. Am J Med, 1976, 60 (6): 910.

[27] Tanne D, Yaari S, Goldbourt U. High - density lipoprotein cholesterol and risk of ischemic stroke mortality. A 21 - year follow - up of 8586 men from the Israeli Ischemic Heart Disease Study. Stroke, 1997, (28): 83.

[28] David Tanne, Shlomit Yaari, Uri Goldbourt. Risk Profile and Prediction of Long - Term Ischemic Stroke Mortality A 21 - Year Follow - up in the Israeli Ischemic Heart Disease (IIHD) Project. Circulation, 1998, (98): 1365.

[29] Reunanen A, Suhonen O, Aromaa A, et al. Incidence of different manifestations of coronary heart disease in middle - aged Finnish men and women. Acta Med Scand, 1985, 218 (1): 19.

[30] Ducimetiere P, Ruidavets JB, Montaye M, et al. Five - year incidence of angina pectoris and other forms of coronary heart disease in healthy men aged 50 - 59 in France and Northern Ireland; The PRIME Study. Int J Epidemiol, 2001, (30): 1057.

[31] Sigurdsson E, Thorgeirsson G, Sigvaldason H, et al. Prevalence of coronary heart disease in Icelandic men 1968 - 1986. The Reykjavik study. Eur Heart J, 1993, (14): 584.

[32] Tunstall - Pedoe H, Kuulasmaa K, Mähönen M, et al. Contribution of trends in survival and coronary - event rates to changes in coronary heart disease mortality; 10 year results from 37 WHO MONICA Project populations. Lancet, 1999, 353 (9164): 1547.

[33] 卫生部心血管病防治研究中心. 中国心血管病报告 2005. 北京: 中国大百科出版社, 2006.

[34] 十六省市心血管患者群监测（MONICA 方案）协作组. 十六省市急性冠心病事件流行病学概况. 中华流行病学杂志, 1993, (14): 10.

[35] 赵冬. 我国人群脑卒中发病率、死亡率的流行病学研究. 中华流行病学杂志, 2002, 23 (Suppl): 49.

[36] 吴兆苏, 姚崇华, 赵冬, 等. 我国多省市心血管病趋势及决定因素的人群监测（中国 MONICA 方案）Ⅰ. 发病率和死亡率监测结果. 中华心血管病杂志, 1997, 25 (1): 6.

[37] 赵冬, 吴兆苏, 王薇, 等. 北京地区 1984 - 1997 年急性冠心病事件发病率变化趋势（中国 MONICA 方案的研究）. 中华心血管病杂志, 2000, 28 (1): 14.

[38] 吴兆苏, 姚崇华, 赵冬, 等. 我国多省市心血管病趋势及决定因素的人群监测（中国 MONICA 方案）Ⅱ. 人群危险因素监测结果. 中华心血管病杂志, 1997, 25 (4): 255.

[39] 王薇, 赵冬. 我国心血管病及其主要危险因素的流行病学研究. 首都医科大学学报, 2005, 26 (2): 143.

[40] 国家"九五"科技攻关课题协作组. 我国中年人群心血管病主要危险因素流行现状及从 80 年代

至 90 年代的变化趋势.中华心血管病杂志,2001,29(2):74.

[41] Christian Spaulding, Patrick Henry, Emmanuel Teiger, et al. Sirolimus – Eluting versus Uncoated Stents in Acute Myocardial Infarction. N ENGL J MED, 2006, 355(1): 1093.

[42] 戴光辉.冠心病心绞痛的中医药辨证论治研究进展.中国医药导报,2006,3(20):153.

[43] Fox K, Garcia MA, Ardissino D, et al. Guidelines on the management of stable angina pectoris: executive summary: the Task Force on the Management of Stable Angina Pectoris of the European Society of Cardiology. Eur Heart J, 2006, 27(11): 1341.

[44] 中华医学会心血管分会,中华心血管病杂志编辑委员会.慢性稳定性心绞痛诊断与治疗指南.中华心血管病杂志,2007,35(3):195.

[45] 中国中西医结合学会心血管专业委员会.冠心病中医辨证标准.中西医结合杂志,1991,11(5):257.

[46] 其其格,王伟,胡立胜,等.9790 例冠心病心绞痛辨证分型文献统计分析.山西中医,2008,24(10):31.

[47] 中国中西医结合学会活血化瘀专业委员会.血瘀证诊断标准.中西医结合杂志,1987,7(3):129.

[48] 王阶.血瘀证诊断标准的研究.活血化瘀研究与临床.北京:北京医科大学中国协和医科大学联合出版社,1993.

[49] 李磊,刘建勋.冠心病血瘀证病证结合客观化研究概况.中国中医基础医学杂志,2008,14(5):396.

[50] 王阶,何庆勇,马长生,等.基于冠脉造影的冠心病冠脉病变与血瘀证的相关性研究.中国中西医结合杂志,2008,28(12):1074.

[51] 王阶,邢雁伟,陈建新,等.1069 例冠心病心绞痛证候因子分析方法的分类研究.北京中医药大学学报,2008,31(5):344.

[52] 李俊,王大伟,严夏,等.冠心病不稳定型心绞痛中医证候与 C–反应蛋白和基质金属蛋白酶–9 关系的研究.辽宁中医药大学学报,2008,10(2):102.

[53] 项志兵,贾晶莹,高志平,等.冠心病中医证型血清 Hcy 与血浆 vWF、Ps、hs–CRP、TXB2、6–keto–PGF1α 相关性研究.辽宁中医杂志,2008,35(6):805.

[54] 丛丛,杨传华.冠心病中医微观辨证研究进展.山东中医药大学学报,2008,32(2):169–171,封 3.

[55] 韩旭,李七一,陈美兰.冠心病中医辨证分型客观化的研究进展.江苏中医药,2008,40(2):89.

[56] 项志兵,项祺.冠心病中医辨证客观化的研究进展.山西中医,2008,24(7):50.

[57] 国家药典委员会.中华人民共和国药典(2005 年版)一部.北京:化学工业出版社,2005.

[58] 张迎春,智发朝,谭秦湘,等.川芎嗪治疗不稳定性心绞痛疗效的系统评价.中国临床康复 2006,27(10):102.

[59] 李运伟.丹参注射液治疗冠心病心绞痛 56 例临床分析.中原医刊,2006,33(17):72.

[60] 曹文斋,兰德,张婷,等.灯盏花注射液治疗心绞痛疗效的系统评价,中国循证医学杂志,2005,5(4):317.

[61] 邱振伟.血塞通注射液治疗不稳定型心绞痛临床观察.中国中医急症,2003,12(6):532.

[62] 杨琴,赵延雷.红花注射液治疗冠心病心绞痛疗效观察.医学理论与实践,2006,19(7):779.

[63] 马宝花,张立,曲宪成.葛根素治疗冠心病心绞痛的临床观察.河北医学,2006,12

（2）：136.

[64] 许占毅．葛根素注射液治疗冠心病心绞痛 50 例临床分析．现代医药卫生，2006，22（13）：2011.

[65] 王玮，张群林，潘庆敏，等．葛根素抗冠心病心绞痛的疗效评价．中国中西医结合杂志，1999．19（5）：310.

[66] 宁丹霞，梁洪球，王广兴．参麦注射液治疗冠心病心绞痛的临床观察．现代医院，2006，6（10）：64.

[67] 梁锦贞．参麦注射液治疗冠心病心绞痛 40 例临床研究．实用中西医结合临床，2005，5（6）：12.

[68] 林晓强．刺五加注射液治疗冠心病心绞痛 57 例临床分析．中西医结合心脑血管病杂志，2006，4（7）：573.

[69] 罗凤莲．黄芪注射液治疗冠心病心绞痛 50 例临床分析．山东医药，2005，45（31）：38.

[70] 赵小顺，郑志聪，李云，等．黄芪注射液治疗冠心病心绞痛．医药论坛杂志，2006，27（11）：92.

[71] 刘淑荣，于清华，张晓华．生脉注射液治疗冠心病心绞痛临床观察．中国社区医师，2006，8（10）：51.

[72] 刘晓优．生脉注射液治疗冠心病患者 135 例疗效观察．实用医技杂志，2006，13（15）：2663.

[73] 张念志，韩明向，周宜轩，等．人参注射液对冠心病心绞痛心气虚证作用的临床研究．中国中医急症，2000，9（4）：141.

[74] 李翠芳，王亚莉．参附注射液治疗冠心病心绞痛的临床疗效观察．黑龙江医药科学，2003，26（4）：34.

[75] 杜国安，李烈，卢素国．常用中药注射液静脉滴注临床不良反应分析．时珍国医国药，2006，17（9）：1844.

[76] 程斌，刘启．布瑞宁（葛根素）注射液致过敏反应 1 例．中国医院药学杂志，2005，25（1）：71.

[77] 王文莉，高大，罗才贵．葛根素注射液的临床疗效与安全性评价．基层中药杂志，2002，16（4）：47.

[78] 周亚丽，韩冰，刘亚东．复方丹参制剂的临床研究及不良反应．中医药信息，2004，21（6）：23.

[79] 徐红波，郭霞信，刘瑛，等．香丹注射液致过敏性休克 1 例．中国药物滥用防治杂志，2006，12（1）：56.

[80] 李文胜．生脉注射液的几种不良反应及分析．医药世界，2006，（4）：109.

[81] 史红波，来志华．生脉注射液不良反应分析．光明中医，2006，21（1）：30.

[82] 曲士杰，郭郁，白鹤龄，等．参脉注射液致速发性变态反应 1 例．临床误诊误治，2005，18（1）：58.

[83] 茅月娟，梁坚英．中药注射液刺五加引发过敏性休克 3 例．中国现代应用药学杂志．2006，23（2）：174.

[84] 李仁秋，林杉．灯盏花素粉针致不良反应 3 例．中国医院药学杂志，1997，17（7）：330.

[85] 赵新峰．养心汤治疗冠心病 148 例．辽宁中医杂志，2007，34（4）：471.

[86] 客蕊，周亚滨．养心汤治疗冠心病不稳定型心绞痛（心气虚型）40 例临床观察．中医药学报，2007，35（4）：55.

[87] 姜惠卿，于良生，赵秀姿．补中益气汤治疗冠心病 104 例分析．齐鲁医学杂志，2004，19（4）：

348.

[88] 张益康，王诚喜．金匮肾气丸加减治疗冠心病不稳定型心绞痛 40 例疗效观察．新中医，2007，39 (6)：19.

[89] 程曙．加味保元汤治疗冠心病劳累型心绞痛 41 例临床观察．中医药导报，2007，13 (7)，22.

[90] 陈铁汉，郭恕，朱伟光，等．保元汤治疗冠心病 22 例临床和实验观察．湖南中医杂志，1995，11 (6)：20.

[91] 邝开安．右归丸为主方治疗冠心病心绞痛 40 例．陕西中医，2005，26 (7)：632.

[92] 刘燕．天王补心丹治疗冠心病心绞痛 26 例临床观察．湖北中医杂志，2002，24 (5)：16.

[93] 刘春茹，宗跃进．天王补心丹加减治疗冠心病心绞痛 60 例．医学理论与实践，2000，13 (7)：421.

[94] 赵梦华，于乃芳，林勉生．六味地黄丸对冠心病患者血液流变学的影响．中成药，1993，15 (4)：46.

[95] 朱建文，杨廷发，杨毅文．血府逐瘀汤合瓜蒌薤白半夏汤治疗冠心病心绞痛 30 例临床观察．中医药导报，2008，14 (5)：36.

[96] 杨建东，周定华．瓜蒌薤白半夏汤治疗冠心病心绞痛 32 例．中国中医急症，2007，16 (12)：1530.

[97] 白建民，时伟峰．瓜蒌薤白半夏汤加味治疗冠心病心绞痛 48 例疗效观察．四川中医，2007，25 (9)：64.

[98] 金玉林．瓜蒌薤白半夏汤治疗冠心病．湖北中医杂志，2002，24 (3)：40.

[99] 姚欣艳，谭元生，高晓峰，等．十味温胆汤加味治疗冠心病稳定型心绞痛气虚痰瘀证临床研究．中国中医药信息杂志，2009；16 (1)；15.

[100] 姜国军，王勇，叶爽，等．温胆汤治疗冠心病 86 例体会．中国社区医师（综合版），2006，8 (18)：81.

[101] 弓晓霞．温胆汤治疗冠心病心绞痛．中西医结合心脑血管病杂志，2004，2 (10)：563.

[102] 杜少辉．邓铁涛教授运用温胆汤治疗冠心病 58 例分析．中医药学刊，2003，21 (6)：842.

[103] 李跃．加味柴胡疏肝散治疗冠心病心绞痛 41 例临床观察．北京中医，2006，25 (1)：27.

[104] 李双蕾．柴胡疏肝散化裁治疗冠心病心绞痛 46 例．广西中医药，1997，20 (4)：11.

[105] 张英才．柴胡疏肝散合补阳还五汤治疗冠心病心绞痛 54 例．陕西中医，1997，18 (10)：464.

[106] 杨传印．当归四逆汤治疗寒凝心脉型冠心病 42 例．河南中医，2005，25 (9)：17.

[107] 张玉焕．当归四逆汤和瓜蒌薤白白酒汤联合心脑康治疗冠心病疗效观察．光明中医，2003，18 (5)：29.

[108] 孙媛．当归四逆汤加味治疗冠心病心绞痛 35 例．河北中医，2004，26 (12)：920.

[109] 张伟霞，白岩，岳风柱．冠心Ⅱ号对不稳定型心绞痛患者血浆溶血磷酯酸水平的影响．陕西中医，2006，27 (2)：150.

[110] 王宏杰．冠心Ⅱ号方治疗心绞痛 122 例临床观察．实用医技杂志，2006，13 (19)：3428－3429.

[111] 徐睿，黄熙，李源，等．冠心Ⅱ号治疗冠心病心绞痛的临床观察．成都中医药大学学报，2001，24 (4)：17.

[112] 万伟，杭星．冠心苏合香丸与速效救心丸疗效比较．医药产业资讯，2005，2 (17)：59.

[113] 郭士魁，等．宽胸气雾剂中止心绞痛发作速效作用的观察．中西医结合杂志，1981，(1)：9.

[114] 韦爱欢，蒋明建．血府逐瘀汤加减治疗瘀血内阻型冠心病心绞痛 38 例．陕西中医，2009，30 (2)：142.

[115] 李艳丽．血府逐瘀汤治疗心血管疾病的研究进展．北京中医药，2008，27 (3)：228.

[116] 宁泽堂．血府逐瘀汤加减治疗冠心病心绞痛 138 例疗效观察．中国中西医结合急救杂志，2008，15（1）：57.

[117] 荆鲁，王阶，王停．西雅图量表评价血府逐瘀汤及其拆方治疗冠心病稳定性心绞痛的疗效观察．中国中西医结合杂志，2007，27（1）：18.

[118] 伊艳清．血府逐瘀汤加减治疗心血瘀阻型劳累型心绞痛疗效观察．中华中医药学刊，2007，25（6）：1255.

[119] 李红哲．加味丹参饮配合西药治疗不稳定性心绞痛 100 例临床观察．四川中医，2009，27（6）：91.

[120] 赵淑英，憨兰．桃红四物汤合丹参饮治疗冠心病、心绞痛 55 例．光明中医，2007，22（12）：85.

[121] 蒋琴芳．加味丹参饮治疗冠心病心绞痛．中医文献杂志，2007，25（3）：59.

[122] 孙永宁，张宏伟．加味丹参饮治疗冠心病心绞痛（气滞血瘀证）疗效观察．中国中医药信息杂志，2003，10（8）：51.

[123] 孟越华，邹爱英．生脉散、丹参饮合方加减治疗冠心病心绞痛临床观察．天津中医，2002，19（1）：73.

[124] 刘洪波．加味丹参饮治疗冠心病心绞痛 120 例疗效观察．新中医，2003，35（2）：34.

[125] 王德敏，高运彩．利膈丹参饮治疗冠心病 68 例．中国中医药信息杂志，2001，8（11）：65.

[126] 宣雅风．速效救心丸治疗稳定型心绞痛 100 例临床观察．北京中医，2006，25（1）：61.

[127] 张建文，汪大鹏，熊晓玲，等．复方丹参气雾剂治疗冠心病心绞痛临床疗效观察．实用中西医结合临床，2005，5（1）：6.

[128] 谭健强．复方丹参气雾剂治疗冠心病心绞痛的速效作用观察．中西医结合心脑血管病杂志，2006，4（1）：85.

[129] 关中宪，张学全．复方丹参气雾剂合用硝酸甘油治疗冠心病心绞痛的疗效．中国中西医结合急救杂志，2000，7（2）：69.

[130] 石月萍，马骏．加减枳实薤白桂枝汤治疗冠心病心绞痛．辽宁中医杂志，2009，36（6）：962.

[131] 孔秀英．小陷胸汤加味治疗冠心病心绞痛 78 例．中国中医急症，2008，17（5）：685.

[132] 胡天真，于向东．小陷胸汤合冠心Ⅱ号治疗冠心病心绞痛 52 例．山东中医杂志，1997，16（9）：396.

[133] 黎裕朝．小陷胸汤治疗冠心病 28 例．国医论坛，1999，14（6）：9.

[134] 刘芳．舒心口服液治疗冠心病心绞痛 44 例．中医杂志，2004，45（9）：685.

[135] 陈伟明，余承志．通心络胶囊治疗冠心病心绞痛临床疗效观察．现代医院，2006，6（6）：57.

[136] 罗兴才，梁小卫，陈建国．通心络胶囊治疗冠心病心绞痛伴高脂血症疗效观察．中国误诊学杂志．2007，7（4）：741.

[137] 王丽艳．通心络胶囊治疗老年冠心病疗效观察．黑龙江医学，2007，31（1）：52.

[138] 沈建瑾，王敏，黄进宇，等．通心络胶囊治疗冠心病心绞痛疗效观察．浙江中西医结合杂志，2006，16（8）：487.

[139] 龙铟，靳玺，劭中军，等．益气活血法治疗心绞痛（气虚血瘀证）随机对照试验的系统评价．心脏杂志，2009，（1）：54.

[140] 龙铟，龙梅，宋联进，等．益气活血复方治疗心绞痛患者 1499 例疗效评价．中国中医急症，2009，18（4）：603.

[141] 朱贤慧，陈晓虎．生脉散应用于冠心病研究概况．江苏中医药，2005，26（12）：68.

[142] 江巍，阮新民，林宇，等．生脉散对冠心病冠脉搭桥术后患者生存质量改善作用的临床观察．

上海中医药杂志，2005，39（9）：3.

［143］邓妙玲．加味生脉散治疗冠心病 80 例疗效观察．四川中医，2004，22（8）：58.

［144］KmKo, Ctche, YcKong. Novel Antioxidant Activities in Shengmai San Used for Treatment of Coronary Heart Disease. Chinese Journal of Integrated Traditional and Western Medicine, 1997, 3（3）：239.

［145］李银利，李志彬，刘秋琼，等．炙甘草汤加减佐治冠心病心绞痛 54 例．广东医学，2007，28（12）：2029.

［146］张本贞，黄春玲，周小波，等．4 种方法制取炙甘草汤方治疗气阴两虚型冠心病心绞痛的研究．中国实验方剂学杂志，2006，12（6）：64.

［147］赵博涛，赵启民．炙甘草汤治疗冠心病 50 例．陕西中医，2006，27（7）：779.

［148］李树功．心通口服液治疗冠心病心绞痛的临床研究．时珍国医国药，2002，13（9）：541.

［149］李德伟，李凤兰，沈霞，等．左归饮加减对冠心病患者血浆内皮素、一氧化氮及红细胞变形性的影响．黑龙江医药科学，2005，28（6）：9.

［150］李晶，刘凤波．补心气、滋心阴口服液治疗心绞痛 96 例．吉林中医药，2003，23（6）：30.

［151］陈美华，赵红佳，黄飞翔，等．补心气、滋心阴口服液治疗冠心病心绞痛 82 例临床分析．福建医药杂志，1999，21（1）：81.

［152］陆宗良，杜保民，武阳丰，等．血脂康对老年人冠心病二级预防的作用．中华老年医学杂志，2005，24（11）：805.

［153］杜保民，陆宗良，武阳丰，等．中国冠心病二级预防研究——老年高血压人群的干预结果分析．中华老年心脑血管病杂志，2006，8（2）：82.

［154］杜保民，陆宗良，陈祚，等．中国冠心病二级预防研究：不同发病期患者的亚组分析．中华内科杂志，2006，45（1）：21.

［155］杜保民，陆宗良，陈祚，等．血脂康对合并高血压患者的冠心病二级预防作用．中华心血管病杂志，2006，34（10）：890.

［156］血脂康调整血脂对冠心病二级预防研究协作组．中国冠心病二级预防研究．中华心血管病杂志，2005，33（2）：109.

［157］陆宗良，杜保民，陈祚，等．中国冠心病二级预防研究——对合并糖尿病患者的干预结果分析．中华心血管病杂志，2005，33（12）：1067.

［158］迟家敏．血脂康对冠心病合并糖尿病的干预研究——"中国冠心病二级预防研究"糖尿病亚组分析．实用糖尿病杂志，2006，2（3）：13.

［159］王卫霞，陈可冀．血脂康胶囊治疗高脂血症有效性和安全性的系统评价．中国循证医学杂志，2006，6（5）：352.

［160］徐凤芹，陈可远，马晓昌，等．芎芍胶囊治疗冠心病心绞痛的临床观察．中国中西医结合杂志，2003，23（1）：16.

［161］鹿小燕，史大卓，徐浩，等．芎芍胶囊干预冠心病介入治疗后再狭窄的研究．中国中西医结合杂志，2006，26（1）：13.

［162］徐浩，史大卓，陈可冀，等．芎芍胶囊预防冠状动脉介入治疗后再狭窄的临床研究．中国中西医结合杂志，2000，20（7）：494.

［163］CHEN Ke－ji, SHI Da－zhuo, XU Hao, et al. XS0601 reduces the incidence of restenosis; a prospective study of 335 patients undergoing percutaneous coronary intervention in China. Chin Med J, 2006, 119（1）：6.

［164］Xu H, Lu XY, Chen KJ, et al. Study on correlation of blood－stasis syndrome and its accompanied syndromes with pathological changes showed in coronary angiography and restenosis after percutaneous coronary intervention. Chinese Journal of Integrated Traditional and Western Medicine, 2007, 27 (1): 8.

[165] 史载祥. 冠脉微循环障碍及中西医结合治疗. 中日友好医院学报, 2005, 19 (6): 362.

[166] 范宝晶, 赵学忠. 复方丹参滴丸对急性冠脉综合征患者经皮冠脉介入治疗后心肌微循环的研究. 中国新药杂志, 2009, 18 (10) 903.

[167] 裴非, 范宝晶, 赵学忠. 复方丹参滴丸对心肌缺血再灌注大鼠冠脉微循环的影响. 中国老年学杂志, 2008, 28 (23): 2316.

[168] 杨跃进, 赵京林, 荆志成, 等. 中药通心络对猪急性心肌梗死再灌注后无再流的影响. 中华医学杂志, 2005, 85 (13): 883.

[169] 杨忠奇, 冼绍祥, 杜志民, 等. 活血化瘀法治冠心病（血瘀证）后行经皮冠状动脉介入的临床观察. 新中医, 2006, 38 (8): 42.

[170] 徐桂冬, 童延华, 黄富强, 等. 针药结合对冠心病心绞痛患者生存质量影响. 针灸临床杂志 2006, 22 (2): 16.

[171] 黄富强, 代燕, 双露, 等. 电针结合西药治疗对冠心病心绞痛患者血液流变学的影响. 中西医结合心脑血管病杂志, 2005, 3 (12): 1045.

[172] 童延华, 张振海, 黄富强, 等. 电针结合西药治疗对冠心病心绞痛患者心功能的影响. 湖北中医学院学报, 2005, 7 (4): 53.

[173] 张兰杰, 谢程. 针药合用治疗冠心病心绞痛的临床观察及对血浆 TXB - 2, 6 - k - PGF - (1α)、ET、CGRP 的影响. 中国老年学杂志, 2005, 25 (7): 836.

[174] 曹忠义, 马海红. 隔药灸改善心肌缺血及对甲皱微循环的影响. 上海针灸杂志, 1999, 18 (1): 10.

[175] 高楠. 针刺改善心肌缺血作用的临床观察. 上海针灸杂志, 1997, 16 (3): 7.

[176] 韩艾. 针刺在治疗冠心病患者过程中的抗氧自由基作用. 中国针灸, 1999, 19 (12): 745.

[177] 李保良, 庞通. 针刺背俞穴治疗冠心病心绞痛临床疗效观察. 中国针灸, 1999, (7): 405.

[178] 李雪苓. 针刺对冠心病患者血浆单胺类物质调节作用的临床研究. 中国针灸, 1997, 17 (11): 645.

[179] 廖志山, 赖洪康, 卢梅生, 等. 全息针灸配合吸氧治疗冠心病心绞痛 32 例. 中国针灸, 2002, 22 (12): 818.

[180] 王锐, 陈乃明. 辨证针刺治疗冠心病心绞痛 42 例. 中国针灸, 2003, 23 (5): 280.

[181] 王祥瑞, 张腾飞, 马曙亮, 等. 电针刺激对心脏手术患者心肌热休克蛋白 mRNA 基因表达的影响. 中国针灸, 2001, 21 (2): 99.

[182] 王兴, 张友宝, 姜波. 针刺治疗不稳定型心绞痛的临床疗效观察. 针灸临床杂志, 2000, 16 (3): 15.

[183] 温军, 谢丙. 针灸治疗不稳定型顽固性心绞痛 32 例疗效观察. 针灸临床杂志, 2002, 18 (10): 27.

[184] 于礼, 王天佑. 针刺内关治疗冠心病 98 例. 山东中医杂志, 1999, 18 (7): 213.

[185] 张朝晖, 王强. 针刺内关、神门对冠心病患者血小板活性的影响. 中国针灸, 2000, 20 (2): 119.

[186] 赵艳玲, 唐晨光, 章薇, 等. 针药并用治疗冠心病心绞痛临床疗效观察及对血浆 ET、cGRP 影响研究. 中国针灸, 2001, 21 (2): 70.

[187] 郑关毅, 陈晓东. 针刺对冠心病患者血浆内皮素的影响. 上海针灸杂志, 1999, 18 (1): 6.

[188] 袁中君, 于淼. 针药结合治疗冠心病心绞痛临床观察. 辽宁中医学院学报, 2002, 4

（4）：306.

［189］刁利红．针刺内关穴为主治疗冠心病心绞痛临床观察．辽宁中医杂志，2003，30（8）：667.

［190］吴华慧，王晓丽，张霁．针药结合治疗冠心病心绞痛的临床观察．针灸临床杂志，2005，21（12）：21.

［191］刁利红，严洁，易受乡，等．针药结合对冠心病心肌缺血患者 ET 和 CGRP 的影响．针灸临床杂志，2006，22（5）：3.

［192］王振国，陈以国．针药并用治疗不稳定性心绞痛临床观察．辽宁中医杂志，2006，33（1）：44.

［193］赵恒山，王秀春．针药并举治疗变异型心绞痛疗效观察．辽宁中医杂志，2004，31（1）：65.

［194］曹建萍，高峰，罗侃，等．针药结合治疗不稳定型心绞痛临床疗效及动态心电图观察．中国针灸，2002，22（6）：363.

［195］李慧璟，庄玲玲，陶萍，等．针刺结合丹参注射液治疗心绞痛 36 例．吉林中医药，2003，23（1）：37.

附　件

附件1：指南工作组

慢性稳定性心绞痛指南编写组：

　　组长：曹洪欣

　　成员：史大卓　殷惠军　蒋跃绒　高铸烨　董国菊　王承龙　张华敏　李立志　郭　艳　郭春雨

　　曹洪欣　男，医学博士，主任医师，中国中医科学院，指南开发小组组长。

　　史大卓　男，医学博士，主任医师，中国中医科学院西苑医院，指南开发小组副组长，主要负责指南的总体设计。

　　殷惠军　男，医学博士，主任医师，中国中医科学院西苑医院，指南开发小组副组长，主要负责指南的总体设计，中国中西医结合学会会员。

　　蒋跃绒　女，医学博士，主治医师，中国中医科学院西苑医院，主要负责指南的文献检索、评价与指南草案的书写。

　　高铸烨　男，医学博士，主治医师，中国中医科学院西苑医院，主要负责指南的文献检索、评价与指南草案的书写。

　　董国菊　女，医学博士，主治医师，中国中医科学院西苑医院，主要负责指南的文献检索、评价与指南草案的书写。

　　王承龙　男，医学博士，主任医师，中国中医科学院西苑医院，主要负责指南的中医学指导。

　　张华敏　女，医学博士，研究员，中国中医科学院信息所，主要负责指南的方法学指导和文献信息检索。

　　李立志　男，医学博士，主任医师，中国中医科学院西苑医院，主要负责指南的西医学审核和中医学指导。

　　郭　艳　女，医学博士，副主任医师，中国中医科学院西苑医院，主要负责指南的文献检索、评价与指南草案的书写。

　　郭春雨　女，医学博士，主治医师，中国中医科学院西苑医院，主要负责指南的文献检索、评价与指南草案的书写。

慢性稳定性心绞痛指南咨询专家：

　　王永炎　陈可冀　曹洪欣　翁维良　李乾构　史载祥　赵一鸣　刘建平

王永炎　男，医学学士，教授，院士，中国中医科学院。
陈可冀　男，医学学士，教授，院士，中国中医科学院西苑医院。
翁维良　男，医学学士，教授，中国中医科学院西苑医院。
李乾构　男，医学学士，教授，首都医科大学附属北京中医医院。
史载祥　男，医学学士，医学学士，卫生部中日友好医院。
赵一鸣　男，医学学士，医学学士，教授，北京大学第三医院。
刘建平　男，医学学士，医学学士，教授，北京中医药大学。

附件 2：信息资源
1　文献检索

根据国际循证医学中心 Cochrane 协作网工作手册标准，采用计算机和手工相结合的方法进行检索。电子检索 Cochrane 临床对照试验注册库、Cochrane 协作网心血管组资料库、Cochrane 协作网补充医学领域试验数据库及 PubMed、EMBASE、OVID、Cochrane 图书馆，中国生物医学文献光盘数据库 CBM、中国学术期刊全文数据库 CNKI、中文科技期刊数据库 VIP、中国中医药信息网、台湾 CEPS 中文电子期刊服务，语种无限制。手工检索多种心血管疾病会议论文集，并在临床试验报告论文或综述的参考文献中追踪查阅相关文献，尽量与有关专家及药业公司联系索取相关临床试验结果。检索策略采用 Cochrane 协作网主题词（全部扩展树）检索式。

2　检索类型

已有的指南、系统评价或 Meta 分析、随机对照临床试验（RCT）、其他类型的临床研究如病例对照研究、队列研究、专家经验、个案报道及部分基础研究。

3　检索策略

采用 Cochrane 协作网主题词（全部扩展树）检索式。中文文献检索年限从 1979 年至 2009 年 9 月，英文文献检索近 15 年内的文献。

3.1　中文文献检索策略

JHJ1：冠心病	JHJ11：辨证施治
JHJ2：心绞痛	JHJ12：中药
JHJ3：缺血性心脏病	JHJ13：草药
JHJ4：胸痹	JHJ14：中成药
JHJ5：心痛	JHJ15：针灸
JHJ6：（JHJ1orJHJ2orJHJ3orJHJ4orJHJ5）	JHJ16：推拿
JHJ7：中医	JHJ17：按摩
JHJ8：中西医	JHJ18：穴位
JHJ9：证候	JHJ19：艾灸
JHJ10：辨证论治	JHJ20：理疗

JHJ21：JHJ7 or JHJ8 or JHJ9 or JHJ10 or JHJ11 or JHJ12 or JHJ13 or JHJ14 or JHJ15 or JHJ16 or JHJ17 or JHJ18 or JHJ19 or JHJ20

JHJ22：（JHJ6 and JHJ21）

3.2　英文文献检索策略

JHJ1 coronary heart disease

JHJ2 cardiovascular disease

JHJ3 angina pectoris

JHJ4 ischemic heart disease

JHJ5 MEDICINE CHINESE TRADITIONAL（＊ME）

JHJ6 DRUGS CHINESE HERBAL（＊ME）

JHJ7 herb＊

JHJ8（Chinese near differentia＊）

JHJ9（Chinese near syndrome＊）

JHJ10（Chinese near pattern＊）

JHJ11（Chinese near patent＊）

JHJ12 acupuncture

JHJ13 moxibustion

JHJ14 massage

JHJ15（acu＊ near point）

JHJ16（Chinese near physical＊）

JHJ17（JHJ1 or JHJ2 or JHJ3 or JHJ4）

JHJ18（JHJ5 or JHJ6 or JHJ7 or JHJ8 or JHJ9 or JHJ10 or JHJ11 or JHJ12 or JHJ13 or JHJ14 or JHJ15 or JHJ16）

JHJ19（JHJ17 and JHJ18）

［＊ME ＝ explode MeSH term，all other terms are textword searches，＊ ＝ truncation term］

4 手工检索

中国医籍如《伤寒论》、《金匮要略》、《备急千金要方》、《千金翼方》、《外台秘要》、《脾胃论》、《儒门事亲》、《兰台轨范》、《临证指南医案》、《名医类案》，国外有关中医的古典医籍如《杂病广要》、《皇汉医学》、《东医宝鉴》、《东医寿世保元》等。

附件3：证据分级与推荐强度标准

1 证据分级

证据分级标准参考刘建平教授提出的传统医学证据体的构成及证据分级的建议，本指南结合临床实际作适当修订。

Ⅰa：由随机对照试验、队列研究、病例对照研究、病例系列这四种研究中至少两种不同类型的研究构成的证据体，且不同研究结果的效应一致；实施较好的Meta分析或系统评价。

Ⅰb：具有足够把握度的单个随机对照试验。

Ⅱa：非随机对照研究或队列研究（有对照的前瞻性研究）。

Ⅱb：病例对照研究。

Ⅲa：历史性对照的系列病例。

Ⅲb：自身前后对照的病例系列。

Ⅳ：长期在临床上广泛运用的病例报告和史料记载的疗法；专家共识意见。

Ⅴ：未经系统研究验证的专家观点和临床经验，以及没有长期在临床上广泛运用的病例报告和史料记载的疗法。

2 推荐强度

推荐强度参考美国国家临床指南交换所建议分级划分标准，并作适当修改。

A级：需要至少一个随机对照临床试验作为高质量和连贯性地提出具体建议的文献整体的一部分（证据来自Ⅰa和Ⅰb）。

B级：需要与主题相关的完成良好的临床研究，但没有随机对照临床试验（证据来自Ⅱa、Ⅱb和Ⅲ级）。

C 级：需要来自专家委员会的报告或意见和/或临床经验，但缺乏直接的高质量的临床研究（证据来自Ⅳ和Ⅴ级）。

附件 4：指南评价

AGREE 评测结果

对慢性稳定性心绞痛临床实践指南的评估由 3 名评估员进行，在认真学习 AGREE 评估系统的基础上，独立地对各个条目进行评分。

六大领域标准化得分（表1）：

表1 六大领域标准化得分

研究领域	条目编号	标准化得分
范围与目的	1，2，3	83.33%
参与人员	4，5，6，7	68.75%
制订的严谨性	8，9，10，11	64.58%
清晰性和可读性	12，13，14，15，16，17，18	60.71%
应用性	19，20，21	55.56%
编辑独立	22，23	87.50%

对指南进行全面评估，建议在局部地区进行预试验后，再行推广。指南工作组应提供支持指南应用的工具，如手册、计算机或其他手段。对指南推行的障碍及费用，疗效评价标准也应加以考虑。

附件 5：词汇表

病证结合论治：现代医学疾病诊断与中医辨证相结合进行论治。

动脉硬化指数：是以血脂不同构成的比值来表示是否较容易发生动脉硬化，即（总胆固醇 – 高密度脂蛋白胆固醇）/高密度脂蛋白胆固醇（<3.0 以下为正常）。

盗汗：入睡后出汗，醒来即止的表现。

短气：呼吸短促而急，自觉气息不能接续的表现。

肌肤甲错：全身或局部皮肤干燥、粗糙、脱屑，触之棘手，形似鱼鳞的表现。

惊悸：自觉易惊善恐的心悸。

少气：指呼吸微弱而声低，气少不足以息，言语无力的表现。

胸痹（心痛）：胸痹（心痛）是由于正气亏虚，饮食不节，情志失调，寒邪内侵等所引起的以痰浊、瘀血、气滞、寒凝痹阻心脉为基本病机，以膻中或左胸部发作性憋闷、疼痛为主要临床表现的一种病证。轻者偶发短暂轻微的胸部沉闷或隐痛，或为发作性膻中或左胸含糊不清的不适感；重者疼痛剧烈，或呈压榨样绞痛。常伴有心悸，气短，呼吸不畅；甚至喘促，惊恐不安，面色苍白，冷汗自出等。多由劳累、饱餐、寒冷及情绪激动等诱发，亦可无明显诱因或安静时发病。目前，中医多按照现代医学冠心病心绞痛的特点描述中医的胸痹心痛。

心悸：以自觉心跳，惊慌不安，不能自主为主要表现的疾病。

怔忡：以心跳剧烈，不能自安，而又持续不断为主要表现的心悸。

自汗：不因劳累活动，不因天热及穿衣过暖和服用发散药物等因素而自然汗出的表现。

附件6：词汇缩略语表（表2）

表2   词汇缩略语表

英文缩写	英文全称	中文全称
ACC	American College of Cardiology	美国心脏病学院
ACP	American College of Physicians	美国内科医师学院
AHA	American Heart Association	美国心脏协会
AMI	Acute Myocardial Infarction	急性心肌梗死
AP	Angina Pectoris	心绞痛
ASI	Arterial Sclerosis Index	动脉硬化指数
CABG	Coronary Artery Bypass Graft	冠状动脉旁路移植术
CAG	Coronary Angiography	冠状动脉造影术
CBM	Chinese Biology Medicine Database	中国生物医学文献数据库
CCSPS	China Coronary Secondary Prevention Study	中国冠心病二级预防研究
CGRP	Calcitonin Gene – Related Peptide	降钙素基因相关肽
CHD	Coronary Heart Disease	冠心病
CI	Confidence Interval	可信区间
DM	Diabetes Mellitus	糖尿病
ECG	Electrocardiogram	心电图
EMBASE	Excerpta Medica Database	医学文摘资料库
ESC	European Society of Cardiology	欧洲心脏病学会
ET	Endothelin	内皮素
HDL – C	High Density Lipoprotein Cholesterol	高密度脂蛋白胆固醇
ICD	International Classification of Diseases	国际疾病分类编码
IHD	Ischemic Heart Disease	缺血性心脏病
LDL – C	Low Density Lipoprotein Cholesterol	低密度脂蛋白胆固醇
LPA	Lysophos Phatidic Acid	血浆溶血磷酯酸
MeSH	Medical Subject Headings	医学主题词
MONICA	Multinational Monitoring of Trends and Determinants in Cardiovascular Diseases	多国心血管病趋势和决定因素监测
NO	Nitrogen Monoxidum	一氧化氮
OR	Odds Ratio	优势比
PCI	Percutaneous Coronary Intervention	经皮冠状动脉介入手术
PRO	Patient Report Outcome	患者报告结果
PTCA	Percutaneous Transluminal Coronary Angioplasty	经皮冠状动脉腔内成形术
QOL	Quality of Life	生存质量
RR	Relative Risk	相对危险度

续表

英文缩写	英文全称	中文全称
RS	Restenosis	再狭窄
SAP	Stable Angina Pectoris	稳定性心绞痛
SCA	Selective Coronary Angiography	选择性冠状动脉造影
SR	Systematic Review	系统评价
TC	Total Cholesterol	血清总胆固醇
TCM	Traditional Chinese Medicine	传统中国医学
TG	Triglyceride	甘油三酯
UAP	Unstable Angina Pectoris	不稳定性心绞痛
WHO	World Health Organization	世界卫生组织

脑梗死中医临床实践指南

要点说明

1 关键事项

在充分掌握国际关于脑梗死的指南和治疗进展情况以及对患者进行访谈基础上，主要根据中国在证候规范化、证候演变规律以及综合防治方案的优化、中医药有效药物的研究等方面取得的中医药研究成果，重视古代文献、名老中医经验辑录的挖掘与利用，结合专家共识进行编写，并在中国 6 家医院进行了为期 2 年的试行且征求反馈意见，最终形成本指南，力争做到与中医药防治脑梗死的临床实际一致。本指南拟根据进一步的研究进展进行定期更新。

本指南以目前中医药防治脑梗死的研究成果和专家共识作为证据，依据特定方法制作而成，不属于医疗行为的标准或规范。本指南并不包括所有有效的疗法，也不排斥其他有效的疗法，采用指南推荐方法不能保证所有患者都能获得理想的临床结局。卫生从业者在抉择临床治疗措施时，可参考本指南，并在此基础上，根据临床的具体情况，结合自身的经验及患者的意愿做出。

2 关键建议

中医药治疗脑梗死强调以辨证论治为原则，根据脑梗死病程各阶段的证候动态变化随时遣方用药。治疗手段包括中药汤剂（口服或鼻饲）、中成药、针灸、推拿、药浴及康复训练等，根据不同病期的临床特点和患者病情选择上述方法，以综合治疗方案为宜。本指南推荐的建议有：

专家共识的脑梗死临床常见证候有：风痰阻络证、痰热腑实证、气虚血瘀证、阴虚风动证、痰蒙清窍证、痰热内闭证、元气败脱证。

在脑梗死病程的各个时期治疗中，采用活血化瘀法，可根据病情选用中药汤剂或中成药如通心络胶囊、脑心通胶囊、血塞通滴丸等。（推荐使用）

补阳还五汤或具有益气活血功效的中成药，适合于治疗脑梗死气虚血瘀证患者。（推荐使用）

对于脑梗死急性期表现为痰热腑实证者，建议短期使用化痰通腑法治疗，可选用星蒌承气汤或三化汤等。（推荐使用）

脑梗死中脏腑患者可采用开窍法治疗，根据临床辨证选用安宫牛黄丸、至宝丹和苏合香丸。（有选择性的推荐）

脑梗死中医证候具有动态演变规律，根据证候的变化随时易法更方，可选用化痰通络汤、星蒌承气汤、镇肝息风汤、天麻钩藤饮、补阳还五汤等。（推荐使用）

综合运用中成药、口服中药汤剂、针灸、推拿、药浴等多种治疗措施，显示有较好的疗效和安全性，是目前临床治疗脑梗死的主要治疗模式。（推荐使用）

病情平稳的脑梗死患者尽早采用针灸治疗，可能有一定的益处。（有选择性的推荐）

脑梗死恢复期和后遗症期的部分并发症，如肩－手综合征、吞咽困难等，选用中医康复方法与西医康复训练相结合，可能有一定的益处，主要为提高康复效果。（有选择性的推荐）

针灸治疗吞咽困难可能有一定的益处。（有选择性的推荐）

中药泡洗能缓解肩－手综合征所致的疼痛、局部肿胀，推拿可缓解肢体痉挛。（有选择性的推荐）

专家共识的脑梗死预防综合调理，包括药物治疗、生活起居、饮食、气候和精神调摄等方面，必要时中西医结合治疗。

3 实施过程

对确诊为脑梗死患者，可以按如下实施流程操作：

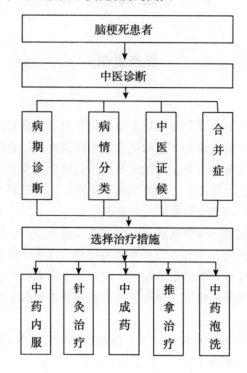

目　录

介　绍

本指南主要针对脑梗死的急性期、恢复期和后遗症期，提供以中医药为主要内容的预防、保健、诊断、治疗和康复建议，供中医科医生、保健医生、急诊科医生、神经科医生及其他相关科室医生参考使用。主要目的是推荐有循证医学证据的脑梗死的中医药诊断与治疗方法，指导临床医生、护理人员规范使用中医药进行实践活动；加强对脑梗死患者的管理；提高患者及其家属对脑梗死防治知识的知晓率。

目前在国际上颁布的关于脑卒中的临床实践指南中，比较权威的机构主要有美国心脏协会/美国卒中协会、欧洲卒中促进会、英国临床优化研究所等[1-9]。2004年，日本颁布了脑卒中指南[10-12]，2005年中国卫生部疾病控制司、中华医学会神经病学分会制订了《中国脑血管病防治指南》[13]。

中医学的中风病相当于脑卒中，包括脑梗死和脑出血。1986年，中国中医药学会内科分会中风专业组制订了"中风病中医诊断与疗效评定标准"，并被收入中华人民共和国中医药行业标准《中医病证诊断疗效标准》及中国国家药品食品监督管理局《中药新药临床研究指导原则》中。1991~1996年中国开展了多中心的中风病中医证候临床调查，在其研究成果基础上，国家中医药管理局脑病急症协作组制订并颁布了第二代《中风病中医诊断与疗效评定标准（试行）》及《中风病辨证诊断标准（试行）》[14-16]。1996~1998年中国承担并完成了世界卫生组织（WHO）国际合作项目"脑血管病的中医康复"。目前，在运用中医药治疗脑卒中的方法上达成了专家共识，形成了针对脑梗死的中医药治疗方案。2001~2004年我国开展了多中心的随机对照临床试验，对治疗方案进行了疗效评价[17]。2006~2008年，中国国家中医药管理局、中华中医药学会组织编写《中医内科常见病临床诊疗指南》，完成并出版了脑梗死诊疗指南[18]。指南编写小组对患有脑梗死疾病的患者进行访谈并记录在案，访谈内容包括患者对目前中国国内中西医卫生服务的体验和期望。在上述工作基础上制订本指南。

工作组成员包括传统医学专家、医学统计学人员和流行病学专家等参与了本指南的编制过程，其中中国传统医学专家（从事神经内科专业的临床医生和研究人员）负责疾病诊疗内容的确定和共识的形成；从事流行病学和循证医学专业的人员，参与临床研究证据的评价等。

背　景

脑梗死是缺血性卒中的总称，包括脑血栓形成、腔隙性梗死和脑栓塞等，指脑部血液供应障碍，缺血、缺氧引起局限性脑组织的缺血性坏死或软化，而出现相应的神经系统症状。动脉粥样硬化是本病最常见的病因。

脑梗死占全部脑卒中的60%~80%。从总体看，脑梗死的发病率男性高于女性。脑梗死急性期病死率较高，达到5%~15%，死亡原因多数由于脑部病变本身和较为严重的并发症。存活患者中，70%左右遗留有后遗症，半年之内复发率较高。可干预的危险因素主要包括高血压、心脏病、糖尿病、吸烟、酗酒、血脂异常、颈动脉狭窄等。

脑梗死不但给患者和家庭带来痛苦和沉重的经济负担，而且还严重影响了患者的生活质量，同时也给国家医疗卫生经济造成了巨大压力。脑血管病已成为医学界亟待解决的课题，脑血管病的防治研究是当今世界重大的公共卫生问题。目前，西医对脑梗死的治疗措施主要为溶栓治疗，但由于其严格的时间窗限制，使得溶栓治疗的应用在整体治疗上并无理想的改观和进展。据资料显示，即使在经济发达国家也仅有5%左右的脑梗死患者能够接受溶栓治疗。

脑梗死属于中医"中风病"范畴。中医学认为本病是在气血内虚的基础上，因劳倦内伤、忧思恼怒、嗜食厚味及烟酒等诱因，引起脏腑阴阳失调，气血逆乱，直冲犯脑，导致脑脉痹阻，临床以猝然昏仆、半身不遂、口舌歪斜、言语謇涩或不语、偏身麻木为主症，并具有起病急、变化快的特点，好发于中老年人的一种常见病。临床也可见以突发眩晕、或复视、或行走不稳、或饮水呛咳等为主要表现者，亦属"中风病"范畴。

中医学对中风病的治疗积累了丰富的经验。早在《内经》中就有了中风病症状的描述：汉代张仲景认为络脉空虚、风邪入中是中风病的主要病机，将中风病分为中络、中经、中腑、中脏；《太平惠民和剂局方》中使用至宝丹和苏合香丸治疗中风昏迷；金元时期医家强调"内风"致中，刘河间提出治疗中风病用通下法，选用大承气汤或三化汤；明代李中梓将中风中脏腑分为闭证、脱证，王清任采用补阳还五汤治疗中风病，同时记录了中风先兆的 34 种症状。明清之后，韩国和日本借鉴了中国医学成就，如《杂病广要》、《东医宝鉴》等摘辑了中国古籍中有关中风的专论，收录了治疗中风的相关方药，如三化汤、苏合香丸、参附汤等。

近 20 年来，对中风病症状学、证候规范化、证候演变规律、中风病危险因素的筛查与控制以及中风病综合防治方案的研究和优化、中医药有效药物的研究等方面进行了连续、逐步深入的临床科学研究，提出了新理论、新方法以指导临床实践，取得了一系列研究成果。中医药治疗可以改善证候和神经功能，提高患者生存质量。实验研究证实，中药能改善脑梗死急性期病理生理过程，对神经元损伤有保护作用。

目前，国际上尚无中医药治疗脑梗死的临床实践指南。为此，整合和吸纳国际中医药防治脑梗死的研究成果和成功经验，借鉴临床流行病学的研究方法，形成具有循证医学证据的中医药防治脑梗死的临床实践指南，对于规范使用中医药，提高中医药治疗脑卒中的临床疗效具有重要作用。

临床特征

1 临床特点

多数在静态下急性起病，动态起病者以心源性脑梗死多见，部分病例在发病前可有短暂性脑缺血发作（transient ischemic attack，TIA）。

病情多在几小时或几天内达到高峰，部分患者症状可进行性加重或波动。

临床表现决定于梗死灶的大小和部位，主要为局灶性神经功能缺损的症状和体征，如偏瘫、偏身感觉障碍、失语、共济失调等，部分可有头痛、呕吐、昏迷等全脑症状。

2 辅助检查

2.1 血液检查

血小板、凝血功能、血糖、血脂等。

2.2 影像学检查

脑部影像学检查可以直观地显示脑梗死的范围、部位、血管分布、有无出血、陈旧和新鲜梗死灶等，帮助临床判断组织缺血后是否可逆、血管状况，以及血流动力学改变，帮助选择溶栓患者，评估继发出血的危险程度。

2.2.1 头颅计算机断层扫描（computed tomography，CT）

头颅 CT 平扫是最常用的检查。但是对超早期缺血性病变和皮质或皮质下小的梗死灶不敏感，特别是后颅窝的脑干和小脑梗死更难检出。

在超早期阶段（发病 6 小时内），CT 可以发现一些轻微的改变：大脑中动脉高密度征；皮质边缘（尤其是岛叶）以及豆状核区灰白质分界不清楚；脑沟消失等。通常平扫在临床上已经足够使用。若进行 CT 血管成像，灌注成像，或要排除肿瘤、炎症等则需注射造影剂增强显像。

2.2.2 头颅磁共振（magnetic resonance imaging，MRI）

标准的 MRI 序列（T1、T2 和质子相）对发病几个小时内的脑梗死不敏感。弥散加权成像（DWI）可以早期显示缺血组织的大小、部位，甚至可显示皮质下、脑干和小脑的小梗死灶。早期梗死的诊断敏感性达到 88% ~ 100%，特异性达到 95% ~ 100%。灌注加权成像（PWI）是静脉注射顺磁性造影剂后显示脑组织相对血流动力学改变的成像。灌注加权改变的区域较弥散加权改变范围大，目前认为弥散 - 灌注不匹配区域为半暗带。

2.3 经颅多普勒超声（trans cranial doppler，TCD）

对判断颅内外血管狭窄或闭塞、血管痉挛、侧支循环建立程度等有帮助。最近，应用于溶栓治疗的监测，对预后判断有参考意义。

2.4 血管影像

虽然现代的血管造影已经达到了微创、低风险水平，但对脑梗死的诊断则没有必要作为常规进行血管造影数字减影（digital subtraction angiography，DSA）检查。DSA 虽然对在开展血管内介入治疗、动脉内溶栓、判断治疗效果等方面很有帮助，但仍有一定的风险。磁共振血管成像（MRA）、CT 血管成像（CTA）等是无创的检查，对判断受累血管及治疗效果有一定的帮助。

2.5 其他

正电子发射断层扫描（PET）、氙加强 CT、单光子发射计算机断层扫描（SPECT）等多在有条件的医院用于研究。

诊断标准

1 诊断要点

参考 2005 年中国卫生部疾病控制司、中华医学会神经病学分会制订的《中国脑血管病防治指南》[13]。

大部分患者静态下急性起病，动态起病者以心源性脑梗死多见，部分病例在发病前可有短暂性脑缺血发作，如短暂的肢体麻木、无力等。病情一般在数小时或数日内达到高峰，也可以是症状进行性加重或病情波动。

临床症状体征取决于梗死病灶的部位和大小，主要表现为局灶性神经功能缺损的症状和体征，如偏瘫、偏身感觉障碍、认知功能障碍、颅神经麻痹、共济失调等，部分可出现全脑症状和体征，如头痛、恶心呕吐、昏迷和生命体征异常等。

头颅 CT 或 MRI 检查发现梗死灶时，可以确诊。

2 临床分型

牛津郡社区卒中研究分型（oxfordshire community stroke project，OCSP）不依赖于影像学结果，主要根据临床表现对急性期脑梗死迅速分型，提示闭塞血管和梗死灶的大小和部位，有利于指导治疗和评估预后。OCSP 临床分为 4 型。

2.1 全前循环梗死（total anterior circulation infarct，TACI）

表现为三联征，即完全大脑中动脉综合征的表现：大脑较高级神经活动障碍；同向偏盲；偏身运动和/或感觉障碍。多为大脑中动脉近段主干，少数为颈内动脉虹吸段闭塞引起的大片脑梗死。

2.2 部分前循环梗死（partial anterior circulation infarct，PACI）

有以上三联征的两个，或只有高级神经活动障碍，或感觉运动缺损较 TACI 局限。提示大脑中动脉远段主干、各级分支或大脑前动脉及分支闭塞引起的中、小梗死。

2.3 后循环梗死（posterior circulation infarct，POCL）

表现为各种程度的椎 - 基底动脉综合征，为椎 - 基底动脉及其分支闭塞引起的大小不等的脑干、小脑梗死。

2.4　腔隙性梗死（lacunar infarction，LACI）

表现为腔隙综合征。大多是基底节或桥脑小穿通支病变引起的小腔隙灶。

3　病期诊断

急性期：发病2周以内。

恢复期：发病2周至6个月。

后遗症期：发病6个月以后。

4　中医病情分类

中经络：脑梗死无明显意识障碍者。

中脏腑：脑梗死有明显意识障碍者。

5　中医证候诊断

脑梗死中医证候诊断，主要通过临床望、闻、问、切四诊所得到的信息进行辨证，并将中医辨证体系中的八纲辨证、脏腑辨证、气血津液辨证相结合。

参照中国国家中医药管理局脑病急症协作组分别于1994年和1996年发表的"中风病辨证诊断标准（试行）"及"中风病中医诊断与疗效评定标准（试行）"[14-16]，临床常见的证候如下：

5.1　风痰阻络证

半身不遂，口舌歪斜，言语謇涩或不语，偏身麻木，头晕目眩，痰多而黏，舌质暗淡，舌苔白腻，脉弦滑。

5.2　痰热腑实证

半身不遂，口舌歪斜，言语謇涩或不语，偏身麻木，腹胀，便干便秘，头痛目眩，咯痰或痰多，舌质暗红，苔黄腻，脉弦滑或偏瘫侧弦滑而大。

5.3　气虚血瘀证

半身不遂，口舌歪斜，言语謇涩或不语，偏身麻木，面色㿠白，气短乏力，口角流涎，自汗出，心悸便溏，手足肿胀，舌质暗淡，舌苔薄白，有齿痕，脉沉细。

5.4　阴虚风动证

半身不遂，口舌歪斜，言语謇涩或不语，偏身麻木，眩晕耳鸣，手足心热，咽干口燥，舌质红而体瘦，少苔或无苔，脉弦细数。

5.5　痰蒙清窍证（阴闭）

神识昏蒙，半身不遂，口舌歪斜，痰鸣辘辘，面白唇暗，肢体松懈，瘫软不温，静卧不烦，二便自遗，周身湿冷，舌质紫暗，苔白腻，脉沉滑缓。

5.6　痰热内闭证（阳闭）

神识昏蒙，半身不遂，口舌歪斜，鼻鼾痰鸣，肢体强痉拘急，项强身热，气粗口臭，躁扰不宁，甚则手足厥冷，频繁抽搐，偶见呕血，舌质红绛，舌苔褐黄干腻，脉弦滑数。

5.7　元气败脱证（脱证）

昏愦不知，目合口开，四肢瘫软，肢冷汗多，二便自遗，舌蜷缩，舌质紫暗，苔白腻，脉微欲绝。

推荐：脑梗死临床常见以上7个证候，这已经成为中国国内专家共识[17-21]（Ⅳ级证据，有选择性的推荐）。关于中医证候与脑梗死分期之间的联系，目前文献研究较少。大多数专家认为，急性期多以实证为主，痰热腑实证、痰蒙清窍证（阴闭）、痰热内闭证（阳闭）、风痰阻络证多见，病情危重者易发展到元气败脱证（脱证）；恢复期和后遗症期多以虚证或虚实夹杂证为主，如气虚血瘀证、阴虚风动证等（Ⅴ级证据，有选择性的推荐）。

干预、管理和推荐

1 干预

中医药治疗脑梗死强调以辨证论治为原则，根据脑梗死病程各阶段的证候动态变化随时遣方用药。急性期以醒神开窍、化痰通腑、平肝息风、化痰通络为主要治法，恢复期和后遗症期以益气活血、育阴通络为法。治疗手段包括中药汤剂（口服或鼻饲）、中成药、针灸、推拿、药浴及康复训练等。根据不同病期的临床特点和患者病情选择上述方法，以综合治疗方案为宜，可促进患者神经功能的恢复，提高患者生活质量。在脑梗死恢复期和后遗症期的并发症中，部分并发症如肩-手综合征、吞咽困难等，采用针灸、中药泡洗、推拿按摩等治疗措施，与目前现代康复医学相结合，可以提高康复效果。

2 管理与推荐

2.1 预防和早期监测

对脑梗死高危人群来说，应强调对危险因素的管理，定期到社区或基层医院进行筛查和监测，预防脑梗死的发生；脑梗死患者需要定期去医院随诊复查。因此，政府部门开展健康教育和健康促进活动，建立监测系统、人群防治基地和卒中登记系统，有利于中风先兆证的早期诊断和早期治疗。国外的研究表明，建立监测系统和人群防治基地，可有效降低脑梗死的发病率、死亡率和复发率。

中风先兆是与脑梗死（中风病）有密切联系的临床综合征，多见于中年以上人群，临床表现繁杂多样，主要为阵发性眩晕、发作性偏身麻木、短暂性言语謇涩、一过性偏身瘫软、晕厥发作、瞬时性视歧昏瞀等。其中一些患者可发展为脑梗死（中风），但经治疗后，可防止或延缓脑梗死（中风病）的发生。因此，若患者出现中风先兆，应及时诊治，避免发展为脑梗死（中风病）。

2.1.1 中风先兆证症状和诱因的研究

中医学很早就认识到某些症状的出现，可能预示不久将要发生中风。张山雷《重订中风斠诠》记述了近20种中风先兆症状，王清任《医林改错》详细记载中风先兆症状34种，突出描述了一过性症状在中风发病上的重要性。1993年11月，国家中医药管理局脑病急症协作组讨论通过了《中风先兆证诊断与疗效评定标准》，明确了中风先兆证的诊断标准、疗效评定标准等[22]。

为研究中风病急性期发病前的相关症状，采用1：2配对病例对照研究方法，用调查问卷方式调查了北京、江苏常州、广州、吉林延边、内蒙古呼和浩特、上海、天津、陕西咸阳等8个城市，对数据进行条件Logistic回归分析。结果显示：偏身麻木是中风病发病前24小时内的主要首发症状；中风病发病前3～7天，若出现以头痛而痛处不移为主要表现，或见阵发性半身无力，或者伴有嗜睡等症状，表明处于中风病急性期始发态的早期阶段；若患者仅见手麻，头昏沉，或头晕，或持续眩晕，伴有食后困顿，且气息均匀、颜面正常或晦暗，表明处于中风病急性期始发态的早期先兆阶段；中风病发病前7～30天，若患者面色正常，体胖臃肿，平时性情急躁易怒，并伴有口臭，而见有明显手麻，或伴有持续眩晕或头晕，或伴食后困顿的症状表现，可以认为患者处于中风病急性发病前的先兆期阶段[23-26]。（Ⅱb级证据，有选择性的推荐）

检索2000年10月以前国内生物学期刊发表的有关中风危险因素及中风先兆研究的文献共98篇，META研究结果显示：在中风病危险因素的病例对照研究中，荤食、吸烟、饮酒、急躁易怒、口味过甜、暴怒诱发等在病例组的暴露率明显高于对照组，差异有统计学意义，而过劳、抑郁、口味过咸则无统计学意义。在中风发病24小时内，头晕或持续眩晕、猝然头痛、头痛痛处不移、视物模糊、颜面麻木、心烦易怒、耳鸣、偏身麻木均可能为此阶段的先兆症状；在中风发病前1个月内，头晕或持续眩晕、苒然头痛、头痛痛处不移、视物模糊、颜面麻木、心烦易怒、急躁、耳鸣等可能为此阶段的先兆症状[27]。（Ⅱb级证据，有选择性的推荐）

对 264 例缺血性中风病例调查分析，发现气候骤变、情绪波动和饮食嗜好是其发病的外因、内因和不内外因[28]。（Ⅳ级证据，有选择性的推荐）

2.1.2 中风先兆证的治疗

中医学认为中风先兆证猝然为病，旋即而复，符合风邪致病的特点；同时具有痰瘀互结，络脉痹阻的病理特征。在此基础上，若来势凶猛，急骤而至，为肝阳亢盛，阳亢化风，内风扰动；若表现为症状时发时止，或在近期中风的基础上反复发作，为正气不足，阴虚风动。

目前临床主要分为以下 4 个证型进行治疗[22][28,29]。

2.1.2.1 肝阳上亢证

临床表现：阵发性眩晕，发作性偏身麻木，短暂性言语謇涩，一过性偏身瘫软，瞬时性视歧昏瞀，面色发红，头部胀痛，目赤口苦，急躁易怒，手足震颤，尿黄赤，舌红，苔薄黄或黄干，脉弦数。

病因病机：肝阳亢盛，阳亢化风，内风扰动，络脉绌急。

推荐方药：天麻钩藤饮（《杂病证治新义》）加减。天麻、钩藤、生石决明[先煎]、山栀、黄芩、川牛膝、杜仲、益母草、桑寄生等。（Ⅳ级证据，有选择性的推荐）

煎服方法：煎药时加冷水超过药面，二煎水量酌减。头煎沸后，再煎 20 分钟；二煎沸后，再煎 15 分钟。生石决明（先煎），煎药未沸时用武火，沸后用文火，每隔 3 ～ 5 分钟搅拌 1 次。头二煎药共计得药汁 300ml 左右，混合后，早饭前和晚饭后分 2 次服。

2.1.2.2 痰浊壅滞证

临床表现：阵发性眩晕，发作性偏身麻木，短暂性言语謇涩，一过性偏身瘫软，瞬时性视歧昏瞀，头沉重感，或伴有胸闷痰多，纳呆多寐，肢体困重，舌质淡红或暗红，舌体胖大或有齿痕，苔白腻或黄腻，脉弦滑或濡数。

病因病机：痰浊蕴久，触动肝风，风夹痰浊扰动脑脉，络脉不畅。

推荐方药：半夏白术天麻汤（《医学心悟》）加减。天麻、白术、制半夏、陈皮、茯苓、丹参、泽泻等。（Ⅳ级证据，有选择性的推荐）

煎服方法：同上。

2.1.2.3 气虚血瘀证

临床表现：阵发性眩晕，发作性偏身麻木，短暂性言语謇涩，一过性偏身瘫软，瞬时性视歧昏瞀，面色无华，心悸气短，自汗乏力，大便溏薄，舌质暗淡或有瘀斑或边有齿痕，舌苔白腻，脉沉细。

病因病机：正气不足，血行瘀滞，脉络不畅。

推荐方药：补阳还五汤（《医林改错》）加减。生黄芪、全当归、桃仁、红花、赤芍、川芎、地龙等。（Ⅳ级证据，有选择性的推荐）

煎服方法：同上。

2.1.2.4 肾虚血瘀证

临床表现：阵发性眩晕，发作性偏身麻木，短暂性言语謇涩，一过性偏身瘫软，瞬时性视歧昏瞀，步履不正，胫软乏力，筋惕肉瞤，腰困或腰痛，小便清长，舌质嫩红少苔，脉细尺弱或细弦。

病因病机：肾阴不足，水不涵木，虚风内动，气血不和，络脉瘀滞。

推荐方药：六味地黄丸（《小儿药证直诀》）加减。地黄、山萸肉、山药、泽泻、茯苓、丹皮、怀牛膝、益母草等。（Ⅳ级证据，有选择性的推荐）

煎服方法：同上。

408 例中风先兆证患者进行为期 4 个月的中医辨证治疗，结果：348 例（85.29%）转入"安全"范围，经 5 年随访未再发生中风；102 例中风先兆证患者经过西医治疗 4 个月，其中 45 例（40.1%）

转入"安全"范围，5 年内 9 例发生脑梗死。二者相比具有统计学意义（$P < 0.01$）[28]。（Ⅱb 级证据，有选择性的推荐）

采用清脑通络片（主要组成：丹参、草决明等）口服治疗中风先兆 301 例，并与西药组 101 例进行对照，表明该药物具有显著缓解中风先兆症状和改善血液流变性的作用，总有效率达到 86%，疗效明显优于西医对照组[30]。（Ⅱa 级证据，有选择性的推荐）

脑梗死的预防要整体调节，在中药、针灸等预防性的治疗之外，还要重视一般性预防措施。一般性预防措施涵盖了生活起居、饮食、气候和精神调摄等方面，要做到慎起居、节饮食、避风寒、调情志等。根据不同国家、地区、民族，提倡实施适应本国国情的良好生活方式[31-33]。

日常饮食以清淡为主，多食粗粮、蔬菜，尤其提倡海藻类、豆类食品，不宜暴饮暴食，忌肥甘滋腻厚味及辛辣之品；肥胖之人，或有代谢综合征的患者，要注意节减饮食，控制体重；改变生活不良嗜好如酗酒、吸烟等。生活有规律，注意劳逸适度，尤其中年人应重视体育锻炼，采用的运动形式可以多种多样，如跑步、游泳、球类等均可，推荐采用太极拳等动静适宜的形体运动；六十岁以上的老年人，要根据具体情况安排锻炼时间，活动量不宜过量，以适宜自己的体力为宜；有过脑卒中病史的人更强调每天坚持适度的自主运动和被动运动，遵循循序渐进的原则进行锻炼，行动不便患者在家属帮助下做被动运动。情志刺激会导致疾病的发生或加重病情，因此要保持心情舒畅，情绪稳定，避免七情六欲所伤。多数脑卒中患者由于残疾而影响情绪，故应注意患者的心理调摄，鼓励患者多接触社会，参加一些力所能及的家务活动，保持心平气和。（Ⅴ级证据）

推荐：脑梗死的预防要综合调理，包括药物治疗、生活起居、饮食、气候和精神调摄等方面，必要时应中西医结合治疗，如反复发作短暂性脑缺血发作的患者需要加用抗凝治疗。这项工作需要国家、政府、医院、社区、家庭和个人通力协作（有选择性的推荐）。中医药预防中风病虽然显示了一定的疗效[29-31]，但目前尚缺乏有效证据显示其有效性和安全性。

2.2 脑梗死的主要治法

2.2.1 活血化瘀法

血瘀证贯穿于脑梗死的整个病程已经基本成为了共识，多项临床研究也验证了这一结论。因此，活血化瘀法成为治疗脑梗死的有效治疗方法，适合于脑梗死急性期、恢复期和后遗症期，临床中多采用中药汤剂或中成药口服治疗。

通过计算机检索、手工检索及向药厂索取资料，收集参类药物治疗急性缺血性脑卒中的随机对照试验/半随机对照试验，并按 Cochrane 协作网推荐的方法进行系统评价。结果显示：治疗组有效率与对照组相比，其差异有统计学意义 [$RK = 1.07$，95% CI（1.01，1.14）]。治疗过程中均未发生死亡[34]。（Ⅰa 级证据，推荐使用）

对通心络胶囊治疗脑血管病随机对照试验做了 Meta 分析，评价其疗效和安全性。共纳入 37 篇随机对照研究，3336 例患者。通过分析显示，通心络胶囊组与对照组在总有效率方面差异有统计学意义；在神经功能缺损评分方面，按病种分类做亚组分析时，治疗急性脑梗死研究显示，两组差异有统计学意义，不良反应极少发生，未见明显毒副作用[35]。（Ⅰa 级证据，推荐使用）

推荐：在脑梗死病程各个时期的治疗中采用活血化瘀法，根据病情选用中药汤剂或中成药如血塞通滴丸、通心络胶囊等进行治疗[36-38]。关于活血化瘀治法已经成为大多数专家共识，文献中也有关于活血化瘀中成药的 Ⅰ 级证据，但目前相关文献质量参差不齐，还需要高质量文献提供进一步证据。（推荐使用）

注意：患者有血液系统疾病或近期有出血史，或体检发现有活动性出血或外伤（如骨折）时，应慎用活血化瘀方法。

2.2.2 益气活血法

补阳还五汤出自清代王清任的《医林改错》，此方"治半身不遂，口眼㖞斜，语言謇涩，口角流涩，大便干燥，小便频数，遗尿不禁"。自王清任之后，被广泛应用于气虚血瘀证的治疗，并纳入中国教育部全国高等中医药院校统编教材《中医内科学》第一至第六版教材和新世纪全国高等中医药院校规划教材。多年的临床实践和科学研究表明，补阳还五汤是治疗脑梗死的有效方剂，已被中西医学术界和临床医生广泛接受，并成为目前治疗脑梗死使用最广泛的方剂之一。近年来开发了具有益气活血作用的中药新药，以具有相同功效的其他中成药作为对照组，进行了随机对照双盲研究，显示其良好疗效和安全性。

采用随机双盲对照方法，将 80 例脑梗死恢复期气虚血瘀证患者分为脑心通治疗组和通心络胶囊对照组，治疗 4 周后观察疗效。结果：脑心通胶囊治疗组在改善患者生活能力状态、血脂、血液流变学等方面优于对照组（$P < 0.05$）[39]。（Ib 级证据，推荐使用）

应用丹芪偏瘫胶囊治疗脑梗死恢复期气虚血瘀证患者 30 例，采用随机对照双盲的方法进行观察，对照组选用步长脑心通胶囊，治疗疗程 4 周。结果显示：与对照组比较，丹芪偏瘫胶囊能改善语言、面瘫、上肢瘫、指瘫、下肢瘫、趾瘫和综合功能（$P < 0.05 \sim 0.01$），改善中医证候（$P < 0.05 \sim 0.01$）[40]。（Ib 级证据，推荐使用）

推荐：补阳还五汤或具有益气活血功效的中成药，适合于治疗脑梗死气虚血瘀证患者。关于补阳还五汤治疗脑梗死的古代和近代文献较多，大部分用于恢复期和后遗症期，有较好的疗效和安全性[41-46]。急性期患者根据临床辨证亦可应用。（有选择性的推荐）

注意：有关黄芪是否适合于脑梗死急性期患者一直存在不同的意见，因此，在临床应用补阳还五汤治疗脑梗死急性期患者时，黄芪的用量应逐渐增加，密切观察病情变化，如血压等。

2.2.3 化痰通腑法

在中风急性期患者中，有 40% ~ 50% 表现为痰热腑实证，治疗要点应重在化痰通腑，有助于脏腑功能、经脉气血运行的恢复，使诸症得减。中医古籍中，有通腑法治疗中风病的记载，如金元医家刘河间所著《素问病机气宜保命集》中，应用三化汤"治中风二便不通"。（朝）许浚著的《东医宝鉴》中使用三化汤"治脏腑俱中风，便尿阻隔不利"。[47]

近 20 年来对于化痰通腑法治疗痰热腑实证患者的研究颇多。早在 1986 年就使用化痰通腑法对158 例脑梗死患者进行治疗观察，有效率达 82.3%[48]（IIa 级证据）。

对 62 例脑梗死患者以低分子右旋糖酐为对照，使用化痰通腑汤和化痰通络汤治疗，并进行随机对照研究。其结果表明：化痰通络汤、化痰通腑汤治疗缺血性中风中经络者的疗效较低分子右旋糖酐为优[49]。（Ib 级证据）

对 240 例急性缺血性中风患者进行随机对照研究。研究发现，采用化痰通腑法治疗组总有效率91.9%，显效率 73.3%；对照组总有效率 69.1%，显效率 38.3%。神经功能缺损程度评分和血液流变学各项指标，化痰通腑组也优于对照组[50]。（Ib 级证据）

推荐：对于脑梗死急性期表现为痰热腑实证者，建议短期使用化痰通腑法治疗，首先选用星蒌承气汤或三化汤等。（Ib 级证据，推荐使用）

注意：临床应用化痰通腑法治疗，应注意根据患者情况决定大黄、芒硝的用量，一般在 10 ~ 15g，以大便通泻、涤除痰热积滞为度，不宜过量，中病即止。腑气通后即改其他方剂治疗，防止过用泻下药而耗伤正气。应用化痰通腑法治疗后，需观察腑气通畅情况与神志变化。

2.2.4 开窍法

开窍法治疗中风病中脏腑在历代医籍中就有论述，近代文献中也有相关研究，多选用安宫牛黄丸、至宝丹和苏合香丸。安宫牛黄丸出自《温病条辨》，至宝丹、苏合香丸均出自《太平惠民和剂局方》。

朝·金礼蒙等编著的《医方类聚》中分别引用《管见大全良方》、《治方杂论》，应用苏合香丸治疗中风病[47]；日·丹波元坚编撰的《杂病广要》中，有治疗中风病，采用"通窍方法"的记载，并指出"风邪中人，与痰气相搏，闭其经髓，神暴昏，脉暴急者，急与苏合、至宝之属以通之"。[51]朝·许浚编著的《东医宝鉴》中写道"至宝丹治卒中急风不语，不省人事"[52]。

为系统评价醒脑静注射液（成分：麝香、郁金、栀子、冰片）治疗脑梗死的临床疗效和安全性，纳入13个随机对照试验（123例患者）进行 Meta 分析。结果显示：① 病死率：2个研究比较了醒脑静与丹参的病死率，差异有统计学意义（RR = 0.31，95% CI0.14～0.70）；1个研究比较了醒脑静与丹参的病死率，差异无统计学意义（RR = 0.92，95% CI0.14～6.27）。② 总有效率：与丹参比较的4个研究，其差异有统计学意义（RR = 1.26，95% CI1～12，1.42）；③ 治愈率：醒脑静与各种对照措施比较，其差异均无统计学意义；④ 不良反应：极少发生且表现轻微，使用相对安全；⑤ 神经功能缺损评分：3个研究比较了醒脑静与丹参的治愈率，结果显示，评分前后变化值差异有统计学意义（WMD = 3.78，95% CI2.30～5.26）[53]。（Ⅰa级证据，推荐使用）

推荐：脑梗死急性期中脏腑患者可采用开窍法治疗，根据临床辨证选用安宫牛黄丸、至宝丹和苏合香丸（有选择性的推荐）。具体应用方法见2.3.1。

2.2.5 清热解毒法

清开灵注射液（成分：胆酸、珍珠母、猪去氧胆酸、栀子、水牛角、板蓝根、黄芩苷、金银花）是在中国古代名方"安宫牛黄丸"的基础上经过剂型改革而制成的中药针剂，具有清热解毒的功效。广东郭新峰在严格的质量评价基础上，对清开灵的临床疗效与安全性进行系统评价。清开灵治疗（痊显率）的效应值（试验组与对照组疗效之比）OR = 2.10，95% CI1.62～2.72；降低病死率的效应值 OR = 0.46，95% CI0.17～1.29；未发现不良反应[54]。（Ⅰa级证据，有选择性的推荐使用）

实验研究表明，清开灵有效组分能促进星形胶质细胞的活化作用，从而保护脑缺血损伤的神经元，从阻断 Ca^{2+} 超载、保护基底膜、消除炎症等各个方面来同时减轻细胞毒性脑水肿和血管源性脑水肿，减轻内皮细胞损伤，改善微血管灌流[55]。（Ⅱa级证据）

推荐：脑梗死急性期可采用清热解毒法治疗，但还需进一步的文献以支持其有效性。（有选择性的推荐）。在应用过程中应密切关注药物的不良反应。

2.3 辨证论治

中医药诊治疾病强调辨证论治。脑梗死的中医药治疗模式是辨病与辨证相结合，整体性与个体化相结合。即以辨证论治为原则，据证立法、依法选方，并根据脑梗死病程各阶段的证候动态变化随时易法更方，做到理法方药统一[17][56-58]。急性期重在祛邪，恢复期标本兼顾、扶正祛邪，后遗症期则以扶正固本为主。

2.3.1 中脏腑

2.3.1.1 痰热内闭证（阳闭）

病机：肝风夹痰热上犯于脑，气血逆乱，脑脉痹阻，清窍闭塞，神机失用。

治法：清热化痰，醒神开窍。

推荐方药：羚羊角汤（《医醇賸义》）加减。羚羊角粉（冲服）、生石决明（先煎）、夏枯草、菊花、龟板（先煎）、生地、丹皮、白芍、天竺黄、制南星等。

煎服方法：生石决明、龟板经武火煮沸，改文火煎煮30分钟后与其他药合并，参考2.1.2煎煮法煎煮，将羚羊角粉用煎煮的药液冲服。

加减：痰盛者加鲜竹沥；兼呕血者加竹茹、白茅根；兼大便秘结或数日未行者，加生大黄（后下）、芒硝（冲服）、全瓜蒌。

推荐中成药：

安宫牛黄丸[59]（《温病条辨》），每次1丸，每日1次，灌服或鼻饲；或遵医嘱。（Ⅳ级证据，有选择的推荐）（详见2.2.4）

局方至宝丸（丹）（《太平惠民和剂局方》），每次1丸，每日1～2次。适用于伴有躁扰不宁，或

肢体抽搐者。（Ⅴ级证据）

牛黄清心丸，每次 1~2 丸，每日 2 次。（Ⅴ级证据）

推荐：痰热内闭证首选安宫牛黄丸和羚羊角汤加减进行治疗（Ⅳ级证据，有选择性的推荐）。若同时合并有大便秘结或数日未行，可选用或加用通腑法治疗，有利于神志的恢复和病情的好转[60,61]（Ⅳ级证据，有选择性的推荐）。

2.3.1.2　痰蒙清窍证（阴闭）

病机：湿痰内蕴，挟内生之风，蒙塞清窍，脑髓血脉受损，神气伏匿不出。

治法：燥湿化痰，醒神开窍。

推荐方药：涤痰汤（《济生方》）加减。制半夏、制南星、陈皮、枳实、茯苓、人参、石菖蒲、远志、甘草、生姜等。

煎服方法：见 2.1.2。

推荐中成药：苏合香丸（《太平惠民和剂局方》），每次 1 丸，每日 1~2 次，灌服或鼻饲。（Ⅴ级证据）

2.3.1.3　元气败脱证（脱证）

病机：清窍闭塞日久，神机受损，正气渐衰，阳浮于上，阴竭于下，阴阳有离绝之势。

治法：扶阳固脱。

推荐方药：参附汤（《妇人良方》）频频服用（人参、附子）。

加减：汗出不止加山萸肉、黄芪、煅龙骨（先煎）、煅牡蛎（先煎）；若见冷汗、肢厥者，合用四逆汤（《伤寒论》）；若见紫绀息微、心率加快、舌红而干、脉细欲绝者，合用生脉散（《备急千金要方》）加减（人参、麦冬、五味子等）。（Ⅳ级证据）

2.3.2　中经络

2.3.2.1　风痰阻络证

病机：肝风夹痰，窜扰经络，脑络痹阻，经脉不畅。

治法：化痰通络。

推荐方药：化痰通络汤加减。法半夏、生白术、天麻、丹参、香附、胆南星、酒大黄等。

煎服方法见 2.1.2。

加减：痰多色黄者，加全瓜蒌、贝母、天竺黄；舌质紫暗或有瘀斑者，加桃仁、红花、赤芍；舌苔黄腻，加黄芩、山栀；头晕、头痛者，加菊花、夏枯草。

推荐中成药：

通脉胶囊[62]，每次 4 粒，每日 2~3 次，口服，或遵医嘱。（Ⅰb 级证据，推荐使用）

欣麦通胶囊[63]，每次 2~4 粒，每日 3 次，口服。（Ⅰb 级证据，推荐使用）

2.3.2.2　痰热腑实证

病机：痰热阻滞中焦，气机升降失常，腑气不通。

治法：化痰通腑。

推荐方药：星蒌承气汤或大承气汤（《伤寒论》）加减[48-50][64]。全瓜蒌、胆南星、生大黄(后下)、芒硝(冲服)。

煎服方法：大黄在他药文火煎煮 15~20 分钟后再放入煎煮 5 分钟即可，用煎煮的药液冲服芒硝。

推荐：痰热腑实证首选此方进行治疗。（Ⅰb 级证据，推荐使用）。方中大黄、芒硝的用量需根据患者的体质而定，以大便通泻为度，不宜过量。若采用星蒌承气汤治疗而仍腑气不通时，可改用大柴胡汤（《伤寒论》），或星蒌承气汤加入厚朴、枳实等行气之品。年老患者，舌苔剥脱，舌质红或红绛，加生地、麦冬、玄参。

2.3.2.3　气虚血瘀证

病机：正气不足，血行不畅，瘀滞脑脉，阻滞经络。

治法：益气活血。

推荐方药：补阳还五汤（《医林改错》）加减[43-44]。生黄芪、全当归、桃仁、红花、赤芍、川芎、地龙等。

煎服方法：见2.1.2。

推荐中成药：

脑心通胶囊[39][45,46]，每次2~4粒，每日3次，口服，或遵医嘱。（Ⅰb级证据，推荐使用）

通心络胶囊[37,38]，每次2~4粒，每日3次，口服。（Ⅰb级证据，推荐使用）

推荐：该证型首选补阳还五汤治疗。详见2.2.2。

2.3.2.4　阴虚风动证

病机：肝肾阴虚，阴不制阳，内风煽动，气血逆乱，上犯虚损之脑络。

治法：滋阴息风。

推荐方药：

镇肝熄风汤（《医学衷中参西录》）加减。怀牛膝、生赭石(先煎)、生龙骨(先煎)、生牡蛎(先煎)、龟板(先煎)、白芍、玄参、天冬、川楝子、生麦芽、茵陈、甘草等。煎服方法：生赭石、生龙骨、生牡蛎、龟板经武火煮沸后，改文火煎煮30分钟，再与他药合并，参考2.1.2煎煮法。

育阴熄风汤加减。生地黄、山萸肉、钩藤(后下)、天麻、丹参、白芍等。煎服方法：钩藤在其他药文火煎煮15~20分钟后再放入煎煮5分钟即可。

中国中风病急症协作组运用平肝息风、化痰通络、化痰通腑、益气活血系列冲剂以及育阴息风膏滋进行临床观察与实验研究。系列方药治疗急性期脑梗死115例，并随机设立西药低分子右旋糖苷对照组69例，结果显示：治疗组基本痊愈率35.7%，显效率35.7%，总有效率为87.8%；对照组基本痊愈率17.4%，显效率7.2%，总有效率为71%。系列方药的疗效明显优于低分子右旋糖苷，差异有显著意义。动物实验结果表明，各方药具有不同程度的抑制血小板聚集，增强体内纤溶活性以及延长体内血栓形成时间的作用[56]。（Ⅰb级证据，推荐使用）

推荐：在动态观察患者的基础上，动态地选用药，根据证候的变化随时易法更方，可选用化痰通络汤、星蒌承气汤、镇肝息风汤、天麻钩藤饮、补阳还五汤等。目前的文献资料已基本说明脑梗死中医证候的动态演变规律，显示证候演变过程中相应方药与中成药的有效性、安全性和临床普及性。（推荐使用）

口服及鼻饲中药汤剂需掌握其适应证和禁忌证：对于急性脑梗死昏迷患者、存在呕吐症状或吞咽功能障碍的患者，应禁止口服中药汤剂，病情允许时可以鼻饲中药汤剂，避免呛咳而引起吸入性肺炎；对于意识清醒，咳嗽反射良好，能吞咽的患者方可口服中药汤剂，若出现呛咳时应当拍背。

2.4　综合治疗方案

脑梗死急性期往往病情变化迅速，重症患者可以出现神志障碍，建议参照当地医疗机构制订的脑卒中临床指南及时救治。

在此基础上建议尽早采用中医辨证论治，以促进患者功能恢复、改善患者预后。恢复期和后遗症期应加强康复训练，建议配合针灸治疗，注意对患者认知功能、情感障碍和生活质量等的评价和处理，同时积极预防复发。

中国国家"十五"攻关课题"中风病急性期综合治疗方案研究"，是在国家"七五"、"八五"、"九五"攻关研究成果的基础上，制订了具有辨证论治特点的中风病急性期综合治疗方案，并进行了多中心的临床验证和评价。共观察522例中风病急性期患者，在发病3天、7天、14天、28天和3个月随访时，从神经功能、中医证候、日常生活及活动能力、认知功能、生存质量等方面对其进行全面评价。脑梗死综合治疗方案的随机对照研究结果显示，发病 14 天时，综合治疗组有效率 77.1%，西医治疗组有效率 60.1%（P＝0.018）[17]。（Ib 级证据，推荐使用）

推荐：在内科基础治疗同时，综合运用中药注射液、口服中药汤剂、针灸、推拿、药浴等多种治疗措施，且不同治疗措施各有其应用时机、适应证和禁忌证，是目前临床治疗脑梗死的主要治疗模式。（推荐使用）

为了达到最佳治疗疗效，需要医院多个科室进行合作，如神经内科、针灸科、康复科、推拿科等；需要不同技能的医务人员进行配合，如医生、护士、康复师等。本指南在医院的试行情况反映了医疗机构的科室设置和医疗保险制度限制了治疗措施的实施，从而影响了疗效。

2.5 中医康复方法

中医康复方法的不合理应用和缺乏正确指导时，会使其不但没有发挥应有的疗效，反而还增加经济负担。因此，有较高康复指导水平的社区才能保证中医康复方法的规范实施，真正提高疗效，降低医疗成本。

2.5.1 康复训练[65,66]

脑梗死患者，在神志清楚，没有严重精神、行为异常，生命体征平稳，不伴有严重并发症、合并症时即可开始康复方法的介入，但需注意康复方法的选择。

急性期患者，以良肢位保持及定时体位变换为主。对于意识不清或不能进行自我或运动者，为预防关节挛缩和促进运动功能改善，应进行被动关节活动度维持训练；对于意识清醒并可以配合的患者，可在康复治疗师的指导下逐步进行体位变化的适应性训练、平衡反应诱发训练及抑制肢体痉挛的训练等。

针对偏瘫恢复的中药治疗，多选择滋阴柔肝、舒筋缓急的药物。在中医经络理论的基础上，结合现代康复医学理论进行针灸治疗，可以缓解痉挛。中药煎汤熏洗，直接作用于患侧肢体，有舒筋活络、缓解疼痛、减轻肿胀等多种作用，对缓解痉挛同样有很好的效果[67]。

2.5.2 针灸

针灸治疗脑梗死的历史源远流长，目前广泛应用于临床实践中。

2.5.2.1 中脏腑[68-70]

主穴：内关、水沟。（Ib 级证据）

配穴：闭证加十二井穴、合谷、太冲；脱证加关元、气海、神阙。

操作：内关用泻法；水沟用雀啄法，以眼球湿润为度；十二井穴用三棱针点刺出血；合谷、太冲用泻法；关元、气海用艾炷灸法；神阙用隔盐灸。

醒脑开窍针法是治疗脑梗死的常用方法之一。我国对醒脑开窍针法治疗中风的临床疗效及安全性进行 Meta 分析。结果显示：醒脑开窍针法痊愈显效应值 OR＝3.65，95% CI1.70～7.83；降低远期病死率效应值 OR＝0.21，95%0.08～0.25。分层分析结果显示：中风后遗症期治疗效应值 OR＝4.01，脑梗死治疗效应值 OR＝4.45；漏斗图图形不对称；所纳入的文献均未发现不良反应的报道。说明醒脑开窍针法治疗中风有一定疗效，对脑梗死，尤其是脑梗死急性期有较确切的疗效，并可降低中风患者的远期病死率。通过异质性评价与敏感性分析发现，异质性的原因可能是试验设计类型不同和纳入标准不同。漏斗图提示存在发表性偏倚[68]。（Ia 级证据，推荐使用）

2.5.2.2 中经络

主穴：内关、水沟、三阴交、极泉、尺泽、委中。（Ⅳ级证据）

配穴：上肢不遂配合肩髃、手三里、合谷等；下肢不遂配合环跳、阳陵泉、悬钟、太冲等；口角歪斜或口舌歪斜者配合颊车、地仓等。

操作：内关用泻法；水沟用雀啄法，以眼球湿润为度；三阴交用补法；刺极泉时，避开动脉，直刺进针，用提插法，以患者上肢有麻胀和抽动感为度；尺泽、委中直刺，用提插法使肢体有抽动感，余穴按虚补实泻法操作。

推荐：脑梗死患者病情平稳时，应尽早采用针灸治疗，选择适宜的手法和合理的穴位配伍，是治疗脑梗死的主要干预措施之一。大部分文献显示，针灸可明显改善脑梗死患者血液流变学、血脂和微循环，有助于促进脑梗死患者神经功能缺损的恢复[71]，但也有少部分文献结论为针灸治疗的疗效与西医对照组无差别[72-74]。（有选择性的推荐）

注意：孕妇慎用针灸治疗；针灸治疗需有操作经验的针灸医师加以施治。

2.5.3 推拿治疗[75-76]

中医循经按摩治疗及不同手法的使用，对于全关节活动度增加、缓解疼痛、抑制痉挛、被动运动等，都可以起到很好的作用。避免对痉挛组肌肉群的强刺激，同样是偏瘫按摩中应注意的问题。按摩手法常用揉、捏法，亦可配合其他手法。

根据脑梗死患者的特点可分为三个阶段进行治疗。（Ⅴ级证据）

2.5.3.1 迟缓期

取穴：头部——百会、四神聪、运动区

上肢——尺泽、曲池、手三里、合谷

下肢——环跳、委中、承山、足三里

手法：头面部手法以点按、扫散法、指揉法、鱼际揉法为主；肢体按摩手法要略重，可采用㨰法、点按、弹拨、拿法、指啄法、指揉法等循经推拿。

2.5.3.2 痉挛期

取穴：上肢——肩井、臂臑、曲池、外关、合谷

下肢——阳陵泉、风市、膝眼、解溪、丘墟、太冲

手法：轻柔、和缓，避免强刺激，以点按、一指禅、指振法为主，同时对关节进行缓慢、有节律的关节被动活动；对其拮抗肌采用较重手法如：㨰法，点按、弹拨、拿法等，以促进肌力恢复。

2.5.3.3 恢复期

在穴位按摩的基础上，逐渐增加患者患侧肢体的主动运动，如上肢以伸展关节训练、下肢以屈曲关节训练为主，促进肢体功能的恢复。

注意：对各关节进行被动活动时，要注意避免损伤关节及其周围组织。

2.6 主要并发症

脑梗死的主要并发症包括颅内压增高、血压血糖的改变、吞咽困难、肺炎及肺水肿、上消化道出血、尿失禁及尿路感染、脑卒中后抑郁及焦虑状态、深部静脉血栓形成及肺栓塞、呃逆、急性肾功能衰竭等。

对于并发症的治疗多采用中西医结合治疗；对于部分并发症，中医药治疗有一定优势，采用的治疗方法主要包括针灸、中药泡洗、推拿等。

2.6.1 呃逆

呃逆是以喉间发出呃呃之声，声短而频，不能自制为特征；发作时间长短不定，轻者数分钟，重则数小时，甚或数日不休。脑梗死后呃逆患者的治疗以和胃降逆为主。

2.6.1.1 中药治疗

腑气不通证：症见脑梗死后大便秘结，舌苔黄厚腻，呃逆频繁。治以大承气汤（《伤寒论》）加减[77]。大黄（后下）、厚朴、枳实、芒硝（冲服）等。煎服方法：大黄在他药文火煎煮15～20分钟后再放入煎煮5分钟即可，用煎煮的药液冲服芒硝。（Ⅱb级证据，有选择性的推荐）

胃阴不足证：症见呃声低微、舌红少苔。治以益胃汤（《温病条辨》）加减[78]。沙参、麦冬、生地、玉竹、石斛等。煎服方法见2.1.2。（Ⅱb级证据，有选择性的推荐）

2.6.1.2 针灸治疗

选穴：天突、膻中、中脘、膈俞、内关、足三里。（Ⅳ级证据）

操作：天突先直刺0.2~0.3寸，余穴毫针常规刺。其中中脘、内关、足三里可采用温针灸或艾条灸。

注意：服用中药时，应避免呛咳而造成吸入性肺炎。

2.6.2 吞咽困难

卒中后吞咽困难为常见的并发症之一，吞咽水试验能检查出大部分吞咽困难的患者。

2.6.2.1 中药治疗

风痰阻络证：症见吞咽困难，喉中痰鸣，咯吐不爽，或兼见口角流涎，舌苔白腻，脉象弦滑。选用解语丹（《医学心悟》）加减。白附子、石菖蒲、远志、天麻、全蝎、羌活、南星、木香、甘草等。煎服方法见2.1.2。（Ⅳ级证据）

气虚血瘀证：症见吞咽困难，面色萎黄，气短乏力或兼见肢体瘫软无力，舌质淡紫，有瘀斑，脉细涩或沉细。选用补阳还五汤（《医林改错》）或通窍活血汤（《医林改错》）加减。生黄芪、全当归、桃仁、红花、赤芍、川芎、地龙等。煎服方法见2.1.2。（Ⅳ级证据）

2.6.2.2 针灸治疗

系统评价：针灸治疗卒中后吞咽困难的疗效及可能的不良反应。结果表明：针刺对卒中后吞咽困难的疗效优于对照组（RR = 1.17，95 % CI 1.08 ~ 1.27，Z = 3.78，P = 0.0002）。病死率、肺部感染率针刺组与非针刺组无差异（分别是 RR = 0.25，95 % CI0.03 ~ 2.18 和 RR = 3.02，95% CI0.39 ~ 23.10）。电视透视检查示：在常规治疗基础上，针刺对比康复训练可缩短胶钡咽通过时间（WMD = 7.23，95 % CI − 13.18 ~ − 1.28）[79]。（Ⅱa级证据，有选择性的推荐）

推荐：针灸对于吞咽困难具有一定的治疗优势，有关资料显示了针灸治疗的有效性，但还需要级别较高的循证医学证据。中药口服治疗吞咽困难主要来源于专家经验和病例报告。需要注意的是，若患者吞咽困难严重，建议通过鼻饲的方法服用中药，以免引起呛咳而造成吸入性肺炎。

2.6.3 肩－手综合征

肩－手综合征的典型表现是肩痛，手背肿胀，手部皮温上升，活动肩和屈指时的相应部位疼痛加重，肿胀消退后的手部肌肉萎缩，直至挛缩畸形，严重影响偏瘫肢体的康复。脑梗死发病后3~7天就应指导患者进行手部的自动及被动锻炼，以防止肩－手综合征的发生或减轻其程度。治疗以活血通络为主。

2.6.3.1 药物熏洗：中药熏洗、药浴具有温经活血、通络逐瘀的作用，直接作用在局部，可消除肿胀。

中药汤剂复元通络液熏洗瘫侧肢体[80,81]。川乌、草乌、当归、川芎、红花、桑枝、络石藤等。煎煮方法见2.1.2。煎煮后乘热以其蒸气熏蒸病侧手部，待药液略温后，洗、敷胀大的手部及病侧的肢体，每日2次。

北京邹忆怀以中药泡洗和推拿为具体方法，分别设对照组观察治疗一疗程，结果显示："复元通络液"中药泡洗对缓解肩－手综合征所致的疼痛、局部肿胀有很好的效果，推拿对缓解肢体痉挛有很好效果，对康复训练有较好的辅助作用[81]。（Ⅱa级证据，有选择性的推荐）

2.6.3.2 针灸治疗

选穴：肩髃、肩髎、肩贞、肩前、阿是穴、液门、阳池、腕骨。（Ⅳ级证据）

操作：针刺治疗手法多用补法或平补平泻法，可加灸法。

推荐：肩－手综合征是脑梗死恢复期和后遗症期常见并发症，中医药治疗有一定的优势，与现代康复医学相结合，可以提高康复效果。

2.6.4 尿潴留

脑梗死并发尿潴留，是由于肾和膀胱气化失司而导致尿量减少、排尿困难，甚则小便闭塞不通。尿潴留的治疗应遵循"腑以通为用"的原则。

2.6.4.1 中药治疗

膀胱湿热证：症见小便量少而短赤灼热，或点滴不通，口苦口黏，舌质红，苔黄腻，脉数。选用八正散（《太平惠民和剂局方》）加减。车前子、萹蓄、瞿麦、滑石、甘草、大黄、栀子、灯芯等。煎服方法见2.1.2。（Ⅳ级证据）

肾阳不足证：症见小便不通或点滴不爽，排出无力，面色少华，舌质淡，苔白，脉沉细而尺弱。选用济生肾气丸（出自《济生方》）加减。地黄、山药、山茱萸、丹皮、茯苓、泽泻、炮附子、桂枝、牛膝等。煎服方法见2.1.2。（Ⅳ级证据）

2.6.4.2 针灸治疗

选穴：中极、三阴交、阴陵泉、膀胱俞、秩边。（Ⅳ级证据）

操作：针刺中极时，向下斜刺或平刺，使针感能到达会阴并引起小腹收缩、抽动为佳。

2.6.4.3 按摩治疗

指压关元法：右手掌心对脐，中指点压关元，左手拇指压于右手中指第一指节，两手由轻渐重平稳加力，着力点仍在关元，同时令患者排尿，直至排空后才缓缓松手。每次按压40秒至8分钟，中间休息10分钟。如按压4次仍不排尿者，可改用其他疗法。注意不可压迫膀胱中部，也不可用力太大，尤其在膀胱过度充盈时，以防逆行感染或膀胱破裂。如有尿液排出时，应继续加压，使膀胱尽量排空。（Ⅳ级证据）

推荐：脑梗死后不完全性尿潴留可采用口服中药、针灸或推拿治疗，但尚缺乏充分的证据证实其疗效。临床应用时需注意：按摩方法及力量以患者能耐受为原则，忌盲目施以暴力；孕妇忌用针灸和推拿方法；针灸治疗需有操作经验的针灸医师施治；若以上方法无效，应即刻采用导尿法以减轻病痛。

2.6.5 尿失禁

大多数中重度脑梗死患者可发生尿失禁，临床以尿液不能控制、自动流出为主症。

肾气亏虚证：症见小便不禁，甚则咳嗽或谈笑即可出现尿失禁，神疲乏力，舌质淡，苔薄，脉沉细无力。选用菟丝子丸（《太平惠民和剂局方》）或缩泉丸（《校注妇人良方》）加减。菟丝子、肉苁蓉、牡蛎、制附子、五味子、鸡内金、桑螵蛸、益智仁、乌药、山药等。煎服方法见2.1.2。（Ⅳ级证据）

湿热下注证：症见小便频数，排尿灼热，时有尿自遗，舌质红，苔黄腻，脉细滑数。选用八正散（《太平惠民和剂局方》）加减。车前子、萹蓄、瞿麦、滑石、甘草、大黄、栀子、灯芯等。煎服方法见2.1.2。（Ⅳ级证据）

2.6.6 压疮

脑梗死患者长期卧床，特别是全身营养差的老年人躯体重量对躯体着褥点的压迫和摩擦挤压而致受压部位气血失于流畅，造成局部肌肤失养而坏死肉腐，产生压疮。轻者经合理的护理和治疗后可痊愈；重者溃烂，渗流滋水，经久不愈。对压疮的治疗主要以局部外治法为主，同时加强皮肤护理。

毒热内蕴证：症见局部皮肤紫暗或溃烂，腐肉及脓水多，或有恶臭，舌红少苔，脉细数。选用如意金黄膏（《外科正宗》）外敷患处，6~12小时换药1次；或大黄、黄柏、姜黄、白芷、天花粉、生南星、苍术、厚朴、甘草等煎服。煎服方法见2.1.2。（Ⅳ级证据）

气血不足证：症见疮面腐肉难脱，或腐肉虽脱，新肌色淡，愈合缓慢，舌淡苔少，脉沉细无力。选用活血生肌膏（《外科正宗》）外敷患处。或白芷、甘草、归身、血竭、紫草、麻油等，煎服方法见2.1.2。（Ⅳ级证据）

2.6.7　语言－言语障碍

2.6.7.1　针灸治疗

选穴：风池、翳风、廉泉、哑门、金津、玉液、通里。（Ⅳ级证据）

操作：针刺风池、翳风、哑门穴的针尖向喉结方向刺入 0.5～0.8 寸，施以小幅度捻转，以咽喉部麻胀为佳；廉泉向舌根方向斜刺 1～1.5 寸；金津、玉液三棱针点刺放血，通里采用常规刺法。

2.6.7.2　中药治疗

风痰阻络证：症见舌强语謇，或兼见肢体麻木，痰涎壅盛，脉弦滑。选用解语丹（《医学心悟》）加减。天麻、白附子、胆南星、石菖蒲、远志、全蝎、羌活、木香、甘草等。煎服方法见 2.1.2。（Ⅳ级证据）

肾精亏虚证：症见音哑失语，腰膝酸软，舌红少苔，脉细数。选用地黄饮子（《黄帝素问宣明论方》）加减。生地、山萸肉、肉苁蓉、石斛、五味子、茯苓、麦冬、石菖蒲、远志等。煎服方法见 2.1.2。（Ⅳ级证据）

2.6.7.3　康复训练

首先对语言功能进行评估，根据评价结果制订有针对性的最佳康复方案。

推荐：语言－言语障碍是脑梗死常见并发症之一，推荐方法属于史料记载的疗法并长期在临床上广泛运用。针灸治疗时针刺的方向、角度和深度均要适当掌握，必须有操作经验的针灸医师加以施治。

方　　法

1　临床证据的检索策略

中医文献中针对脑梗死（中风病）的一些诊疗方法往往从古沿用至今，体现了该治法的可重复性。因此，本指南在确定筛选证据标准时重视中医古代文献、名老中医经验辑录的挖掘与利用，强调从古代文献、古代医家及近现代名老中医专家经验辑录、现代观察性研究、试验验证性研究等多种类型文献中挖掘出针对脑梗死的同一种或近似的治法。

本指南临床证据主要通过采用计算机和手工相结合的方法进行检索，具体见附件 2。

2　证据级别和质量评价

检索结果首先由文献评价小组负责排除明显不相关的文献。确定了筛选证据的标准，成立了一个文献评价小组对检索结果进行评价，并用结构性摘要表对资料进行收集。对每篇文献的评价至少由两人进行，如果意见不一，则提请指南编写小组相关部分的负责人给予帮助解决。

所有证据使用结构性摘要表并按照本指南选用的分级体系由评价小组来进行评价。如果有足够的证据表明某个诊疗措施有效或无效，本指南会做出"推荐应用"或"禁止使用"的建议；如果没有确切的证据证实其有效，本指南不会建议使用；但也有些干预措施没有治疗有效的证据，却来源于临床实践且在临床中广泛应用，本指南会有选择的推荐使用，但会指出推荐该项干预措施主要基于临床实践的经验。采用的证据级别参照中国刘建平教授提出的关于传统医学证据分级的建议[85]（见附件 3）。

3　推荐强度

现参照 GRADE 工作组 2004 年发表的专家共识[86]（见附件 3）。

指南编写小组根据证据级别提出达成小组内共识的推荐意见，意见不一致处由专人记录在案。

4　评议和咨询过程

指南初稿形成后，通过咨询国内神经内科中医专家的意见（召开咨询会和问卷调查方式）最终形成指南终稿。咨询专家主要包括神经内科中医师、针灸、康复和推拿医师以及流行病学专家等。咨询内容包括：基于证据的陈述是否可接受？证据是否得到充分引用？推荐意见是否来自于证据？推荐意见是否合理？推荐的内容是否可应用于临床实践？

本指南在发表之前进行了为期2年的试行，工作组成员采用访谈形式对本指南的科学性、安全性和临床依从性等方面进行调查，调查对象涵盖了三级甲等医院到基层医院的医务人员，并根据反馈建议对指南进行修订。

5　宣传

指南出版后，拟通过专业学会、学术会议、医师培训和继续教育项目等进行进一步宣传和推广，宣传的工具可以是印制的小册子、光盘、相关书籍等。

6　执行

该指南已经在中国6家医院进行试行，通过向患有脑梗死疾病的患者和从事临床实践工作的医务人员进行本指南的宣传和临床应用，将应用情况反馈回工作组，工作组成员参考反馈意见进行进一步的修订，并记录在案。

指南出版后通过对其的宣传和临床应用，收集、记录该指南的临床应用反馈意见并进行评价，工作组成员参考有意义的反馈意见对指南做出相应的更新和修订。若您在临床使用过程中发现问题或有任何的意见和建议，欢迎与我们联系。

联系方式：东直门医院神经内科。

联系地址：北京市东城区海运仓5号（100700）。

E – mail：brain_ study@ yahoo. com. cn

7　更新

本指南拟定期更新，并对指南进行定期评议。若产生新的有效干预方法，或产生证明现有干预方法有利或有弊的证据，或出现新的医疗资源时，会对其进行分析、评价后，再决定是否对指南进行修订或及时更新。

参考文献

[1] Adams HP Jr, del Zoppo G, Alberts MJ, et al. Guidelines for the early management of adults with ischemic stroke: a guideline from the American Heart Association/American Stroke Association Stroke Council, Clinical Cardiology Council, Cardiovascular Radiology [trunc], 2007, 38 (5): 1655.

[2] Goldstein LB, Adams R, Alberts MJ, et al. Primary prevention of ischemic stroke: a guideline from the American Heart Association/American Stroke Association Stroke Council [trunc], 2006, 20, 113 (24): e873.

[3] Sacco RL, Adams R, Albers G, et al. Guidelines for prevention of stroke in patients with ischemic stroke or transient ischemic attack: a statement for healthcare professionals from the American Heart Association/American Stroke Association Council on Stroke [trunc], 2006, 37 (2): 577.

[4] National Institute for Health and Clinical Excellence (NICE). Alteplase for the treatment of acute ischaemic stroke. London (UK): National Institute for Health and Clinical Excellence (NICE), 2007, (7): 22.

[5] Institute for Clinical Systems Improvement (ICSI). Diagnosis and initial treatment of ischemic stroke. Bloomington (MN): Institute for Clinical Systems Improvement (ICSI), 2006, (2): 66.

[6] Scottish Intercollegiate Guidelines Network (SIGN). Management of patients with stroke. Rehabilitation, prevention and management of complications, and discharge planning. A national clinical guideline. Edinburgh (Scotland): Scottish Intercollegiate Guidelines Network (SIGN), 2002, (11): 48.

[7] New Zealand Guidelines Group (NZGG). Life after stroke. New Zealand guideline for management of stroke. Wellington (NZ): New Zealand Guidelines Group (NZGG), 2003, (11): 84.

［8］ Singapore Ministry of Health. Stroke and transient ischaemic attacks：assessment, investigation, immediate management and secondary prevention. Singapore：Singapore Ministry of Health, 2003, (3)：44.

［9］ Brosseau L, Wells GA, Finestone HM, et al. Clinical practice guidelines for acupuncture. Top Stroke Rehabil, 2006, 13 (2)：65.

［10］ The Joint Committee on Guidelines for the Management of Stroke (Yukito Shinohara, Takashi Yoshimoto, Yasuo Fukuuchi, Shigenobu Ishigami). Japanese Guidelines for the Management of Stroke 2004, Kyowa Kikaku, Ltd. Tokyo, 2004.

［11］ Masao NAGAYAMA and Yukito SHINOHARA. Acute Stroke Therapy Based on Japanese Guidelines for the Management of Stroke, 2004.

［12］ 急性期脳梗塞診断マニュアル広南 v. 5, Japan, 2006.

［13］ 中华医学会神经病学分会. 中国脑血管病防治指南. 北京：人民卫生出版社, 2005.

［14］ 国家中医药管理局脑病急症科研组. 中风病辨证诊断标准（试行）. 北京中医药大学学报, 1994, 17 (3)：64.

［15］ 国家中医药管理局脑病急症科研组. 中风病诊断与疗效评定标准（试行）. 北京中医药大学学报, 1996, 19 (1)：55.

［16］ 国家中医药管理局脑病急症科研组.《中风病诊断与疗效评定标准》的临床检验报告. 北京中医药大学学报, 1996, 19 (1)：57.

［17］ 张伯礼, 王玉来, 高颖, 等. 中风病急性期综合治疗方案研究与评价——附 522 例临床研究报告. 中风危重病急救医学, 2005, 17 (5)：259.

［18］ 中华中医药学会. 中医内科常见病诊疗指南. 北京：中国中医药出版社, 2008.

［19］ 高颖, 吴燕, 任占利, 等. 216 例腔隙性脑梗塞中医证候学观察及临床资料分析. 中国中医药信息杂志, 2000, 7 (10)：29.

［20］《中风病证候学与临床诊断的研究》研究组. 中风病急性期证候演变规律的研究. 中国中医急症, 1996, 5 (3)：121.

［21］ 范吉平, 吴燕, 孙塑伦, 等. 2003 例急性脑血管病的临床资料分析. 北京中医药大学学报, 1999, 22 (1)：61.

［22］ 国家中医药管理局脑病急症协作组. 中风病先兆诊断与疗效评定标准. 北京中医学院学报, 1993, 16 (1)：66.

［23］ 王泓午, 王玉来, 王振海, 等. 缺血性中风发病前 24 小时内先兆期症状的病例对照研究. 北京中医药大学学报, 1998, 21 (4)：44.

［24］ 王泓午, 王玉来, 金章安, 等. 缺血性中风发病前 3～7 天内症状的条件 Logistic 回归分析. 中国中医急症, 2003, 12 (1)：40.

［25］ 王泓午, 王玉来, 金章安, 等. 缺血性中风发病前 24～72 小时内症状的条件 logistic 回归分析. 中国中医急症, 2002, 11 (5)：370.

［26］ 王泓午, 王玉来, 金章安, 等. 缺血性中风发病前 7～30 天内症状的病例对照研究. 天津中医药, 2004, 21 (6)：470.

［27］ 商洪才, 张伯礼. 中医中风病危险因素及先兆症（证）研究系统评价. 中国中医药信息杂志, 2002, 9 (3)：71.

［28］ 张鹤年, 王永炎. 对小中风——缺血性中风先兆证防治的研究. 中国中医急症, 1995, 4 (2)：93.

［29］ 全国中医急症中风病科研协作组, 全国中医内科学会中风病学组. 中风病中医诊疗规范, 1988.

［30］ 单书健, 陈子华. 古今名医临证金鉴·中风卷. 北京：中国中医药出版社, 1999.

［31］ Cho Kiho. A preliminary study on the inhibitory effect of Chunghyul – dan on stroke recurrence in patients with small vessel disease. Neurol Res. 2008，30（6）：655.

［32］ 王永炎. 脑血管病. 北京：人民卫生出版社，1983.

［33］ 高颖. 医学博士漫话·脑中风. 北京：科学出版社，2005.

［34］ 吴波，刘鸣，张世洪. 丹参类药物治疗急性缺血性脑卒中的系统评价. 中国循证医学杂志，2005，5（2）：101.

［35］ 何穗智，邓卓，吴伟康. 通心络胶囊治疗脑血管病随机对照试验的 Meta 分析. 广州中医药大学学报，2007，24（2）：168.

［36］ 赵映前，张方健，巴元明，等. 血塞通滴丸治疗中风（脉络瘀阻证）的临床研究. 中国临床药理学与治疗学，2004，9（9）：1023.

［37］ 王喜芹. 通心络胶囊治疗急性脑梗死 56 例疗效观察. 中国实用神经疾病杂志，2006，9（6）：72.

［38］ 丁小君，徐严明，刘凌，等. 通心络治疗急性脑梗塞疗效观察及作用分析. 华西医学，2003，18（4）：494.

［39］ 郭剑，卢露，吉海旺. 脑心通胶囊治疗中风恢复期的临床研究. 世界中医药，2007，2（2）：76.

［40］ 唐强，邢艳丽，王伟华，等. 丹芪偏瘫胶囊治疗气虚血瘀型中风的 Ⅱ 期临床研究报告. 中国中医药科技，2003，10（2）：69.

［41］ Chen C. , Venketasubramanian, N. , Gan, R. N. , et al. Danqi Piantang Jiaonang（DJ）, a traditional Chinese medicine, in poststroke recovery. Stroke. 2009，40（3）：859.

［42］ 宋德林，徐旭日. 龙芪如意益脑液治疗脑梗死的临床研究. 中西医结合心脑血管病杂志，2003，1（9）：512.

［43］ 毛小平，唐尊立，段申汉. 脑缺血再灌流时补阳还五汤提取物对白细胞浸润及脑梗死体积的影响. 卒中与神经疾病，2002，9（5）：288.

［44］ 陈红霞，莫秀云，郭友华，等. 补阳还五汤配合康复训练对气虚血瘀证脑梗死患者运动功能及日常生活活动能力恢复的效果评估. 中国临床康复，2006，10（43）：37.

［45］ 潘妍婷. 脑心通治疗脑梗死患者的疗效观察. 中西医结合心脑血管病杂志，2003，1（8）：493.

［46］ 吴建平，李爱琴，郝素琴. 脑心通治疗脑梗死 131 例临床观察. 中西医结合心脑血管病杂志，2005，3（4）：319.

［47］ 朝·金礼蒙. 医方类聚. 北京：人民卫生出版社，2006.

［48］ 王永炎，李秀琴，邓振明，等. 化痰通腑法治疗中风病 158 例疗效观察. 中国医药学报，1986，（1）：22.

［49］ 张云岭，王永炎，齐治家. 运用化痰通络汤、化痰通腑汤治疗中风中经证的临床及实验研究. 中国中医急症，1995，4（2）：55.

［50］ 王新志，李燕梅，刘向哲，等. 星蒌通腑胶囊治疗急性缺血性中风 120 例. 中医药学刊，2002，20（2）：153.

［51］ 日·丹波元坚. 杂病广要. 北京：中医古籍出版社，2002.

［52］ 朝·许浚著. 高光震等校. 东医宝鉴校释. 北京：人民卫生出版社，2000.

［53］ 许风雷，高丽霞，吴泰相，等. 醒脑静注射液治疗脑梗塞临床疗效及安全性随机对照试验的系统评价. 中国循证医学杂志，2005，5（7）：549.

［54］ 郭新峰，赖世隆. 清开灵注射液治疗急性中风的 Meta 分析. 广州中医药大学学报，2000，17（1）：9.

［55］ 钟相根，李澎涛，王永炎. 清开灵有效组分对缺血脑组织神经营养因子含量的影响. 北京中医药

大学学报，2004，27（3）：21.

[56] 高颖，王永炎.运用系列方药治疗急性缺血性中风的临床观察与实验研究：115 例临床资料分析.北京中医学院学报，1993，16（8）：49.

[57] 任继学.三谈中风病因病机与救治.中国医药学报，1998，13（5）：48.

[58] 王永炎.中医药治疗急性缺血性脑血管病 120 例疗效观察.中医杂志，1981，（4）：31.

[59] 李可建.安宫牛黄丸制剂治疗缺血性中风急性期随机对照试验的系统评价.陕西中医，2006，27（7）：804.

[60] 刘岑，王永炎.化痰通腑法治疗意识障碍理论溯源.北京中医药大学学报，2000，23（4）：10.

[61] 康晓军，刘波，曲秀娟.通腑化痰法治疗中风中脏腑闭证的临床观察.光明中医，2007，22（7）：56.

[62] 王艳菊，池明宇，姜秋颖，等.通脉胶囊治疗急性缺血性脑卒中临床观察.辽宁中医杂志，2002，29（6）：331.

[63] 李宗衡，邹忆怀.欣麦通胶囊治疗脑梗死恢复期证候和疗效的临床研究.中西医结合心脑血管病杂志，2007，5（4）：306.

[64] 王莹莹，张颖，赵美丽.通腑法治疗中风病的用药规律研究.中国中医基础医学杂志，2006，2（8）：602.

[65] 张文生，邹忆怀.中医康复学探讨.北京中医药大学学报，2000，23（4）：4.

[66] 张文生，邹忆怀，谢颖桢，等.中医综合康复疗法治疗中风偏瘫痉挛状态 60 例临床观察.中医杂志，2000，41（12）：723.

[67] 朱宏勋.中药泡洗结合康复训练对脑卒中后肩 - 手综合征的临床研究（学位论文）.北京：北京中医药大学，2003.

[68] 李慧，梁伟雄.郭新峰.醒脑开窍针法治疗中风的 Meta 分析.广州中医药大学学报，2004，21（3）：215.

[69] 熊杰，李亚东，张纬，等.醒脑开窍针刺法对脑梗死患者神经功能缺损改变的动态观察.山西中医，2006，22（2）：3.

[70] 李方，张存生，韩景献，等.醒脑开窍针刺法治疗恢复期中风临床及实验研究.中医杂志，1995，36（9）：533.

[71] Zhao JG, Cao CH, et al. Effect of acupuncture treatment on spastic states of stroke patients. J Neurol Sci, 2009, 15；276（1 - 2）：143.

[72] Sallstrom S, Kjendahl A, Osten PE, et al. Acupuncture therapy in stroke during the subacute phase Tidsskr Nor Laegeforen. 1995, 115（23）：2884.

[73] Wu HM, Tang JL, Lin XP, et al. Acupuncture for stroke rehabilitation. Cochrane Database Syst Rev. 2006, （19）：4131.

[74] Frank Kai - hoi Sze, Eric Wong, Kevin K. H. et al. Does Acupuncture Improve Motor Recovery After Stroke? A Meta - Analysis of Randomized Controlled Trials. Stroke, 2002, （33）：2604.

[75] 陆筱安.按摩与导引在中风康复临床上的应用.按摩与导引，2007，24（2）：32.

[76] 周世雄，刘梅.脑中风偏瘫早期运动按摩康复治疗的临床分析.青海医学院学报，2002，23（3）：56.

[77] 赵洪运.中西医结合治疗中风顽固性呃逆 45 例.中国中医药信息杂志，2004，11（2）：159.

[78] 张红心，高加亮.滋降饮治疗中风后呃逆 52 例.四川中医，2001，19（9）：29.

[79] 王丽平，解越.针灸治疗卒中后吞咽困难的系统评价.中国针灸，2006，26（2）：141.

[80] 邹忆怀，王永炎.复元通络液外洗治疗中风病后"手胀"的探讨.中国全科医学杂志，1998，1

（1）：33.

［81］邹忆怀. 偏瘫康复中两种中医方法作用特点的临床研究. 现代中医药，2004，（2）：15.

［82］王景洪，李军，张宏伟. 医学求索集. 陕西：陕西科学技术出版社，1996.

［83］宋民宪，郭维加. 新编国家中成药. 北京：人民卫生出版社，2002.

［84］中医药学名词审定委员会公布. 中医药学名词. 北京：科学出版社，2005.

［85］刘建平. 传统医学证据体的构成及证据分级的建议. 中国中西医结合杂志，2007，27（12）：1061.

［86］GRADE Working Group. Grading quality of evidence and strength of recommendations. BMJ, 2004, (328): 1490.

附　件

附件1：指南工作组

脑梗死指南编写组：

　　组长：王永炎　高　颖

　　成员：张允岭　邹忆怀　刘建平　周　莉　常静玲

　　王永炎　男，医学学士，主任医师，中国工程院院士，中国中医科学院，主要负责指南的总体设计和技术指导。

　　高　颖　女，医学博士，主任医师，北京中医药大学东直门医院，主要负责指南的方案制订、草案编写和组织管理。

　　张允岭　男，医学博士，主任医师，北京中医药大学东方医院，主要负责指南的编写指导。

　　邹忆怀　男，医学博士，主任医师，北京中医药大学东直门医院，主要负责编写指南和证据评价。

　　刘建平　男，医学博士，主任医师，北京中医药大学，主要负责指南的方法学指导。

　　周　莉　女，医学博士，主治医师，负责文献检索、北京中医药大学东直门医院，证据评价和指南编写。

　　常静玲　女，医学博士，主治医师，北京中医药大学东直门医院，负责文献检索、证据评价。

脑梗死指南咨询专家：

　　张学文　沈宝藩　李济春　孙塑伦　张伯礼　黄培新　曹晓岚　王新志　赵建军

　　张学文　男，医学学士，主任医师，陕西中医学院。

　　沈宝藩　男，医学学士，主任医师，新疆医科大学附属中医医院。

　　李济春　男，医学学士，主任医师，山西中医学院。

　　孙塑伦　男，医学学士，主任医师，国家中医药管理局。

　　张伯礼　男，医学学士，主任医师，天津中医药大学。

　　黄培新　男，医学学士，主任医师，广东省中医院。

　　曹晓岚　女，医学学士，主任医师，山东中医药大学附属医院。

　　王新志　男，医学学士，主任医师，河南中医学院第一附属医院。

　　赵建军　男，医学学士，主任医师，长春中医药大学附属医院。

附件2：信息资源

　　本指南形成借鉴的信息资源包括：

　　电子数据库，如 MEDLINE、COCHRANE 图书馆、美国国立指南库（the national guideline clearinghouse，NGC）、中国期刊全文数据库（CNKI）、CBMdisk、中国中医药文献数据库、中国优秀博硕士学位论文全文数据库、中国医用信息资源系统（维普）和中文生物医学期刊文献数据库（CMCC）等。

中医古代医籍文献，如《内经》、《伤寒论》、《太平惠民和剂局方》、《重订中风斠诠》、《医林改错》、《医方类聚》、《杂病广要》、《东医宝鉴》等。

专著如《新编国家中成药》、《脑血管病》、《医学博士漫话·脑中风》等。

教科书如《中医内科学》、《中医诊断学》等。

标准如《中风病中医诊断与疗效评定标准》、《中风病辨证诊断标准（试行)》、《中医内科常见病临床诊疗指南》、《中风先兆证诊断与疗效评定标准》等。

附件3：证据分级与推荐强度标准

1 证据分级

参照中国刘建平教授提出的关于传统医学证据分级的建议[85]：

Ⅰa级：由随机对照试验、队列研究、病例对照研究、病例系列这四种研究中至少两种不同类型的研究构成的证据体，且不同研究结果的效应一致。

Ⅰb级：具有足够把握度的单个随机对照试验。

Ⅱa级：半随机对照研究或队列研究。

Ⅱb级：病例对照试验。

Ⅲa级：历史性对照的病例系列。

Ⅲb级：自身前后对照的病例系列。

Ⅳ级：长期在临床上广泛运用的病例报告和史料记载的疗法。

Ⅴ级：未经系统研究验证的专家观点和临床试验，以及没有长期在临床上广泛运用的病例报告和史料记载的疗法。

2 推荐强度

参照证据分级工作组提出的推荐分级[86]：

推荐使用：有充分的证据支持其疗效，应当使用（基于Ⅰ级证据）。

有选择性的推荐：有一定的证据支持，但不够充分，在一定条件下可以使用（基于Ⅱ、Ⅲ级证据）。

建议不要使用：大多数证据表明效果不良或弊大于利（基于Ⅱ、Ⅲ级证据）。

禁止使用：有充分的证据表明无效或明显地弊大于利（基于Ⅰ级证据）。

附件4：指南评价

AGREE 评测结果

包括临床领域和方法学方面的专家共计4位评估员，运用 AGREE 对本指南进行评价。六大领域标准化得分（表1）：

表1	六大领域标准化得分	
研究领域	条目编号	标准化得分
范围与目的	1，2，3	92%
参与人员	4，5，6，7	88%
制订的严谨性	8，9，10，11	86%
清晰性和可读性	12，13，14，15，16，17，18	81%
应用性	19，20，21	69%
编辑独立	22，23	100%

附件5：词汇表

八纲辨证：运用表、里、寒、热、虚、实、阴、阳八纲对疾病的病位外内、病势浅深、虚实属性，以及致病因素与人体抗病能力的强弱对比状态等进行分析辨别的辨证方法。

鼻鼾：睡眠中发出鼻息声的表现。

便秘：粪便干燥坚硬，排出困难，排便次数减少的表现。

便溏：粪便稀薄而不成形的表现。

辨证论治：中医临床诊断治疗疾病的思维方法和过程。通过四诊收集患者的病史、症状等临床资料，根据中医理论进行综合分析，分辨出证候，并拟定治疗方法。也包括中医理论贯穿在预防与养生实践中的过程。

标本：关于事物主次关系的相对概念，"本"指主要方面，"标"指次要方面。如：在经络学说中，经络在四肢为本，在头面、躯干为标。在病因病机学说中，从正气与邪气来说，人体正气是本，致病的邪气是标；从疾病本身来说，病因是本，症状是标；从原发病与继发病来说，旧病是本，新病是标。在运气学说中，标本指标气与本气。

标本兼顾：针对病证出现的标本并重的情况，采用治标与治本相结合的治疗原则。

补气养血：用具有补气养血作用的方药治疗气血两虚证的治法。

唇暗：嘴唇失去红润光泽之感而呈暗紫色的表现。

涤痰息风：用具有荡涤痰涎、化浊开窍、息风止痉作用的方药，治疗顽痰所致癫痫等病证的治法。

耳鸣：自觉耳中有鸣响声的表现。

二便自遗：大便不能自控，不由自主地排出，甚至便出而不能自知；小便不能随意控制而自行溺出。

乏力：自觉肢体懈怠，软弱无力的表现。

扶正固本：对于正气亏虚的病证，采用培补正气以愈病的治疗原则。

扶正祛邪：对于正虚为主、因虚致实的病证，应采取扶助正气为主，使正气加强，从而达到驱除病邪目的的治疗原则。

和胃降逆：用具有降气和胃作用的方药，治疗胃气上逆证的治法。

化痰通腑：用具有祛除痰浊、泻下通腑作用的方药治疗痰热腑实证的治法。

化痰通络：用具有祛除痰浊、活血通络作用的方药治疗痰瘀阻络证的治法。

活血化瘀：用具有活血化瘀作用的方药治疗血瘀证的治法。

开窍法：用具有通窍开闭、促进神志苏醒作用的方药治疗邪气盛实之闭证的治法。

口臭：口中出气臭秽的表现。

口苦：自觉口中有苦味的表现。

脉沉：脉位深，轻取不能应指，重按才显现于指下的脉象。

脉滑：往来流利，应指圆滑，如珠走盘的脉象。

脉缓：一息四至，来去怠缓的脉象。若脉来和缓均匀，为平脉；若脉来弛缓无力，为病脉。

脉数：脉来急速，一息五至以上（相当于每分钟 90 次以上）的脉象。

脉细：脉细如线，但应指清晰的脉象。

脉弦：端直而长，指下挺然，如按琴弦的脉象。

面白：面部缺乏含蓄的红色而白于正常人的表现。

面红：面部颜色红于正常人的表现。

面色㿠白：面色白且面目虚浮的表现。

目赤：双眼或单眼白睛部发红的表现。

目眩：自觉眼前发黑，视物昏花晃动的表现。

目赤：双眼或单眼白睛部发红的表现。

尿赤：尿液的颜色呈深黄、黄红或黄褐色，甚至尿如浓茶的表现。

气短：呼吸短促而急，自觉气息不能接续的表现。

气血内虚：气血亏虚，形体失养。以神疲乏力，气短懒言，面色淡白或萎黄，头晕目眩，唇甲色淡，心悸失眠，舌淡，脉细弱等为常见症的证候。

切诊：医生用手指或手掌的触觉，对患者的脉和全身进行触、摸、按、压，以了解病情，诊察疾病的方法。

清热化痰：用具有清热化痰作用的方药治疗热痰证的治法。

清热解毒：用具有清热邪、解热毒作用的方药治疗里热盛证、火（热）毒证及痈肿疔毒等病证的治法。

舌苔白：舌苔为白色的舌象。

舌苔黄：舌苔呈黄色的舌象。

舌苔腻：苔质颗粒细小致密，紧贴舌面，不易刮脱，并在舌的中根部较厚，边尖部较薄。

舌体瘦：舌体瘦小而薄的舌象。

舌体有齿痕：舌体边缘凹凸不齐，留有被牙齿压迫的印迹的舌象。

舌质红：舌体颜色鲜红的舌象。

舌质绛：舌体颜色深红的舌象。

舌质紫暗：舌体呈深紫色或青紫色的舌象。

神识昏蒙：神志模糊，不省人事，甚至昏睡不醒，呼之不应的表现。

手足厥冷：手足冰冷，甚至冷至肘、膝部的表现。

手足心热：察知手心、足心发热，或自觉手、足心发热的表现。

痰鸣、痰鸣辘辘：痰涎壅盛，聚于喉间，气为痰阻，呼吸时喉中鸣响的表现。

头痛：头部疼痛，包括头的前、后、偏侧部疼痛和整个头部疼痛。

头晕：头脑昏沉，视物昏花旋转，严重者张目即觉天旋地转，不能站立。

外治法：用药物、器械或手术直接作用于患者的体表或孔窍（口、舌、咽喉、眼、耳、鼻、阴道、肛门）局部，以治疗各种病证的方法。

望诊：用视觉观察患者的神、气、形、态、舌象、排泄物、小儿指纹等的异常变化，以了解病情的诊断方法。

温经活血：用具有温阳通经、活血化瘀作用的方药，治疗寒凝经脉、血行不畅所致病证的治法。

闻诊：医生通过听觉和嗅觉，以了解由病体发出的各种异常声音和气味，用于诊察病情的方法，包括听声音和嗅气味两方面的内容。

问诊：医生通过询问患者或陪诊者，以了解疾病的发生、发展、治疗经过、现在症状和其他与疾病有关的症状，从而诊察疾病的方法。

项强：颈项部连及背部的肌肉筋脉强直、拘急，前俯后仰及左右运动不利的表现。

邪：各种致病因素的统称。

心悸：感觉心脏跳动不安，常伴有心慌的表现。

醒神开窍：用具有通窍开闭、促进神志苏醒作用的方药治疗邪气盛实之闭证的治法。

益气活血：用具有补气、活血作用的方药治疗气虚血瘀证的治法。

阴阳失调：阴阳失去平衡协调的各种病理变化。

脏腑：指人体的内脏器官，为五脏、六腑、奇恒之腑的统称。

脏腑辨证：以脏象学说的理论为指导，分析判断疾病所在的脏腑病位及其病因、病性与邪正盛衰等的辨证方法。

燥湿化痰：用具有燥湿化痰作用的方药治疗湿痰证的治法。

针刺补泻：在针刺得气后，根据患者病证的不同情况采用相应的针刺操作，从而达到补虚、泻实的针刺操作方法。

整体观念：强调人体自身整体性，并与外环境相统一的思想。

正：人体正常功能活动的统称，即人体正常功能及所产生的各种维护健康的能力，包括自我调节能力、适应环境能力、抗邪防病能力和康复自愈能力等。

证：对疾病过程中一定阶段的病位、病因、病性、病势及机体抗病能力的强弱等本质的概括。

证候：证的外候，即疾病过程中一定阶段的病位、病因、病性、病势及机体抗病能力的强弱等本质有机联系的反应状态，表现为临床可被观察到的症状等。

肢体强痉拘急：手足拘紧挛急，屈伸不利的表现。

治未病：采取一定的措施以防止疾病产生和发展的治疗原则，包括未病先防和既病防变两个方面。

滋阴柔肝：用具有滋养肝阴、补养肝血作用的方药以柔和肝气，治疗肝阴肝血亏虚所致病证的治法。

滋阴息风：用具有滋阴增液、息风止痉作用的方药，治疗阴虚动风证的治法。

自汗：不因劳累活动，不因天热及穿衣过暖和服用发散药物等因素而自然汗出的表现。

感冒中医临床实践指南

要点说明

1 关键事项

本指南主要根据感冒的中医药临床研究成果并结合专家的经验制订，需要说明的是，本指南并不是医疗行为的标准或者规范，而是根据现有的临床和实验研究证据依据特定方法制作出的一个文本。随着临床实践的发展，新的证据不断产生，指南所提供的建议亦会随之不断进行修订。采用指南推荐的方法并不能保证所有患者都能获得理想的临床结局。同时，就指南本身而言，并不能包括所有有效的疗法，也并不排斥其他有效的疗法。最终临床治疗措施的抉择需要卫生从业者根据临床的具体情况以及患者的意愿做出。

2 关键建议

中医药预防感冒以中药汤剂为主，也可以应用药茶、艾灸、药物香囊及熏香、推拿按摩等疗法。

中医药治疗感冒以中药汤剂为主，也可以应用针灸、按摩、拔罐、刮痧等疗法，关键建议如下：

治疗感冒风寒证应用辛温解表法，根据病情选用中药汤剂荆防败毒散或葛根汤加减，也可应用中成药如感冒清热颗粒等进行治疗。（推荐强度：A）

治疗感冒风热证应用辛凉解表，清热解毒法，根据病情选用中药汤剂银翘散或桑菊饮加减，或应用中成药如银翘解毒丸、双黄连制剂等进行治疗。（推荐强度：A）

治疗感冒暑湿证应用清暑祛湿解表法，根据病情选用中药汤剂藿香正气散或新加香薷饮加减，或应用中成药藿香正气制剂进行治疗。（推荐强度：B）

表寒里热证也是感冒的常见证候类型，应用解表清里法可以有效治疗，常用方剂有双解汤、麻杏石甘汤等。（推荐强度：C）

感冒初期，阴证恶寒，甚而全身倦怠明显的患者，用麻黄附子细辛汤可明显改善流鼻涕、鼻塞、咽喉疼痛、咳嗽、倦怠感、恶寒、头痛等症状。（推荐强度：A）

3 实施过程

对确诊为感冒的患者，可以按如下流程实施操作：

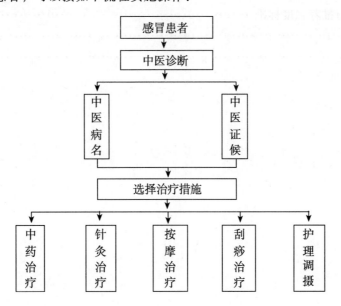

目　录

介　　绍

　　本指南主要针对感冒的预防和治疗，提供以中医药为主要内容的预防、诊断和治疗建议，供专业医生参考使用，同时也为社会医疗决策者及患者提供有益的参考。

　　本指南建议的预防方法主要针对体弱、老年、慢性病患者，目的在于调整机体的功能状态，预防感冒发生，减少年感冒次数。

　　本指南的主要目的是推荐有循证医学证据的感冒中医药诊断与治疗方法，促进临床医生规范的、按照正确的费用 – 有效比使用中医药进行实践活动，缓解感冒症状，缩短感冒病程，降低治疗费用，减少因患病引起的劳动力损失；本指南所建议的治疗药物和方法主要适用于 18 岁以上的健康成年人，而儿童、妊娠产乳期妇女、患有糖尿病、慢性心肾功能不全、器官移植术后、长期服用糖皮质激素等感冒患者在应用本指南治疗前需咨询相关医生。

　　感冒是临床常见病，对于感冒的中医诊断和辨证论治方法有较为一致的认识，见于 1985 年 10 月出版的中国教育部高等医药院校教材《中医内科学》（第 5 版）[1]，于 1994 年发布的中华人民共和国中医药行业标准《中医病证诊断疗效标准》[2]，于 2002 年 5 月出版的国家药品食品监督管理局《中药新药临床研究指导原则》[3]。

　　目前，国际上尚没有中医药预防和治疗感冒的循证临床实践指南。世界卫生组织西太区于 2004 年 5 月启动了中医临床实践指南的编写工作，本指南编写小组成立于 2005 年 3 月，2005 年 11 月和 2006 年 2 月参加了在北京举办的中医临床实践指南的编写方法讨论会，学习、参与传统医学临床实践指南模版的制订[4,5]，感冒指南初稿经过执行小组反复多次的研讨和函审论证，并于 2006 年 5 月在河北省石家庄市举办了全国感冒流感防治方案研讨会，来自全国各地的专家们参加了研讨，提出了宝贵意见。本指南执行小组于 2006 年承担了由中国国家中医药管理局、中华中医药学会组织《中医内科常见病临床诊疗指南》[6]的编写工作，完成了感冒诊疗指南的起草工作。本指南初稿形成后，于 2007 年 10 月在北京召开了全国热病、呼吸、感染、传染方面的专家研讨会，邀请全国知名专家 20 余位对指南的初稿进行研讨，经过修订形成本指南。中国中医科学院成立的指南专家指导委员会及统审小组，均参加了本指南的统审、定稿工作。

　　本指南编写组成员的组成本着多学科结合的原则，包括卫生保健政策制定者、医学专家、方法学专家、文献专家及患者代表等。

背　　景

　　普通感冒（common cold，ICD – 10：J00）简称感冒[7]，是由于鼻病毒、冠状病毒、副流感病毒、呼吸道合胞病毒等引起的以鼻塞、打喷嚏、流涕、全身不适、肌肉酸痛为主要临床表现的急性上呼吸道感染，其特点是上呼吸道症状明显而全身症状相对较轻，是急性上呼吸道病毒感染中最常见的病种。

　　病毒经鼻腔或眼部进入机体，黏附后借鼻腔的黏液纤毛活动到达后鼻咽部，病毒迅速复制，炎症介质分泌增加。病理变化与病毒毒力和感染范围有关，呼吸道黏膜水肿、充血，出现渗液，不同病毒可引起不同程度的细胞增殖和变性，感染严重时，鼻窦、咽鼓管和中耳道可能被阻塞，造成继发感染。由于病毒抗原的多样性及漂移，故一生中可反复多次感染。

　　普通感冒大多数为散发性，但冠状病毒可引起某些流行，其发病率高，影响人群面广量大，经济负担巨大。一般随年龄增长，患病次数减少，学龄前儿童每年患病 4~8 次，学童 2~6 次，成人 2~5 次。据统计，在美国一年有 20% 的感冒患者在患病期间丧失工作能力，误工每年达 3000 万劳动日，学生缺课3000万天，有10%患者就医的医药费用开支每人约10美元，每年全国医药费损失2.5亿美元[8]。

感冒多呈自限性，如无并发症，病程4~10天。但可以引起多种并发症如化脓性咽炎、鼻窦炎、中耳炎、支气管炎、原有呼吸道疾病急性加重和恶化等。

感冒属于中医感冒、外感咳嗽范畴[9]。早在《内经》已认识到感冒主要是外感风邪所致。《素问·骨空论》[10]说："风者百病之始也……风从外入，令人振寒，汗出，头痛，身重，恶寒。"感冒之名，首见于北宋《仁斋直指方·诸风》[11]，该篇提出用参苏饮治疗"感冒风邪，发热头痛，咳嗽声重，涕唾稠黏。"中医学认为感冒是因感受触冒风邪引起，以鼻塞、流涕、喷嚏、咳嗽、头痛、恶寒、发热、全身不适等为主要症状的疾病[12]。由于外感风邪或兼夹其他外邪，客于肺卫，引起肺卫功能失调，卫表不和，肺失宣肃而引发感冒，一般病程较短，在整个病程中很少传变。感冒病位主要在上焦肺卫，辨证多属于表实证[13]。

中医学对感冒的治疗，两千年来已经积累了丰富的经验。近几十年来，开展了一些针对感冒的预防和治疗的临床科学研究，对于一部分临床有效的传统方剂进行了剂型改革，使其便于患者接受和服用[14、15]。开发出一些针对当代感冒特点的新药，应用于临床实践，取得了一些研究成果[16-18]。中医药治疗可以缓解症状，缩短病程，降低治疗费用[19]。使用中医药可以预防感冒发生，减少年感冒次数[20,21]。实验研究证实，许多治疗感冒的中药具有发汗、解热、镇痛、抗炎、抗病原微生物、抗病毒和免疫调节的作用[22-25]。

中医药诊治疾病强调整体观念和辨证论治[26]。感冒的中医药治疗强调天人相应，因地、因时、因人制宜。即以辨证论治为原则，根据四时气候的变化，南北地域的不同，据证立法、依法选方，达到理法方药的统一。由于感冒是因感受外邪引起，故感冒的治疗应因势利导，采用解表达邪的方法，使邪气从表而解[1]。其治疗措施包括中药、针灸、推拿、拔罐等，复杂干预的效果是缓解感冒症状，缩短感冒病程，降低治疗费用。

本指南立足于整合和吸纳国际中医药防治感冒的研究成果和成功经验，借鉴临床流行病学的研究方法，形成具有循证医学证据的中医药防治感冒的临床实践指南，对于提高国际上感冒的防治水平，满足人民健康需求，节约医药卫生资源，加快中医药走向世界都具有重要意义。

临床特征

1 临床表现[8]

临床症状：潜伏期1~3天不等，起病突然，大多先有鼻和喉部灼热感，而后出现鼻塞、打喷嚏、流涕、全身不适和肌肉酸痛，鼻腔分泌物初始为大量水样清涕，以后变为黏液性或脓性。低热或不发热，咳嗽多不剧烈，可持续长达2周。可有眼结膜充血、流泪、畏光、眼睑肿胀、咽痛，或者呕吐、腹泻等症状。

临床体征：鼻腔黏膜水肿充血，咽喉黏膜水肿充血。

2 理化检查[8]

外周血白细胞总数正常或偏低，中性粒细胞减少，淋巴细胞相对增多。

胸片无阳性发现。

病毒特异抗原及其基因检查：取患者呼吸道标本，采用免疫荧光或酶联免疫法检测病毒型特异的核蛋白等。

病毒分离：从患者呼吸道标本（如鼻咽分泌物、口腔含漱液）中分离出病毒。

血清学检查：急性期（发病后7天内采集）和恢复期（间隔2~3周采集）双份血清进行抗体测定，后者抗体滴度与前者相比有4倍或以上升高，有助于确诊和回顾性诊断。

诊断标准

1 西医诊断

根据朱元珏主编《呼吸病学》[8]、陈灏珠主编《实用内科学》（第 12 版）[7]制订。

1.1 临床表现

潜伏期 1~3 天不等，随病毒而异。起病突然，大多先有鼻和喉部灼热感，而后出现鼻塞、打喷嚏、流涕、全身不适和肌肉酸痛。症状在 48 小时内达到高峰，通常不发热或仅有低热。可有眼结膜充血、流泪、畏光、眼睑肿胀、咽喉黏膜水肿。鼻腔分泌物初始为大量水样清涕，以后变为黏液性或脓性。咳嗽通常不剧烈，可持续长达 2 周。

普通感冒的并发症有化脓性咽炎、鼻窦炎、中耳炎、支气管炎、原有呼吸道疾病（慢性支气管炎、哮喘）急性加重和阻塞性睡眠呼吸紊乱恶化等。

1.2 诊断

根据临床症状特点，上呼吸道症状明显而全身症状相对较轻，并排除过敏性鼻炎等非感染性上呼吸道炎，即可做出诊断。

2 中医病名诊断[1][12,13]

因感受风邪引起，以鼻塞、流涕、喷嚏、咳嗽、头痛、恶寒、发热、全身不适等为主要症状的疾病。

一般病程较短，在整个病程中很少传变。

四时皆可发病，以冬春季节多见。

3 中医证候诊断[1][12,13]

感冒的证候诊断，主要通过临床望、闻、问、切四诊得到的信息进行辨证，并与中医辨证体系中的八纲辨证、脏腑辨证、气血津液辨证相结合。临床研究显示，感冒主要有五种基本证候：风寒证、风热证、暑湿证、气虚证、阴虚证。

3.1 风寒证

恶寒重，发热轻，无汗，头痛身疼，倦怠乏力，鼻塞流清涕，喷嚏，咳嗽，咳痰稀白。舌苔薄白，脉浮紧或浮缓。

3.2 风热证

发热重，微恶风，头胀痛，鼻塞流浊涕，咽痛咽肿，吞咽加重，咳嗽痰黄或不易咳出，口干口渴。舌边尖红，苔白或黄，脉浮数。

3.3 暑湿证

见于夏秋季节，身热或热势不扬，微恶风，无汗或少汗，周身酸困乏力，头昏胀重，鼻塞流涕，胸闷脘痞，恶心呕吐，腹胀腹泻。舌苔黄腻，脉濡数。

3.4 气虚证

恶寒发热，或热势不盛，但觉时时形寒恶风，自汗，头痛鼻塞，咳嗽痰白，语声低怯，气短，倦怠乏力，口渴不欲饮水，病程迁延难愈，反复发作。苔白，脉浮无力。

3.5 阴虚证

发热，微恶风寒，无汗或微汗或盗汗，头痛，咽痛，口干咽燥，喜饮水，手足心热，心烦，干咳少痰，或痰中带血丝。舌质红，脉细数。

干预、管理和推荐

1 干预

感冒多呈自限性，如无并发症，一般患者的病程为 4~10 天。西医预防方法主要为养成良好的卫生习惯，勤洗手，居室勤通风；在流行季节，老年人、小孩尽量少到人群聚集的室内场所，赴医院就诊时要戴上口罩等。主要治疗为对症治疗，用于缓解鼻塞、流鼻涕、咳嗽、肌肉酸痛等症状[8]。

中医学积累了丰富的治疗感冒经验，对感冒辨证论治的认识较为统一，主要分为风寒、风热、暑湿、气虚、阴虚等证候，但由于南北地域不同，则选择的药物种类不同。临床还常用针灸、推拿、刮痧等方法治疗感冒，均有良好疗效，可以缓解临床症状，缩短病程，降低合并症的发生率，减少治疗费用。

2 管理

2.1 预防

中医学对疾病的预防强调未病先防，《素问·四气调神大论》[10]说："是故圣人不治已病治未病，不治已乱治未乱，此之谓也。"数千年来，中医学积累了丰富的预防传染性疾病的经验，近百年来几次世界性的流感大流行未在中国引起大量人口死亡，就是中医预防经验的体现[27]。在感冒预防中，体现了中医"治未病"思想，中医药在感冒的预防方面也有其独到之处。

2.1.1 讲究生活方式[28]

起居有常，生活规律，适当运动，增强体质，保暖防寒，防避邪气。

饮食有节，合理饮食。

精神内守，保持良好的心情，消除恐惧、焦虑、抑郁，心静神安。

讲究卫生，勤洗手。

2.1.2 药物预防

预防感冒，要因人、因地、因时制宜。在不同地域，根据不同的感冒易发季节，对易于反复感冒的患者，可以根据患者的不同体质而应用中药进行辨证施防[28]。（推荐强度：C，证据级别：Ⅳ）

2.1.2.1 素体气虚证[20]

临床表现：平素易于感冒，自汗，少气懒言，倦怠乏力，舌质淡，苔薄白，脉细无力。

推荐方药：黄芪、白术、防风，水煎服，每日 1 剂。每日早晚分两次服用，连服3~6剂。

2.1.2.2 素体阴虚证

临床表现：平素口渴喜饮，鼻咽干燥，皮肤干燥，咽痒干咳，舌红少津，脉细。

推荐方药：北沙参、元参、桑叶、菊花、金银花，水煎服，每日 1 剂。每日早晚分两次服用，连服3~6剂。

2.1.2.3 内热素盛证

临床表现：面红目赤，易于口舌生疮，咽痛口渴，排便不畅，舌红苔黄，脉滑数。

推荐方药：板蓝根、金银花、紫草、牛蒡子，水煎服，每日 1 剂。每日早晚分两次服用，连服3~6剂。

2.1.2.4 痰湿素盛证

临床表现：平素胸脘满闷，肢体困重，纳差不饥，形体肥胖，舌质淡，苔白腻，脉滑。

推荐方药：藿香、佩兰、苍术、厚朴、生甘草，水煎服，每日 1 剂。每日早晚分两次服用，连服3~6剂。

2.1.3 药茶及药膳

如银花苏叶茶[29] 莲子大枣粥[30]等。（推荐强度：C，证据级别：Ⅳ）

2.1.4 艾灸

采用艾条或艾炷灸两侧足三里，每次 30 分钟，每周 2 次[31]。（推荐强度：B，证据级别：Ⅲb）

2.1.5 药物香囊及药物熏香

由薄荷、苍术、贯众、白芷、冰片等研末装香囊随身佩带，或置于室内熏香[32]。（推荐强度：B，证据级别：Ⅲb）

2.1.6 推拿按摩法[33、34]

按揉迎香穴：以左右两手中指或食指点按迎香穴 20～30 次。

按揉印堂穴：用拇指或食指、中指的指腹点按印堂穴 20～30 次。也可用两手中指的指腹一左一右地交替按摩印堂穴。

按揉风池穴：用食指、中指一起按摩风池穴 20～30 次。

按揉太阳穴：用两手中指分别按摩左右太阳穴 20～30 次。

按揉合谷穴：用一手拇指点揉另一手的合谷穴，两手轮流，各揉 20～30 次。

按摩注意事项：穴位要正确，按摩手法要轻柔；每天早晚各按摩一次；剪短指甲，洗净双手，防止皮肤感染。（推荐强度：C，证据级别：Ⅳ）

2.2 治疗

2.2.1 感冒的辨证论治[1][12、13]

感冒的治疗应因势利导，采用解表达邪的方法，使邪气从表而解。

2.2.1.1 风寒证[1][12、13][35-37]

临床表现：恶寒重，发热轻，无汗，头痛身疼，倦怠乏力，鼻塞流清涕，喷嚏，咳嗽，咳痰稀白。舌苔薄白，脉浮紧或浮缓。

证候病机：本证由于机体感受风寒之邪，外束肌表，卫阳被郁，清阳不展，络脉失和，肺气不宣而致。

治疗原则：辛温解表。

推荐方药：荆防败毒散加减（《外科理例》）[35]或葛根汤加减（《伤寒论》）[36][52]。荆芥、防风、羌活、独活、前胡、桔梗、甘草、川芎、柴胡等。

加减：如表寒重者，可加炙麻黄、桂枝；鼻塞流涕重者，可加辛夷、苍耳子。（推荐强度：B，证据级别：Ⅱa/Ⅳ）

推荐中成药：感冒清热颗粒，每次 1～2 袋，每日 3 次，口服。感冒软胶囊，每次 2～4 粒，每日 3 次，口服。（《中华人民共和国药典》2005 版）

2.2.1.2 风热证[1][12、13][38]

临床表现：发热重，微恶风，头胀痛，鼻塞流浊涕，咽痛咽肿，吞咽加重，咳嗽痰黄或不易咳出，口干口渴。舌边尖红，苔白或黄，脉浮数。

证候病机：本证由于风热邪气犯表，热郁肌腠，卫表失和，风热上扰，熏蒸清道，肺失清肃而致。

治疗原则：辛凉解表。

推荐方药：银翘散加减（《温病条辨》）[38]或桑菊饮加减（《温病条辨》）[38]。金银花、连翘、荆芥、牛蒡子、薄荷、豆豉、竹叶、桔梗、生甘草等。

加减：若咳嗽较重，可加桑叶、杏仁；若热势较盛、咽喉红肿疼痛，可加板蓝根、黄芩等。（推荐强度：C，证据级别：Ⅳ）

推荐中成药：银翘解毒丸，每次 2 丸，每日 2 次，口服。桑菊感冒片，每次 3 片，每日 3 次，口服。羚羊感冒片，每次 3 片，每日 3 次，口服。（《中华人民共和国药典》2005 版）

2.2.1.3 暑湿证[1][12、13][38、39]

临床表现：见于夏秋季节，身热，或热势不扬，微恶风，无汗或少汗，周身酸困乏力，头昏胀重，鼻塞流涕，胸闷脘痞，恶心呕吐，腹胀腹泻。舌苔黄腻，脉濡数。

证候病机：由于感受夏季当令之暑邪，暑多夹湿，多见暑湿并重。病机由于暑湿伤表，表卫不和，肺气不宣，气机不畅，脾胃升降失调导致。

治疗原则：清暑祛湿解表。

推荐方药：藿香正气散加减（《太平惠民和剂局方》）[39、40、41]或新加香薷饮加减（《温病条辨》）[38]。藿香、佩兰、苏叶、桔梗、大腹皮、白术、陈皮、茯苓等。

加减：如里湿偏重者，加苍术、白蔻仁；小便短赤者，加六一散等。（推荐强度：B，证据级别：IIa/IV）

推荐中成药：藿香正气软胶囊，每次2~4粒，每日3次，口服。（《中华人民共和国药典》2005版）

2.2.1.4 气虚证[1、12、13、39、42、43]

临床表现：恶寒发热，或热势不盛，但觉时时形寒恶风，自汗，头痛鼻塞，咳嗽痰白，语声低怯，气短，倦怠乏力，口渴不欲饮水，病程长而不易愈，常反复发作。苔白，脉浮无力。

证候病机：素体气虚，卫外不固，腠理疏松，遇气候变化时最易感邪。感受风寒之邪，外束肌表，卫阳被郁，肺气不宣，又兼肺气不足诸症。

治疗原则：益气解表，调和营卫。

推荐方药：参苏饮加减（《太平惠民和剂局方》）[39]或玉屏风散加减（《丹溪心法》）[42]。党参、茯苓、苏叶、葛根、前胡、桔梗、半夏等。

加减：如果表虚自汗明显者，加生黄芪；恶风、肢体酸痛者，加桂枝、白芍。（推荐强度：C，证据级别：IV）

推荐中成药：玉屏风颗粒，每次1袋，每日2次，口服。（《中华人民共和国药典》2005版）

2.2.1.5 阴虚证[1、12、13、44]

临床表现：发热，微恶风寒，无汗或微汗或盗汗，头痛，咽痛，口干咽燥，喜饮水，手足心热，心烦，干咳少痰，或痰中带血丝。舌质红，脉细数。

证候病机：阴虚之体，肺有燥热，易于感受风热之邪。风热邪气犯表，热郁肌腠，卫表失和，风热上扰，肺失清肃，热邪灼伤津液而致诸症。

治疗原则：滋阴解表。

推荐方药：加减葳蕤汤加减（《通俗伤寒论》）[44]。玉竹、白薇、葱白、豆豉、桔梗、薄荷、甘草。

加减：若心烦口渴较甚者，加竹叶、天花粉；咽干咳痰不爽者，加牛蒡子、瓜蒌皮；口渴咽燥明显者，加南沙参、麦冬；咳痰带血者，加生地榆、鲜白茅根。（推荐强度：C，证据级别：IV）

2.2.2 感冒的其他治法

2.2.2.1 验方

带须葱白、生姜、橘皮，加红糖适量，水煎热服，每日1剂，治风寒感冒[13]。（推荐强度：C，证据级别：IV）

大青叶、鸭跖草、桔梗、生甘草，水煎服，每日1剂，治风热感冒[13]。（推荐强度：C，证据级别：IV）

2.2.2.2 针灸治疗[45、46]（推荐强度：B，证据级别：IIb/IV）

风寒证：取穴大椎、风池、风门、列缺、合谷，毫针刺，用泻法，每日1次，每次留针20~30分钟。风池、风门采用艾灸，每穴艾条悬灸15分钟。

风热证：取穴大椎、曲池、外关、合谷、印堂、太阳，毫针刺，用泻法，每日 1 次，每次留针 20 ～ 30 分钟。

2.2.2.3 穴位注射法[47]

可选用柴胡注射液、双黄连注射液等进行穴位注射，每穴注射 1ml，每日 1 次，可连续注射 2 ～ 3 日。

2.2.2.4 拔罐疗法[45]（推荐强度：C，证据级别：Ⅳ）

拔罐：选大椎、风门、肺俞、肾俞、命门俞等穴。方法：将火罐拔于各穴，留罐 10 ～ 15 分钟。

走罐[48、49]：充分暴露背部，局部涂上红花油，将火罐拔于百劳穴，沿着膀胱经背部第一和第二侧线的循行上下推动火罐，火罐吸附的强度和走罐的速度以患者耐受为度。左右交替进行刺激，以使其走行分布部位的皮肤潮红、充血为度。

2.2.2.5 按摩疗法[33、50]（推荐强度：B，证据级别：Ⅲb/Ⅳ）

2.2.2.5.1 风寒证

选穴：选足太阳膀胱经、手太阴肺经、手阳明大肠经、督脉、任脉之腧穴，配以相关腧穴。选中府、风门、风池、肺俞、合谷、太阳、迎香、肩井、印堂等穴。

基本操作方法：按揉印堂、太阳、迎香，分抹前额，拿按合谷、外关，以人体出汗为度，然后用力拿捏风池、肩井，依次按揉中府、风门、风池、肺俞（每穴操作时间为 1 ～ 2 分钟），接着按揉上背部 1 ～ 2 分钟，最后拿捏手太阴肺经和手阳明大肠经 1 ～ 2 遍。

2.2.2.5.2 风热证

选穴：选足太阳膀胱经、手太阴肺经、手阳明大肠经、督脉、任脉之腧穴，配以相关腧穴。选大椎、天突、印堂、太阳、迎香、曲池、外关、合谷、鱼际等穴。

基本操作方法：按揉印堂、太阳、迎香，分抹前额，然后从肩部沿手阳明大肠经和手太阴肺经向手指末端拿揉 1 ～ 2 遍，重点按揉曲池、尺泽、外关、合谷、鱼际，拿揉风池，再着力按揉中府、天突、膻中，拿捏肩井，按摩上背部 1 ～ 2 分钟，并点按大椎、肺俞（每穴操作时间为 1 ～ 2 分钟），拍打上背至两肩 5 遍，并沿督脉和膀胱经从上背部向腰部拍打 5 遍。

2.2.2.6 刮痧疗法[51、52]（推荐强度：B，证据级别：Ⅲb/Ⅳ）

常用刮痧部位：后头部、后背正中及两侧、肩胛部、腘窝处、手臂内侧处、前胸部及胃脘部。

操作方法：先在皮肤上涂抹润滑药剂，如红花油、麻油、风油精、生姜汁等，患者坐位或卧位，操作者手持刮板，与皮肤成 45°角，向下刮拭。胸腹部刮拭的方向是由内而外，其余部位可由上而下。用力要适中均匀，数分钟后，皮肤上会出现紫红色小斑点，并有痛感，此时即可结束治疗。根据病情需要可行第 2 次刮拭，但两次治疗之间要相隔 3 ～ 7 天，皮肤局部平坦，无肿块、无疼痛时才能实施第 2 次刮拭。

刮痧需在室内、温暖环境中进行，以免受凉。

2.3 护理与调摄[13]

患感冒期间，应强调适当休息，注意室内空气新鲜、流通，多饮水，避风寒，避免繁重劳作。服药期间，饮食宜清淡，忌食生冷、肥甘厚腻食物。

注意煎药及服药要求，不可过煮，乘温热服，服后避风寒并覆被取微汗，或进食热稀饭、米汤以助药力。

在感冒流行期间，可服药预防。同时注意防寒保暖，随时增减衣服，避免淋雨及过度疲劳，减少公共场所的活动，防止交叉感染。

2.4 西医治疗[8]

常用对症治疗药物以缓解鼻塞、打喷嚏、身体疼痛、咳嗽等症状。

溴化异丙托品喷雾剂：用于缓解流鼻涕、打喷嚏症状。

伪麻黄碱：用于缓解鼻黏膜充血，减轻鼻塞，改善睡眠。

抗组胺药：用于缓解打喷嚏、流鼻涕。

解热镇痛剂：用于缓解发热、肌肉酸痛、头痛。

镇咳剂：剧烈咳嗽影响休息时可以使用。

2.5 结局

一般而言，感冒属轻浅之疾，只要能及时而恰当处理，或选用适当的简验方、中成药，即可较快痊愈，但对老年、婴幼儿、体弱、多种慢性病患者及时感重症，必须加以重视，注意有无特殊情况，防止发生传变；或同时夹杂其他疾病，导致重症或死亡。

3 推荐

3.1 辛温解表法

辛温解表法是治疗风寒感冒的有效治疗方法，已被中西医学术界和临床医生广泛接受。

建议：治疗感冒风寒证，应用辛温解表法。根据病情选用中药汤剂或中成药，如感冒清热颗粒[53]、柴连口服液[53]、散寒解热口服液[54]、葛根汤[55]、荆防合剂[55]等进行治疗，已经成为大多数专家共识，文献报告中有辛温解表法的Ⅰ级证据，但目前相关文献质量参差不齐，还需要高质量文献提供进一步证据。（推荐强度：A，证据级别：Ⅰb/Ⅱa/Ⅱb）

3.2 辛凉解表法

辛凉解表法是治疗风热感冒的有效治疗方法，已被中西医学术界和临床医生广泛接受。

建议：治疗感冒风热证，应用辛凉解表、清热解毒法。根据病情选用中药汤剂或中成药如银翘解毒丸[56]、柴贯解热颗粒[56]、双黄连制剂[16,57,58]、清热解毒口服液[16]、清解口服液[59]、金莲清热胶囊[60]、连花清瘟胶囊[61]等进行治疗，已经成为大多数专家共识，文献报告中有辛凉解表法的Ⅰ级证据，但目前相关文献质量参差不齐，还需要高质量文献提供进一步证据。（推荐强度：A，证据级别：Ⅰb/Ⅱa/Ⅱb）

3.3 清暑解表法

清暑祛湿解表法是治疗暑湿感冒的有效治疗方法，已被中西医学术界和临床医生广泛接受。

建议：治疗感冒暑湿证应用清暑祛湿解表法，根据病情选用中药汤剂或中成药藿香正气制剂[40,41]，已经成为大多数专家共识，文献报告中有清暑祛湿解表法的Ⅱ级证据，但目前相关文献质量参差不齐，还需要高质量文献提供进一步证据。（推荐强度：B，证据级别：Ⅱa/Ⅳ）

3.4 解表清里法

解表清里法是治疗感冒表寒里热证的有效治疗方法。

表寒里热证感冒，是由于素体内热炽盛，又外感风寒而成；或者外感风寒不解，入里化热导致。《施今墨临床经验集》[62]说："外感热性病多属内有蓄热、外感风寒，治疗时应既解表寒、又清里热，用药时表里比重必须恰当。余治此类病有七解三清、六解四清、半解半清、四解六清、三解七清之说。"（证据级别：Ⅳ）

在王永炎主编《中医内科学》[12]感冒篇中论述了表寒里热证的证治："表寒里热证又称'寒包火'。因风寒外束，表寒未解，入里化热。证见发热恶寒，无汗口渴，鼻塞声重，咽痛，咳嗽气急，痰黄黏稠，尿赤便秘，舌苔黄白相兼，脉浮数。治法解表清里，宣肺疏风。方药双解汤加减。"（证据级别：Ⅳ）

建议：表寒里热证也是感冒的常见证候类型，应用解表清里法可以有效治疗，常用方剂有双解汤、麻杏石甘汤等。目前相关文献较少，还需要高质量文献提供进一步证据。（推荐强度：C，证据级别：Ⅳ）

3.5 麻黄附子细辛汤

日本的临床研究表明，用麻黄附子细辛汤治疗感冒初期阴证是有效的方法，已被汉方学术界和临床医生广泛接受，适合于恶寒甚、全身倦怠明显的体弱患者。

北海道大学保健管理中心（管理センター）本间行彦等[63]于2002年11月至2003年3月进行多中心、随机对照临床研究，应用麻黄附子细辛汤颗粒剂治疗感冒初期患者83例，并与应用综合感冒药（含水杨酸、对乙酰氨基酚、无水咖啡因、甲柳丙嗪）88例对照。结果显示：治疗组中度以上总有效率为81.90%，对照组总有效率为60.30%，两组比较有显著性差异（P<0.01）。（证据级别：Ⅰb）

吴共济病院加地正郎等[64]于1990年9月至1991年4月期间进行自身前后对照开放性试验研究，应用麻黄附子细辛汤颗粒胶囊治疗普通感冒发病3天内的患者50例。结果显示：全身症状及呼吸道症状明显改善，总改善率达到91.80%。（证据级别：Ⅲb）

建议：感冒初期阴证为恶寒甚而全身倦怠明显的患者，用麻黄附子细辛汤可明显改善流鼻涕、鼻塞、咽喉疼痛、咳嗽、倦怠、恶寒、头痛等症状，已经成为大多数专家的共识。虽然文献报告中有Ⅰb级证据，但目前相关文献质量参差不齐，还需要高质量文献提供进一步证据。（推荐强度：A，证据级别：Ⅰb/Ⅲb）

使用麻黄剂注意事项[65]：麻黄中含有的麻黄碱，能使交感神经兴奋而导致心脏输出量增加，因此，建议心脏病患者和甲状腺功能亢进症患者减用麻黄量或者选择不含麻黄的方剂。失眠患者，建议减用麻黄量或提前服用傍晚的药。麻黄碱能刺激胃黏膜，若服药后出现胃部疼痛时，建议改成餐后服用。麻黄附子细辛汤服用参考剂量：颗粒或胶囊：每次2.5g，每日3次，服用3天，餐前或两餐之间口服。煎剂：麻黄、附子、细辛，水煎取汁口服。

关于气虚感冒、阴虚感冒以及感冒的中医药预防方案的相关文献较少，提供的证据级别不高，尚需大量研究以提供进一步证据。

方　法

1　临床证据的检索策略

采用计算机和手工相结合的方法进行检索。检索1987至2009年7月31日的文献，详见附见2。

2　证据级别和质量评价

指南编写小组对检索的文献根据文献的初筛标准进行了初筛，初筛合格的文献根据文献质量评价标准进行了第二次筛查，合格的文献采用了温哥华格式的文献摘要表对文献进行了结构性的摘要（附件3）。

3　推荐强度

推荐强度参考美国国家临床指南交换所建议分级划分标准，并作适当修改（附件3）。

4　评议和咨询过程

指南编写小组在指南初稿形成前，由中华中医学会内科热病专业委员会牵头，于2006年5月在河北省石家庄市召开了全国性的感冒流感防治方案研讨会，征集全国各地临床常用、安全有效的感冒预防和治疗方案，来自全国各地的呼吸、热病专家们就感冒的预防、治疗、多方法参与等问题进行了研讨，提出了宝贵意见。

本指南初稿形成后，进行了两次专家评审。第一次采取专家函审的方式，指南编写小组对指南草案进行了编排，由专家在边页提出修改意见，指南编写小组对专家的意见进行了集中和整理，形成了函审意见表；第二次采取了专家现场评审的方式，于2007年10月在北京中医药大学东直门医院举行，邀请全国热病、呼吸、感染、传染方面知名专家20余位，各评审专家在审阅指南草案后，一方面对第一次的专家函审意见表进行讨论，另一方面提出自己的修改意见。指南编写小组根据两次专家评审的意见，对指南草案作了修改，并经指南指导委员会审核通过。

5 宣传

感冒指南出版后，联合中华中医药学会内科学会宣传、发布指南，扩大指南的影响，通过发行简装本易于携带的小册子，使指南深入一、二、三级医院和农村社区，发挥其指导临床实践的作用。

面向全国定期举办指南学习及应用培训班，以促进中医药学按照正确的费用－有效比使用，提高中医学的教育和培训水平，提高临床实践的质量。

6 执行

感冒指南出版发布同时，即给读者标明感冒指南专用相关网站，提供指南应用情况反馈的畅通渠道，同时提供固定的通信地址，供不同人群提供指南应用情况反馈信息时使用。如果您对指南修订有任何新的建议，欢迎与我们联系！

联系方式：北京中医药大学东方医院内科门诊焦扬。

联系地址：北京市丰台区芳星园一区 6 号 （100078）。

E－mail：jytcm@ yahoo. com. cn

7 更新

本指南拟每三年修订一次，届时将由指南指导委员会委托相关人员对新出现的证据进行收集、整理、分析，最后由指南执行小组决定是否对指南予以修订。

在特殊情况下，发生以下变化时，指南执行小组将随时对指南进行更新：①产生新的干预方法；②产生证明现有干预方法有利或者有弊的证据；③产生影响疾病结局的重要结论；④产生证明现有方法是最佳方法的证据；⑤产生新的有意义的结论；⑥产生新的医疗资源。

参考文献

[1] 张伯臾. 中医内科学. 上海：上海科学技术出版社，1985.

[2] 国家中医药管理局. 中华人民共和国中医药行业标准《中医病证诊断疗效标准》. 南京：南京大学出版社，1994.

[3] 郑筱萸. 中药新药临床研究指导原则. 北京：中国医药科技出版社，2002.

[4] 刘建平. 传统医学证据体的构成及证据分级的建议. 中国中西医结合杂志，2007，27 （12）：1061.

[5] GRADE WorkingGroup. Grading quality of evidence and strength of recommendations. BMJ, 2004, （328）：1490.

[6] 中华中医学会. 中医内科常见病诊疗指南. 北京：中国中医药出版社，2008.

[7] 陈灏珠. 实用内科学. 北京：人民卫生出版社，2005.

[8] 朱元珏，陈文彬. 呼吸病学. 北京：人民卫生出版社，2003.

[9] 中医药学名词审定委员会. 中医药学名词. 北京：科学出版社，2005.

[10] 田代华整理. 黄帝内经·素问. 北京：人民卫生出版社，2005.

[11] 杨士瀛. 仁斋直指方 （经典医学名著）. 上海：第二军医大学出版社，2006.

[12] 王永炎. 中医内科学. 上海：上海科学技术出版社，1997.

[13] 方药中，邓铁涛，李兴，等. 实用中医内科学. 上海：上海科学技术出版社，1985.

[14] 程荣珍，张纪立. 小柴胡冲剂治疗感冒82例. 时珍国医国药，1998，9 （6）：494.

[15] 阎秀菊，吴敏，倪建俐，等. 银翘片治疗感冒 （风热证）临床疗效及安全性评价. 中成药，2006，28 （2）：205.

[16] 姜源新，李明，王金陵，等. 双黄连口服液治疗外感风热感冒300例临床观察. 中华现代中西医杂志，2003，1 （12）：1109.

[17] 王虎军，刘汾，刘丽萍，等. 抗病毒口服液治疗感冒 （风热证）120例临床观察. 中华临床医

药，2002，3（8）：76.

[18] 余加丽．清开灵治疗风热型感冒高热 40 例．中国临床医学研究杂志，2005，11（23）：3419.

[19] WuT，ZhangJ，QiuY，et al. Chinese medicinal herbs for the common cold（Review）．The Cochrane Library，2007，Issue3.（http：//www. thecochranelibrary. com）

[20] 张亚兰，韩晓雪，李军．玉屏风散化裁对社区老年慢性患者感冒的早期预防观察．光明中医，2006，21（6）：54.

[21] 侯云德．益气药黄芪的研究－Ⅰ：黄芪对小白鼠Ⅰ型副流感病毒（仙台）感染的影响及在人群中对感冒的防治作用．中医杂志，1980，21（1）：73.

[22] 蒋玉凤．清开灵对家兔内毒素发热和脑脊液 cAMP 含量的影响．北京中医药大学学报，1994，17（5）：66.

[23] 温云海．金莲花水浸提取液抗病毒的实验研究．中华微生物学和免疫学杂志，1999，19（1）：21.

[24] 薛燕，白金叶．柴胡解热成分的比较研究．中药药理与临床，2003，19（1）：11.

[25] 孙业平，徐强．羌活水提物对迟发型变态反应及炎症反应的影响及其机制．中国药科大学学报，2003，34（1）：51.

[26] 印会河，童瑶．中医基础理论（第二版）．北京：人民卫生出版社，2006.

[27] 中国中医研究院．中国疫病史鉴．北京：中医古籍出版社，2003.

[28] 国家中医药管理局人事与政策法规司．中医药专家谈 SARS. 北京：中国中医药出版社，2003.

[29] 邢湘臣．防治感冒"茶"．药膳食疗，2005，（5）：19.

[30] 徐勤蓉．饮食疗法防感冒．解放军健康，1999，（4）：33.

[31] 梅晓明，孙利．灸法预防感冒 30 例．中国民间疗法，2002，10（5）：22.

[32] 康文远，薄靖远，濮瑞华，等．防感冒香袋的效果观察．甘肃医药，1994，13（6）：316.

[33] 严隽陶．推拿学．北京：中国中医药出版社，2004.

[34] 劳瑶．按摩经穴防感冒．健康咨询报，2003，（4）：21.

[35] 汪机撰；孙振杰，刘叶青，宋淑平等注释．外科理例新释．北京：中医古籍出版社，2004.

[36] 张仲景．伤寒论．北京：人民卫生出版社，2005.

[37] 陈存仁编校．皇汉医学丛书．上海：上海中医学院出版社，1993.

[38] 吴瑭．温病条辨．北京：人民卫生出版社，1963.

[39] 刘景源整理．太平惠民和剂局方．北京：人民卫生出版社，2007.

[40] 张进学．藿香正气胶囊治疗胃肠型感冒的临床观察．宁夏医学杂志．2007，29（7）：652.

[41] 褚蕾．藿香桂枝汤与藿香正气水治疗外感夹湿型感冒 100 例临床对照观察．云南中医学院学报，2007，30（5）：45.

[42] 朱震亨．丹溪心法．北京：人民卫生出版社，2005.

[43]（朝）许浚著．高兴震等校．东医宝鉴校释．北京：人民卫生出版社，2000.

[44] 俞根初．三订通俗伤寒论．北京：中医古籍出版社，2002.

[45] 邱茂良．针灸学．上海：上海科学技术出版社，1985.

[46] 谢强．杨淑荣，李唯刚，等．"升阳祛霾"针灸法治疗风寒感冒的临床研究．江西中医学院学报，2009，21（1）：23.

[47] 徐元忠，蔡守军．足三里穴位注射治疗感冒 318 例．中医外治杂志，2000，9（5）：53.

[48] 黄泳，余谦．背部膀胱经走罐治疗感冒 150 例．陕西中医，2002，23（5）：441.

[49] 李敏．背部走罐治疗感冒 100 例．针灸临床杂志，1998，14（9）：45.

[50] 陈亚萍．推拿治疗感冒 89 例．山东中医杂志，1997，16（10）：458.

[51] 宋国宏，齐冬梅，贾青梅．刮痧治疗感冒 50 例．吉林中医药，2000，（2）：41.

［52］乔起敏，刘冬青．刮痧治疗感冒 90 例临床观察及护理．长治医学院学报，2000，14（1）：73.

［53］杜宝俊，崔天红，寇秋爱．柴连口服液治疗感冒（风寒证、风寒夹湿证）的临床试验．中药新药与临床药理，1997，8（3）：139.

［54］陈绍宏，张发荣，吴成芳，等．散寒解热口服液治疗风寒发热证临床及实验研究．中国中医急症，1994，3（5）：196.

［55］宋华妮，毛宗福，韩定芬，等．葛根汤（合剂）治疗感冒（外感风寒证）的随机双盲对照研究．临床荟萃，2005，20（6）：313.

［56］周江，奚肇庆，邹建东，等．柴贯解热颗粒治疗感冒风热证 100 例临床观察．江苏中医药，2003，24（2）：24.

［57］胡广林，吴崇胜．双黄连片治疗感冒风热证的随机对照研究．中华中医药学刊，2008，26（4）：891.

［58］陈力，陈炬烽，林炳辉．双黄连含片治疗感冒（风热证）临床试验研究．光明中医，2008，23（10）：1495.

［59］李晶，张右．清解口服液治疗风热型感冒多中心 II 期临床研究．山西中医学院学报，2005，6（4）：20.

［60］常静，李廷谦，万美华，等．金莲清热胶囊治疗急性上呼吸道感染（感冒风热证）的随机双盲对照试验．中国循证医学杂志，2005，5（8）：593.

［61］王以炳，张天民，杨玉梅，等．连花清瘟胶囊治疗病毒性感冒的有效性与安全性观察．临床肺科杂志，2008，13（9）：1118.

［62］祝谌予．施今墨临床经验集．北京：人民卫生出版社，2005.

［63］本間行彦，高岡和夫，與澤宏一，等．かぜ症候群に対する麻黄附子細辛湯の有用性（封筒法による比較試験）．日本東洋醫學雑誌，1996，47（2）：245.

［64］加地正郎，柏木征三郎，林田一男．麻黄附子細辛湯エキスカプセルの普通感冒に対する臨床効果．臨牀と研究，1991，68（11）：235.

［65］新村久美子，佐藤弘．インフルエンザの漢方療法．臨牀と研究，2000，77（12）：48.

附　件

附件 1：指南工作组

感冒指南编写组：

组长：姜良铎

成员：刘建平　赵百孝　刘清泉　张纾难　焦　扬

姜良铎　男，医学博士，主任医师，北京中医药大学东直门医院，主要负责指南的总体设计。

刘建平　男，医学博士，教授，北京中医药大学循证医学中心，主要负责指南的文献评价工作。

赵百孝　男，医学博士，教授，北京中医药大学针灸学院，主要承担指南预防和治疗中有关针灸、推拿等部分的修订工作。

刘清泉　男，医学学士，主任医师，北京中医药大学东直门医院，主要负责指南的文献检索、证据评估、分级建议等工作。

张纾难　男，医学博士，主任医师，卫生部中日友好医院，主要负责指南的文献检索、证据评估、分级建议等工作。

焦　扬　女，医学博士，主任医师，北京中医药大学东方医院，主要负责指南的文献检索、证据评估、分级建议、指南撰写、专家咨询、专题研讨会议组织等工作。

感冒指南咨询专家：

王书臣　王成祥　王硕仁　王　琦　王耀献　边永君　田金洲　乔宝璋　李　怡　杨晋翔　庞
鹤　林　琳　罗　侃　郝瑞福　涂晋文　高　飞　唐光华　董振华

王书臣　男，医学学士，主任医师，中国中医科学院西苑医院。

王成祥　男，医学博士，主任医师，北京中医药大学东直门医院。

王硕仁　男，医学硕士，主任医师，北京中医药大学东直门医院。

王　琦　男，医学学士，主任医师，北京中医药大学东方医院。

王耀献　男，医学博士，主任医师，北京中医药大学东直门医院。

边永君　男，医学博士，主任医师，中国中医科学院广安门医院。

田金洲　男，医学博士，主任医师，北京中医药大学东直门医院。

乔宝璋　男，医学硕士，主任医师，陕西省中医研究院。

李　怡　男，医学博士，主任医师，卫生部北京医院。

杨晋翔　男，医学硕士，主任医师，北京中医药大学第三附属医院。

庞　鹤　男，医学硕士，主任医师，北京中医药大学东方医院。

林　琳　女，医学博士，主任医师，广东省中医院。

罗　侃　男，医学学士，主任医师，中国中医科学院望京医院。

郝瑞福　男，医学博士，主任医师，北京中医药大学东方医院。

涂晋文　男，医学学士，主任医师，湖北中医药大学。

高　飞　男，医学博士，主任医师，解放军 304 医院。

唐光华　男，医学博士，主任医师，广东省中医院。

董振华　男，医学学士，主任医师，北京协和医院。

附件2：信息资源

1　中文

1.1　电子数据库

中国期刊全文数据库（CNKI）、中国中医药文献数据库、中国优秀博硕士学位论文全文数据库、中国医用信息资源系统（维普）和中文生物医学期刊文献数据库（CMCC）、方正数字图书馆。

1.2　医学古籍、专著、教科书

《黄帝内经·素问》、《伤寒论》、《仁斋直指方》、《太平惠民和剂局方》、《丹溪心法》、《温病条辨》、《外科理例新释》、《皇汉医学丛书》、《东医宝鉴校释》、《三订通俗伤寒论》、《施今墨临床经验集》、《中医药学名词》、《中医病证诊断疗效标准》、《中药新药临床研究指导原则》、《中国疫病史鉴》、《中医内科学》、《实用中医内科学》、《中医基础理论》、《推拿学》、《针灸学》等。

2　英文

电子数据库：MEDLINE、COCHRANE 图书馆、EBMR 循证医学数据库、AMED - Allied and Complimentary Medicine database（大英图书馆补充医学数据库）、The National Guideline Clearing house，NGC（美国国立指南库）。

3　日文

3.1　电子数据库

CiNii（論文情報ナビゲータ）/国立情報学研究所数据库（http：//ci. nii. ac. jp）、メディカルオンライン/MeteoIntergate（http：//www. meteo - intergate. com）、国内医学雑誌特集記事データベース/サンメディア（http：//www. sunmedia. co. jp）、JMEDPlus/科学技術振興機構（http：//pr. jst. go. jp）、厚生省特定疾患/特集記事検索/財団法人国際医学情報センター（http：//

www3. imic. or. jp）。

3.2 手工检索的期刊

《漢方医学》、《日本東洋医学雑誌》、《漢方と最新治療》、《経絡針療》、《経絡治療》、《医道の日本》、《漢方の臨床》、《全日本針灸学会雑誌》、《臨床と研究》、《明治針灸医学》、《伝統医学》、《漢方調剤研究》、《漢方医学》、《和漢医薬学雑誌》、《治療》。

4 韩文

手工检索的期刊：《韩国疫学会志》、《生药学会志》，《大韩病毒学会志》、《大韩医生命科学会志》、《大韩急救医学会志》、《大韩微生物学会志》、《韩国生命科学杂志》、《韩国食品营养科学会志》、《药学会志》、《韩国韩医学研究院论文集》、《大韩保健研究》、《大韩本草学会志》。

附件3：证据分级与推荐强度标准

1 证据分级

证据分级标准参考刘建平教授提出的传统医学证据体的构成及证据分级的建议，本指南结合临床实际作适当修订。

Ⅰa：在随机对照试验、队列研究、病例对照研究、病例系列研究这四种研究中至少有两种不同类型的研究构成的证据体，且不同研究结果的效应一致；实施较好的 Meta 分析或系统评价。

Ⅰb：具有足够把握度的单个随机对照试验。

Ⅱa：非随机对照研究或队列研究（有对照的前瞻性研究）。

Ⅱb：病例对照研究。

Ⅲa：历史性对照的系列病例。

Ⅲb：自身前后对照的病例系列。

Ⅳ：长期在临床上广泛运用的病例报告和史料记载的疗法；专家共识意见。

Ⅴ：未经系统研究验证的专家观点和临床经验，以及没有长期在临床上广泛运用的病例报告和史料记载的疗法。

2 推荐强度

推荐强度参考美国国家临床指南交换所建议分级划分标准，并作适当修改。

A 级：需要至少一个随机对照临床试验作为高质量和连贯性地提出具体建议的文献整体的一部分（证据来自Ⅰa 和Ⅰb）。

B 级：需要与主题相关的完成良好的临床研究，但没有随机对照临床试验（证据来自Ⅱa、Ⅱb 和Ⅲ级）。

C 级：需要来自专家委员会的报告或意见和/或临床经验，但缺乏直接的高质量的临床研究（证据来自Ⅳ和Ⅴ级）。

附件4：指南评价

AGREE 评测结果

六大领域标准化得分（表1）：

表 1　　　　　　　　　　　　　　　　　　六大领域标准化得分

研究领域	条目编号	标准化得分
范围与目的	1，2，3	81.5%
参与人员	4，5，6，7	69.4%
制订的严谨性	8，9，10，11	83.3%
清晰性和可读性	12，13，14，15，16，17，18	77.8%
应用性	19，20，21	51.9%
编辑独立	22，23	77.8%

对指南进行全面评估，建议在局部地区进行预临床实验后再进行推广。指南应提供支持指南应用的工具，如手册、计算机或其他手段。对指南推行的障碍及费用，疗效评价标准也应加以考虑。

附件 5：词汇表

标本：关于事物主次关系的相对概念，"本"指主要方面，"标"指次要方面。如：在经络学说中，经络在四肢为本，在头面、躯干者为标。在病因病机学说中，从正气与邪气来说，人体正气是本，致病的邪气是标；从疾病本身来说，病因是本，症状是标；从原发病与继发病来说，旧病是本，新病是标。在运气学说中，标本指标气与本气。

鼻塞：鼻窍不通，多由于风热或风寒袭表，也可见于火热上蒸鼻窍。

盗汗：入睡后出汗，醒来汗止，称为盗汗，多属阴虚证，或气阴两虚证。

乏力：自觉肢体懈怠，软弱无力的表现。

发热：是患者自觉身体全身或局部发热，体温或升高，或不升高。

扶正祛邪：对于正虚为主、因虚致实的病证，应采取扶助正气为主，使正气加强，从而达到驱除病邪目的的治疗原则。

口干：口干喜冷喜热饮，喜冷为热盛伤津，喜热为寒湿阻滞。

咳嗽：为肺失宣降，肺气上逆。有声无痰谓之咳，有痰无声谓之嗽，有痰有声为咳嗽。

咳痰：咯出呼吸道分泌物，多因痰湿而起。

流涕：鼻流清涕属外感风寒，流浊涕为外感风热。

脉浮：轻取即得，举之泛泛有余，按之稍减不空。新病主表证，久病主里虚。

脉滑：往来流利，应指圆滑，如珠走盘的脉象。

脉缓：一息四至，应指徐缓。主脾虚，气血不足；湿证，浮缓为风，沉缓为湿；或常人。

脉紧：脉来绷紧，应指紧张有力，状如牵绳转索。主寒证、痛证、宿食。

脉濡：浮而细软，应指无力，按之渐无，如水上浮帛。主诸虚证，湿证。

脉数：脉来急速，一息五至以上（相当于每分钟 90 次以上）的脉象。

脉弦：端直而长，指下挺然，如按琴弦的脉象。

脉细：脉细如线，但应指清晰的脉象。

喷嚏：多为风寒袭表，肺窍不利所引起。

祛暑解表：用具有芳香解表，清热祛暑作用的方药，治疗暑湿感冒的方法。

气短：呼吸短促而急，自觉气息不能接续的表现。

身痛：头身、腰背、四肢均痛、称为身痛。新病为感受外邪，如风寒、风湿、暑湿、疫毒阻滞气血运行；久病卧床之周身疼痛，为气血运行不畅。

舌淡红：舌体淡红润泽，白中透红，临床意义为气血调和之征。提示心气充足，胃气旺盛，见于正常人或外感病初起，病情轻浅。

舌质红：舌体颜色鲜红的舌象。

舌边尖红：为外感表热证初起。

舌苔腻：苔质颗粒细小致密，紧贴舌面，不易刮脱，并在舌的中根部较厚，边尖部较薄。

舌苔黄：舌苔呈黄色的舌象。

舌苔白：舌苔为白色的舌象。

手足心热：为阴虚，阴不制阳，阳气相对偏盛。

头痛：头部疼痛，包括头的前、后、偏侧部疼痛和整个头部疼痛。

恶风：见风即冷，无风则缓解，多因外感风邪。

恶寒：自觉怕冷，添加衣被，冷感不减，多因外感风寒。

邪：各种致病因素的统称。

心烦：心中烦躁不安，多由心火热盛或心阴不足而致。

辛凉解表：用具有辛凉解表作用的方药，治疗外感风热表证的方法。

辛温解表：用具有辛温解表作用的方药，治疗外感风寒表证的方法。

益气解表：用具有甘温益气、辛温解表作用的方药，治疗气虚感冒的方法。

咽痛：病初起，咽喉肿痛多见于风热外袭；咽痛剧烈，多因邪热入里，肺胃热盛致。

正：人体正常功能活动的统称，即人体正常功能及所产生的各种维护健康的能力，包括自我调节能力、环境适应能力、抗邪防病能力和康复自愈能力等。

自汗：不因劳累活动，不因天热及穿衣过暖和服用发散药物等因素而自然汗出的表现。

治未病：采取一定的措施以防止疾病产生和发展的治疗原则，包括未病先防和既病防变两个方面。

滋阴解表：用具有滋补阴液、辛凉解表作用的方药，治疗阴虚感冒的方法。

2009 甲型 H1N1 流感中医临床实践指南

要点说明

1 关键事项

本指南主要根据 2009 年甲型 H1N1 流感的中医药临床研究成果和国家中医药管理局甲型 H1N1 流感防治专家委员会全体委员的经验制订。

需要说明的是，本指南并不是医疗行为的标准或者规范，而是根据现有的临床和实验研究证据，依据特定方法制作出的一个文本。随着临床实践的发展，新的证据不断产生，指南所提供的建议亦会随之不断进行修订。采用指南推荐的方法并不能保证所有人都能获得理想的临床结局。同时，就指南本身而言，并不能包括所有有效的疗法，也并不排斥其他有效的疗法。最终临床治疗措施的抉择需要卫生从业者根据临床的具体情况以及患者的意愿做出。

2 关键建议

中医药预防流行性感冒注重生活起居，饮食调理，包括药茶、药食两用凉拌菜、药粥；或者根据患者不同的体质、证候特征服用中药汤剂预防，也可应用药物香囊及熏香等方法。

中医药治疗流行性感冒以中药汤剂为主，关键建议如下：

治疗风热犯卫证，应用疏风清热法。根据病情选用中药汤剂银翘散加减，也可应用中成药如疏风解毒胶囊、香菊胶囊、银翘解毒类制剂等进行治疗。（推荐强度：B）

治疗热毒袭肺证，应用清肺解毒法。根据病情选用中药汤剂麻杏石甘汤加味，或应用中成药如连花清瘟胶囊、金莲清热泡腾片、银黄类制剂等进行治疗。（推荐强度：B）

治疗热毒壅肺证，应用清热泻肺、解毒散瘀法。根据病情选用中药汤剂麻杏石甘汤加味，或应用中药注射剂热毒宁注射液、喜炎平注射液、痰热清注射液、清开灵注射液进行治疗。（推荐强度：C）

治疗气营两燔证，应用清气凉营法。根据病情选用中药汤剂清营汤和犀角地黄汤加味，或应用中药注射剂血必净、清开灵注射液、醒脑静注射液，以及生脉注射液或参麦注射液进行治疗。（推荐强度：C）

治疗危重症脱证，应用扶正固脱法。根据病情选用中药汤剂参附汤或生脉散加味，或应用中药注射剂参附注射液、生脉注射液或参麦注射液进行治疗。（推荐强度：C）

3 实施过程

对确诊为 2009 甲型 H1N1 流感的患者，可以按如下流程实施操作：

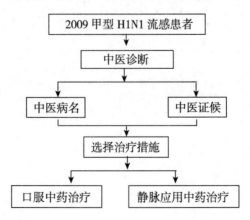

目　录

介　　绍

2009 年 3~4 月期间始发于北美墨西哥、美国的甲型 H1N1 流感疫情迅速传播并造成人员死亡，2009 年 4 月 27 日，世界卫生组织（以下简称 WHO）将流感大流行的警戒级别由 3 级提高到 4 级，两天后由 4 级提高到了 5 级。随后，由于流感疫情出现了跨洲群体性传播流行，2009 年 6 月 12 日 WHO 宣布将流感大流行警告级别提高为最高级别 6 级[1]。研究发现，此次疫情的病原为变异后的新型甲型 H1N1 流感病毒，该毒株包含有猪流感、禽流感和人流感三种流感病毒的基因片段，可以在人间传播[2]。2009 年 5 月 8 日，卫生部发布了《甲型 H1N1 流感诊疗方案（2009 年试行版）》。2009 年 5 月 5 日，国家中医药管理局发布了《甲型 H1N1 流感中医药预防方案（2009 版）》，以及《甲型 H1N1 流感中医辨证论治方案（2009 版）》[3]。2009 年 6 月 2 日，卫生部发布了《甲型 H1N1 流感密切接触者中相关人员预防性用药指南（2009 年试行版）》。2009 年 9 月 10 日，卫生部发布了《甲型 H1N1 流感中医药预防方案（2009 版修订版）》。随后，结合我国甲型 H1N1 流感实际诊疗经验，并借鉴世界卫生组织和其他国家及地区的甲型 H1N1 流感相关资料，卫生部于 2009 年 10 月 12 日修订、完善诊疗方案为《甲型 H1N1 流感诊疗方案（第三版）》[4]。

为了增强人们对以往几次流感大流行的了解，加强对流感大流行暴发的沟通，更加深入理解疾病传播机制和控制方法，WHO 于 2009 年 5 月 3 日发布了《资源不足地区预防控制流感大流行的指导意见》[5]，并于 2009 年 5 月 21 日发布了《人感染新型甲型 H1N1 流感病毒的临床管理》[6]，于 2009 年 5 月 22 日发布了《大流行性流感的防范和应对》[7]。在治疗方面，仍然遵循 WHO《流感大流行期间疫苗及抗病毒药物应用指南（2004 年版）》[8]。

本指南主要针对甲型 H1N1 流感的预防和治疗，提供以中医药为主要内容的预防、诊断和治疗建议，供相关专业医生参考使用。

制订本指南的目的，是推荐有循证医学证据的甲型 H1N1 流感的中医药诊断与治疗方法，指导临床医生进行甲型 H1N1 流感的中医药治疗，从而迅速缓解临床症状，缩短病程，降低由于广泛使用而造成的抗流感病毒药物的耐药性，降低治疗费用，减少因患病引起的劳动力损失。本指南所建议的治疗药物和方法主要适用于 18 岁以上的成年人，而儿童、妊娠及产乳期妇女、患有糖尿病及慢性心肾功能不全、器官移植术后、长期服用糖皮质激素等甲型 H1N1 流感患者在应用本指南治疗前需要咨询相关医生。

本指南建议的预防方法主要针对儿童、老年、体弱及慢性病患者，目的在于调整机体的功能状态，预防甲型 H1N1 流感发生，降低甲型 H1N1 流感的发病率。

本指南受国家中医药管理局及中国中医科学院的委托制订，全部经费由国家中医药管理局及中国中医科学院提供。本指南制作组所有人员均声明：完全独立地进行指南的编制工作，未与任何利益团体发生联系。

由于流行性感冒的临床表现与季节更替、气候变化密切相关，而症状的变化将导致中医学诊断和治疗方法的改变，因而本指南拟每 12 个月修订一次，届时将由指南指导委员会委托相关人员对新出现的证据进行收集、整理、分析，最后由指南制订委员会决定是否对指南予以修订。如果您对指南修订有任何新的建议，欢迎与我们联系。

背　　景

流行性感冒（influenza）简称流感（ICD - 10：J10. 101），是由甲、乙、丙三种流感病毒引起的急性呼吸道传染病。目前观察到的 2009 甲型 H1N1 流感临床症状与流感相似，包括发热、咽痛、流涕、鼻塞、咳嗽、头痛、全身酸痛和乏力等，部分患者出现腹泻和呕吐，部分患者病情可迅速进展，持续高热，体温超过39℃，甚至继发肺炎、急性呼吸窘迫综合征、呼吸衰竭、休克及多器官功能不全或衰竭而导致死亡[9]。

甲型H1N1流感病毒属于正黏病毒科（orthomyxoviridae），甲型流感病毒属（influenza virus A）。典型病毒颗粒呈球状，直径为80～120nm，有囊膜。囊膜上有许多放射状排列的突起糖蛋白，分别是红细胞血凝素（HA）、神经氨酸酶（NA）和基质蛋白M2。病毒颗粒内为核衣壳，呈螺旋状对称，直径为10nm。为单股负链RNA病毒，基因组约为13.6kb，由大小不等的8个独立片段组成。病毒对乙醇、碘伏、碘酊敏感；对热敏感，56℃持续30分钟后可被灭活。

甲型H1N1流感的患者为主要传染源，无症状感染者也具有传染性。主要传播途径为飞沫经呼吸道传播，也可通过口腔、鼻腔、眼睛等处黏膜直接或间接接触传播。接触患者的呼吸道分泌物、体液和被病毒污染的物品亦可能造成传播。人群普遍易感。潜伏期一般为1～7天，多为1～3天。统计资料表明，季节性流感的续发率在10%～15%之间，而甲型H1N1流感的续发率在22%～23%之间，其传染性强于季节性流感。

截至2009年12月23日，全国31个省份累计报告甲型H1N1流感确诊病例115877例，其中重症及危重病例6654例，死亡560例[10]。截止至2009年7月1日格林尼治时间9时，全球共报告甲型H1N1流感患者77201例，分布在112个国家，死亡332例[11]。2009年7月6日，WHO宣布：甲型H1N1流感仍在世界各地迅速传播，由于病例太多，且病例增加速度快，很多国家已无法跟踪新增病例，逐个检测新增病例已没有意义，因此不再逐日公布全球甲型H1N1流感确诊病例数字。2009年12月31日，WHO发布的流感简报报告：截止至2009年12月27日，共有超过208个国家和地区向WHO报告了经实验室确诊的甲型H1N1流感病例，超过12220人死亡[12]。较易成为重症病例的高危人群包括：妊娠期妇女；伴有以下疾病或状况者：慢性呼吸系统疾病、心血管系统疾病（高血压除外）、肾病、肝病、血液系统疾病、神经系统及神经肌肉疾病、代谢及内分泌系统疾病、免疫功能抑制（包括应用免疫抑制剂或HIV感染等致免疫功能低下）、19岁以下长期服用阿司匹林者；肥胖者（体重指数≥40时，危险度高；体重指数在30～39时，可能是高危因素）；年龄<5岁的儿童（年龄<2岁更易发生严重并发症）；年龄≥65岁的老年人[4]。虽然甲型H1N1流感传染性比季节性流感强，但目前其死亡率小于0.1%，预后较好。

2009年甲型H1N1流感应归属于中医"疫病"、"温病"范畴[13-15]，早在《黄帝内经》中就有关于疫病的记载。《素问·刺法论》说："帝曰：余闻五疫之至，皆相染易，无问大小，病状相似。"[16]说明了疫病具有传染性强，易于大面积流行，临床表现类似的特点。清代吴又可在《温疫论》中指出"夫温疫之为病，非风、非寒、非暑、非湿，乃天地间别有一种异气所感"，并不是"非其时有其气"，乃"感天地之异气……此气之来，无论老少强弱，触之者即病"[17]。指出疫病的病因为特殊的疫疠之邪，而非四时不正之气。从目前观察到我国的甲型H1N1流感患者的临床症状、舌象、脉象来看[18-22]，疫邪的性质为风热疫邪，其核心病机是风热疫毒袭于肺卫，可以按照卫气营血辨证方法辨证[23,24]，并随证治疗。

由于受到严格的时间窗、耐药性、价格昂贵等限制，抗病毒药物远远不能满足甲型H1N1流感的临床治疗需求；而流感疫苗的研发具有滞后性、覆盖面窄、病毒变异快、难以完全吻合等预防局限性，使应用中医药防控流感十分必要。中医学对"伤寒"、"温病"、"疫病"的治疗，两千年来已经积累了丰富的经验。其临床经验的结晶——六经辨证方法、卫气营血辨证方法、三焦辨证方法仍然有效地指导当代临床实践。近几十年来，中国开展了一些针对流行性感冒的预防和治疗的临床科学研究，对于一部分临床有效的传统方剂进行了剂型改革，使其便于患者接受和服用[25,26]。开发出一些针对当代流行性感冒特点的新药应用于临床实践，取得了一些研究成果[27-29]。中医药治疗可以迅速缓解流感症状，缩短流感病程，降低治疗费用；使用中医药预防可以降低流感的发病率。实验研究证实，许多治疗流感的中药具有发汗、解热、镇痛、抗炎、抗病原微生物、抗病毒和免疫调节作用[30-33]。

中医药诊治疾病强调整体观念和辨证论治[34,35]。流感的中医药治疗强调天人相应，因地、因时、因人制宜。即以辨证论治为原则，根据四时气候的变化，南北地域的不同，以及患者体质和宿疾的不同，据证立法、依法选方，达到理法方药的统一。由于流感是因感受外来疫邪引起，故流感的治疗应因势利导，采用宣表透邪的方法，尽快祛邪外出，使邪去正安[36,37]。其治疗措施包括中药、针灸等，复杂干预的效果是迅速缓解临床症状，缩短病程，降低重症患者的病死率，以及降低治疗费用。

本指南立足于整合和吸纳国际中医药防治流感的研究成果和成功经验，借鉴临床流行病学的研究方法，形成具有循证医学证据的中医药防治流感的临床实践指南，对于提高全球的流感防治水平、满足人民健康需求、节约医药卫生资源、加快中医药走向世界等都具有重要意义。

临床特征[4]

1 临床表现

通常表现为流感样症状，包括发热、咽痛、流涕、鼻塞、咳嗽、咯痰、头痛、全身酸痛、乏力。部分病例出现呕吐和/或腹泻。少数病例仅有轻微的上呼吸道症状，无发热。

体征主要包括咽部充血和扁桃体肿大。

可发生肺炎等并发症。少数病例病情进展迅速，出现呼吸衰竭、多脏器功能不全或衰竭。

患者原有的基础疾病亦可被诱发加重，呈现相应的临床表现。

病情严重者可以导致死亡。

2 理化检查

2.1 外周血象

白细胞总数一般不高或降低。

2.2 血生化检查

部分病例出现低钾血症，少数病例肌酸激酶、天门冬氨酸氨基转移酶、丙氨酸氨基转移酶、乳酸脱氢酶升高。

2.3 病原学检查

病毒核酸检测：以 RT – PCR（最好采用 real – time RT – PCR）法检测呼吸道标本（咽拭子、鼻拭子、鼻咽或气管抽取物及痰）中的甲型 H1N1 流感病毒核酸，结果可呈阳性。

病毒分离：呼吸道标本中可分离出甲型 H1N1 流感病毒。

血清抗体检查：动态检测双份血清甲型 H1N1 流感病毒特异性抗体水平呈 4 倍或 4 倍以上升高。

2.4 胸部影像学检查

合并肺炎时，肺内可见片状阴影。

诊断标准[4]

1 西医诊断

本病的诊断主要结合流行病学史、临床表现和病原学检查，早发现、早诊断是防控与有效治疗的关键。

1.1 疑似病例

符合下列情况之一者，即可诊断为疑似病例：

发病前 7 天内，与传染期甲型 H1N1 流感确诊病例有密切接触，并出现流感样临床表现。

密切接触是指在未采取有效防护的情况下，诊治、照看传染期甲型 H1N1 流感患者；与患者共同生活；接触过患者的呼吸道分泌物、体液等。

发病前 7 天内，曾到过甲型 H1N1 流感流行（出现病毒的持续人间传播和基于社区水平的流行和暴发）的地区，出现流感样临床表现。

出现流感样临床表现，甲型流感病毒检测阳性，尚未进一步检测病毒亚型。

对上述 3 种情况，在条件允许的情况下，可安排甲型 H1N1 流感病原学检查。

1.2 临床诊断病例

仅限于以下情况做出临床诊断：同一起甲型 H1N1 流感暴发疫情中，未经实验室确诊的流感样症状病例，在排除其他致流感样症状疾病时，可诊断为临床诊断病例。

甲型 H1N1 流感暴发是指一个地区或单位在短时间内出现异常增多的流感样病例，经实验室检测确认为甲型 H1N1 流感疫情。

在条件允许的情况下，临床诊断病例可安排病原学检查。

1.3 确诊病例

出现流感样临床表现，同时有以下一种或几种实验室检测结果：

甲型 H1N1 流感病毒核酸检测阳性（可采用 real－time RT－PCR 和 RT－PCR 方法）。

分离到甲型 H1N1 流感病毒。

双份血清甲型 H1N1 流感病毒的特异性抗体水平呈 4 倍或 4 倍以上升高。

1.4 重症与危重病例

1.4.1 出现以下情况之一者为重症病例

持续高热 >3 天。

剧烈咳嗽，咳脓痰、血痰，或胸痛。

呼吸频率快，呼吸困难，口唇紫绀。

反应迟钝、嗜睡、躁动、惊厥等神志改变。

严重呕吐、腹泻，出现脱水表现。

影像学检查有肺炎征象。

肌酸激酶（CK）、肌酸激酶同工酶（CK－MB）等心肌酶水平迅速增高。

原有基础疾病明显加重。

1.4.2 出现以下情况之一者为危重病例

呼吸衰竭。

感染中毒性休克。

多脏器功能不全。

出现其他需进行监护治疗的严重临床情况。

2 中医诊断

甲型 H1N1 流感具有传染性强、已造成大面积流行、起病急、发病快、患者临床表现类似的特点，诊断属于中医学的"疫病"、"温病"范畴[35,38,39]。

中医将甲型 H1N1 流感定义为因感受风热疫邪引起，以发热、咽痛、流涕、咳嗽、头身疼痛、疲乏无力等为主要症状，具有较强传染性的疾病[40-43]。

一般病程较短，但在病程中可以传变。

3 证候诊断

甲型 H1N1 流感的证候诊断，主要通过望、闻、问、切四诊得到的信息进行辨证，根据疾病的核心病机采用卫气营血辨证方法。根据我国已经观察到的甲型 H1N1 流感患者的四诊信息[18,19,22,44,45]，以及 WHO 通报的其他国家的疾病特点，国家中医药管理局甲型 H1N1 流感防治专家委员会将甲型

H1N1 流感分为轻症和危重症两类：

3.1 轻症

3.1.1 风热犯卫证

发病初期，发热或未发热，咽红不适，轻咳少痰，无汗；舌质红，苔薄或薄腻，脉浮数。

3.1.2 热毒袭肺证

高热，咳嗽，痰黏，咯痰不爽，口渴喜饮，咽痛，目赤；舌质红，苔黄或腻，脉滑数。

3.2 危重症

3.2.1 热毒壅肺证

持续高热，咳嗽咯痰，气短喘促；或心悸，躁扰不安，口唇紫暗；舌暗红，苔黄腻或灰腻，脉滑数。

3.2.2 气营两燔证

高热，烦躁不安，甚则神昏谵语，咳嗽，胸闷憋气，或喘促气短；舌质红绛，苔黄，脉细数。

3.2.3 脱证

神志淡漠，甚至昏蒙，面色苍白或潮红，冷汗自出或皮肤干燥，四肢不温或逆冷，口燥咽干；舌暗淡，苔白，或舌红绛少津，脉微细数，或脉微弱。

3.2.4 危重症恢复期

神疲，乏力，低热，咳嗽，气短，纳差；舌淡红，苔薄，脉细。

干预、管理和推荐

1 干预

2009 甲型 H1N1 流感传染性强，病情温和，一般病程 3～7 天。西医学的主要预防方法为注射甲流疫苗，养成良好的卫生习惯，如勤洗手、居室勤开窗通风、流行季节老年人及儿童尽量减少到人群聚集的室内场所、赴医院就诊时戴口罩等。治疗为一般治疗和抗病毒治疗。

中医学积累了丰富的治疗流行性感冒的经验，临床疗效肯定，可以迅速缓解临床症状，缩短病程，降低合并症的发生率，降低治疗费用。

2 管理

2.1 中医预防

中医学对疾病的预防强调未病先防。《素问·四气调神大论》说："是故圣人不治已病治未病，不治已乱治未乱，此之谓也。"[16]中医学在长期临床实践中积累了丰富的防治时行感冒的经验。在梳理文献、总结名老中医和前期中医药防治甲型 H1N1 流感经验的基础上，针对甲型 H1N1 流感的特点，根据中医"正气存内，邪不可干"原则，国家中医药管理局甲型 H1N1 流感防治专家委员会制订了本预防方案[16]。

2.1.1 生活起居

虚邪贼风，避之有时：远离患者，减少集聚；及时增减衣物，以适寒温。

食饮有节：饮食要适时、适量、适温，少进刺激之品。

起居有常：作息规律，运动适量，勤洗手，居室常通风。

精神内守：正确认识疾病与疫情，保持良好的心态，避免"恐则气下，惊则气乱"。

2.1.2 药物预防

预防方一

方剂组成：太子参 10g，苏叶 6g，黄芩 10g，牛蒡子 10g；或选用生黄芪 15g，白术 10g，防风 6g。

适用人群：素体虚弱，易于外感者。

煎服方法：每日1剂，水煎服，早晚各1次，3~5剂为宜。儿童、老人用量酌减。

预防方二

方剂组成：大青叶5g，紫草5g，生甘草3g。

适用人群：面色偏红，口、咽、鼻时有干燥，喜凉，大便略干，小便黄者。

煎服方法：每日1剂，水煎服，早晚各1次，3~5剂为宜。儿童、老人用量酌减。

预防方三

方剂组成：桑叶10g，金银花10g，白茅根15g。

适用人群：口、鼻时有干燥，小便黄者。

煎服方法：每日1剂，水煎服，早晚各1次，3~5剂为宜。儿童、老人用量酌减。

预防方四

方剂组成：苏叶10g，佩兰10g，陈皮10g。

适用人群：常有口黏、腹胀、便溏者。

煎服方法：每日1剂，水煎服，早晚各1次，3~5剂为宜。儿童、老人用量酌减。

预防方五

方剂组成：藿香6g，苏叶6g，金银花10g，生山楂10g。

适用人群：易夹食夹滞的儿童。此类儿童容易"上火"，口气酸腐，大便臭秽或干燥。

煎服方法：每日1剂，水煎服，早晚各1次，3~5剂为宜。

预防方六

方剂组成：金银花3g，大青叶3g，薄荷3g，生甘草3g。

适用人群：易患咽喉疼痛者。

煎服方法：每日1剂，沸水泡饮，含漱或代茶饮，3~5剂为宜。

预防方七

方剂组成：鱼腥草5g，金银花5g，菊花5g，苏叶3g，芦根10g。

适用人群：发生群体流行期间，上述各方适用人群症状不明显者。

煎服方法：每日1剂，水煎服，早晚各1次，3~5剂为宜。儿童、老人用量酌减。

药物预防注意事项：需在中医师的指导下选用；不宜长期服用；服用后感觉不适者，暂停服用并咨询医师；对上述药物有过敏史者禁用，过敏体质慎用。

2.1.3 饮食调理

汤类：如葱白15g，白萝卜30g，香菜3g，加水适量，煮沸热饮。

凉拌菜：鲜鱼腥草（或鲜败酱草或鲜马齿苋）30~60g，开水焯后，蒜汁加醋凉拌。

粥类：赤小豆、绿豆、白扁豆各30g，洗净，加水500ml，煮熟食用；红皮花生仁、红小豆、红枣各30g，洗净，加水500ml，煮熟，加入适量红糖食用。

茶类：绿茶、菊花、生甘草各3g，开水冲泡饮用；金莲花3~5朵代茶饮。

上述饮食调理方法，可根据个人喜好和身体状况，适当适时选用。

2.1.4 药物香囊及药物熏香

香囊：可用芳香化浊类中药，制成香囊，如苍术、艾叶、藿香、当归、白芷、山奈、草果等。

香熏：公共场所可用中药香熏，如山楂核研细末制成盘香燃烧。

中药空气消毒剂。

2.2 中医治疗

基于单纯中医药或中西医结合治疗甲型H1N1流感的有效性、安全性的研究，国家中医药管理局甲型流感H1N1专家委员会在前三版的基础上制订了本辨证治疗方案[4,46-49]。

2.2.1 轻证

2.2.1.1 风热犯卫证

临床表现：发病初期，发热或未发热，咽红不适，轻咳少痰，无汗；舌质红，苔薄或薄腻，脉浮数。

治疗原则：疏风清热。

推荐方药：银花 15g，连翘 15g，桑叶 10g，菊花 10g，桔梗 10g，牛蒡子 15g，竹叶 6g，芦根 30g，薄荷 3g（后下），生甘草 3g。

加减：苔厚腻加藿香 10g，佩兰 10g；咳嗽重加杏仁 10g，枇杷叶 10g；腹泻加黄连 6g，木香 3g；咽痛重加锦灯笼 9g。若表现为呕吐，腹泻，进食药物困难者可先用黄连 6g，苏叶 10g，水煎后少量频服以止呕。

煎服法：水煎服，每日 1～2 剂。

推荐中成药：疏风清热类上市中成药，如疏风解毒胶囊每次 4 粒，每日 3 次；病情重者 3 粒，每 4 小时 1 次；也可选用香菊胶囊、银翘解毒类、桑菊感冒类、双黄连类口服制剂，以及藿香正气类、葛根芩连类制剂等。

2.2.1.2 热毒袭肺证

临床表现：高热，咳嗽，痰黏，咯痰不爽，口渴喜饮，咽痛，目赤；舌质红，苔黄或腻，脉滑数。

治疗原则：清肺解毒。

推荐方药：炙麻黄 6g，杏仁 10g，生石膏 30g（先煎），知母 10g，浙贝母 10g，桔梗 10g，黄芩 15g，柴胡 15g，生甘草 10g。

加减：便秘加生大黄 6g，持续高热加青蒿 15g，丹皮 10g。

煎服法：水煎服，每剂煎至 400ml，每次 200ml，每日 2 次，口服。必要时可每日服 2 剂，每次 200ml，每 6 小时 1 次。

推荐中成药：清肺解毒类中成药，如连花清瘟胶囊每次 4 粒，每日 3 次；病情重者，每次 3 粒，每 4 小时 1 次；金莲清热泡腾片，每次 1 片，每 6 小时 1 次；也可选用银黄类制剂等。

2.2.2 危重证

2.2.2.1 热毒壅肺证

临床表现：持续高热，咳嗽咯痰，气短喘促；或心悸，躁扰不安，口唇紫暗；舌暗红，苔黄腻或灰腻，脉滑数。

治疗原则：清热泻肺，解毒散瘀。

推荐方药：炙麻黄 6g，生石膏 30g（先煎），炒杏仁 9g，知母 10g，鱼腥草 30g，葶苈子 30g，金荞麦 15g，黄芩 15g，浙贝母 15g，生大黄 6g（后下），丹皮 10g，瓜蒌 15g。

加减：腹胀便结加枳实 10g，元明粉 3～6g（冲服）；肢体抽搐加羚羊角粉 0.6g（冲服），僵蚕 10g，广地龙 10g；呼吸短促，汗出，脉细加西洋参 10g。

煎服法：水煎，浓煎至 200ml，口服、鼻饲或结肠滴注，每日 1～2 剂。

推荐中成药：可应用中药注射液静脉滴注。热毒宁注射液 20ml，加入 500ml 液体内静脉滴注；喜炎平注射液 250～500mg，加入 500ml 液体内静脉滴注。痰热清注射液 20ml，加入 500ml 液体内静脉滴注；清开灵注射液 40ml，加入 500ml 液体内静脉滴注；呼吸短促、汗出、脉细者，生脉注射液或参麦注射液 30ml 加入 250ml 液体内静脉滴注。

2.2.2.2 气营两燔证

临床表现：高热，烦躁不安，甚则神昏谵语，咳嗽，胸闷憋气，或喘促气短；舌质红绛，苔黄，脉细数。

治疗原则：清气凉营。

推荐方药：水牛角片30g（先煎），生地15g，赤芍10g，紫草12g，丹参12g，连翘15g，麦冬10g，竹叶10g，瓜蒌30g，生石膏30g（先煎），栀子12g。

加减：神昏谵语加服安宫牛黄丸；大便秘结加生大黄10g；痰中带血加侧柏叶炭15g，白茅根30g；胸腹灼热，四末不温，皮肤花纹或发斑，加水蛭5g，柴胡15g，枳实10g，生大黄10g；呼吸短促，汗出，脉细者加西洋参10g。

煎服法：水煎，浓煎为200ml，口服、鼻饲或结肠滴注，每日1~2剂。

推荐中成药：可应用中药注射液静脉滴注。血必净100ml，加入250ml液体内静脉滴注；清开灵注射液40ml，加入500ml液体内静脉滴注；神昏谵语，用醒脑静注射液40ml，加入500ml液体内静脉滴注；呼吸短促、汗出、脉细，用生脉注射液或参麦注射液60ml，加入250ml液体内静脉滴注。

2.2.2.3 脱证

临床表现：神志淡漠，甚至昏蒙，面色苍白或潮红，冷汗自出或皮肤干燥，四肢不温或逆冷，口燥咽干；舌暗淡，苔白，或舌红绛少津，脉微细数，或脉微弱。

治疗原则：扶正固脱。

推荐方药：气虚阳脱者：红参15g，制附子15g，干姜15g，炙甘草10g，山萸肉15g。气虚阴脱者：生晒参10g，麦冬15g，五味子10g，山萸肉15g。

煎服法：水煎，浓煎至100ml，口服、鼻饲或结肠滴注，每日1~2剂。

推荐中成药：可应用中药注射液静脉滴注。阳脱，参附注射液50~100ml，加入250ml液体内静脉点滴；阴竭，生脉注射液60~100ml，加入250ml液体内静脉点滴；参麦注射液60~100ml，加入250ml液体内静脉点滴。

2.2.2.4 危重症恢复期

临床表现：神疲，乏力，低热，咳嗽，气短，纳差；舌淡红，苔薄，脉细。

治疗原则：益气养阴，活血化痰。

推荐方药：太子参15g，南沙参15g，麦冬10g，丹参15g，浙贝母10g，杏仁10g，佛手15g，焦三仙各10g。

加减：若病后余邪不尽，肺络瘀阻，影像学表现为肺纤维化时，加生黄芪20g，广地龙10g，白果10g，赤芍15g，知母10g。

煎服法：水煎服，每日1剂。

2.3 护理与调摄

患流感期间，应强调适当休息，注意室内空气新鲜、流通，多饮水，避风寒，避免繁重劳作。服药期间，饮食宜清淡，忌食生冷、肥甘厚腻食物。

注意煎药及服药要求，水药不可久煮，乘温热服，服后避风寒并覆被取微汗，或进食热粥、米汤以助药力。

在流行期间，可服药物预防。同时注意防寒保暖，随时增减衣服，避免淋雨及过度疲劳，减少公共场所的活动，防止交叉感染。

2.4 西医治疗[4]

2.4.1 一般治疗

休息，多饮水，密切观察病情变化；对高热病例可给予退热治疗。

2.4.2 抗病毒治疗

研究显示，此种甲型H1N1流感病毒目前对神经氨酸酶抑制剂奥司他韦（oseltamivir）、扎那米韦（zanamivir）敏感，对金刚烷胺和金刚乙胺耐药。

对于临床症状较轻且无合并症、病情趋于自限的甲型H1N1流感病例，无需积极应用神经氨酸酶抑制剂。

对于发病时即病情严重、发病后病情呈动态恶化的病例，以及感染甲型 H1N1 流感的高危人群应及时给予神经氨酸酶抑制剂进行抗病毒治疗。开始给药时间应尽可能在发病48小时以内（以36小时内为最佳）。对于较易成为重症病例的高危人群，一旦出现流感样症状，不一定等待病毒核酸检测结果，即可开始抗病毒治疗。孕妇在出现流感样症状之后，宜尽早给予神经氨酸酶抑制剂治疗。

奥司他韦：成人用量每次75mg，每日2次，疗程为5天。对于危重或重症病例，奥司他韦剂量可酌情加至每次150mg，每日2次。对于病情迁延病例，可适当延长用药时间。1岁及以上年龄的儿童患者应根据体重给药：体重不足15kg者，予每次30mg，每日2次；体重达15～23kg者，予每次45mg，每日2次；体重达23～40kg者，予每次60mg，每日2次；体重大于40kg者，予每次75mg，每日2次。对于吞咽胶囊有困难的儿童，可选用奥司他韦混悬液。

扎那米韦：用于成人及7岁以上儿童。成人用量为每次10mg吸入，每日2次，疗程为5天。7岁及以上儿童用法同成人。

2.4.3 其他治疗

如出现低氧血症或呼吸衰竭，应及时给予相应的治疗措施，包括氧疗或机械通气等。

合并休克时给予相应抗休克治疗。

出现其他脏器功能损害时，给予相应支持治疗。

合并细菌和/或真菌感染时，给予相应抗菌和/或抗真菌药物治疗。

对于重症和危重病例，也可以考虑使用甲型 H1N1 流感近期康复者恢复期血浆或疫苗接种者免疫血浆进行治疗。对发病1周内的重症和危重病例，在保证医疗安全的前提下，宜早期使用。推荐用法：一般成人100～200ml，儿童50ml（或者根据血浆特异性抗体滴度调整用量），静脉输入，必要时可重复使用。在使用过程中，注意过敏反应。

2.5 结局

从总体上看，爆发于2009年春夏的甲型 H1N1 流感，传染性强，病情温和，只要能及时而恰当的休息、治疗，即可较快痊愈。但是，对于老年、婴幼儿、妊娠妇女、肥胖者、免疫功能低下者、多种慢性病患者及时感重症，必须加以重视，积极治疗，加强病情监测，防止发生传变，或同时夹杂其他疾病，导致重症或死亡。

3 推荐

3.1 金花清感方

经过随机对照临床研究证实，金花清感方对甲型 H1N1 流感具有明确的治疗效果[47]。（推荐强度：A，证据级别：Ib）

3.2 连花清瘟胶囊

经过随机对照临床研究证实，连花清瘟胶囊对甲型 H1N1 流感具有明确的治疗效果[44]。（推荐强度：A，证据级别：Ib）

方　法

1 临床证据的检索策略

采用计算机和手工相结合的方法进行检索。

1.1 中英文文献检索

选用 MEDLINE、COCHRANE 图书馆、EBMR 循证医学数据库、AMED – Allied and Complimentary Medicine database（大英图书馆补充医学数据库）、The National Guideline Clearinghouse，NGC（美国国立指南库）等，以"influenza A，H1N1"为关键词进行检索。

选用中国期刊全文数据库（CNKI）、中国中医药文献数据库、中国优秀博硕士学位论文全文数据库、中国医用信息资源系统（维普）和中文生物医学期刊文献数据库（CMCC）、方正数字图书馆等数据库，以"流行性感冒"、"甲型流感"、"甲型H1N1流感"，以及国内本领域知名专家的姓名为关键词进行检索。

参考中医古代医籍文献。检索2009年4月1日至2010年1月31日的文献。

2 证据级别和质量评价[50-52]

指南执行小组对检索的文献根据文献的初筛标准进行了初筛，初筛合格的文献根据文献质量评价标准进行了第二次筛查，合格的文献被本文采用。

3 推荐强度

参考美国国家临床指南交换所建议分级划分标准，并作适当修改，具体内容见附件3。

4 评议和咨询过程

2009年3~4月间的甲型H1N1流感爆发流行后，国家中医药管理局迅速成立了甲型H1N1流感防治专家委员会，全体委员依据两千年来中医药防治流行病的临床经验，根据我国甲型H1N1流感的实际预防、诊疗经验和研究成果，借鉴世界卫生组织和其他国家、地区甲型H1N1流感相关资料，反复研讨、论证数十次，达成共识，迄今已经完成二版预防方案、四版诊疗方案。本指南即是根据国家中医药管理局甲型H1N1流感防治专家委员会制订的甲型H1N1流感诊疗方案第四版、预防方案第二版形成的。

5 宣传

本指南出版后，联合中华中医内科学会宣传、发布指南，扩大指南的影响，通过发行简装本易于携带的小册子，使指南深入一、二、三级医院和农村社区，发挥其指导临床实践的作用。

面向全国定期举办指南学习、应用培训班，以促进中医药学按照正确的费用－有效比使用，提高传统医学的教育和培训水平，提高临床实践的质量。

6 执行

本指南出版发布同时，即给读者标明指南专用相关网站，提供指南应用情况反馈的畅通渠道，同时提供固定的通讯地址，供不同人群提供指南应用情况反馈信息时应用。如果您对指南修订有任何新的建议，欢迎与我们联系。

联系方式：北京中医药大学东方医院内科门诊焦扬。

联系地址：北京市丰台区芳星园一区6号（100078）。

E－mail：jytcm@yahoo.com.cn

7 更新

本指南拟每12个月修订一次，届时将由指南指导委员会委托相关人员对新出现的证据进行收集、整理、分析，最后由指南执行小组决定是否对指南予以修订。

在特殊情况下，发生以下变化时，指南执行小组将随时对指南进行更新：①产生新的干预方法；②产生证明现有干预方法有利或者有弊的证据；③产生影响疾病结局的重要结论；④产生证明现有方法是最佳方法的证据；⑤产生新的有意义的结论；⑥产生新的医疗资源。

参考文献

［1］世界卫生组织. 2009年甲型H1N1流感疫情汇总通报. http：//www.who.int/csr/don/2009－06－12/en/index.html

［2］韩一芳，张宏伟，曹广文. 2009年新型甲型H1N1流感流行特征及防控措施. 第二军医大学学报，2009，30（6）：610.

［3］卫生部办公厅，国家中医药管理局. 甲型H1N1流感中医药预防方案（2009版）. 2009－05－

07. http：//www. gov. cn/gzdt/2009 – 05 – 07content – 1307668. html

［4］卫生部办公厅．甲型 H1N1 流感诊疗方案（第三版）.2009 – 10 – 13. http：//www. moh. gov. cn/publicfiles/business/cmsresources/H1N1/cmsrsdocument/doc6806. doc

［5］世界卫生组织．资源不足地区预防控制流感大流行的指导意见.2009 – 05. http：//www. who. int/csr/disease/swineflu/guidance/en/index. html

［6］世界卫生组织．人感染新型甲型 H1N1 流感病毒的临床管理.2009 – 05 – 21. http：//www. who. int/csr/resources/publications/swineflu/clinical_ management/zh/index. html

［7］世界卫生组织．大流行性流感的防范和应对.2009 – 05 – 22. http：//www. who. int/csr/disease/influenza/pipguidance2009/zh/index. html

［8］世界卫生组织．流感大流行期间疫苗及抗病毒药物应用指南（2004 年版）. http：//www. who. int/csr/disease/influenza/

［9］陈灏珠．实用内科学（第十版）．北京：人民卫生出版社，2005.

［10］卫生部办公厅．卫生部甲型 H1N1 流感疫情信息通报.2009 – 12 – 23. http：//www. moh. gov. cn/publicfiles/business/htmlfiles/H1N1/s10618/200912/45258. html

［11］世界卫生组织．Pandemic（H1N1）2009 – update56. http：//www. who. int/csr/don/2009 – 07 – 01a/en/index. html

［12］世界卫生组织．甲型 H1N1 流感简报.2009 – 12 – 31. http：//www. moh. gov. cn/publicfiles/business/htmlfiles/H1N1/s10621/201001/45546. html

［13］郭立中，金妙文，周学平，等．周仲瑛教授对防治甲型 H1N1 流感的思考．环球中医药，2010，3（1）：23.

［14］周平安．甲型 H1N1 流感的中医病因病机治法述要．北京中医药，2009，28（9）：667.

［15］姜良铎．中医论治甲型 H1N1 流感．中医杂志，2009，50（8）：761.

［16］田代华整理．黄帝内经·素问．北京：人民卫生出版社，2005.

［17］吴又可．温疫论．天津：天津科学技术出版社，2004.

［18］王玉光，王晓静，杜宏波，等.6 例甲型 H1N1 流感确诊病例中西医证治报告．北京中医药，2009，28（6）：403.

［19］王晓静，王玉光，王融冰，等.11 例甲型 H1N1 流感确诊病例临床特征及治疗情况分析．中医杂志，2009，50（7）：613.

［20］李秀惠，夏章，田一梅，等．新型甲型 H1N1 流感重症 17 例临床特征分析．环球中医药，2010，3（1）：13.

［21］刘清泉，王玉光，张伟，等.18 例甲型 H1N1 流感危重症病例中医临床分析．北京中医药，2009，28（12）：915.

［22］刘娟．从 150 例病例分析儿童甲型 H1N1 流感特点．环球中医药，2010，3（1）：18.

［23］姜良铎，傅骞，王玉光，等．甲型 H1N1 流感的中医病因病机初探．环球中医药，2010，3（1）：20.

［24］刘清泉．简介甲型 H1N1 流感的中医防治思路．环球中医药，2009，2（4）：290.

［25］程荣珍，张纪立．小柴胡冲剂治疗感冒 82 例．时珍国医国药，1998，9（6）：494.

［26］阎秀菊，吴敏，倪建俐，等．银翘片治疗感冒（风热证）临床疗效及安全性评价．中成药，2006，28（2）：205.

［27］姜源新，李明，王金陵，等．双黄连口服液治疗外感风热感冒 300 例临床观察．中华现代中西医杂志，2003，1（12）：1109.

［28］王虎军，刘汾，刘丽萍，等．抗病毒口服液治疗感冒（风热证）120 例临床观察．中华临床医

药，2002，3（8）：76.

[29] 余加丽．清开灵治疗风热型感冒高热 40 例．中国临床医学研究杂志，2005，11（23）：3419.

[30] 蒋玉凤．清开灵对家兔内毒素发热和脑脊液 cAMP 含量的影响．北京中医药大学学报，1994，17（5）：66.

[31] 温云海．金莲花水浸提取液抗病毒的实验研究．中华微生物学和免疫学杂志，1999，19（1）：21.

[32] 薛燕，白金叶．柴胡解热成分的比较研究．中药药理与临床，2003，19（1）：11.

[33] 孙业平，徐强．羌活水提物对迟发型变态反应及炎症反应的影响及其机制．中国药科大学学报，2003，34（1）：51.

[34] 印会河．中医基础理论（第二版）．北京：人民卫生出版社，2006.

[35] 方药中．实用中医内科学．上海：上海科学技术出版社，1985.

[36] 王永炎．中医内科学．上海：上海科学技术出版社，1997.

[37] 中华中医学会．中医内科常见病诊疗指南．北京：中国中医药出版社，2008.

[38] 中国中医研究院．中国疫病史鉴．北京：中医古籍出版社，2003.

[39] 国家中医药管理局人事与政策法规司．中医药专家谈 SARS．北京：中国中医药出版社，2003.

[40] 张仲景．伤寒论．北京：人民卫生出版社，2005.

[41] 吴瑭．温病条辨．北京：人民卫生出版社，1963.

[42] 刘景源整理．太平惠民和剂局方．北京：人民卫生出版社，2007.

[43] 俞根初．三订通俗伤寒论．北京：中医古籍出版社，2002.

[44] 曹彬，李兴旺，毛羽，等．中国 2009 大流行甲型流感病毒感染最初病例的临床特征．NEnglJMed，2009，361（26）：2507 – 2517. December24，2009.

[45] 刘娟．120 例儿童甲型 H1N1 流感病例分析．北京中医药，2010，29（1）：48.

[46] 李宝法，张长青，付敏，等．连花清瘟胶囊治疗甲型 H1N1 流感临床研究．医药论坛杂志，2009，30（23）：91.

[47] 王学军．清瘟解毒方治疗甲型 H1N1 流感 98 例临床观察．中国中医药科技，2009，16（6）：495.

[48] 叶庆．中医辨证治疗成都地区甲型 H1N1 流感 3 例．中国中医药现代远程教育，2009，7（10）：135.

[49] 北京市中医药管理局．金花清感方治疗甲流的临床研究．（待发表）

[50] 刘建平．传统医学证据体的构成及证据分级的建议．中国中西医结合杂志，2007，27（12）：1061.

[51] GRADE Working Group. Grading quality ofevidenceand strength of recommen dations. BMJ, 2004, (328)：1490.

[52] Singapore Ministry of Health. Osteoporosis. national guideline clearinghouse, 2002, (2)：63.

附　件

附件 1：指南工作组

2009 甲型 H1N1 流感指南编写组：

　　组长：王永炎

　　成员：晁恩祥　王融冰　王书臣　周平安　姜良铎　张燕萍　李国勤　李秀惠　刘清泉　王玉光　刘　薇　焦　扬

　　王永炎　男，医学学士，中国工程院院士，中国中医科学院，主要负责指南的总体设计。

晁恩祥　男，医学学士，主任医师，卫生部中日友好医院，主要承担指南预防和治疗中有关证据评估、分级建议等工作。

王融冰　女，医学学士，主任医师，北京地坛医院，主要承担指南预防和治疗中有关证据评估、分级建议等工作。

王书臣　男，医学学士，主任医师，中国中医科学院西苑医院，主要承担指南预防和治疗中有关证据评估、分级建议等工作。

周平安　男，医学硕士，主任医师，北京中医药大学东方医院，主要承担指南预防和治疗中有关证据评估、分级建议等工作。

姜良铎　男，医学博士，主任医师，北京中医药大学东直门医院，主要承担指南预防和治疗中有关证据评估、分级建议等工作。

张燕萍　女，医学学士，主任医师，中国中医科学院西苑医院，主要承担指南预防和治疗中有关证据评估、分级建议等工作。

李国勤　男，医学学士，主任医师，中国中医科学院广安门医院，主要承担指南预防和治疗中有关证据评估、分级建议等工作。

李秀惠　女，医学硕士，主任医师，首都医科大学佑安医院，主要承担指南预防和治疗中有关证据评估、分级建议等工作。

刘清泉　男，医学学士，主任医师，北京中医药大学东直门医院，主要承担指南预防和治疗中有关证据评估、分级建议等工作。

王玉光　男，医学博士，副主任医师，北京地坛医院，主要承担指南预防和治疗中有关证据评估、分级建议等工作。

刘　薇　女，医学学士，主任医师，首都医科大学北京中医医院，主要承担指南预防和治疗中有关证据评估、分级建议等工作。

焦　扬　女，医学博士，主任医师，北京中医药大学东方医院，主要承担指南的文献检索、证据评估、分级建议、指南撰写、专家咨询等工作。

2009 甲型 H1N1 指南咨询专家：

朱　敏　邹　旭　谭行华　陈绍宏　吴银根　陈晓蓉　陈建杰　袁成民　陈新宇

朱　敏　男，医学硕士，主任医师，广州中医药大学第一附属医院。

邹　旭　男，医学硕士，主任医师，广东省中医院。

谭行华　男，医学硕士，主任医师，广州市第八人民医院。

陈绍宏　男，医学学士，主任医师，成都中医药大学附属医院。

吴银根　男，医学学士，主任医师，上海中医药大学附属龙华医院。

陈晓蓉　女，医学学士，主任医师，上海市传染病医院。

陈建杰　男，医学硕士，主任医师，上海中医药大学附属曙光医院。

袁成民　男，医学博士，主任医师，山东省济南市传染病医院。

陈新宇　男，医学博士，主任医师，湖南中医药大学附属第一医院。

附件2：信息资源

1　中文

1.1　电子数据库

中国期刊全文数据库（CNKI）、中国中医药文献数据库、中国优秀博硕士学位论文全文数据库、中国医用信息资源系统（维普）和中文生物医学期刊文献数据库（CMCC）、方正数字图书馆。

1.2　医学古籍、专著、教科书

《黄帝内经·素问》、《伤寒论》、《仁斋直指方》、《太平惠民和剂局方》、《丹溪心法》、《温病条辨》、《三订通俗伤寒论》、《施今墨临床经验集》、《中医药学名词》、《中医病证诊断疗效标准》、《中药新药临床研究指导原则》、《中国疫病史鉴》、《中医内科学》、《实用中医内科学》、《中医基础理论》。

2　英文

电子数据库：MEDLINE、COCHRANE 图书馆、EBMR 循证医学数据库、AMED – Alliedand Complimentary Medicinedatabase（大英图书馆补充医学数据库）、The National Guideline Clearinghouse，NGC（美国国立指南库）

附件3：证据分级与推荐强度标准

1　证据分级

证据分级标准参考刘建平教授提出的传统医学证据体的构成及证据分级的建议，本指南结合临床实际作适当修订。

Ⅰa：由随机对照试验、队列研究、病例对照研究、病例系列这四种研究中至少两种不同类型的研究构成的证据体，且不同研究结果的效应一致；实施较好的 Meta 分析或系统评价。

Ⅰb：具有足够把握度的单个随机对照试验。

Ⅱa：非随机对照研究或队列研究（有对照的前瞻性研究）。

Ⅱb：病例对照研究。

Ⅲa：历史性对照的系列病例。

Ⅲb：自身前后对照的病例系列。

Ⅳ：长期在临床上广泛运用的病例报告和史料记载的疗法；专家共识意见。

Ⅴ：未经系统研究验证的专家观点和临床经验，以及没有长期在临床上广泛运用的病例报告和史料记载的疗法。

2　推荐强度

推荐强度参考美国国家临床指南交换所建议分级划分标准，并作适当修改。

A 级：需要至少一个随机对照临床试验作为高质量和连贯性地提出具体建议的文献整体的一部分（证据来自 Ⅰa 和 Ⅰb）。

B 级：需要与主题相关的完成良好的临床研究，但没有随机对照临床试验（证据来自 Ⅱa、Ⅱb 和 Ⅲ级）。

C 级：需要来自专家委员会的报告或意见和/或临床经验，但缺乏直接的高质量的临床研究（证据来自 Ⅳ 和 Ⅴ 级）。

附件4：词汇表

标本：关于事物主次关系的相对概念。"本"指主要方面，"标"指次要方面。如：在经络学说中，经络在四肢为本，在头面、躯干者为标。在病因病机学说中，从正气与邪气来说，人体正气是本，致病的邪气是标；从疾病本身来说，病因是本，症状是标；从原发病与继发病来说，旧病是本，新病是标。在运气学说中，标本指标气与本气。

鼻塞：鼻窍不通，多由于风热或风寒袭表，也可见于火热上蒸鼻窍。

盗汗：入睡后出汗，醒来汗止，称为盗汗。多属阴虚证，或气阴两虚证。

乏力：自觉肢体懈怠，软弱无力的表现。

发热：是患者自觉身体全身或局部发热，体温或升高，或不升高。

扶正祛邪：对于正虚为主、因虚致实的病证，应采取扶助正气为主，使正气加强，从而达到驱除病邪目的的治疗原则。

口干：口干喜冷喜热饮，喜冷为热盛伤津，喜热为寒湿阻滞。

咳嗽：为肺失宣降，肺气上逆。有声无痰谓之咳，有痰无声谓之嗽，有痰有声为咳嗽。

咳痰：咯出呼吸道分泌物，多因痰湿而起。

流涕：鼻流清涕属外感风寒；流浊涕为外感风热。

脉浮：轻取即得，举之泛泛有余，按之稍减不空。新病主表证，久病主里虚。

脉滑：往来流利，应指圆滑，如珠走盘的脉象。

脉缓：一息四至，应指徐缓。主脾虚，气血不足；湿证，浮缓为风，沉缓为湿；或常人。

脉紧：脉来绷紧，应指紧张有力，状如牵绳转索。主寒证、痛证、宿食。

脉濡：浮而细软，应指无力，按之渐无，如水上浮帛。主诸虚证、湿证。

脉数：脉来急速，一息五至以上（相当于每分钟 90 次以上）的脉象。

脉弦：端直而长，指下挺然，如按琴弦的脉象。

脉细：脉细如线，但应指清晰的脉象。

喷嚏：多为风寒袭表，肺窍不利所引起。

气短：呼吸短促而急，自觉气息不能接续的表现。

身痛：头身、腰背、四肢均痛，称为身痛。新病为感受外邪，如风寒、风湿、暑湿、疫毒阻滞气血运行；久病卧床之周身疼痛，为气血运行不畅。

舌淡红：舌体淡红润泽，白中透红。临床意义为气血调和之征，提示心气充足，胃气旺盛。见于正常人或外感病初起，病情轻浅。

舌质红：舌体颜色鲜红的舌象。

舌边尖红：为外感表热证初起。

舌苔腻：苔质颗粒细小致密，紧贴舌面，不易刮脱，并在舌的中根部较厚，边尖部较薄。

舌苔黄：舌苔呈黄色的舌象。

舌苔白：舌苔为白色的舌象。

手足心热：为阴虚，阴不制阳，阳气相对偏盛。

头痛：头部疼痛，包括头的前、后、偏侧部疼痛和整个头部疼痛。

恶风：见风即冷，无风则缓解，多因外感风邪。

恶寒：自觉怕冷，添加衣被，冷感不减，多因外感风寒。

邪：各种致病因素的统称。

心烦：心中烦躁不安，多由心火热盛或心阴不足而致。

辛凉解表：用具有辛凉解表作用的方药，治疗外感风热表证的方法。

咽痛：病初起，咽喉肿痛多见于风热外袭。咽痛剧烈，多因邪热入里，肺胃热盛所致。

正：人体正常功能活动的统称，即人体正常功能及所产生的各种维护健康的能力，包括自我调节能力、环境适应能力、抗邪防病能力和康复自愈能力等。

自汗：不因劳累活动、不因天热及穿衣过暖和服用发散药物等因素而自然汗出的表现。

治未病：采取一定的措施以防止疾病产生和发展的治疗原则，包括未病先防和既病防变两个方面。

慢性胃炎中医临床实践指南

要点说明

1 关键事项

本指南主要根据我国慢性胃炎的中医药临床研究成果并结合专家的经验制订，力争做到与中医药治疗慢性胃炎的临床实际相符。

本指南并不是医疗行为的标准或者规范，而仅仅是根据现有的研究证据并依据特定方法制作出的一个文本。随着临床研究的不断展开，新证据的不断产生，指南所提供的建议亦会随之不断修正。采用指南推荐的方法并不能保证所有患者都能获得理想的临床结局。同时，就指南本身而言，并不能包括所有有效的疗法，也并不排斥其他有效的疗法。最终临床治疗措施的抉择需要卫生从业者根据临床的具体情况，结合自身的经验及患者的意愿做出。

2 关键建议

中医药治疗慢性胃炎以中药汤药为主，针灸、穴位埋线等疗法为辅，配合饮食调节、心理疏导等方法综合干预，关键建议如下：

对脾胃气虚证患者，可以使用香砂六君子汤为主方化裁；脾胃虚寒证可选用黄芪建中汤、理中汤为主方化裁。（推荐强度：B）

对脾胃虚弱证常规治疗不佳时，可以考虑健脾与温肾联用，在健脾的基础上合用温补肾阳的药物。（推荐强度：B）

对肝气犯胃证患者，可以使用四逆散、柴胡疏肝散或小柴胡汤作为主方化裁。（推荐强度：B）

对胃阴不足证患者，可选用一贯煎、益胃汤、麦门冬汤等作为主方治疗。（推荐强度：B）

使用具有养阴功效方剂时，应当注意辨证的准确性，预防不良反应的发生，及时调整处方用药。（推荐强度：B）

对脾胃湿热证而言，可选用半夏泻心汤为主方加减。该方组方合理，针对的病机面广，可作为慢性胃炎的常用方使用。（推荐强度：A）

对于在长期西药治疗而出现副作用，患者不能耐受的情况下，选用半夏泻心汤化裁治疗是可行的。（推荐强度：A）

温胆汤、三仁汤、连朴饮、蒿芩清胆汤可作为治疗脾胃湿热的主方使用。（推荐强度：B）

血府逐瘀汤可用于胃络瘀阻证的治疗。（推荐强度：B）

对慢性胃炎伴癌前病变者的治疗，使用活血化瘀类中药丹参可能有一定的益处。（推荐强度：B）

慢性萎缩性胃炎或伴有肠上皮化生、低级别异型增生，临床表现为胃阴不足兼胃络瘀血证的患者，摩罗丹浓缩丸（国家食品药品监督局）治疗可能有一定的益处；表现为脾气亏虚兼胃络瘀血证时，选用胃复春可能会有改善。（推荐强度：B）

对多证候相兼时，可以根据相应的证候，使用对应证候的合方化裁治疗。（推荐强度：B）

针刺是治疗慢性胃炎的另一种选择。对脾胃虚寒证患者，可使用温针、火针并配合艾灸治疗。（推荐强度：B）

在药物治疗无效的情况下，可以酌情选用穴位埋线法治疗。病程较久者，建议选择药物治疗。（推荐强度：B）

加强对慢性胃炎患者的心理疏导对缓解慢性胃炎的发病，减轻症状，提高生活质量有一定的帮助。（推荐强度：B）

慢性胃炎患者有必要养成良好的饮食习惯，避免过食辛辣、热烫、油腻食品。（推荐强度：B）

3　实施过程

对确诊为慢性胃炎患者，可以按如下实施流程操作：

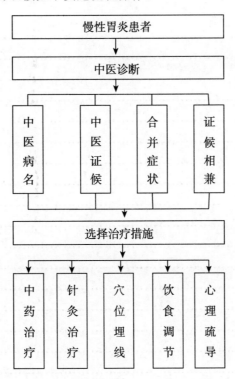

目　　录

介　绍

慢性胃炎是消化系统常见疾病之一。Stahl 于 1728 年首先提出了慢性胃炎的概念[1]。此后，国际上出现了多种慢性胃炎的分类体系，但未形成统一的标准。1990 年，在第九届世界胃肠病学大会上提出新的胃炎分类法，对慢性胃炎的胃镜、病理诊断及病变程度的分级作了统一，之后又于 1996 年对此分类作了更新[2]。我国西医界专家分别于 2000 年与 2006 年两次召开了慢性胃炎的共识会议，制订了专家共识意见，对慢性胃炎的诊断、分级、治疗都作了原则性的阐述，对一些概念进行了澄清[3,4]，推动了慢性胃炎医疗工作的开展。

中国中西医结合学会消化系统疾病专业委员会于 1989 年在南昌制订了《慢性胃炎中西医结合诊断、辨证和疗效标准》，并于 2004 年发表了《慢性胃炎的中西医结合诊治方案》[5,6]；中华中医药学会内科分会于 2008 年出版了包括慢性胃炎在内的《中医内科常见病诊疗指南》[7]。上述共识和指南对慢性胃炎的中医诊治和评价进行了规范，促进了慢性胃炎的中医药研究工作。

目前，国际上尚没有中医药治疗慢性胃炎的循证临床实践指南。慢性胃炎指南编写小组遵循循证医学的理念，在系统分析国外指南制作方法和指南评价方法的基础上，将其与中医学的特点相结合，通过文献预调查、临床问题的分解与定义、文献检索、文献评价与证据形成、证据评价与推荐建议形成、指南草案书写、专家评审、草案修改等步骤，完成了本指南的编写工作，以期对近几十年来中医、中西医结合的研究成果加以总结，对中医药治疗慢性胃炎的临床操作方案进行规范和统一，提高中医药治疗慢性胃炎的疗效，发挥中医药在慢性胃炎治疗中的作用。

指南编写小组的组成本着多学科结合的原则，其成员包括卫生保健政策制定者、医学专家、方法学专家、文献学专家及患者代表等。

本指南制订的目的是为了对中医学治疗慢性胃炎的方法与措施加以总结并进行合理的评价，以期加以推广，为具有中医执业资格的医师提供指导，同时也为社会医疗决策者及患者提供有益的参考。其针对的人群是成人慢性胃炎患者。

背　景

慢性胃炎（ICD - 10 编码：K29.502）是由多种原因引起的胃黏膜的慢性炎症。临床上较为常见，占接受胃镜检查患者的 80% ~ 90%。本病在人群中的确切患病率尚不完全清楚，一般认为本病的发病率与 H. pylori 感染率基本一致。中国慢性胃炎的患病率推测在 30% ~ 80% 之间。该病可由 H. pylori 感染、吸烟、饮酒、食物刺激、药物损伤、十二指肠液反流、情志刺激、遗传、免疫、放射等因素引起，造成胃黏膜的损伤和炎症的发生[8-15]。部分慢性胃炎患者可无明显临床表现，有症状者主要表现为非特异性消化不良，但有无消化不良症状及其严重程度与慢性胃炎的组织学所见和内镜分级无明显相关性。H. pylori 相关性慢性胃炎若不作 H. pylori 根除治疗，慢性胃炎可持续存在。慢性萎缩性胃炎伴异型增生或者肠上皮化生者发生胃癌的危险度增加，一般认为，萎缩性胃炎每年的癌变率为 0.5% ~ 1%[4]。

慢性胃炎属于现代医学病名，根据本病的临床表现，属于中医"胃脘痛"、"胃痛"、"痞满"、"心下痞"、"胃痞"、"嘈杂"等病证的范畴。中医学认为，胃在生理上以降为顺，表现为"胃满则肠虚，肠满则胃虚，更虚更满"的生理特点，在病理上因滞而病[16]，诸种原因如饮食失节、情志失调、外感六淫或体质虚弱，致使机体气血不和、寒热失调、湿瘀等病理产物积聚，导致脾胃气机逆乱，升降失和而发生胃胀、胃痛等与慢性胃炎相关的症状。一般认为，本病的病位在胃，主要与肝、脾有关，可涉及胆、肾。临床常表现为本虚标实，虚实夹杂之证。本虚主要表现为脾气虚和胃阴虚，标实主要表现为气滞、湿热和血瘀，而脾胃气机升降失常是发病的最直接原因[17-28]。

目前，现代医学对本病的研究侧重于：①慢性胃炎的胃镜与病理的诊断、分型与分级。目前采用的是病因与胃镜、病理结合分型的方法，将慢性胃炎分为萎缩性胃炎、非萎缩性胃炎（浅表性胃炎）和特殊类型的胃炎；再结合胃镜所见，诊断为萎缩性胃炎或非萎缩性胃炎伴糜烂、胆汁反流、疣状隆起、黏膜内出血等。②肠上皮化生、异型增生（上皮内瘤变）与胃癌的关系。目前认为肠上皮化生的胃癌前病变意义尚不明确，异型增生是重要的胃癌前病变。③慢性萎缩性胃炎、肠上皮化生的治疗与逆转。当前研究已证明清除 H. pylori 对改善慢性胃炎症状，防止腺体萎缩和肠上皮化生的进一步发展有一定的作用。但萎缩与肠上皮化生能否被逆转仍需进一步研究[4]。

中医、中西医结合界将传统中医治疗手段与现代医学成果相结合，对慢性胃炎的病因病机及治疗、中医药对肠上皮化生与异型增生的逆转作用、H. pylori 与中医辨证之间的关系、胃镜微观辨证方法等开展了广泛的研究。临床上辨病与辨证相结合，在疾病诊断明确的情况下，以辨证论治为主，从病证的虚实、寒热、气血、通降、病理产物及病位等方面分析四诊信息，把握病机，归纳临床证候，进行立法处方。其理、法、方、药一线贯穿，并根据特异的症状，配以一定的对症治疗，是一种病-证-症结合的临床诊疗模式。文献报道表明，这种诊疗模式能够改善慢性胃炎的症状，提高患者的生存质量，对 H. pylori 的清除及对腺体萎缩、肠上皮化生、异型增生的逆转也有一定的作用[29]。

临床特征

1 临床表现

部分慢性胃炎患者可无明显临床症状，有症状者主要表现为非特异性消化不良，如上腹部不适、饱胀、疼痛、食欲不振、嗳气、反酸等，部分还可有健忘、焦虑、抑郁等精神心理症状。上述症状可由饮食不当、情绪激动或抑郁、劳累过度和气候变化而诱发。消化不良症状的有无及其严重程度与慢性胃炎的组织学所见和内镜分级无明显相关性[4,12-13]。

2 理化检查

2006 年中华医学会消化病学分会制订的《中国慢性胃炎共识意见》[4]认为：①慢性胃炎主要根据胃镜和病理组织学检查确诊；②H. pylori 是引起慢性胃炎的最重要原因，建议常规检测；③胃泌素、维生素 B_{12}、自身抗体等在萎缩性胃体炎时建议检测；④血清胃泌素 G17、胃蛋白酶Ⅰ和Ⅱ可能有助于判断有无胃黏膜萎缩和萎缩部位。

诊断标准

1 西医诊断[2,4]

慢性胃炎的确诊主要依赖于内镜与病理检查，尤以后者的价值更大。对慢性胃炎的诊断应尽可能地明确病因，特殊类型胃炎的内镜诊断必须结合病因和病理。

1.1 内镜诊断

非萎缩性胃炎：内镜下可见红斑（点状、条状、片状）、黏膜粗糙不平、出血点或出血斑、黏膜水肿或渗出。

萎缩性胃炎：内镜下可见黏膜红白相间，以白为主，黏膜皱襞变平甚至消失，黏膜血管显露，黏膜呈颗粒状或结节样。

如伴有胆汁反流、糜烂、黏膜内出血等，描述为萎缩性胃炎或非萎缩性胃炎伴胆汁反流、糜烂、黏膜内出血等。

1.2 病理诊断

根据需要可取 2~5 块活检组织，内镜医师应向病理科提供取材的部位、内镜检查结果和简要病史。病理医师应报告每一块活检标本的组织学变化，对 *H. pylori*、慢性炎症、活动性炎症、萎缩、肠上皮化生和异型增生应予以分级。

慢性胃炎活检显示有固有腺体的萎缩，即可诊断为萎缩性胃炎，不必考虑活检标本的萎缩块数与程度。

临床医师可结合病理结果和内镜所见，做出病变范围与程度的判断。

2 中医病名诊断

慢性胃炎中医病名诊断以症状诊断为主。以胃痛为主症者，诊为胃脘痛或胃痛；以胃脘部胀满为主症者，诊为痞满或胃痞。若胃痛或胃脘部胀满症状不明显者，可根据主要症状诊断为反酸、嗳气、嘈杂等病。

3 中医证候诊断

3.1 常见证型分类

中医学的特点是整体观念与辨证论治，辨证论治因使用者不同而有较大的差异。《慢性胃炎中西医结合诊断、辨证和疗效标准》、《慢性胃炎的中西医结合诊治方案》、《中药新药临床指导原则》及各层次中医学教材对慢性胃炎的辨证分型起到了指导作用。总结临床实践经验，探索专病中医证候分布规律，是确定中医证型的有效途径[30-32]。指南开发小组结合现有共识和标准，采用定量的文献统计方法，对临床常用的相对单一证候进行统计，确定常用证候为脾胃虚弱证（包括脾胃气虚证和脾胃虚寒证）、肝胃不和证（包括肝气犯胃证和肝胃郁热证）、胃阴不足证、脾胃湿热证及胃络瘀阻证。上述证候可单独出现，也可相兼出现，临床应在辨别单一证候的基础上辨别相兼证候。常见的相兼证候有肝郁脾虚证、脾虚气滞证、寒热错杂证、气阴两虚证、气滞血瘀证、虚寒夹瘀证、湿热夹瘀证等。同时，随着病情的发展变化，证候也呈现动态变化的过程，临床需认真甄别。

3.2 证候诊断标准

证候诊断一般采用《慢性胃炎中西医结合诊断、辨证和疗效标准》、《慢性胃炎的中西医结合诊治方案》或《中药新药临床指导原则》及各层次中医学教材的标准。近年来，通过临床问卷调查，将症状初步积分量化，运用统计学方法进行处理，建立函数方程来研究证候的诊断标准，产生了一些新成果。指南开发小组参考上述文献，拟定证候诊断标准[5-6,33-38]。

3.2.1 脾胃虚弱证

脾胃气虚证：胃脘胀痛，痞满，倦怠乏力，受凉或劳累后加重，食欲不振，食后胀甚，面色萎黄或少华，便溏；舌淡红或淡白，苔白或薄白，脉沉细无力。

脾胃虚寒证：胃脘隐痛，喜温喜按，得食痛减，畏寒，四肢清冷，泛吐清水，完谷不化；舌淡胖，边有齿痕，苔白滑，脉沉细或沉缓。

3.2.2 肝胃不和证

肝气犯胃证：胃脘胀痛或痛窜两胁，嗳气频作，情志不舒时加重；舌质淡红或红，苔薄白或薄黄，脉弦。

肝胃郁热证：胃脘灼痛，痛势急迫，心烦易怒，嘈杂泛酸，口干口苦，大便干燥；舌质红，苔黄，脉弦数。

3.2.3 胃阴不足证

胃脘灼热疼痛，饥不欲食，口干舌燥，大便干燥；舌红少津，少苔或无苔或有裂纹，脉细数或弦细。

3.2.4 脾胃湿热证

胃脘灼热胀痛，拒按，脘腹痞闷，肢体困重，口苦而黏，口臭，渴不多饮，或纳呆恶心，大便黏滞；舌质红，苔黄厚或厚腻，脉滑或濡数。

3.2.5 胃络瘀阻证

胃脘痛，痛有定处或胃痛日久，拒按，或有黑便；舌质暗红或紫暗，有瘀点或瘀斑，舌下络脉瘀血或扩张，脉缓弦涩。

3.3 辨证要点

临床证候是辨证要点的体现，辨证要点从各个不同的侧面反映了证候特征。鉴于病机、症状的复杂性，临床常表现为多个证候的兼夹，辨证时应当依次辨别以下辨证要点及其相互转化关系。

3.3.1 虚实

虚是以正气不足为矛盾主要方面的病理反应，表现为机体的精、气、血、津液亏少和功能衰弱，脏腑经络的功能低下，抗病能力减退，如脾胃虚弱、胃阴不足包含虚的因素；实是指邪气亢盛，以邪气盛为矛盾主要方面的病理反应，可见各种亢盛有余的证候，如肝胃郁热、脾胃湿热、胃络瘀阻则包含实的因素。虚与实之间可以相互转化。各种实性病证如迁延不愈导致脏腑功能下降，转变为虚证，而各种虚性病证机体功能不足，易在原有病证的基础上产生湿邪、瘀血等病理产物，临床上出现虚实夹杂证候。

3.3.2 寒热

寒热是体现机体整体功能的另一要素。如脾胃虚弱包含寒的要素，肝胃郁热、脾胃湿热、胃阴不足包含热的要素。寒与热之间可以相互影响。肝胃郁热、脾胃湿热证等失治误治，迁延日久，可转变为脾胃虚寒证；而脾胃虚弱证迁延不愈，气机不畅，郁而化热可表现为寒热错杂的证候。

3.3.3 气血

胃为多气多血之腑，胃病多因气机阻滞、血络失和所致。气血之间往往相互影响，气滞可以导致血瘀，而血瘀内阻，有形之邪阻滞气机，又可造成气滞。病在气分多表现为肝气犯胃，病在血分多表现为胃络瘀阻。

3.3.4 通降

胃的通降异常主要表现为胃气不降和胃气上逆两个方面。胃气不降表现为胃气阻滞不通，如胃脘痞满、便秘等；胃气上逆表现为嗳气、泛酸、恶心、呕吐等症状。肝胃不和是肝气郁结，横逆犯胃所致胃气阻滞、不降反逆的表现。

3.3.5 病理产物

脾胃功能下降，不能运化水谷精微，则化生水湿；迁延不愈，每每久病入络，或久痛入络，以致络脉损伤，从而造成湿、瘀等病理产物的积聚。而病理产物又可作为继发病因而损伤正气，阻滞气机。脾胃湿热，胃络瘀血分别包含湿邪、瘀血两种病理产物。

3.3.6 病位

慢性胃炎病变在胃，主要与肝脾相关。

3.4 辨证的问诊要素

问诊是中医四诊中的重要组成部分，对慢性胃炎的证型判别有重要的意义，下列问题可能会对证候的甄别起到一定的简化作用。

3.4.1 主症的性质

胀满、胀痛者多属气滞；灼痛者多属热证；刺痛者多属血瘀。

3.4.2 症状的诱发、加重和缓解因素

由情志因素引起的病位多在肝胃；劳累诱发或加重的多属虚证；拒按者多属实证；喜按者多属虚证。

3.4.3 病程的长短

病程短，病势急迫者多属实证或热证；病程较长者多属虚证或虚实夹杂证，多伴血瘀。

3.4.4　整体精神状态与体力

平素精神倦怠，体力不足者多属虚证；畏寒，手足不温者多属寒证。

3.4.5　食欲、饮食喜好

食欲不振，口淡乏味者多属虚证、寒证；喜热食者多属寒证；喜冷食者多属热证。

3.4.6　大便的质地、色泽、气味、频次

大便溏薄者多属虚证；完谷不化者多属虚寒证；大便干者多属实热或阴虚；大便不畅者多属气滞；大便有黏液且气味臭秽者多属湿热证。

通过询问上述问题，收集临床辨证信息，并结合其他诊疗方法，综合判断患者的证候类型。

3.5　慢性胃炎的微观辨证

微观辨证是在胃镜直视的条件下，通过观察胃黏膜的色泽、质地、分泌物、蠕动等情况来辨别证型，它是深化病证结合、提高辨证施治疗效的手段之一，是传统辨证方法的延伸和补充，其与宏观辨证的符合率在44.2%左右[12]。研究显示，这种辨证方法对临床有一定的指导意义。鉴于文献报道的微观辨证分型标准不完全一致，指南开发小组经过讨论，制订了微观分型的参考标准[39-43]，供临床参考。

3.5.1　脾胃虚弱证

胃黏膜白或红白相间，以白为主，黏膜变薄，黏液稀薄而多，或有黏膜水肿，黏膜下血管清晰可见，胃壁蠕动减弱。

3.5.2　肝胃不和证

胃黏膜多见充血，水肿，胆汁反流，胃壁蠕动加快。

3.5.3　胃阴不足证

胃黏膜红或片状红白相间，以红为主，或呈暗灰色，深浅不一，黏膜表面粗糙不平，变薄变脆，分泌物少，皱襞变细或消失，呈龟裂样改变，或可透见黏膜下小血管网。

3.5.4　脾胃湿热证

胃黏膜红白相间，以红为主，充血，糜烂明显，分泌物有异味。

3.5.5　胃络瘀阻证

胃黏膜充血肿胀，伴瘀斑或出血点，黏液灰白或褐色，血管网清晰可见，血管纹暗红。

干预、管理和推荐

1　干预

慢性胃炎的治疗目的是缓解症状和改善胃黏膜的炎症，治疗上应尽可能针对病因，遵循个体化的治疗原则。现代医学主要以对症治疗为主。*H. pylori* 阳性的慢性胃炎伴萎缩、糜烂或消化不良者建议作 *H. pylori* 根除治疗；对上腹饱胀、恶心或呕吐等为主要症状的可用促动力药；对胃黏膜损害和/或症状明显者用胃黏膜保护剂；对伴胆汁反流者可用促动力药和/或有结合胆酸作用的胃黏膜保护剂；对有胃黏膜糜烂和/或以反酸、上腹痛为主要症状者，可以根据病情选用抗酸剂、H_2 受体拮抗剂或质子泵抑制剂；对有明显精神症状的慢性胃炎伴消化不良的患者可用抗抑郁或抗焦虑药[4]。

中医药对慢性胃炎的干预采取以药物治疗为主，针灸、穴位埋线为辅，配合饮食调节、心理疏导等手段的综合治疗方法。

2　管理

2.1　药物治疗

2.1.1　辨证论治

药物治疗是中医治疗最重要的组成部分。正确的辨证是处方的前提。简单而言，辨证论治就是依

据中医基本理论对患者所表现出来的各种症状、舌象、脉象，进行综合分析判断，确定证候及其病机，选择相应的方药。

慢性胃炎无论萎缩性胃炎、非萎缩性胃炎及其他特殊类型的胃炎，或是伴胆汁反流、糜烂、肠上皮化生、异型增生等，其基本治疗原则是一致的，采取的治疗方法都是辨证论治，尽管不同类型的胃炎各证候占的比例和证候间的组合会有差异。综合文献表明，辨证治疗慢性胃炎，对改善患者的临床症状，提高患者的生存质量有较好的作用，不少方药具有改善病理组织学的作用，部分方药对 *H. pylori* 有一定的抑制或杀灭作用。

各证候采用的方剂由临床证据决定，并参考了现有的共识或标准。由于现有中医证据级别较低，因此，推荐建议的级别普遍不高，但低级别的推荐建议并不意味着临床重要性的下降。另外，专家临床实践经验，以及部分在临床上常用但缺乏临床对照研究或病例系列研究的方剂及中成药等，将以专家共识意见的形式给出（推荐强度：C，证据级别：Ⅳ）。

2.1.1.1 脾胃虚弱证
2.1.1.1.1 脾胃气虚证
病机：脾胃气虚，胃失所养，气机不畅。

治法：益气健脾。

推荐方药：

香砂六君子汤加减（《时方歌括》）。人参、白术、茯苓、甘草、陈皮、半夏、砂仁（后下）、木香、生姜等，水煎服，每日1剂，分2~3次服用。（推荐强度：B，证据级别：Ⅱa/Ⅲb）

补中益气汤加减（《脾胃论》）。黄芪、甘草、人参、当归、陈皮、升麻、柴胡、白术等，水煎服，每日1剂，分2~3次服用。（推荐强度：C，证据级别：Ⅳ）

参苓白术散加减（《太平惠民和剂局方》）。莲子肉、薏苡仁、砂仁（后下）、桔梗、白扁豆、白茯苓、人参、甘草、白术、山药等，水煎服，每日1剂，分2~3次服用。（推荐强度：C，证据级别：Ⅳ）

推荐中成药：

香砂六君丸（《中华人民共和国药典》2005版），每次6~9g，每日2~3次，口服。（推荐强度：C，证据级别：Ⅳ）

补中益气丸（《中华人民共和国药典》2005版），小蜜丸每次9g，大蜜丸每次1丸，每日2~3次，口服。（推荐强度：C，证据级别：Ⅳ）

参苓白术散（《中华人民共和国药典》2005版），每次6~9g，每日2~3次，口服。（推荐强度：C，证据级别：Ⅳ）

2.1.1.1.2 脾胃虚寒证
病机：脾胃虚寒，中阳不振，胃失温煦，气机阻滞。

治法：温中健脾。

推荐方药：

黄芪建中汤加减（《金匮要略》）。黄芪、芍药、桂枝、炙甘草、生姜、大枣、饴糖等，水煎服；黄芪、芍药、桂枝、炙甘草、生姜、大枣同煎，去滓后纳饴糖；每日1剂，分2~3次服用。（推荐强度：B，证据级别：Ⅱa/Ⅲb）

理中汤加减（《伤寒论》）。人参、白术、干姜、甘草等，水煎服，每日1剂，分2~3次服用。（推荐强度：B，证据级别：Ⅲb/Ⅴ）

推荐中成药：

附子理中丸（《中华人民共和国药典》2005版），水蜜丸每次6g，大蜜丸每次1粒，每日2~3次，口服。（推荐强度：C，证据级别：Ⅳ）

香砂养胃丸（《中华人民共和国药典》，2005 版）每次 9g，每日 3 次，口服。（推荐强度：C，证据级别：Ⅳ）

2.1.1.2　肝胃不和证

2.1.1.2.1　肝气犯胃证

病机：肝气郁结，横逆犯胃，通降失常。

治法：疏肝理气和胃。

推荐方药：

四逆散加减（《伤寒论》）。枳实、柴胡、白芍、甘草等，水煎服，每日 1 剂，分 2～3 次服用。（推荐强度：B，证据级别：Ⅱa/Ⅲb）

柴胡疏肝散加减（《证治准绳》）。柴胡、芍药、枳壳、香附、川芎、陈皮、甘草等，水煎服，每日 1 剂，分 2～3 次服用。（推荐强度：B，证据级别：Ⅰa/Ⅱa/Ⅲb）

小柴胡汤加减（《伤寒论》）。柴胡、黄芩、人参、甘草、半夏、生姜、大枣等，水煎服，每日 1 剂，分 2～3 次服用。（推荐强度：B，证据级别：Ⅱa）

推荐中成药：

气滞胃痛颗粒（《中华人民共和国药典》2005 版），每次 5g，每日 3 次，口服。（推荐强度：C，证据：Ⅳ）

胃苏颗粒（《国家基本药物目录》2009 版），每次 15g，每日 3 次，口服。（推荐强度：C，证据级别：Ⅳ）

2.1.1.2.2　肝胃郁热证

病机：肝气郁结，郁而化热，邪热犯胃，气机不畅。

治法：疏肝泄热和胃。

推荐方药：

化肝煎加减（《景岳全书》）。青皮、陈皮、白芍、丹皮、栀子、泽泻、贝母等，水煎服，每日 1 剂，分 2～3 次服用。（推荐强度：C，证据级别：Ⅳ）

丹栀逍遥散加减（《医统》）。当归、白芍、白术、柴胡、茯苓、甘草、煨姜、薄荷、丹皮、山栀等，水煎服，每日 1 剂，分 2～3 次服用。（推荐强度：C，证据级别：Ⅳ）

左金丸加减（《丹溪心法》）。黄连、吴茱萸等，水煎服，每日 1 剂，分 2～3 次服用。（推荐强度：C，证据级别：Ⅳ）

2.1.1.3　胃阴不足证

病机：胃阴不足，虚火灼胃。

治法：养阴益胃。

推荐方药：

一贯煎加减（《柳州医话》）。北沙参、麦冬、当归身、生地黄、枸杞子、川楝子等，水煎服，每日 1 剂，分 2～3 次服用。（推荐强度：B，证据级别：Ⅱa）

益胃汤加减（《温病条辨》）。沙参、麦冬、冰糖、细生地、玉竹等，水煎服，每日 1 剂，分 2～3 次服用。（推荐强度：B，证据级别：Ⅲb）

麦门冬汤加减（《金匮要略》）。麦门冬、半夏、人参、甘草、粳米、大枣等，水煎服，每日 1 剂，分 2～3 次服用。（推荐强度：B，证据级别：Ⅱa）

2.1.1.4　脾胃湿热证

病机：湿热内蕴，通降失常。

治法：清热化湿。

推荐方药：

半夏泻心汤加减（《伤寒论》）。半夏、黄芩、干姜、人参、黄连、大枣、甘草等，水煎服，每日1剂，分2~3次服用。（推荐强度：A，证据级别：Ⅰa）

温胆汤加减（《三因极一病证方论》）。半夏、竹茹、枳实、橘皮、甘草、茯苓等，水煎服，每日1剂，分2~3次服用。（推荐强度：B，证据级别：Ⅱa/Ⅲb）

三仁汤加减（《温病条辨》）。杏仁、滑石、通草、白蔻仁、竹叶、厚朴、生薏苡仁、半夏等，水煎服，每日1剂，分2~3次服用。（推荐强度：B，证据级别：Ⅲb）

连朴饮加减（《霍乱论》）。厚朴、黄连、石菖蒲、制半夏、豆豉、栀子、芦根等，水煎服，每日1剂，分2~3次服用。（推荐强度：B，证据级别：Ⅱa）

蒿芩清胆汤加减（《重订通俗伤寒论》）。青蒿、竹茹、半夏、茯苓、黄芩、枳壳、陈皮、碧玉散包（滑石、青黛、甘草）等，水煎服，每日1剂，分2~3次服用。（推荐强度：B，证据级别：Ⅱa）

推荐中成药：三九胃泰颗粒（《国家基本药物目录》，2009版），每次2.5g，每日2次，口服。（推荐强度：C，证据级别：Ⅳ）

2.1.1.5 胃络瘀阻证

病机：瘀血内阻，损伤胃络。

治法：活血化瘀。

推荐方药：

血府逐瘀汤加减（《医林改错》）。当归、赤芍、川芎、红花、桃仁、生地、牛膝、桔梗、柴胡、枳壳、甘草等，水煎服，每日1剂，分2~3次服用。（推荐强度：B，证据级别：Ⅱa）

失笑散加减（《太平惠民和剂局方》）。五灵脂（包）、蒲黄（包）等，水煎服，每日1剂，分2~3次服用。（推荐强度：C，证据级别：Ⅳ）

丹参饮加减（《时方歌括》）。丹参、檀香（后下）、砂仁（后下）等，水煎服，每日1剂，分2~3次服用。（推荐强度：C，证据级别：Ⅳ）

2.1.2 辨病论治

慢性胃炎由于分类、伴随症状及病理组织学类型的不同，其中医证候及病机可能有相对特异性。下面根据现有证据，列出各类型的常见证候。

慢性非萎缩性胃炎以脾胃虚弱，肝胃不和证多见[44]；慢性萎缩性胃炎以脾胃虚弱，气滞血瘀证多见[14,22,25,28,45-46]；慢性胃炎伴胆汁反流以肝胃不和证多见[13,19-20]；伴 H. pylori 感染以脾胃湿热证多见[18,21,44,47-49]；伴癌前病变者以气阴两虚、气滞血瘀、湿热内阻证多见[50-54]。

对于无明显临床症状的慢性胃炎患者，可根据辨病论治的方法为主进行治疗。由于辨病论治的病机在证候表现上多相兼夹，临床治疗时可选择相应的单一证候的主方组成合方，进行化裁[55]。如慢性非萎缩性胃炎，其病机表现为脾胃虚弱，肝胃不和，故可用脾胃虚弱证的主方如香砂六君子汤与肝胃不和证的主方如四逆散合方化裁。慢性萎缩性胃炎、慢性胃炎伴胆汁反流等也可据此方法处方（各证候的推荐方剂见"辨证论治"一节）。（推荐强度：C，证据级别：Ⅳ）

H. pylori 感染的患者中，如果有明显的临床症状，或伴萎缩、糜烂、肠上皮化生，清除 *H. pylori* 是必要的[4]。一般采用西药规范治疗，辨证属脾胃湿热证的患者也可配合使用具有清热化湿功效的方剂提高疗效[56-57]。对伴癌前病变者，首先宜辨别本虚标实的主次，其次宜辨别本虚中的气虚、阴虚的主次或兼夹，以及标实中的气滞、湿热、血瘀的主次或兼夹，并综合考虑上述证候的相互关系，合理处方。具体方药可用相应证候的方剂化裁。（推荐强度：C，证据级别：Ⅳ）

慢性胃炎伴胃黏膜充血、糜烂时，可加用中药三七粉、白及粉、珍珠粉治疗（随汤药冲服或用温水调成糊状口服，空腹时服用），但建议在辨证的基础上使用。伴黏膜内出血者，可在处方中加入化瘀止血之品，如三七粉、白及粉；如出血量较大，宜用现代医学手段或中医药止血为先。对慢性胃炎伴癌前病变者的治疗，可在复方中加入白花蛇舌草、半枝莲、半边莲，或配合使用活血化瘀类中药丹参、三七、莪术等。（推荐强度：C，证据级别：Ⅳ）

2.1.3 对症治疗

慢性胃炎临床症状表现各异，可在辨证、辨病论治的基础上配合对症治疗，改善患者的生活质量。

腹胀属实证者可加枳壳、木香、厚朴等；便秘不畅者可加枳实、瓜蒌、决明子等；胃脘疼痛者可加川楝子、元胡等；痞满、恶心、纳呆者可加佩兰、砂仁、神曲等；脾虚便溏者可加炮姜炭、炒薏苡仁等；嘈杂、反酸明显者可加左金丸、乌贼骨、煅瓦楞子等。（推荐强度：C，证据级别：Ⅳ）

2.1.4 临证要点

对特定的患者来说，慢性胃炎的辨证论治与辨病论治所得出的证候类型并不完全一致，临床处方时宜相互参照，应将病、证、症三方面的情况综合考虑，合理处方。譬如对于慢性非萎缩性胃炎，脾胃虚弱、肝胃不和是其常见证候，若患者在此基础上，伴有脾胃湿热证的症状，此时可以考虑其证候为脾胃虚弱，肝胃不和兼脾胃湿热，选用上述三证候的合方，并结合症状特点化裁治疗。临床效果不明显时，应综合考虑虚实、寒热、气血、通降、病理产物等辨证要点之间的关系，或结合其他辨证手段如微观辨证，寻找可能的原因，调整处方；或依据辨证试用同类证候中推荐的其他处方[58]。（推荐强度：C，证据级别：Ⅳ）

专病专方治疗是临床常用的另一种处方形式。所用的处方一般药味较多，多个病机兼顾，其机理是在该病的基本病机的基础上，随证、症化裁。常用基本方大都为各证候的推荐方剂。

慢性胃炎用药宜平和，在理气、清热、燥湿、化瘀时不宜攻伐太过。使用滋阴类药物时，注意补中兼通，以防滋腻碍胃；使用温补类药物时，避免温热太过，燥热伤阴。（推荐强度：C，证据级别：Ⅳ）

药物在煎煮前宜用水浸泡20~30分钟，用砂锅煎煮。每日1剂，每剂煎煮2次，两次药汁混合，分2~3次服用，服药时间宜根据病情及症状特点于餐前或餐后服用。（推荐强度：C，证据级别：Ⅳ）

2.2 针灸治疗[59-69]（推荐强度：B，证据级别：Ⅱa/Ⅲb）

2.2.1 主穴

足三里、中脘、内关、胃俞、脾俞、夹脊穴、天枢、梁丘、上巨虚、下巨虚等。

2.2.2 配穴

脾胃气虚证加气海；脾胃虚寒证加气海灸法；肝胃不和证加太冲、肝俞、期门；胃阴不足证加三阴交；脾虚肝郁证加公孙、太冲；气滞血瘀证加太冲、血海、合谷。

2.2.3 操作方法

以毫针为主，可单独应用，也可配合艾灸、电针、火针等使用。

2.2.4 温针操作

器具：毫针、艾条（切成段）。

操作：以足三里为例。选定穴位，常规皮肤消毒，以毫针直刺足三里1~1.5寸，然后点燃艾条段，插在针柄上。针柄下端可垫一纸片，以防烫伤。

2.2.5 疗程

7天为1个疗程，一般使用1~2个疗程。

2.3 穴位埋线治疗[70-73] （推荐强度：B，证据级别：Ⅱa/Ⅲb）

2.3.1 主穴

中脘、胃俞、足三里、阿是穴等。

2.3.2 配穴

脾胃虚弱证加脾俞、章门；肝胃不和证加肝俞、期门；脾胃湿热证加丰隆；胃络瘀血证加脾俞、膈俞、血海。

2.3.3 器具

埋植用羊肠线：00号铬制羊肠线，存放于75%酒精内浸泡备用。

其他器材：2.5%碘酒、75%酒精、2%利多卡因、5ml一次性注射器、6号一次性注射针头、胶布、血管钳、剪刀、消毒纱布、腰盘、医用手套、无菌敷料等。

2.3.4 操作

先将埋线针具备齐，并严格消毒，在埋线穴位做好标记，然后用2.5%的碘酒消毒，75%的酒精脱碘。医者洗手，消毒，在标记处用利多卡因做皮内麻醉，使成1cm左右的局麻皮丘。镊取一段约0.8～1cm已消毒好的羊肠线，放置于腰椎穿刺针套管的前端，从针尾插入尖端已磨平的针芯。医者左手拇食指绷紧或捏起进针部位皮肤，右手持针，快速穿入皮肤，腰部及背部穴位在局部下方向上平刺，下肢穴位直刺，刺到所需深度，当出现针感后，边推针芯，边退针管，将羊肠线埋植于穴位皮下组织或肌层内，线头不得外露，消毒针孔，外敷无菌敷料，胶布固定24小时。

2.3.5 疗程

每周治疗1次，共治疗10次。

2.4 调摄护理

慢性胃炎患者有必要养成良好的饮食习惯，避免过食辛辣、热烫、油腻及含盐过多的食品，戒烟戒酒[10,12,44,74]；宜增加营养，适当高蛋白、高维生素饮食；多进食水果、新鲜蔬菜对慢性胃炎患者可能有一定的益处，但对于脾胃虚弱证患者宜谨慎。避免服用对胃黏膜有刺激的药物。

慢性胃炎患者应保持心情舒畅，避免不良情绪的刺激，必要时可向心理医师咨询；加强对慢性胃炎患者的心理疏导对缓解慢性胃炎的发病、减轻症状、提高生活质量有一定的帮助[75-80]。

慢性胃炎患者应当避免长期过度劳累；在冬春季节尤需注意生活调摄[44]；宜经常锻炼，传统的中医保健功法如太极拳等对调整胃肠功能有一定的作用。

2.5 随访

慢性胃炎尤其是慢性萎缩性胃炎伴有异型增生和肠上皮化生者有一定的癌变几率。有研究显示，癌前变化人群95%癌变所需时间：萎缩性胃炎为11.6年，肠上皮化生为11.4年，异型增生为5.7年，中重度肠上皮化生伴中重度异型增生为4.5年[81]。《中国慢性胃炎共识意见》认为：不伴肠上皮化生和异型增生的慢性萎缩性胃炎可1～2年行内镜和病理随访一次，有中重度萎缩或伴有肠上皮化生的萎缩性胃炎患者1年左右随访一次，伴轻度异型增生并排除取于癌旁或局部病灶者，根据内镜及临床情况缩短至6个月左右随访一次，重度异型增生需立即复查胃镜和病理，必要时可行手术治疗或内镜下局部治疗[4]。

3 推荐

3.1 脾胃虚弱证

对脾胃气虚证患者，可以使用香砂六君子汤为主方化裁；脾胃虚寒证可选用黄芪建中汤、理中汤为主方化裁。（推荐强度：B）

如果治疗效果不佳，可以考虑健脾与温肾联用，在健脾的基础上合用温补肾阳的药物。（推荐强度：B）

用香砂六君子汤化裁治疗慢性胃炎的脾胃虚弱证，疗程为8周。结果表明，本方对上腹胀、胃脘痛、食少纳呆、体倦乏力、嗳气、大便稀烂、排便无力等症状及胃镜下黏膜炎症的改善有一定的作用[82]。其类方如六君子汤、薏米六君子汤、四君子汤对慢性胃炎脾胃虚弱证在症状的改善方面均有较好的疗效[83-85]。(证据级别：Ⅱa/Ⅲb)

黄芪建中汤治疗慢性胃炎，能降低患者症状积分，缓解患者的胃痛症状，减轻胃黏膜的炎症，且不良反应较少[86-88]。另有用黄芪建中汤治疗萎缩性胃炎脾胃虚寒证，伴异型增生者加用白花蛇舌草、半枝莲、三七、半边莲等。3个月为1个疗程，治疗1~3个疗程，对症状、镜下表现及病理组织学改善有一定的疗效[89]。(证据级别：Ⅱa/Ⅲb)

理中汤加味治疗慢性胃炎脾胃虚寒证，病程在1~15年之间，包括慢性非萎缩性胃炎、慢性萎缩性胃炎及部分伴胆汁反流者。治疗后症状及胃黏膜表现均有改善[90]。有资料记载，该方对于体质虚弱、肌肉弛缓、易疲劳、胃脘部痞闷，以及小便多、感觉腹中寒冷者效果为好[91]。(证据级别：Ⅲb/Ⅴ)

研究显示，治疗慢性胃炎脾胃虚弱证，单纯健脾法与健脾益肾法都有很好的疗效，但健脾益肾组与健脾组相比，对上腹部畏寒感的改善更为明显。尤其对病程在1年以上的患者，健脾益肾法的疗效优于单纯健脾法[92]。(证据级别：Ⅱa)

3.2 肝气犯胃证

对肝气犯胃证患者，可以使用四逆散、柴胡疏肝散或小柴胡汤作为主方化裁。(推荐强度：B)

肝胃不和证患者的抑郁自评量表(Self-rating Depression Scale, SDS)和焦虑自评量表(Self-rating Anxiety Scale, SAS)积分明显高于正常人[75]。有证据显示，用四逆散治疗慢性胃炎肝胃不和证患者，采用量表评定的方法对其进行生活质量评价，治疗后患者在情绪、睡眠、大小便、疼痛及体力等方面有明显改善[93]。另有研究表明，用四逆散加味治疗非萎缩性胃炎、萎缩性胃炎或伴胆汁反流，可改善症状，部分患者可以获得病理组织学的改善[94-97]。尽管病例数量较少，疗效标准相对模糊，但结果表现了很强的一致性。这些研究都缺乏安慰剂对照，影响了对结果的解释。(证据级别：Ⅱa/Ⅲb)

有证据显示，柴胡疏肝散治疗慢性胃炎伴胆汁反流具有较好的疗效，与多潘立酮比较，该方可以更好地改善症状、降低复发率[98-99]。有研究采用柴胡疏肝散治疗 H. pylori 相关性胃炎，与三联疗法作比较，对症状积分的改善优于三联组，但文献没有提及 H. pylori 转阴率。研究中，中药组未发现副作用，而三联组出现了便秘、恶心等不良反应[100]。系统评价提示柴胡疏肝散治疗慢性浅表性胃炎与对照组比较有一定的优势(OR=3.35, 95% CI2.24~5.02)，可明显改善患者的临床症状，但由于纳入的文献质量较低，结论尚需严格设计的临床试验支持[101]。(证据级别：Ⅰa/Ⅱa/Ⅲb)

用小柴胡汤治疗慢性胃炎，能够改善症状，提高患者生存质量。用SF-36表对患者生存质量的测评表明，小柴胡汤治疗组在生命活力、社交功能、情感职能、心理健康和躯体疼痛五个维度的积分有明显提高，而躯体功能、躯体职能和总体健康三个维度的积分改善无统计学意义[102]。(证据级别：Ⅱa)

3.3 胃阴不足证

对胃阴不足证患者，可选用一贯煎、益胃汤或麦门冬汤作为主方治疗。(推荐强度：B)

使用具有养阴功效的方剂时，应当注意辨证的准确性，预防不良反应的发生，并及时调整处方用药。(推荐强度：B)

一贯煎治疗慢性萎缩性胃炎胃阴不足证，与维酶素作对照，3个月为1个疗程。结果表明，一贯煎的总有效率优于对照组，差异有统计学意义。对两组进行为期2~5年(平均18个月)的随访结果发现，治疗组随访62例，33例无复发，29例复发后继续服原方仍有效，分析原因可能与疗程不够或过早停药有关，治疗组无癌变；对照组随访21例，其中11例复发，1例癌变[103]。(证据级别：Ⅱa)

用益胃汤加减治疗慢性萎缩性胃炎胃阴不足证临床较为常见，但大样本的研究报道不多。一项小样本的研究表明，用益胃汤加减治疗慢性萎缩性胃炎，疗程为 3 个月，配合饮食、生活作息、情志的调摄，对症状有一定的改善作用[104]。（证据级别：Ⅲb）

一项 200 例的临床对照试验表明，麦门冬颗粒能减轻症状与胃黏膜炎症，并能在一定程度上清除 H. pylori。发生不良反应 6 例，其中便溏 2 例、口淡恶心 4 例；对照组发生不良反应 30 例，其中头晕 8 例、恶心 6 例、皮疹 10 例、便秘 6 例，两组比较有统计学差异[105]。（证据级别：Ⅱa）

3.4 脾胃湿热证

对脾胃湿热证而言，可选用半夏泻心汤为主方加减。该方组方合理，针对的病机面广，可作为慢性胃炎的常用方使用。（推荐强度：A）

对于采用西药长期治疗，出现副作用，患者不能耐受的情况下，可选用半夏泻心汤作主方化裁。（推荐强度：A）

温胆汤、三仁汤、连朴饮、蒿芩清胆汤可作为治疗脾胃湿热证的主方使用。（推荐强度：B）

半夏泻心汤是东汉张仲景的名方，被广泛使用于治疗消化系统疾病。一项有关该方的 Meta 分析表明，半夏泻心汤能改善症状，清除 H. pylori，且无明显副作用。该试验收集了 1978 ~ 2003 年的 18 篇随机或半随机试验文献进行 Meta 分析，共涉及 1886 名患者。结果显示，在症状改善方面，半夏泻心汤优于枸橼酸铋钾、雷尼替丁、三九胃泰和非特异性疗法（维酶素、维生素 B_6），结果有统计学差异；与西药组（庆大霉素 8 万 U，维酶素 5 片，多潘立酮 10mg）及三联疗法（RR = 1.03，95% CI0.94 ~ 1.14）比较，无统计学意义，提示疗效相当。在 H. pylori 清除方面，疗效优于枸橼酸铋钾、非特异性疗法；而与三联疗法疗效相当（RR = 1.05，95% CI0.90 ~ 1.22）。18 个试验中仅有一个报告了副作用，中药复方未见副作用，三联疗法有 14 例出现恶心，6 例出现胃部不适[29]。但由于纳入的文献质量较低，且可能存在发表性偏倚，因此对结果的解释应慎重，该研究没有提及成本 - 效益分析问题。（证据级别：Ⅰa）

半夏泻心汤适应证的病机历代医家描述不一，其使用的适应证有脾胃湿热证、寒热错杂证、脾虚胃热证等，从不同侧面揭示了此方的作用机理。研究表明，半夏泻心汤可明显改善慢性胃炎患者胃脘胀满、胃中嘈杂、食少纳呆、口干口苦症状，对嗳气、泛酸及肢冷便溏症状也有一定的疗效，能使患者症状积分明显下降，且对腺体萎缩、肠上皮化生和异型增生有一定的改善，但对年龄较大或肠上皮化生、异型增生程度较重者，可能效果不佳。使用本方治疗慢性胃炎临床研究较多，各文献间研究结果存在较强的一致性[106-110]。（证据级别：Ⅱa/Ⅲb）

有文献报道，温胆汤加味治疗慢性胃炎，治疗类型包括非萎缩性胃炎、萎缩性胃炎、H. pylori 阳性的胃炎，对改善症状，清除 H. pylori，降低复发率均有一定的疗效[111-114]。一项小样本的研究表明，黄连温胆汤治疗 H. pylori 的转阴率为 66.67%[114]。有迹象显示，温胆汤治疗慢性胃炎伴胆汁反流的疗效优于多潘立酮[115]。（证据级别：Ⅱa/Ⅲb）

用三仁汤治疗脾胃湿热证，包括非萎缩性胃炎和萎缩性胃炎，部分患者 H. pylori 阳性。4 周为 1 个疗程，服用 1 ~ 3 个疗程后进行疗效评价。结果表明，三仁汤有较好的近期疗效，治疗后胃黏膜充血、水肿、糜烂等急性活动性炎症表现有明显改善，但对黏膜白相、颗粒样增生和血管透见等镜下表现改善不明显[116]。该文献没有说明对 H. pylori 治疗的疗效。（证据级别：Ⅲb）

有研究用蒿芩清胆汤治疗慢性胃炎脾胃湿热证，疗程为 1 个月。自身前后对照结果表明，该方对症状、舌象有明显的改善[117]。该研究没有提及 H. pylori 感染及治疗。（证据级别：Ⅱa）

连朴饮治疗慢性胃炎脾胃湿热证，治疗组采用连朴饮加味，对照组采用枸橼酸铋钾与雷尼替丁，4 周为 1 个疗程，1 个疗程后观察疗效。结果表明，连朴饮对患者症状的改善较对照组为佳[118]。（证据级别：Ⅱa）

3.5 胃络瘀阻证

血府逐瘀汤可用于胃络瘀阻证的治疗。（推荐强度：B）

血府逐瘀胶囊治疗慢性萎缩性胃炎患者，同时加强饮食、情志的调护，治疗 3 个月，使症状积分明显下降，萎缩和肠上皮化生的程度有所减轻。*H. pylori* 的阴转率为 65.12%[45]。（证据级别：Ⅱa）

3.6 胃癌前病变

对慢性胃炎伴癌前病变者的治疗，使用活血化瘀类中药丹参，可能有一定的益处。（推荐强度：B）

观察性研究表明，丹参能在一定程度上改善胃癌前病变。在清除 *H. pylori* 后，先予丹参注射液，继以丹参片治疗，疗程为 6 个月，对萎缩性胃炎伴异型增生有一定的逆转作用[119]。（证据级别：Ⅱa）

慢性萎缩性胃炎或伴有肠上皮化生、低级别异型增生，临床表现为胃阴不足兼胃络瘀血证的患者，摩罗丹浓缩丸（国家食品药品监督局）治疗可能有一定的益处；表现为脾气亏虚兼胃络瘀血证时，选用胃复春（国家食品药品监督局）可能会有改善。（推荐强度：B）

研究表明，胃阴不足兼胃络瘀血的慢性胃炎患者，服用摩罗丹浓缩丸每次 8 粒，每日 3 次，可以缓解患者胃脘部疼痛、胀满不适等症状，对胃镜下胃黏膜的炎症及病理组织学也有所改善。但该试验与摩罗丹蜜丸相比，缺乏阳性对照[120]。（证据级别：Ⅱa）

一项纳入 8 项研究共 816 例的系统评价结果显示：胃复春治疗慢性萎缩性胃炎，在胃镜检查有效率（RCT：$RR = 1.54$，95% CI1.31 ~ 1.81；quasi – RCT：$RR = 1.52$，95% CI1.23 ~ 1.88）、病理检查有效率（RCT：$RR = 1.99$，95% CI1.54 ~ 2.58）、药物不良反应、临床总体症状缓解率（RCT：$RR = 1.47$，95% CI1.30 ~ 1.66；quasi – RCT：$RR = 1.44$，95% CI1.23 ~ 1.68）、单个症状缓解率、伴肠化/异型增生疗效、*H. pylori* 转阴率（$RR = 1.26$，95% CI1.02 ~ 1.56）、血红蛋白变化情况（$WMD = 16.8$，95% CI14.57 ~ 19.07）等方面均显示出较好的疗效。8 个研究中仅有 1 个研究提示胃复春有轻度不良反应，胃复春出现轻度便秘 4 例，占 6.9%，停药后自行消失。由于临床研究质量普遍较低，对胃复春治疗慢性萎缩性胃炎的有效性和安全性尚不能得出肯定结论，有待于高质量、大样本、多中心的双盲随机对照试验结果证实[121]。另有研究表明，胃复春对胃痛、食入饱胀、嗳气、嘈杂、纳呆等症状有改善作用[122]。（证据级别：Ⅰa/Ⅲb）

3.7 多证候相兼

对多证候相兼时，可以根据相应的证候，使用对应证候的合方化裁治疗。（推荐强度：B）

有研究表明，对于临床症状复杂、多个证候相兼的患者，用成方组成相应的切合病机的合方治疗可提高治疗的效果，简化处方的程序[55]。（证据级别：Ⅱa）

3.8 针刺

针刺是治疗慢性胃炎的另一种选择。对脾胃虚寒证患者，可使用温针、火针并配合艾灸治疗。（推荐强度：B）

针灸治疗对慢性胃炎的症状改善有作用，可有效改善胃脘痛、上腹胀、嗳气、泛酸、纳呆、少食等临床症状[59]。研究表明，用温针配合艾灸，可有效地缓解慢性胃炎脾胃虚寒证患者的症状[66-67]。针药联合与单纯针刺或中药组对比疗效有明显提高[68]。另有文献显示，针刺华佗夹脊穴对胃胀、胃痛、嗳气、纳呆的作用优于肝俞、胆俞、胃俞、肾俞、中脘、足三里等穴[69]。（证据级别：Ⅱa/Ⅲb）

针刺能够调节血清胃泌素及超氧化物歧化酶（SOD）、脂质过氧化物（LPO）含量的水平，使之向正常水平靠近；改善胃炎患者的胃黏膜血流量[59,123-124]及提高胃电图的胃电幅值，使波形变得整齐，但对胃电图的频率影响不大，且胃电图的变化与得气的感觉有一定关系[125]。（证据级别：Ⅱa/Ⅲb）

3.9 穴位埋线疗法

在药物治疗无效的情况下，可以酌情选用穴位埋线治疗。病程较久者，建议选择药物治疗。（推荐强度：B）

穴位埋线的疗效与针刺相当，有利于上腹部疼痛、嗳气、嘈杂、恶心的缓解。用 SF – 36 量表对穴位埋线患者的生活质量进行评定，结果表明其可改善慢性胃炎患者的健康功能状态，提高慢性胃炎患者的健康满意度[72]。研究表明，其可提高血清 P 物质水平和胃泌素水平，提高胃电幅值，促进胃肠动力[70]。（证据级别：Ⅱa/Ⅲb）

穴位埋线的疗效与病程有一定的关系[71]。病程小于 2 年与病程大于 5 年相比，疗效有显著差异[72]。（证据级别：Ⅱa）

穴位埋线是一种有创的疗法，临床可能发生的不良反应包括：①过敏反应，如在治疗部位产生红色斑疹、瘙痒、局部发热，甚则全身发热等；②排斥反应，指个别埋线部位出现硬结，一个月后仍未消散；③感染，指治疗部位出现红肿，甚则化脓等现象[71-72]，临床操作时需注意预防。尚没有研究显示穴位埋线的远期疗效、不良反应的发生率等问题。（证据级别：Ⅱa/Ⅲb）

3.10 心理疏导

加强对慢性胃炎患者的心理疏导对缓解慢性胃炎的发病、减轻症状、提高生活质量有一定的帮助。（推荐强度：B）

精神刺激是引起慢性胃炎的重要因素，而慢性胃炎患者的焦虑与抑郁量表评分也较正常人高[75]。常见的心理障碍包括丧失治疗信心、恐癌心理及对特殊检查的恐惧等[76-77]。研究表明，在药物治疗的基础上加强对患者的心理干预，优于单纯的药物治疗，患者的 SDS 和 SAS 积分下降更明显，可缩短症状缓解时间及住院时间，提高患者的生存质量[78-80]。（证据级别：Ⅱa/Ⅴ）

3.11 良好的饮食习惯

慢性胃炎患者有必要养成良好的饮食习惯，避免过食辛辣、热烫、油腻食品。（推荐强度：B）

饮食不当对慢性胃炎发病有一定的作用，尤其是饮食时间不规律、食用过烫、辛辣食品。一项饮食行为与慢性胃炎的关系研究显示：进餐无定时（OR = 5.3，95% CI2.3～11.9），进食过快（OR = 2.2，95% CI1.2～4.3），暴饮暴食（OR = 2.2，95% CI1.2～4.3），喜食热烫食（OR = 2.1，95% CI0.9～5.0）为慢性胃炎的危险因素，而经常食用水果（OR = 0.3，95% CI0.1～0.6）为保护性的因素[10]。（证据级别：Ⅱa）

方　　法

1 临床证据的检索策略

指南编写小组制订了文献检索策略，采取了电子检索与手工检索相结合的方式，系统检索了中医药治疗慢性胃炎的国内外文献，具体内容见附件2。

2 证据级别和质量评价

指南编写小组对检索的文献根据文献的初筛标准进行了初筛，初筛合格的文献根据文献质量评价标准进行了第二次筛查，合格的文献采用了温哥华格式的文献摘要表对文献进行了结构性的摘要，并最终汇总成证据表。

3 推荐强度

推荐强度参考美国国家临床指南交换所建议分级划分标准，并作适当修改（见附件3）。

4 评议和咨询过程

慢性胃炎的中医药临床实践指南在初稿完成后，进行了两次专家评审。第一次采取专家函审的方式，指南编写小组对指南草案进行了编排，由专家在边页提出修改意见。指南编写小组对专家的意见进行了集中和整理，形成了函审意见表；第二次采取了专家现场评审的方式，各评审专家在审阅指南草案后，一方面对第一次的专家函审意见表进行讨论，另一方面提出自己的修改意见。指南编写小组根据两次专家评审的意见，对指南草案作了修改，并经指南指导委员会审核通过。

5　宣传

本指南将以国家脾胃病重点专科协作组及世界中医药联合会消化系统疾病专业委员会为平台，在广大中医药医务人员中开展慢性胃炎中医临床实践指南的宣传工作。

6　执行

引进苏格兰地区学院间指南网络（SIGN）和世界卫生组织（WHO）所提供的指南制作方法，制订慢性胃炎传统医学临床实践指南在中国和亚太区均属首次。本次指南的制作只是一个开端和尝试，更多的经验有待以后进一步总结。对于使用过程中出现的问题，我们欢迎您提出宝贵意见。

联系方式：中国中医科学院西苑医院消化科。

联系地址：北京市海淀区西苑操场 1 号（100091）。

E - mail：bianlq424@ yahoo. com. cn

7　更新

指南指导委员会定期委托相关人员对指南进行评议，对新出现的证据进行收集、整理和分析，最后由指南指导委员会决定是否对指南予以修订。一般而言，在下列情况下，需要对指南进行修订或更新：①产生新的干预方法；②产生证明现有干预方法为最佳、有利或有弊的证据；③产生新的重要或有意义的结论；④产生新的医疗资源。如果对指南修订有任何新的建议，欢迎与我们联系。

参考文献

［1］Moutier F, Cornet A. Les Gastritis. Paris, Masson, 1955.

［2］Dixon MF, Genta RM, Yardley JH, et al. Classification and grading of gastritis. The updated Sydney System. Am J Surg Pathol, 1996, 20（10）：1161.

［3］中华医学会消化病学分会. 全国慢性胃炎研讨会共识意见. 中华消化杂志, 2000, 20（3）：199.

［4］中华医学会消化病学分会. 中国慢性胃炎共识意见. 胃肠病学, 2006, 11（11）：674.

［5］周建中, 陈泽民, 危北海. 慢性胃炎中西医结合诊断、辨证和疗效标准（试行方案）. 中西医结合杂志, 1990, 10（5）：318.

［6］张万岱, 陈治水, 危北海. 慢性胃炎的中西医结合诊治方案. 世界华人消化杂志, 2004, 12（11）：2697.

［7］中华中医药学会. 中医内科常见病诊疗指南. 西医疾病部分. 北京：中国中医药出版社, 2008.

［8］陈灏珠. 实用内科学（第十二版）. 北京：人民卫生出版社, 2000.

［9］郑芝田. 胃肠病学（第三版）. 北京：人民卫生出版社, 2006.

［10］高蔚, 王增珍, 黄绪镇, 等. 饮食行为与慢性胃炎. 医学与社会, 1996, 9（4）：18.

［11］张志敏, 刘义海, 潘素滢, 等. 广州地区慢性胃炎 408 例危险因素分析. 河南中医, 2008, 28（6）：37.

［12］马然. 慢性萎缩性胃炎中医证候学研究（学位论文）. 北京中医药大学, 2005.

［13］王玉芬, 许芳. 胆汁反流性胃炎的中医证治研究. 北京中医药大学学报, 1999, 22（2）：40.

［14］柯莹玲, 单兆伟. 542 例慢性萎缩性胃炎患者中医辨证分型与病因分析. 辽宁中医杂志, 2006, 33（2）：161.

［15］中华医学会消化病学分会. 对幽门螺杆菌若干问题的共识意见（2003·中国）. 中华全科医师杂志, 2005, 4（1）：33.

［16］唐旭东. 董建华"通降论"学术思想整理. 北京中医药大学学报, 1995, 18（2）：45.

［17］王凤云, 唐旭东, 姚乃礼. 论胃肠疾病与调畅气机. 上海中医药杂志, 2006, 40（3）：20.

［18］吴娟, 田德禄. 慢性胃炎脾胃湿热证证治探讨. 中医研究, 2007, 20（5）：7.

［19］翟光, 翟佳滨, 孙萍. 胆汁返流性胃炎临床辨治探讨. 中国中医药信息杂志, 1998, 5

（12）：47.

[20] 侯俐. 胆汁反流性胃炎的病因病机探讨. 山东中医杂志, 2007, 26 (5)：294.

[21] 陈静. 从湿热论治糜烂性胃炎的体会. 湖北中医杂志, 2006, 28 (11)：42.

[22] 柴可夫. 活血化瘀法防治慢性萎缩性胃炎辨识. 中医药学刊, 2004, 22 (3)：389.

[23] 王爱云, 单兆伟. 慢性萎缩性胃炎从瘀血论治. 中国中西医结合脾胃杂志, 2000, 8 (5)：290.

[24] 刘浙伟. 从命门学说论治慢性萎缩性胃炎探析. 浙江中医杂志, 1998, (4)：152.

[25] 周学文. 慢性萎缩性胃炎中医证治旨要. 中医药学刊, 2002, 20 (5)：558.

[26] 张小萍, 严小军, 楚瑞阁, 等. 中医对胃癌前期病变机理的探讨. 江西中医药, 2003, 34 (6)：
13.

[27] 樊群. 活血化瘀是治疗胃癌前病变的关键环节. 中国中医基础医学杂志, 1997, 3 (5)：52.

[28] 曹志群. 慢性萎缩性胃炎癌前病变之瘀毒说浅析. 中医药学刊, 2005, 23 (1)：66.

[29] 李国春. 半夏泻心汤治疗慢性胃炎随机对照试验的系统分析. 南京中医药大学学报, 2004, 20
(2)：79.

[30] 李乾构. 萎缩性胃炎辨证的证型探讨. 北京中医杂志, 1992, (3)：9.

[31] 陈晶, 周晓虹, 韩树堂. 慢性萎缩性胃炎证型分布规律研究. 江苏中医药, 2008, 40
(11)：36.

[32] 王萍, 唐旭东, 卞立群, 等. 慢性萎缩性胃炎中医证候特征及辨证用药规律分析. 中国中医药
信息杂志, 2008, 15 (12)：92.

[33] 郑筱萸. 中药新药临床研究指导原则（试行）. 北京：中国医药科技出版社, 2002.

[34] 周福生, 赵立凝. 慢性浅表性胃炎脾气虚证诊断标准确立研究. 中医药学刊, 2006, 24
(12)：2178.

[35] 赵立凝. 慢性浅表性胃炎脾虚证诊断标准确立及以药测证研究（学位论文）. 广州中医药大
学, 2005.

[36] 许家佗, 包怡敏, 王志国, 等. 166 例慢性胃炎患者舌象特征与证型关系的初步观察. 上海中医
药大学学报, 2003, 17 (2)：34.

[37] 劳绍贤, 周正, 林文良, 等. 建立慢性浅表性胃炎脾胃湿热证诊断标准的探讨. 广州中医药大
学学报, 2004, 21 (5)：365.

[38] 王忆勤, 郎庆波, 孟虹, 等. 慢性胃炎湿证临床症状、体征及舌脉象客观指标的相关性研究.
中医杂志, 2003, 44 (6)：449.

[39] 柴可夫. 慢性萎缩性胃炎胃黏膜相微观辨证施治的体会——附 121 例临床分析. 山西中医,
1991, 7 (3)：16.

[40] 夏小芳, 徐珊. 不同证型慢性胃炎患者胃黏膜象的临床观察. 江西中医药, 2005, 36 (4)：23.

[41] 曹银炉. 据胃镜征象辨证论治慢性萎缩性胃炎 30 例. 安徽中医临床杂志, 2001, 13 (1)：10.

[42] 郑嘉岗, 卢林耿, 段艳霞, 等. 慢性胃炎与微观辨证分型的相关性及临床意义. 中医杂志,
2000, 41 (8)：490.

[43] 陈泽民, 李道本, 翁行善, 等. 慢性萎缩性胃炎胃黏膜相微观辨证施治的体会——附 300 例临
床分析. 北京中医杂志, 1990, (1)：27.

[44] 张声生. 慢性胃炎中医证候学临床研究（学位论文）. 北京中医药大学, 2005.

[45] 韩新玲, 赵志强. 血府逐瘀胶囊治疗瘀血型慢性萎缩性胃炎 60 例临床观察. 中国实验方剂学杂
志, 2001, 7 (6)：48.

[46] 唐旭东. 慢性萎缩性胃炎血瘀病机与治疗方法探讨. 中医杂志, 1998, 39 (11)：687.

[47] 肖丽春, 潘万瑞, 陈寿菲, 等. 胆汁反流性胃炎中医证型与 HP 感染及胃黏膜病理变化的关系.

福建中医学院学报，2005，15（2）：9.

［48］冯玉彦，杨倩，刘建平，等．慢性萎缩性胃炎中医证型与幽门螺杆菌感染相关性研究．辽宁中医杂志，2005，32（8）：754.

［49］王长洪，陆宇平，王立新，等．1052例胃炎中医证型与胃镜HP感染及舌苔炎细胞关系的对比观察．中医药学刊，2004，22（8）：1396.

［50］史锁芳，陆为民．单兆伟教授论治慢性萎缩性胃炎癌前病变的经验．中医教育，1998，17（4）：44.

［51］宇文亚．沈舒文教授从毒瘀交阻治疗胃癌前病变经验．陕西中医，2005，26（11）：1198.

［52］凌江红．胃癌前病变的中医及中西医结合研究进展．广西医学，1997，19（2）：221.

［53］曹志群，张维东，姜娜娜，等．论慢性萎缩性胃炎癌前病变之脾胃虚损说．光明中医，2007，22（1）：5.

［54］胡玲，马剑颖．劳绍贤教授辨治胃癌癌前疾病经验介绍．新中医，2006，38（5）：7.

［55］金桂花．中药"成方配伍"治疗慢性萎缩性胃炎的临床研究（学位论文）．成都中医药大学，2002.

［56］卞兆祥，劳绍贤，周福生，等．清热理气方治疗HP阳性胃炎脾胃郁热证的临床研究．中国中医药科技，2000，7（6）：356.

［57］于鹰．从湿热探讨HP相关性胃炎的病机及用药．山东中医杂志，2004，23（11）：649.

［58］矢数道明著，侯召棠编译．汉方临床治验精粹．北京：中国中医药出版社，1992.

［59］林和清．针刺治疗慢性浅表性胃炎临床研究（学位论文）．湖北中医学院，2006.

［60］高希言，牛学恩，周红勤．针灸治疗慢性萎缩性胃炎的临床研究．中国民间疗法，2001，9（6）：16.

［61］张谦，杨文斌．针灸并用治疗慢性胃炎65例临床观察．中国临床医药研究杂志，2004，（119）：12570.

［62］樊树英．针刺治疗慢性萎缩性胃炎46例疗效分析．中国针灸，1995，（增刊）：9.

［63］葛平丽．慢性萎缩性胃炎的针灸治疗与分析．中国医药导报，2007，4（12）：93.

［64］曹少鸣，孙国杰．火针治疗慢性萎缩性胃炎临床研究．湖北中医杂志，1997，19（5）：42.

［65］孙媛媛．火针治疗慢性胃炎疗效观察．上海针灸杂志，2003，22（12）：28.

［66］辛银虎，陈小玲．温针治疗脾胃虚寒型慢性浅表性胃炎52例．陕西中医，2005，26（9）：959.

［67］秦云．温针隔姜灸治疗脾胃虚寒型胃脘痛78例临床观察．贵阳中医学院学报，2004，26（4）：37.

［68］洪钰芳，李虹虹，秦亮甫．针药结合治疗慢性胃炎90例临床观察．上海针灸杂志，2005，24（9）：21.

［69］谭奇纹，鞠琰莉，王育锋．针刺夹脊穴治疗慢性萎缩性胃炎临床研究．中国针灸，2000，（3）：133.

［70］李红，李素荷，唐纯志，等．穴位埋线对慢性胃炎患者胃电图及胃肠激素的影响．广州中医药大学学报，2005，22（2）：123.

［71］李红，邹军，张家维．穴位埋线治疗慢性胃炎的临床研究．中国康复医学杂志，2005，20（2）：133.

［72］贺君．俞募配穴埋线法治疗慢性胃炎的临床研究（学位论文）．广州中医药大学，2005.

［73］朱海涛．穴位埋线治疗慢性萎缩性胃炎疗效观察．上海针灸杂志，2008，27（12）：11.

［74］苏爱平，许翠萍，房晓芬，等．幽门螺杆菌感染在慢性胃炎患者中的危险因素．世界华人消化杂志，2008，16（33）：3810.

[75] 练慧，郑舜华，张晓天．肝胃不和与脾胃虚弱型慢性萎缩性胃炎患者心理状态临床观察．新疆中医药，2006，24（3）：14.

[76] 孙雯．慢性萎缩性胃炎的心理护理体会．中原医刊，2000，27（4）：63.

[77] 王秀锋，陈一伟，白亮寅．浅谈老年慢性萎缩性胃炎的心理问题与护理措施．甘肃科技，2006，22（4）：171.

[78] 谷建明．心理护理在慢性胃炎治疗中的作用．中国医药指南，2007，5（12）：686.

[79] 王玉飞．心理护理在慢性胃炎抑郁症中的作用．中国误诊学杂志，2005，5（3）：584.

[80] 何滨，孙海侠，李晓春．中药加心理健康教育疗法治疗慢性萎缩性胃炎的临床观察．中国实用医药，2008，3（2）：97.

[81] 杨少波，王孟薇，张子其，等．胃癌前黏膜变化的自然演变规律研究．中国综合临床，2005，21（3）：193.

[82] 金亮亮．加味香砂六君子汤治疗脾虚型慢性浅表性胃炎临床疗效观察（学位论文）．广州中医药大学，2006.

[83] 靳光荣．六君子汤加味治疗脾胃虚寒型慢性胃炎 96 例体会．陕西中医学院学报，1996，19（4）：31.

[84] 张俊智，宋爱华．薏米六君子汤治疗虚寒型胃炎 60 例．四川中医，1999，17（12）：33.

[85] 付远忠，郑萍，林如平．四君子汤治疗慢性浅表性胃炎脾胃虚弱型 105 例．现代中西医结合杂志，2001，10（15）：1453.

[86] 卞军．黄芪建中汤加减治疗慢性胃炎 46 例．河北中医，2006，28（5）：362.

[87] 吕丽雅，周礼卿．黄芪建中汤化裁方治疗 66 例慢性胃炎的临床观察．广州医药，2007，38（1）：69.

[88] 阳光．黄芪建中汤加减治疗慢性浅表性胃炎 31 例．广西中医药，2006，29（3）：42.

[89] 郑小伟，王颖．加味黄芪建中汤治疗慢性萎缩性胃炎 60 例疗效观察．浙江中医杂志，2005，（2）：72.

[90] 胡晓燕，张献朝．加味理中汤治疗胃炎 120 例临床观察．河南医药信息，1999，7（9）：31.

[91] 矢数道明，矢数圭堂著，张问渠，刘智壶编译．汉方辨证治疗学．重庆：科学技术文献出版社重庆分社，1983.

[92] 吴煜，李玉波，尤江云．健脾益肾法治疗慢性胃炎脾胃气虚证的临床研究．上海中医药杂志，1997，11：6.

[93] 王海燕．四逆散加味治疗慢性浅表性胃炎生存质量评价（学位论文）．广州中医药大学，2006.

[94] 冯桂梅，张玉莲．四逆散加味治疗胃粘膜异型增生 20 例．长春中医学院学报，1998，14（2）：15.

[95] 焦玲．加味四逆散治疗胆汁反流性胃炎 54 例．中医研究，2006，19（6）：41.

[96] 李红梅．四逆散加味治疗慢性胃炎 40 例．国医论坛，1998，13（2）：10.

[97] 姚金星．加味四逆散治疗胆汁返流性胃炎 42 例．浙江中西医结合杂志，2003，13（2）：95.

[98] 柴鸿儒，黄敬文，秦书芝．柴胡疏肝散加黄芪治疗胆汁反流性胃炎 120 例临床观察．黑龙江中医药，2006，（4）：9.

[99] 瞿梅．柴胡疏肝散加减治疗胆汁反流性胃炎 33 例疗效观察．新中医，2001，33（9）：23.

[100] 黄鹰，温屯清，曾亮，等．柴胡疏肝散加味治疗 Hp 相关性胃炎 50 例临床观察．中医药导报，2007，13（4）：33.

[101] 黄崇政，杜发斌．柴胡疏肝散治疗慢性浅表性胃炎的系统评价与 Meta 分析．江西中医药，2008，39（9）：17.

[102] 张海燕．加味小柴胡汤对肝胃不和型慢性浅表性胃炎患者生存质量的影响（学位论文）．广州中医药大学，2006.

[103] 闫肃，李智琴．一贯煎治疗慢性萎缩性胃炎 118 例．陕西中医，1999，20（4）：161.

[104] 周立清．益胃汤加味治疗慢性萎缩性胃炎 25 例观察．浙江中医药大学学报，2007，31（1）：81.

[105] 黄配宜．麦门冬颗粒剂治疗幽门螺杆菌性胃炎 200 例疗效观察．新中医，2007，39（3）：37.

[106] 安晓霞．半夏泻心汤加减治疗寒热错杂型痞满临床观察（学位论文）．广州中医药大学，2006.

[107] 沈跃建，卫德龙，胡翠芳，等．半夏泻心汤治疗幽门螺杆菌相关性胃炎 120 例疗效观察．中国中医急症，2009，18（6）：880.

[108] 林燕．清化益胃口服液治疗慢性胃炎湿热证的临床研究．山东中医药大学学报，2003，27（5）：367.

[109] 袁成业．半夏泻心汤治疗慢性萎缩性胃炎的临床研究．辽宁中医杂志，2007，34（11）：1583.

[110] 王顺华．半夏泻心汤治疗慢性萎缩性胃炎的临床观察．湖北中医杂志，2008，30（3）：29.

[111] 王钢，刘红玉．温胆汤加减方治疗慢性浅表性胃炎 58 例．现代中西医结合杂志，2004，13（3）：315.

[112] 吴宗德，李航，孙颖媛．黄连温胆汤加减治疗湿热型胃痛 120 例疗效观察．遵义医学院学报，2004，27（5）：468.

[113] 李方．黄连温胆汤治疗慢性胃炎临床观察．辽宁中医药大学学报，2008，10（9）：92.

[114] 杨国红，胡研萍．黄连温胆汤治疗 Hp 阳性浅表性胃炎（脾胃湿热证）临床研究．中国中医急症，2004，13（12）：804.

[115] 张金玺，李素香．温胆汤加味治疗胆汁反流性胃炎 242 例．河南中医，2005，25（12）：73.

[116] 王学民，王满，燕颖军．三仁汤加减治疗脾胃湿热型慢性胃炎 89 例．河北医药，2002，24（11）：920.

[117] 于鹤轩．蒿芩清胆汤加味治疗慢性胃炎脾胃湿热证临床观察．辽宁中医药大学学报，2007，9（1）：97.

[118] 孙继铭．王氏连朴饮加味治疗脾胃湿热型慢性胃炎临床研究．实用中医内科杂志，2005，19（6）：517.

[119] 吴时胜．丹参对萎缩性胃炎伴异型增生的逆转治疗研究．时珍国医国药，2002，13（12）：751.

[120] 玉珍，王刚，陈光远，等．摩罗丹浓缩丸治疗慢性萎缩性胃炎（胃阴不足兼胃络瘀血证）的前瞻性随机对照临床试验．华西医学，2007，22（2）：287.

[121] 朱亮亮，田金徽，拜争刚，等．胃复春治疗慢性萎缩性胃炎的系统评价．中国循证医学杂志，2009，9（1）：81.

[122] 马贵同，姚洁明，张达荣，等．胃复春片治疗慢性萎缩性胃炎的临床观察．上海中医药杂志，1995，（10）：28.

[123] 李建中，周吕，柳力公，等．针灸治疗慢性萎缩性胃炎 36 例临床观察．针刺研究，2002，27（4）：280.

[124] 韩根言，孙辉．针刺对慢性胃炎患者胃泌素的影响．上海针灸杂志，1996，15（3）：9.

[125] 何玲，郭明．针刺足三里、胃区对慢性胃炎患者胃电图的影响．陕西中医，1997，18（10）：476.

附　件

附件 1：指南工作组

慢性胃炎指南编写组：

　　组长：唐旭东

　　成员：吕　宾　周丽雅　詹思延　李振华　李保双　高　蕊　王凤云　王　萍　卞立群　刘　赓　张引强　林　媚　李　博　赵迎盼

　　唐旭东　男，医学博士，主任医师，中国中医科学院西苑医院，主要负责指南的总体设计。

　　吕　宾　男，医学硕士，主任医师，浙江省中医院，主要负责指南的总体设计。

　　周丽雅　女，医学学士，主任医师，北京大学第三医院，主要负责指南的西医学审核。

　　詹思延　女，医学博士，教授，流行病学专业，北京大学循证医学中心，主要负责指南的方法学指导。

　　李振华　男，医学硕士，副主任医师，中国中医科学院西苑医院，主要负责指南的中医学指导。

　　李保双　女，医学学士，主任医师，中国中医科学院西苑医院，主要负责指南的中医学指导。

　　高　蕊　女，医学硕士，副主任医师，中国中医科学院西苑医院，主要负责指南的方法学指导。

　　王凤云　女，医学博士，中国中医科学院西苑医院，主要负责指南的文献检索、评价与指南草案的撰写。

　　王　萍　女，医学博士，中国中医科学院研究生院，主要负责指南的文献检索、评价与指南草案的撰写。

　　卞立群　男，医学硕士，中国中医科学院研究生院，主要负责指南的文献检索、评价与指南草案的撰写。

　　刘　赓　男，医学博士，中国中医科学院研究生院，主要负责指南的文献检索、评价与指南草案的撰写。

　　张引强　男，医学硕士，中国中医科学院研究生院，主要负责指南的文献检索、评价与指南草案的撰写。

　　林　媚　女，医学硕士，北京中医药大学研究生部，主要负责指南的文献检索、评价。

　　李　博　男，医学硕士，中国中医科学院西苑医院，主要负责指南的文献检索、评价。

　　赵迎盼　女，医学硕士，北京中医药大学研究生部，主要负责指南的文献检索、评价。

慢性胃炎指南咨询专家：

　　马贵同　李乾构　危北海　劳绍贤　杨春波　单兆伟　周学文　王新月　张声生　王宪波　李军祥　叶永安　刘绍能

　　马贵同　男，医学学士，主任医师，上海中医药大学龙华医院。

　　李乾构　男，医学学士，主任医师，首都医科大学北京中医医院。

　　危北海　男，医学学士，主任医师，首都医科大学北京中医医院。

　　劳绍贤　男，医学学士，主任医师，广州中医药大学脾胃病研究所。

　　杨春波　男，医学学士，主任医师，福建省第二人民医院。

　　单兆伟　男，医学学士，主任医师，南京中医药大学。

　　周学文　男，医学学士，主任医师，辽宁中医药大学。

　　王新月　女，医学博士，主任医师，北京中医药大学东直门医院。

　　张声生　男，医学博士，主任医师，首都医科大学北京中医医院。

　　王宪波　男，医学硕士，主任医师，北京天坛医院。

李军祥　男，医学博士，主任医师，北京中医药大学东方医院。
叶永安　男，医学博士，主任医师，北京中医药大学东直门医院。
刘绍能　男，医学博士，主任医师，中国中医科学院广安门医院。

附件2：信息资源

1　检索的数据库

中文文献：中国生物医学文献数据库（CBMdisc）、中文科技期刊数据库（全文）、中国期刊全文数据库（CNKI）、万方数据资源、重庆维普（VIP）数字期刊全文数据库、中国中医药信息网、台湾CEPS中文电子期刊服务

英文文献：MEDLINE、PUBMED、EMBASE、Cochrane library、AMED。

2　检索类型

已有的指南、系统评价或Meta分析、随机对照临床试验（RCT），以及其他类型的临床研究如病例对照研究、队列研究、专家经验、个案报道及部分基础研究。

3　检索策略

用主题词或关键词结合自由词检索，关键词包括"胃炎"、"慢性胃炎"、"慢性非萎缩性胃炎"、"慢性萎缩性胃炎"、"慢性浅表性胃炎"、"糜烂性胃炎"、"疣状胃炎"、"胆汁反流性胃炎"、"出血性胃炎"、"癌前病变"、"肠上皮化生"、"异型增生"、"上皮内瘤变"、"辨证论治"等，以及部分根据特定临床问题确定的关键词。检索年限，中文文献从1979年到2009年9月，英文文献检索近15年内的文献。

4　手工检索

中国医籍如《伤寒论》、《金匮要略》、《备急千金要方》、《千金翼方》、《外台秘要》、《脾胃论》、《儒门事亲》、《兰台轨范》、《临证指南医案》、《名医类案》，国外有关中医的古典医籍如《杂病广要》、《皇汉医学》、《东医宝鉴》、《东医寿世保元》等。

附件3：证据分级与推荐强度标准

1　证据分级

证据分级标准参考刘建平教授提出的传统医学证据体的构成及证据分级的建议，本指南结合临床实际作适当修订。

Ⅰa：由随机对照试验、队列研究、病例对照研究、病例系列这四种研究中至少两种不同类型的研究构成的证据体，且不同研究结果的效应一致；实施较好的Meta分析或系统评价。

Ⅰb：具有足够把握度的单个随机对照试验。

Ⅱa：非随机对照研究或队列研究（有对照的前瞻性研究）。

Ⅱb：病例对照研究。

Ⅲa：历史性对照的系列病例。

Ⅲb：自身前后对照的病例系列。

Ⅳ：长期在临床上广泛运用的病例报告和史料记载的疗法；专家共识意见。

Ⅴ：未经系统研究验证的专家观点和临床经验，以及没有长期在临床上广泛运用的病例报告和史料记载的疗法。

2　推荐强度

参考美国国家临床指南交换所建议分级划分标准，并作适当修改。

A级：需要至少一个随机对照临床试验作为高质量和连贯性地提出具体建议的文献整体的一部分（证据来自Ⅰa和Ⅰb）。

B 级：需要与主题相关的完成良好的临床研究，但没有随机对照临床试验（证据来自 Ⅱa、Ⅱb 和 Ⅲ级）。

C 级：需要来自专家委员会的报告或意见和/或临床经验，但缺乏直接的高质量的临床研究（证据来自 Ⅳ 和 Ⅴ 级）。

附件 4：指南评价

AGREE 评测结果

六大领域标准化得分（表1）。

表1　　　　　　　　　　　　　　　六大领域标准化得分

研究领域	条目编号	标准化得分
范围与目的	1, 2, 3	74.1%
参与人员	4, 5, 6, 7	50.0%
制订的严谨性	8, 9, 10, 11	80.6%
清晰性和可读性	12, 13, 14, 15, 16, 17, 18	66.7%
应用性	19, 20, 21	0.0%
编辑独立	22, 23	83.3%

对指南进行全面评估，建议在局部地区进行预试验后，再行推广。指南应提供支持指南应用的工具，如手册、计算机或其他手段。对指南推行的障碍及费用，疗效评价标准也应加以考虑。

附件 5：词汇表

辨病论治：以中医理论为指导，对症状表现、疾病病因、性质、部位、患者的体质，以及各种检查的结果进行全面分析与辨别，做出疾病种类的诊断，以此为依据来决定治疗措施。

肝胃不和：肝气郁结，横逆犯胃，胃失和降的病理变化。

火针疗法：用烧灼后的火针刺激腧穴或患病部位以治疗疾病的方法。

理法方药：将中医理论、诊法、治法在临床实践中综合应用的思维方法，涵盖诊治全过程的四个基本内容。理，指中医理论；法，指诊法治法；方，指方剂；药，指药物。即明确病因病机，确定预防措施或治则治法，组方遣药。

脾气虚：脾气虚弱，功能减弱，致运化无力，形体失养的病理变化。

脾胃湿热：湿热内蕴中焦，阻碍脾胃气机，纳运失司，升降失常的病理变化。

脾胃虚弱：脾胃气虚，受纳运化功能减退的病理变化。

脾胃虚寒：脾胃阳气不足，失其温煦，受纳运化功能减退，并虚寒内生的病理变化。

气血失调：气与血失去相互协调平衡的病理变化。

实：与虚相对而言，指邪气亢盛，以邪气盛为矛盾主要方面的病理反应，表现为正气与邪气均较强盛，正邪相搏，斗争剧烈，反应明显，可见各种亢盛有余的证候。

胃气上逆：胃的通降功能障碍，胃气下降不及，反而上逆的病理变化。

胃气虚：胃气虚弱，受纳腐熟功能减退，胃气不降的病理变化。

胃阴：胃的阴液，与胃阳相对而言，指胃之柔和、滋润的一面，与胃阳相互协调，以维持胃的正常通降及纳食化谷功能。

胃阴不足：胃中阴液不足，失于濡润，并虚热内扰的病理变化。

虚：指正气不足，以正气虚损为矛盾主要方面的病理反应，表现为机体的精、气、血、津液亏少和功能衰弱，脏腑经络的功能低下，抗病能力减退，可见各种虚弱不足的证候。

虚实夹杂：由于邪正相争，形成邪盛和正衰同时并存的病理变化。

瘀血：血液滞留或凝结于体内，包括血溢出经脉外而瘀积，也包括血脉运行受阻而滞留经脉腔内，既是病理产物，又可成为继发性致病因素。

证候：证的外候，即疾病过程中一定阶段的病位、病因、病性及机体抗病能力的强弱等本质有联系的反应状态，表现为临床可被观察到的症状等。

类风湿关节炎中医临床实践指南

要点说明

本指南是遵循循证医学的方法，经过文献检索，并对其进行科学评价，总结了当前中医对类风湿关节炎病因病机的认识、辨证论治的规律、治疗方法以及最新的临床研究成果的基础上撰写的。本指南经过国内外同行专家的咨询，并达成共识，它反映了当前中医治疗类风湿关节炎的水平。本指南充分体现了中医辨证论治、整体观念和综合治疗等特点：①依据临床表现以辨别邪气的性质进行针对性的治疗；②在祛邪的同时注意扶助正气；③根据患者气血阴阳盛衰的不同体质，因人制宜；④针灸、中药外治法有利于疾病的康复。本指南结合中医理论和临床经验提出了类风湿关节炎的相关健康教育和调摄护理内容。建议的内容进一步体现了辨证论治的具体运用。本项指南的制订，对于中医临床医师治疗类风湿关节炎的决策提供了理论和临床依据，对中医治疗类风湿关节炎具有指导意义。

本指南供中医风湿病专业医师使用。

目　录

介　绍

类风湿关节炎是临床常见病、多发病，属中医"痹病"、"风湿"等范畴。近30年来广大的中医工作者们，在传统中医理论的指导下，结合类风湿关节炎的临床特点，经过大量的临床实践，探索中医对类风湿关节炎病因病机的认识，总结出具有中医特色的治疗方法和治疗药物，为类风湿关节炎的治疗开辟一条新的途径，在病机方面提出了湿热毒邪、肾阳亏虚、寒痰瘀互结、脾胃虚弱等学术观点，在治疗方面相应地提出了清热除湿解毒、温阳补肾、散寒化痰祛瘀、补益中气等治疗方法和药物。随着对临床类风湿关节炎病机转化规律的深入研究，系统观察中医的确切疗效，类风湿关节炎诊疗规范化的研究成为一项势在必行的工作。1996年，全国中医风湿病学专家编写了《实用中医风湿病学》"类风湿关节炎"一节，总结了在此以前中医对类风湿关节炎病因病机的认识及辨证治疗的成果。同年，中华中医药学会风湿病专业委员会制订了"尪痹的诊断与辨证治疗标准"。《中药新药临床研究指导原则》1993年版和2002年版中的"中药新药治疗类风湿关节炎的临床指导原则"均对类风湿关节炎的证候进行了规范，并在中药新药治疗类风湿关节炎的临床试验研究中得到了广泛的应用。这些研究为本项指南的制订奠定了良好的基础。

本指南是在遵循循证医学的方法，经过文献检索，并对其进行科学评价，总结当前中医对类风湿关节炎病因病机的认识、辨证论治的规律、治疗方法以及最新的临床研究成果的基础上撰写的。本指南经过了国内外同行专家的咨询，并达成了共识。它反映了当前中医治疗类风湿关节炎的水平。本项指南的制订，对于中医临床医师治疗类风湿关节炎的决策提供了理论依据和临床依据，对中医治疗类风湿性关节炎具有指导意义。

本指南供注册中医师和助理中医师使用。

背　景

类风湿关节炎（rheumatoid arthritis，RAICD-10编码：M05，M06）是以关节炎为主要表现的慢性自身免疫性疾病。类风湿关节炎的病因至今仍不清楚，许多研究提示这是环境和遗传因素共同作用的结果，两者都是必需条件[1]。类风湿关节炎的主要病理改变是关节的滑膜炎，关节滑膜的慢性炎症、增生形成血管翳，侵犯软骨、软骨下骨、韧带和肌腱等，造成关节软骨、骨和关节囊的破坏，最终导致关节畸形而致残，关节功能丧失[2]。类风湿关节炎的病理变化除了有滑膜炎以外，还可以有血管炎和类风湿结节。血管炎为关节外表现的主要病理基础，可造成皮肤的慢性溃疡、周围神经炎及肺、心、肾等多个脏器的损伤等[3]。

全世界类风湿关节炎患者占总人口的0.5%~1.0%，中国的发病率为0.32%~0.36%，无明显的区域及种族的差异，任何年龄均可发病，发病高峰为40~60岁，女性发病为男性的2~3倍[4]。

类风湿关节炎是一种慢性疾病，由于关节的疼痛、肿胀，甚则关节畸形、功能丧失，致使许多患者生活不能自理，给患者的生活、学习、工作带来诸多不便，给患者的精神造成很大的压力，给家庭和社会带来负担。类风湿关节炎具有反复发作或加重的特点，多数患者常年不愈，需要长期用药，一旦停药往往出现病情的反复。目前西医尚无根治方法，主要是使用慢作用抗风湿药[5]、免疫抑制剂及非甾类消炎药[6]治疗，生物制剂的使用[7]尚不普及。晚期关节畸形者可以通过关节置换手术等方法治疗。

类风湿关节炎以关节肿胀、疼痛、屈伸不利、关节畸形为主要临床表现，属中医学"痹病"、"风湿"范畴。痹病、风湿均是以肌肉、筋骨、关节酸痛、麻木、重着、灼热，或关节肿大、僵直、畸形为主要表现的疾病的统称[8]。

近 30 年来中医治疗类风湿关节炎已经积累了丰富的经验，并形成了独具特色的理论体系和治疗方法。其特点有：①依据临床表现辨别邪气的性质进行针对性的治疗；②在祛邪的同时注意扶助正气；③根据患者气血阴阳盛衰的不同体质，因人制宜。这些特点均体现了中医辨证论治的原则及整体观念。近 30 年来开发了具有辨证特色的治疗类风湿关节炎的中成药，以及具有突出疗效的雷公藤制剂。此外，针灸、中药外用膏药、中药外洗、中药离子导入等也可以起到改善症状、减轻病痛的作用。

临床特征

1 临床表现

1.1 关节表现

1.1.1 晨僵

指患者清晨出现关节部位的发紧和僵硬感。这种感觉在活动后可明显改善。晨僵是许多关节炎的表现之一，并在类风湿关节炎中最为突出，可持续 1 小时以上。晨僵的时间和程度可作为评价病情活动和病情变化的指标。

1.1.2 关节痛及压痛

多呈持续性、对称性，常见的部位是近端指间关节、掌指关节、腕关节，也可累及肘、膝、足等关节。

1.1.3 关节肿胀

关节肿胀常呈对称性，可见于任何关节，但以双手近端指间关节、掌指关节及腕关节为常见。主要是由于关节腔积液、滑膜增生及组织水肿而致。

1.1.4 关节畸形

常出现于病程中晚期，由于滑膜增生、软骨破坏，或关节周围肌肉萎缩及韧带牵拉的综合作用引起关节半脱位或脱位。关节畸形最常见于近端指间关节、掌指关节及腕关节，如屈曲畸形、强直、天鹅颈样畸形及纽扣花样畸形等。

1.1.5 关节功能障碍

由于关节炎的持续存在，增生的滑膜发生纤维化及钙化，导致关节强直，最初以纤维化强直为主，晚期则为骨性强直，关节功能丧失。

1.2 关节外表现

1.2.1 类风湿结节

有 20%～30% 的患者可见类风湿结节。类风湿结节多发生在关节隆突部位及经常受压处，如肘关节鹰嘴突处，结节可黏附于骨膜、肌腱或腱鞘上。类风湿结节的出现多预示病情较重，常伴有滴度较高的类风湿因子。

1.2.2 血管炎

血管炎发生率约为 2.5%，可以累及到大、中、小血管，但以坏死性小动脉或中动脉血管病变为主。小血管炎临床可表现为皮疹、指（趾）坏疽、皮肤溃疡等。

1.2.3 胸膜和肺的病变

类风湿关节炎患者常见的胸膜和肺损害包括胸膜炎、肺间质纤维化、肺类风湿结节、间质性肺炎、肺血管炎及肺动脉高压。其中，肺间质纤维化以及胸膜炎最为常见。

1.2.4 心脏病变

类风湿关节炎合并心脏病变者，以心包受累最为常见，主要表现为心包炎和心包积液，但也可出现心内膜炎及心肌炎。

1.2.5 其他

类风湿关节炎可累及到肾脏、消化系统、神经系统、血液系统、眼睛等。约有30%的患者可出现继发性干燥综合征，表现为眼干、口干、血清抗SSA抗体阳性。

2 理化检查

2.1 血常规检查

类风湿关节炎患者活动期可有贫血，以正细胞低色素性贫血为多见；血小板增高，可以超过$300 \times 10^9/L$。

2.2 急性时相反应物

C反应蛋白（CRP）是评价类风湿关节炎活动性最有效的实验室指标之一。血沉（ESR）是最常用的监测病情活动的指标。

2.3 类风湿因子（RF）

类风湿关节炎患者RF阳性率为70%左右。有关节以外症状如皮下结节、血管炎的类风湿关节炎的患者多见RF阳性。

2.4 其他自身抗体

抗角蛋白抗体（AKA）、抗核周因子抗体（APF）、抗环瓜氨酸多肽抗体（CCP），对类风湿关节炎诊断有较高的特异性，可用于类风湿关节炎的早期诊断。

2.5 X线检查

早期表现为关节周围软组织肿胀，关节面有轻度骨质稀疏，由于关节面软骨破坏，关节间隙变窄，关节面不规则，关节边缘有骨质破坏或见囊状透亮区，骨质有明显疏松；晚期可见关节半脱位，关节间隙消失呈骨性僵直。X线片通常取手部，因其多显示典型改变，部分足、踝关节X线改变可出现在手部病变之前。类风湿关节炎肺部表现依据胸部X线检查证实。

诊断标准

1 西医诊断

1987年美国风湿病协会（ARA）类风湿关节炎分类标准[1]。

1.1 晨僵

关节及其周围僵硬感至少持续1小时（病程≥6周）。

1.2 3个或3个区域以上关节部位的关节炎

医生观察到14个区域（左侧或右侧的近端指间关节、掌指关节、腕、肘、膝、踝及跖趾关节）中至少累及3个，且同时有软组织肿胀或积液，而不是单纯骨隆起（病程≥6周）。

1.3 手关节炎

腕、掌指或近端指间关节炎中至少有一个关节肿胀（病程≥6周）。

1.4 对称性关节炎

双侧关节同时受累，但双侧近端指间关节、掌指关节及跖趾关节受累时，不一定绝对对称（病程≥6周）。

1.5 类风湿结节

医生观察到在骨突部位，伸肌表面或关节表面有皮下结节。

1.6 类风湿因子阳性

任何检测方法证明血清类风湿因子含量异常，而该方法在正常人群中的阳性率小于5%。

1.7 放射学改变

在手和腕的后前位相上有典型的类风湿关节炎放射学改变：必须包括骨质侵蚀或受累关节及其附

近部位有明确的脱钙。

满足分类标准中 4 条或 4 条以上，并排除其他关节炎，即可诊断为类风湿关节炎。

2 中医诊断

类风湿关节炎的辨证，特别要注意辨虚实和辨寒热。实为邪气胜，要分辨邪气的性质，或为寒胜，或为热胜，或为湿胜，或为风胜，或为痰浊、血瘀。虚为正气虚，要分辨是气虚，或是血虚，或是气血两虚、肝肾亏虚等。辨证主要结合患者全身的情况如全身有无发热、肢冷、畏寒等症状，肢体关节症状特征如关节肿胀与否、疼痛的性质等，以及舌象、脉象等的表现进行综合分析。参照《中药新药临床指导原则（试行）》[9]、《实用中医风湿病学》[10]等标准及文献[11-13]中类风湿关节炎中医证候诊断标准，临床有风湿痹阻、寒湿痹阻、湿热痹阻、痰瘀阻络、气血亏虚、肝肾阴虚、肾阳亏虚等证候。

关节疼痛、肿胀、屈伸不利、晨僵等可见于类风湿关节炎的各种证候，以下描述的是各个证候的临床特征。

2.1 风湿痹阻证

关节疼痛肿胀无定处，或关节疼痛肿胀时发时止，或有恶风，肢体沉重；舌质淡红，苔薄白，脉滑或浮。

2.2 寒湿痹阻证

关节肿胀疼痛，关节冷痛，触之不温，遇寒加重，遇热痛减；舌质淡，苔白，脉弦或紧。

2.3 湿热痹阻证

关节肿胀热痛，或局部暗红，关节自觉有热感或触之发热，或有全身发热；舌质红，苔黄厚或黄厚腻，脉滑数。

2.4 痰瘀阻络证

关节疼痛肿胀，疼痛夜甚，或呈刺痛，或关节局部肤色晦暗，或有皮下结节；舌质紫暗或有瘀斑、瘀点，苔白，脉弦细或滑。

2.5 气血两虚证

关节疼痛肿胀伴面色萎黄，心悸气短，倦怠乏力，头晕目眩，食少纳差；舌质淡，苔薄，脉沉细无力。

2.6 肝肾阴虚证

关节疼痛肿胀伴有口渴咽干，手足心热，潮热盗汗，腰膝酸软，头晕耳鸣；舌质红，少苔，脉细数。

2.7 肾阳亏虚证

关节疼痛肿胀、喜温恶寒伴有面色不华，肢冷畏寒，精神疲惫，腰膝酸软；舌质淡，苔薄白，脉沉细。

干预、管理和推荐

1 干预

目前西医的治疗方法主要是使用慢作用抗风湿药[5]、免疫抑制剂及非甾类消炎药[6]治疗，生物制剂的使用[7]尚不普及。晚期关节畸形者可以通过关节置换手术等的方法治疗。目前中医治疗类风湿关节炎在辨证论治的基础上以口服汤药为主，根据具体情况配合相应的中成药，并辅以针灸以及熏蒸、浸泡、药浴、敷贴、离子导入等外治法。

2 管理

2.1 预防

中医认为，类风湿关节炎的病因主要包括感受外邪与正气虚弱两个方面：①感受外邪是类风湿关节炎发生的外在因素，主要是指感受自然界六淫中的风、寒、湿、热（火）以及燥邪。其直接原因有居处阴冷潮湿，涉水冒雨，以水为事及气候的剧烈变化等。②正气虚弱是类风湿关节炎发生的内在因素。正气虚弱易感受外邪而发生本病。正气虚弱的直接原因可由先天禀赋不足、体质素虚、过度劳累或过度安逸、缺少运动、妇女产后、情志失调、营养不良及久病体弱等引起的气血阴阳不足，肝肾亏虚。因此，预防类风湿关节炎的发生应注意以下几个方面[8,10]：

2.1.1 避免感受风寒湿热邪气

要做到随着季节、气候的变化增减衣服，调整作息时间，尽可能地改善居住和工作环境。妇女产后，气血虚弱，容易感受外邪，尤需注意。

2.1.2 避免过度劳累

过度劳累是指超负荷的工作和学习，无论是长时间的或是短时间的，都会耗伤人体的正气，在正气虚弱的情况下，容易感受风寒湿热等邪气而发病。

2.1.3 适当运动，增益正气，提高抗御外邪的能力

过度的安逸，缺少运动，也会导致正气的虚弱。要根据自身的情况和爱好，选择适当的运动方式进行身体的锻炼，如散步、打太极拳、游泳等。

2.2 早期监测[1,14]

2.2.1 类风湿关节炎通常在几周至几月内隐袭缓慢起病，这种起病方式见于 55% ~65% 的病例。发病初期可表现为全身症状或关节症状。疲劳、不适、肿胀手、弥漫性骨骼疼痛可能是最早的非特异性表现，随后累及关节。患者常常描述最先累及一个关节，然后迅速侵犯其他关节，关节不对称的表现并不少见。

8% ~15% 的患者为急性起病，几天内出现临床症状，需与其他疾病鉴别。

晨僵是类风湿关节炎炎症的特异表现，持续时间至少 30~45 分钟。

复发性风湿病中部分患者最终发展为类风湿关节炎。

实验室检查：抗核周因子抗体（APF）、抗角蛋白抗体（AKA）、抗环瓜氨酸多肽抗体（CCP）的检查有利于早期诊断。

临床上出现以上情况，在除外其他疾病的情况下，需要密切监测病情的发展变化，必要时可即时按类风湿关节炎进行治疗。

2.3 健康教育[8,10]

2.3.1 早诊断、早治疗

类风湿关节炎早诊断、早治疗可防止骨质的破坏、关节的畸形及关节功能的丧失。因此，及早的诊断和积极有效的治疗是非常重要的。

2.3.2 了解病情，坚持治疗

患者必须了解类风湿关节炎是一种慢性疾病，有反复发作或加重的特点，需要长期的药物治疗，需积极配合医生的治疗计划进行治疗，不可随意停药。

2.3.3 适当锻炼，防止关节畸形，维护关节功能

类风湿关节炎在关节疼痛肿胀严重时，应休息，可以被动活动关节，进行四肢肌肉的按摩等；关节疼痛肿胀较轻时，应适当活动。要在活动与休息之间取得平衡，避免活动过度。

2.3.4 保持健康乐观的精神状态，克服消极情绪

由于类风湿关节炎的疼痛、关节动能的受限，给患者躯体带来很大痛苦，给生活、工作、学习带来诸多不便，使精神上受到很大的压力，对生活和工作等失去兴趣和信心，情绪低落，部分患者出现

抑郁症的表现。抑郁症的出现会影响治疗效果，因此，已经出现抑郁症的患者要配合心理治疗和相应的药物治疗[15]。

2.4 治疗方法

2.4.1 辨证论治

2.4.1.1 风湿痹阻证

病机：风湿之邪侵袭，闭阻经络，气血运行不畅。

治法：祛风除湿，通络止痛。

推荐方药：羌活胜湿汤（《内外伤辨惑论》）加减。羌活、独活、秦艽、防风、当归、川芎、赤芍、苍术、薏苡仁、桂枝、青风藤等。（证据级别：Ⅳ）

上药水煎温服，每日2次，每次150ml。

2.4.1.2 寒湿痹阻证

病机：寒湿之邪侵袭，闭阻经络，气血运行不畅。

治法：散寒除湿，通络除痹。

推荐方药：乌头汤（《金匮要略》）合防己黄芪汤（《金匮要略》）加减。制川乌（或制附子）、桂枝、麻黄、赤芍、黄芪、白术、当归、薏苡仁、羌活、防己、甘草等。（证据级别：Ⅳ）

上药水煎温服，每日2次，每次150ml。

推荐中成药：寒湿痹颗粒[16]，口服，每次1~2袋，每日2~3次。（推荐强度：有选择性的推荐使用，证据级别：Ⅱb）

2.4.1.3 湿热痹阻证

病机：湿热之邪侵袭，闭阻经络，气血运行不畅。

治法：清热利湿，宣痹通络。

推荐方药：四妙丸（《成方便读》）和宣痹汤（《温病条辨》）加减。苍术、黄柏、薏苡仁、牛膝、苦参、土茯苓、金银花、连翘、防己、赤芍、当归、青风藤、羌活等。（证据级别：Ⅳ）

上药水煎温服，每日2次，每次150ml。

推荐中成药：湿热痹颗粒[16-18]，每次1~2袋，每日2~3次，口服（推荐强度：推荐使用，证据级别：Ⅰb）。四妙丸，每次6g，每日3次，口服（证据级别：Ⅳ）。当归拈痛丸，每次9g，每日2次，口服（证据级别：Ⅳ）。

2.4.1.4 痰瘀阻络证

病机：邪气闭阻日久，或气虚推动无力，血液运行阻滞，故有血瘀；湿邪闭阻日久不化，聚湿成痰，痰瘀互阻。

治法：活血化瘀，祛痰通络。

推荐方药：身痛逐瘀汤（《医林改错》）加减。红花、桃仁、地龙、赤芍、川芎、当归、川牛膝、莪术、白芥子、皂刺、香附、羌活等。（证据级别：Ⅳ）

上药水煎温服，每日2次，每次150ml。

推荐中成药：瘀血痹颗粒[16]，每次1~2袋，每日2~3次，口服（推荐强度：有选择性的推荐使用，证据级别：Ⅱb）。小活络丸，每次1丸，每日2次，口服（证据级别：Ⅳ）。

2.4.1.5 气血两虚证

病机：素体气血不足，复感邪气；或邪气久滞，损伤气血。

治法：补气养血，祛邪通痹。

推荐方药：八珍汤（《正体类要》）加减。黄芪、党参、白术、茯苓、当归、杭芍、熟地、陈皮、鸡血藤、羌活、秦艽、防己、苍术、桂枝、穿山龙、甘草等。（证据级别：Ⅳ）

上药水煎温服，每日2次，每次150ml。

推荐中成药：独活寄生口服液，每次 10～20ml，每日 2～3 次，口服（证据级别：Ⅳ）。痹祺胶囊[19]，每次 0.9～1.2g，每日 3 次，口服（推荐强度：有选择性的使用，证据级别：Ⅱb）。

2.4.1.6 肝肾阴虚证

病机：素体阴虚，复感邪气；或邪气久滞，损伤肾阴。

治法：滋阴清热，祛邪通痹。

推荐方药：知柏地黄丸（《丹溪心法》）加减。生地、山茱萸、黄柏、知母、丹皮、泽泻、山药、枸杞子、赤芍、当归、秦艽、忍冬藤等。（证据级别：Ⅳ）

上药水煎温服，每日 2 次，每次 150ml。

2.4.1.7 肾阳亏虚证

病机：素体阳虚，复感寒湿邪气；或寒湿之邪久滞，损伤肾阳。

治法：温阳补肾，祛邪通痹。

推荐方药：补肾祛寒治尪汤（《实用中医风湿病学》）加减。淫羊藿、补骨脂、制附子、肉苁蓉、川断、杜仲、怀牛膝、桂枝、熟地、羌活、威灵仙、红花、薏苡仁、木瓜、青风藤等。（证据级别：Ⅳ）

上药水煎温服，每日 2 次，每次 150ml。

推荐中成药：尪痹颗粒[16]，每次 1～2 袋，每日 2～3 次，口服。（推荐强度：有选择性的推荐使用，证据级别：Ⅱb）

由于类风湿关节炎临床表现的个体差异，临床用药还需要随症加减。常用的有：关节肿胀较甚者加泽泻、猪苓；关节疼痛较甚者加全蝎、蜈蚣，或加制乳香、没药，或加青风藤、穿山龙；发热者加柴胡、黄芩，或加秦艽、地骨皮；热邪伤阴见口干苔少者加生地、知母，或加玄参、麦冬；热邪胜者加山慈菇、蚤休、蒲公英；上肢痛甚者加姜黄、威灵仙；下肢痛甚者加川牛膝。（证据级别：Ⅴ）

2.4.2 其他常用中成药

以下中成药可用于类风湿关节炎各证型：

雷公藤制剂[20-22]：主要成分为雷公藤多苷。该药具有免疫抑制作用和抗炎镇痛作用。其副作用有：皮疹、皮肤色素沉着、肝脏毒性，骨髓抑制作用可引起外周血细胞、血小板减少，有性腺抑制作用。临床用法：每次 20mg，每日 3 次，口服。（推荐强度：有选择性的推荐使用，证据级别：Ⅱb）

昆明山海棠片（火把花根片）[23,24]：昆明山海棠与雷公藤同属卫矛科植物，其功能与副作用与雷公藤相似。临床用法：每次 2～3 片，每日 3 次，口服。（推荐强度：有选择性的推荐使用，证据级别：Ⅱb）

白芍总苷[25,26]：有抗炎镇痛、免疫调节及对肝细胞的保护作用。临床用法：每次 0.6g，每日 3 次，口服。（推荐强度：有选择性的推荐使用，证据级别：Ⅱb）

正清风痛宁[27-30]：其主要成分是青风藤总碱，有抗炎止痛、免疫抑制作用。因其有释放组胺的作用，故易引起皮疹。临床用法：每次 120mg，每日 2～3 次，口服。（推荐强度：有选择性的推荐使用，证据级别：Ⅱb）

2.4.3 针灸治疗[31-35]（推荐强度：有选择性的推荐使用，证据级别：Ⅱb）

2.4.3.1 针灸取穴

主穴：行痹：合谷、血海、外关；痛痹：合谷、足三里、曲池；着痹：足三里、阴陵泉、丰隆；热痹：大椎、曲池。

配穴：上肢痛：风池、肩髃、曲池、外关；下肢痛：肾俞、环跳、阳陵泉、足三里、绝骨、三阴交；指关节痛：合谷透后溪；腕关节痛：阳池；肩关节痛：肩髎、肩贞；膝关节痛：鹤顶、膝眼；踝关节痛：解溪、昆仑。

根据病机结合发病部位，可在上述穴位中选 4～6 穴。

2.4.3.2　针刺方法

寒湿偏重者，以针为主，针灸并用。热邪偏盛者，则应浅刺、疾刺或刺络出血。久病肝肾气血亏虚者，使用补法。

2.4.4　外治疗法[36-40]（推荐强度：有选择性的推荐使用，证据级别：Ⅲb）

2.4.4.1　常用方法

中药熏洗疗法、熏蒸疗法、局部浸泡、全身药浴、敷贴疗法，以及中药离子导入等方法。

2.4.4.2　常用药物

寒证：川乌、草乌、桂枝、细辛、羌活、独活、川芎、红花、乳香、没药、威灵仙等。

热证：大黄、芒硝、黄柏、苍术、桑枝、秦艽、蒲公英、川芎、红花、乳香、没药、忍冬藤、雷公藤等。

2.5　调摄护理[41-44]（证据级别：Ⅳ）

晨僵的关节可以进行被动或不负重的活动，或关节局部用温水浸泡、温水浴等可以使晨僵较快消失。

受累的关节应尽可能保持功能体位，如膝关节应保持伸位，膝关节如在屈曲的情况下僵硬，会影响将来正常的行走。

受累的关节要避免负重，受累的关节负重不仅会加重病情，有时也是促使关节畸形的原因，如掌指关节受累，这时经常用手拎重物或做其他工作就会促使掌指关节的尺侧偏畸形。

下肢关节受累的患者行走宜小心，避免关节的挫伤或骨折，必要时可以使用手杖或双拐辅助行走。

关节畏恶风寒，遇风寒关节症状加重者，应注意全身或关节局部的保温，避免外界的风寒环境。

发热患者要密切观察体温变化，适当补充液体，必要时使用退热剂，重要的是积极地查明发热原因，进行针对性治疗。

合理饮食也是必要的，营养不良者要适当地加强营养，湿热邪气偏盛者饮食宜清淡，避免膏粱厚味。

3　推荐

推荐一

类风湿关节炎活动期临床多表现为关节肿胀，伴关节局部发热，或患者自觉局部发热，或触之有热，或表现为舌红、苔黄厚、脉滑数。中医辨证属湿热痹阻证，以清热除湿或清热解毒法为主治疗。

临床应用清痹合剂治疗30例活动期类风湿关节炎患者，可有效改善关节肿胀，与消炎痛合剂对照有明显差异[45]。（推荐强度：有选择性的推荐使用，证据级别：Ⅱb）

临床应用风湿安冲剂治疗类风湿关节炎湿热痹阻证，可有效改善关节疼痛、肿胀及晨僵时间，疗效优于对照组[46]。（推荐强度：推荐使用，证据级别：Ⅰb）

临床应用清痹汤治疗类风湿关节炎急性期150例，可有效改善晨僵、关节疼痛、肿胀和发热度，疗效优于对照组[47]。（推荐强度：有选择性的推荐使用，证据级别：Ⅱb）

具有清热解毒、祛湿活血作用的痹肿消汤治疗活动期的类风湿关节炎患者。治疗组中患者晨僵时间、关节疼痛、肿胀、压痛、功能障碍指数、双手平均握力及日常生活能力评分Barthel指数均较治疗前显著改善，且疗效优于甲氨蝶呤对照组[48]。（推荐强度：推荐使用，证据级别：Ⅰb）

推荐二

类风湿关节炎中晚期临床多表现为关节肿胀日久，关节屈伸不利，甚则畸形。临床辨证属痰瘀互阻证，需配合化痰祛瘀的治法。

临床运用化痰祛瘀法治疗类风湿关节炎痰瘀痹阻证，可有效改善关节疼痛、肿胀、功能障碍等，疗效优于对照组[49]。（推荐强度：推荐使用，证据级别：Ⅰb）

临床采用益肾蠲痹、消痰化瘀法治疗中、晚期类风湿关节炎，可改善临床主要症状及实验室检测

指标，疗效优于对照组[50]。（推荐强度：有选择性的推荐使用，证据级别：Ⅱb）

推荐三

类风湿关节炎是一种慢性疾病，在疾病过程中由于风寒湿热等邪气久稽，阻滞经络，气血不畅，易导致血行瘀滞；或因患者正气不足，气虚推动无力，而致气虚血瘀。治疗宜配合活血化瘀法。

临床运用清热利湿活血汤治疗湿热型类风湿关节炎，可控制近期临床症状、改善关节功能，疗效优于布洛芬对照组[51]。（推荐强度：推荐使用，证据级别：Ⅰb）

临床应用清热通络宣痹法治疗类风湿关节炎活动期，可控制近期临床症状，改善 CRP、ESR 等指标，疗效优于对照组[52]。（推荐强度：推荐使用，证据级别：Ⅰb）

临床应用祛风清热化瘀通络汤治疗类风湿关节炎，在改善晨僵及降低 ESR、CRP 方面明显优于对照组，而毒性和不良反应少[53]。（推荐强度：推荐使用，证据级别：Ⅰb）

临床应用水蛭、地龙提取物疏血通注射液配合甲氨蝶呤、柳氮磺胺吡啶治疗类风湿关节炎，与单独应用 MTX、SSZ 相比，晨僵时间、血沉、Thompson 指数、Ritchie 指数均明显改善，且起效时间比对照组短[54]。（推荐强度：推荐使用，证据级别：Ⅰb）

推荐四

扶助正气是中医治疗类风湿关节炎的一个特点。治疗类风湿关节炎要注意患者的体质强弱，要权衡患者虚实的轻重程度，以确定以补虚为主还是以祛邪为主。类风湿关节炎常见气血阴阳不足、脾胃虚弱、肝肾亏虚等，需配合相应的治疗方法。

在治疗类风湿关节炎的复方中重用滋阴补肾类药物，可提高疗效[55]。（推荐强度：有选择性的推荐使用，证据级别：Ⅱb）

焦树德老中医提出痹病的治疗大法是补肾祛寒为主，辅以化湿散风、祛痰通络[56]。（证据级别：Ⅴ）

临床应用四神煎治疗气虚湿热证的类风湿关节炎患者，其体征及主要化验指标的改善均优于湿热痹颗粒组[57]。（推荐强度：推荐使用，证据级别：Ⅰb）

推荐五

中医理论认为："风寒湿三气杂至，合而为痹。"类风湿关节炎以感受外邪为主的证候其邪气有偏盛的不同，治疗用药需有所侧重，如寒湿痹阻证应以散寒除湿为主，但也需要佐以祛风之药。

明代李士材在《医宗必读》中概括了痹病的治疗原则。（证据级别：Ⅳ）

推荐六

虫类药有较强的化瘀止痛、舒筋通络的作用，可缓解疼痛，改善关节功能，常用的有全蝎、蜈蚣、穿山甲、乌梢蛇、地龙、僵蚕等。但虫类药气味腥膻，易伤胃气，脾胃虚弱者慎用；其性温燥，易伤阴液，使用时需酌情配伍滋阴之品。

朱良春老中医善用虫类药物，并重视虫药的特性，在辨证的基础上，善与其他药物密切配合，以提高疗效[58]。（证据级别：Ⅴ）

推荐七

雷公藤制剂治疗类风湿关节炎，临床疗效确切，具有抗炎止痛、调节免疫作用。其副作用有皮疹、皮肤色素沉着，肝脏毒性，骨髓抑制作用引起外周血细胞、血小板减少，有性腺抑制作用，长期使用可引起妇女月经紊乱或闭经、男子精子减少等，因此，临床使用时需注意，尤其是有生育要求的年轻患者应慎用。昆明山海棠与雷公藤属同一科属的植物，临床疗效与雷公藤相近。

临床分别采用雷公藤缓释片和雷公藤片治疗类风湿关节炎，临床症状均获得满意的改善，但雷公藤缓释片的不良反应少于雷公藤片[20]。（推荐强度：推荐使用，证据级别：Ⅰb）

临床以小剂量雷公藤多苷片治疗类风湿关节炎，长期疗效较优，并能减少药物毒副作用[21]。（推荐强度：有选择性的推荐使用，证据级别：Ⅱb）

推荐八

白芍总苷目前已广泛用于治疗类风湿关节炎，常与其他药物联合使用，其主要成分是白芍总苷，有抗炎镇痛、免疫调节及对肝细胞的保护作用。

临床研究显示，白芍总苷对类风湿关节炎的疗效与 MTX 相近，并且患者对白芍总苷治疗的耐受性较 MTX 为好[26]。（推荐强度：推荐使用，证据级别：Ib）

临床试验以白芍总苷和甲氨蝶呤合用，与单用甲氨蝶呤相比，显示联合用药能加快类风湿关节炎的缓解[59]。（推荐强度：推荐使用，证据级别：Ib）

推荐九

正清风痛宁是由中药青风藤提取的青风藤总碱精制而成的纯中药制剂，临床治疗类风湿关节炎有较好的疗效，其有效成分青藤碱具有镇痛、抗炎、抑制肉芽组织增生的作用，从而改善和恢复关节功能，并具有调节免疫功能的作用。

临床应用正清风痛宁治疗类风湿关节炎患者 43 例，在改善晨僵时间、关节肿胀、双手握力方面的疗效优于对照组[27]。（推荐强度：有选择性的推荐使用，证据级别：Ⅱb）

临床应用正清风痛宁缓释片治疗类风湿关节炎 30 例，显示其疗效与非甾体抗炎药诺松疗效相仿，适合长期服用[28]。（推荐强度：有选择性的推荐使用，证据级别：Ⅱb）

推荐十

川乌、草乌、附子和马钱子类对于改善风湿关节炎症状均有一定作用，但均有一定的毒性。川乌、草乌、附子中含有乌头碱，有心脏毒性；马钱子中含有士的宁，有神经毒性。因此，临床应用不宜超量。

临床应用加味乌头汤治疗类风湿性关节炎，在改善关节疼痛、肿胀、晨僵方面较对照组明显好转[60]。（推荐强度：有选择性的推荐使用，证据级别：Ⅱb）

方　　法

1　临床证据的检索策略

采用计算机和手工相结合的方法进行检索。

1.1　期刊文献

以电子检索中国生物医学文献数据库（CBM）为主，辅以中国期刊网（www.cnki.net）全文数据库医药卫生专辑、维普资讯网（www.cqvip.com）、万方数据资源统一服务系统（www.wanfangdata.com.cn）。以"关键词"为检索项，以"类风湿关节炎"、"痹"、"痹病"、"痹症"、"历节"、"风湿"、"鹤膝风"、"尪痹"、"中医药"、"针灸"、"调护"、"外治"等，以及国内本领域知名专家的姓名为关键词进行检索；并通过美国国立图书馆 pubmed，以"rheumatoid arthritis"、"arthritis"、"arthralgia"、"guideline"、"Chinese medicine"、"acupuncture"等对 1979 年至 2009 年 6 月的文献进行模糊检索。

1.2　相关文献

采用人工检索为主。参阅美国风湿病学会"类风湿关节炎临床治疗指南"、中华风湿病学会"类风湿关节炎临床诊疗指南"，中华中医药学会中医风湿病分会的相关标准、《实用中医风湿病学》、《中药新药临床研究指导原则（试行）》、普通高等教育中医药类规划教材《中医内科学》、古籍文献等。另外，查阅日韩传统医学书籍《东医宝鉴》（韩）、《医方类聚》（韩）、《杂病广要》（日）等文献中的相关章节。

2　证据级别和质量评价

采用刘建平教授推荐的传统医学证据分级标准[61]（见附件 3）。

3 推荐强度

采用 2004 年 GRADE 工作组建议的推荐分级标准[62]（见附件 3）。

4 咨询和评议过程

2007 年 11 月，本指南已完成编写。同年 12 月，邀请中华医学会风湿病学分会、中国中西医结合学会风湿病分会、中华中医药学会风湿病分会的 10 多位专家及有关领导、统计学专家参与，广泛征求各位专家对本指南方案的设计、编写内容、统计等方面的意见。会后，工作组成员集体讨论，并对指南进行修改。12 月底，将修改后的指南以书面咨询形式邮寄给天津、山东、上海、广东等地学科专家对本指南进行评议。综合专家的建议后，工作组成员进一步讨论和修改，最终定稿。

5 宣传

本指南将以中华中医药学会风湿病分会、中国中西医结合学会风湿病分会为平台，通过专题讲座、专项培训等方法在广大中医药医务人员中开展本指南的宣传工作。

6 执行

本指南是在借鉴苏格兰地区学院间指南网络（SIGN）及参考世界卫生组织所提供的指南制作方法基础上制订而成。基于循证医学，制订类风湿关节炎中医临床实践指南在中国乃至亚太地区尚属首次，本指南的制订只是一个开端和尝试，更多的经验有待以的后做进一步总结。对于使用过程中出现的问题，我们欢迎您提出宝贵意见。

联系方式：中国中医科学院广安门医院风湿科。

联系地址：北京市西城区北线阁 5 号（100053）。

E – mail：gamyy_ fsk@ sohu. com

7 更新

本指南定期邀请相关人员对指南进行评议，定期收集、整理、增加循证医学证据。若在产生新的有效干预方法、或产生证明现有干预方法有利或有弊的证据、或产生证明现有方法是最佳方法证据的情况下，我们会随时对本指南进行调整。如果对指南修订有任何新的建议，欢迎与我们联系。

参考文献

［1］Shaun Ruddy, Edward D Harris Jr, Clement B Sledge. Kelley's Textbook of Rheumatology. 6th ed. Beijing：Health Science Asia, Elsevier Science, 2006.

［2］张奉春. 风湿病学新进展. 北京：中华医学电子音像出版社，2005.

［3］孟济明. 风湿病临床指南. 北京：中国医药科技出版社，1996.

［4］中华医学会风湿病学分会. 临床诊疗指南. 风湿病分册. 北京：人民卫生出版社，2004.

［5］马丽. 改善病情抗风湿药在类风湿关节炎治疗中的应用. 中华全科医师杂志，2005，4（3）：139.

［6］张江林. 非甾类抗炎药在类风湿关节炎治疗中的应用. 中华全科医师杂志，2005，4（3）：141.

［7］张卓莉. 类风湿关节炎治疗的新观念. 中华全科医师杂志，2005，4（3）：136.

［8］王永炎. 中医内科学. 上海：上海科学技术出版社，1997.

［9］中华人民共和国卫生部. 中药新药临床指导原则（第一辑）. 1993：210.

［10］路志正，焦树德. 实用中医风湿病学. 北京：人民卫生出版社，1996.

［11］冯兴华. 类风湿关节炎的中医治疗. 中华全科医师杂志，2005，4（3）：146.

［12］姜泉，蒋红，曹炜，等. 475 例类风湿关节炎患者中医临床证候分析. 中医杂志，2007，48（3）：253.

［13］张芳. 尪痹辨证分型 266 例统计分析. 中国中医药信息杂志，1999，6（8）：8.

［14］张乃峥. 临床风湿病学. 上海：上海科学技术出版社，1999.

[15] 魏镜.类风湿关节炎和抑郁.中华全科医师杂志,2005,4(3):149.

[16] 王承德,冯兴华.痹病系列药临床研究总结.第八届全国中医风湿病学术研讨会论文汇编,2001,(3):25.

[17] 何东仪,沈杰,张之澧,等.湿热痹冲剂治疗类风湿关节炎46例.上海中医药杂志,2002(12),14.

[18] 何东仪.湿热痹冲剂治疗活动期类风湿关节炎的临床观察.福建中医药,1999,30(3):5.

[19] 刘维,陈伏宇,王熠,等.痹祺胶囊与正清风痛宁片治疗类风湿关节炎40例临床观察.中华中医药杂志,2007,22(4):244.

[20] 李瑞琳,黄康,李杰帆,等.雷公藤缓释片治疗类风湿性关节炎32例的临床观察.中药新药与临床药理,1995,6(1):17.

[21] 丁育民.小剂量雷公藤治疗类风湿性关节炎.甘肃中医学院学报,1995,12(3):12.

[22] 许卫华,温泽淮.雷公藤制剂治疗类风湿性关节炎的Meta分析.中药新药与临床药理,2001,11(6):410.

[23] 范仰钢,李国华.昆明山海棠联合甲氨蝶呤治疗老年起病类风湿关节炎.现代医药卫生,2006,22(4):478.

[24] 钟清,甘华.甲氨蝶呤与火把花根片治疗类风湿性关节炎的临床疗效观察.重庆医科大学学报,2002,27(2):209.

[25] 吴燕,钟琴,李红云,等.白芍总苷治疗活动性类风湿性关节炎30例疗效观察.云南中医中药杂志,2002,23(6):8.

[26] 闵伟琪,魏琴,李洪毓,等.白芍总苷治疗类风湿关节炎的多中心临床研究.中华风湿病学杂志,2005,9(8):487.

[27] 周淑华,赵允.正清风痛宁治疗类风湿性关节炎43例临床观察.山西中医,2003,19(2):19.

[28] 杨德才,郑新春.正清风痛宁缓释片治疗类风湿关节炎疗效观察.药品评价,2005,2(2):152.

[29] 陈顺乐,鲍春德,陈湘君,等.利君正清风痛宁片治疗类风湿关节炎的疗效观察.中国药房,2000,11(3):125.

[30] 孙瑞华,林崇广.正清风痛宁治疗类风湿性关节炎38例疗效观察.上海中医药杂志,1999(2);21.

[31] 刘金芝,鞠琰莉.温针灸治疗类风湿关节炎临床观察.上海针灸杂志,2006,25(7):23.

[32] 刘维,刘滨,王熠,等.针灸治疗类风湿关节炎120例疗效观察.中国针灸,2003,23(10):577.

[33] 刘丽,李文丽.针刺配合中药内服治疗类风湿性关节炎52例临床观察.江苏中医药,2006,27(5):48.

[34] 蒋赛金,范伏元.针灸治疗类风湿性关节炎40例临床观察.湖南中医药导报,2003,9(7):41.

[35] 李香珍,李杰,王军.中药、针灸综合治疗类风湿性关节炎的临床观察.中华实用中西医杂志,2004,4(17):3103.

[36] 吉林省吉林中西医结合医院类风湿病研究室."风湿1号"药浴治疗类风湿关节炎疼痛40例临床观察.中华实用中西医杂志,2003,3(16):14.

[37] 施晓芬,薛鸾.温经通络法外治类风湿关节炎35例.辽宁中医杂志,2006,33(8):963.

[38] 曹炜,焦娟,姜泉.复方雷公藤外敷制剂的初步临床疗效观察.中华中医药杂志,2007,22(7):433.

［39］邓兆智，陈伟，史立，等．复方雷公藤涂膜剂治疗类风湿关节炎的对比研究．中医杂志，1998，39（2）：90.

［40］姜泉，焦娟．清热活血法外治类风湿关节炎疗效观察．中医正骨，2006，18（3）：21.

［41］聂平会．类风湿关节炎的康复治疗与护理．实用中医内科杂志，2007，21（2）：25.

［42］王晔洁，杨颖华．类风湿关节炎患者的护理要点．中华临床医药与护理，2006，（8）：20.

［43］万萍．类风湿关节炎辨证调摄护理．中国中医急症，2006，15（4）：442.

［44］张永艳．类风湿性关节炎的护理．中国临床医药研究杂志，2007，16（5）：41.

［45］邓兆智，陈伟．清痹合剂治疗活动期类风湿性关节炎临床观察．中医杂志，1996，37（2）：93.

［46］胡荫奇，王义军，常志遂．风湿安冲剂治疗类风湿性关节炎临床研究．中国医药学报，2000，12（1）：43.

［47］黎明，张义明．清痹汤治疗类风湿关节炎急性期临床观察．中国医师杂志，1999，1（4）：56.

［48］蒋勇前，梁清华，刘小春，等．痹肿消汤对类风湿关节炎患者日常生活能力的影响．中国组织工程研究与临床康复，2007，11（12）：2272.

［49］唐先平．化痰祛瘀法治疗类风湿性关节炎临床研究．中国中医药信息杂志，2003，10（6）：18.

［50］周学平，周仲瑛，金妙文，等．舒关冲剂治疗中晚期类风湿关节炎临床与实验研究．中国中西医结合杂志，1999，19（2）：80.

［51］马存亮．清热利湿活血汤治疗湿热型类风湿关节炎．中医正骨，2005，17（10）：21.

［52］刘庆宪．清热通络宣痹法治疗活动期类风湿性关节炎36例临床研究．中医杂志，2004，45（6）：437.

［53］郭立芳，张红英，刘晓明．祛风清热化瘀通络汤治疗类风湿关节炎60例疗效观察．河北中医，2006，28（9）：660.

［54］张洪峰，肖卫国．疏血通注射液治疗活动期类风湿关节炎的临床观察．中国中西医结合杂志，2008，28（3）：255.

［55］郭瑞林，赵宁侠．复方中重用滋阴补肾药物治疗类风湿性关节炎30例临床研究．中医杂志，2003，44（7）：522.

［56］郑福增．中西医结合治疗类风湿性关节炎的思考．河南中医学院学报，2004，2（19）：13.

［57］曹炜，张华东，刘宏潇，等．四神煎治疗类风湿关节炎50例临床观察．北京中医药大学学报，2008，31（7）：490.

［58］冯蓓蕾．朱良春治疗痹病的经验．江苏中医，2000，21（5）：9.

［59］尹耕，谢其冰．白芍总苷治疗类风湿性关节炎60例临床分析．现代预防医学，2007，34（19）：3791.

［60］施波．乌头汤加味治疗类风湿性关节炎．中国社区医师，2007，（7）：75.

［61］刘建平．传统医学证据体的构成及证据分级的建议．中国中西医结合杂志，2007，27（12）：1061.

［62］GRADE Working Group. Grading quality of evidence and strength of recommendations. BMJ, 2004, (328): 1490.

附　件

附件1：指南工作组

类风湿关节炎指南编写组：

组长：冯兴华

组员：姜　泉　何夏秀　张华东　曹　炜　母小真　唐晓颇　刘宏潇　葛　琳　王海隆　张显彬　梁慧英　石英杰　张鹏翔　莫　捷　袁　永　许凤全　焦　娟

冯兴华　男，医学硕士，教授，中国中医科学院广安门医院，主要负责指南的总体设计及执笔。

姜　泉　女，医学学士，主任医师，中国中医科学院广安门医院，主要负责指南中文献筛选工作。

何夏秀　女，医学学士，副主任医师，中国中医科学院广安门医院，主要负责指南中文献筛选、指南评价工作。

张华东　男，医学学士，主任医师，中国中医科学院广安门医院，主要负责指南中文献筛选工作。

曹　炜　女，医学博士，副主任医师，中国中医科学院广安门医院，主要负责指南翻译工作。

母小真　女，医学博士，主治医师，中国中医科学院广安门医院，主要负责指南中文献筛选工作。

唐晓颇　男，医学博士，副主任医师，中国中医科学院广安门医院，主要负责指南中文献查阅工作。

刘宏潇　女，医学博士，副主任医师，中国中医科学院广安门医院，主要负责指南翻译、指南评价工作。

葛　琳　女，医学硕士，主治医师，中国中医科学院广安门医院，主要负责指南中文献查阅工作。

王海隆　男，医学博士，住院医师，中国中医科学院广安门医院，主要负责指南翻译、指南评价工作。

张显彬　男，医学博士，中国中医科学院广安门医院，主要负责指南中文献查阅工作。

梁慧英　女，医学硕士，中国中医科学院广安门医院，主要负责指南中文献查阅、指南翻译、指南评价工作。

石英杰　男，医学硕士，中国中医科学院广安门医院，主要负责指南中文献查阅工作。

张鹏翔　男，医学硕士，中国中医科学院广安门医院，主要负责指南中文献查阅工作。

莫　捷　男，医学硕士，中国中医科学院广安门医院，主要负责指南中文献查阅工作。

袁　永　男，医学硕士，中国中医科学院广安门医院，主要负责指南中文献查阅工作。

许凤全　男，医学博士，中国中医科学院广安门医院，主要负责指南翻译工作。

焦　娟　女，医学硕士，住院医师，中国中医科学院广安门医院，主要负责指南中文献查阅工作。

类风湿关节炎指南咨询专家（按姓氏笔画排序）：

王　阶　男，主任医师、教授，中国中医科学院广安门医院。

王承德　男，主任医师、教授，北京顺天德中医医院。

仝小林　男，主任医师、教授，中国中医科学院广安门医院。

花宝金　男，主任医师、教授，中国中医科学院广安门医院。

吴启富　男，主任医师、教授，南方医科大学南方医院。

邹建华　女，研究员，中国中医科学院外事处。

沈丕安　男，主任医师、教授，上海市中医医院。

范永升　男，主任医师、教授，浙江中医药大学。

周翠英　女，主任医师、教授，山东省中医院。

胡荫奇　男，主任医师、教授，中国中医科学院望京医院。

胡镜清　男，研究员，中国中医科学院广安门医院。

殷海波　男，主任医师、教授，中国中医科学院广安门医院。

崔永强　男，副主任医师，中国中医科学院广安门医院。

阎小萍　女，主任医师、教授，中日好友医院。

谢雁鸣　女，研究员，中国中医科学院研究所。

魏军平　男，副主任医师，中国中医科学院广安门医院。

附件2：信息资源

1 电子数据库

中国生物医学文献数据库 CBM（http：//cbmwww.imicams.ac.cn/）

中国期刊网全文数据库医药卫生专辑（http：//www.cnki.net/）

维普全文数据库（http：//www.cqvip.com/）

万方数据资源统一服务系统（http：//www.wanfangdata.com.cn/）

2 医学古籍

《黄帝内经·素问》、《金匮要略》、《诸病源候论》、《备急千金要方》、《太平圣惠方》、《儒门事亲》、《内外伤辨惑论》、《丹溪心法》、《医宗必读》、《医门法律》、《温病条辨》、《临证指南医案》、《医林改错》、《东医宝鉴》（韩）、《医方类聚》（韩）、《杂病广要》（日）。

3 工具书

《凯利风湿病学》、《风湿病学新进展》、《风湿病临床指南》、《临床诊疗指南·风湿病分册》、《中医内科学》、《实用中医风湿病学》、《临床风湿病学》、《中药新药临床指导原则》。

附件3：证据分级与推荐强度标准

1 传统医学证据分级标准

Ⅰa：在随机对照试验、队列研究、病例对照研究、病例系列研究这四种研究中至少有2种不同类型的研究所构成的证据体，且不同研究结果的效应一致。

Ⅰb：具有足够把握度的单个随机对照试验。

Ⅱa：半随机对照试验或队列研究。

Ⅱb：病例对照研究。

Ⅲa：历史性对照的病例系列。

Ⅲb：自身前后对照的病例系列。

Ⅳ：长期在临床上广泛运用的病例报告和史料记载的疗法。

Ⅴ：未经系统研究验证的专家观点和临床经验，以及没有长期在临床上广泛运用的病例报告和史料记载的疗法。

2 GRADE工作组建议的推荐分级标准

推荐使用：有充分的证据支持其疗效，应当使用（基于Ⅰ级证据）。

有选择性的推荐：有一定的证据支持，但不够充分，在一定条件下可以使用（基于Ⅱ、Ⅲ级证据）。

建议不要使用：大多数证据表明效果不良或弊大于利（基于Ⅱ、Ⅲ级证据）。

禁止使用：有充分的证据表明无效或明显地弊大于利（基于Ⅰ级证据）。

Ⅳ、Ⅴ级证据因为存在疗效的不确定性，无法作为推荐的依据。但是可以作为进一步研究的依据或假说，为未来的研究提供线索。

附件4：指南评价

AGREE 评测结果

六大领域标准化得分（表1）：

表1 六大领域标准化得分

研究领域	条目编号	标准化得分
范围与目的	1，2，3	83.3%
参与人员	4，5，6，7	45.8%
制订的严谨性	8，9，10，11	91.7%
清晰性和可读性	12，13，14，15，16，17，18	77.4%
应用性	19，20，21	0.0%
编辑独立	22，23	100%

对指南进行全面评估，建议在局部地区进行预试验后，再行推广。指南应提供支持指南应用的工具，如手册、计算机或其他手段。对指南推行的障碍及费用，疗效评价标准也应加以考虑。

附件5：词汇表

1 首字母缩略词

类风湿关节炎	rheumatoid arthritis	RA
类风湿因子	rheumatoid factor	RF
C反应蛋白	C reactive protein	CRP
血沉	erythrocyte sedimentation rate	ESR
抗角蛋白抗体	anti－keratin antibody	AKA
抗核周因子	anti－perinuclear factor	APF
抗环状瓜氨酸多肽抗体	anti－citrullinated peptide antibody	CCP
美国风湿病协会	American Rheumatism Association	ARA
甲氨蝶呤	methotrexate	MTX
柳氮磺胺吡啶	sulfasalazine	SSZ 或 SASP

2 术语

痹病：以肌肉、筋骨、关节酸痛、麻木、重着、灼热，或关节肿大、僵直、畸形为主要表现的疾病统称。

辨证论治：中医临床诊治疾病的思维方法和过程。通过四诊收集患者的病史、症状等临床资料，根据中医理论进行综合分析，分辨出证候，并拟定治疗方法。也包括中医理论贯穿在预防与养生实践中的过程。

刺痛：痛如针刺的感觉。

敷贴疗法：将药物调成糊状，敷于体表的特定部位，以治疗疾病的方法。

骨痹：以肢体麻木无力，骨骼疼痛，大关节僵硬变形，活动受限等为主要表现的肢体痹病类疾病。

肌痹：以对称性近端肌肉乏力、疼痛、麻木，或有萎缩；伴眼睑紫红色斑疹等为主要表现的肢体痹病类疾病。

浸洗疗法：用药物煎汤，浸洗患部，以治疗疾病的方法。

冷痛：疼痛伴有冷感，或疼痛部位的体表温度较正常皮肤发凉。

离子导入：将中药离子通过脉冲电疗仪的脉冲电流导入病变部位，以达到治疗疾病的目的。

脉痹：以寸口或趺阳脉伏，血压不对称，患肢疲乏、麻木或疼痛，下肢可见间歇性跛行等为主要表现的肢体痹病类疾病。

散寒除湿：用具有辛温祛寒燥湿作用的方药治疗寒湿阻滞证的治法。

湿热证：湿热互结，热不得越，湿不得泄。以身热不扬，口渴不欲多饮，头痛，身重而痛，腹满食少，小便短黄，大便泄泻，舌红苔黄腻，脉滑数等为常见症的证候。

舒筋活络：又称"舒筋和络"。用具有舒畅筋脉、疏通经络作用的方药治疗经气不利、筋肌挛急病证的治法。

痰湿证：痰湿内阻。以咳吐多量黏稠痰，痰滑易咯，肢体困重，胸脘痞闷，食少口腻，脉濡缓或滑等为常见症的证候。

痰饮：痰与饮的合称。脏腑病变过程中渗出并积存于体内的病理产物，可阻碍气血运行而成为继发的致病因素。

痛痹：又称"寒痹"。以肢体关节疼痛较剧，遇寒加重，得热痛减，昼轻夜重，关节不能屈伸，痛处不红，触之不热为主要临床表现的痹病。

行痹：又称"风痹"。以游走性疼痛为主要表现的痹病。

虚：指正气不足，以正气虚损为矛盾主要方面的病理反应，表现为机体的精、气、血、津液亏少和功能衰弱，脏腑经络的功能低下，抗病能力减退，可见各种虚弱不足的证候。

血瘀：由于气滞、气虚、血虚、外伤、阴寒内盛等各种原因，导致血液郁滞于一定部位的病理变化。

熏洗疗法：用药物煎汤的热蒸汽熏蒸患处，并用温热药液淋洗局部，以治疗各种病证的方法。

熏蒸疗法：用药物加水煮沸后所产生的药蒸汽熏蒸患处，以治疗疾病的方法。

瘀血：血液滞留或凝结于体内，既包括血溢出于经脉外而瘀积，也包括血脉运行受阻而滞留经脉腔内。既有病理产物，又可成为继发性致病因素。

药膏疗法：将外用药膏敷贴于肌肤，药膏通过皮肤、黏膜的吸收，起到行气活血、疏通经络、祛邪外出的作用，以治疗疾病的方法。

药浴疗法：将身体浸泡在药液中以治疗疾病的方法。

正气：人体正常功能活动的统称，即人体正常功能及所产生的各种维护健康的能力，包括自我调节能力、环境适应能力、抗邪防病能力和康复自愈能力等。

治则：对临床的具体立法、处方、用药等具有普遍的指导意义，在治疗疾病时必须遵循的基本原则。

着痹：又称"湿痹"。因湿性黏腻滞着而出现肢体关节重着酸痛，痛处固定，下肢为甚，或有肿胀，肌肤麻木，阴雨加重为主要表现的痹病。

原发性骨质疏松症中医临床实践指南

要点说明

1 关键事项

本指南主要是根据中医对原发性骨质疏松症的中医药临床研究成果并结合专家经验制订。针对的患者群体是原发性骨质疏松症的高危人群和原发性骨质疏松症患者（绝经后骨质疏松症和老年性骨质疏松症）无并发骨折者。

需要说明的是，本指南不是医疗行为的标准，随着新的干预方法及新的最佳证据的产生，指南所推荐的方法并不能保证所有人都能得到最理想的临床结局，也不包括所有有效的治疗方法，同时不排斥其他的有效治疗方法。最终采取的干预措施应由临床医生根据患者病情和考虑患者的意愿做出。

2 关键建议

2.1 预防

骨质疏松的危害是潜在性的，本病的防治原则为防重于治。可采取如下措施：

中医药膳选用怀杞甲鱼汤、生地黄鸡、羊脊骨粥。（推荐强度：GPP）

运动方法选用五禽戏、简化二十四式太极拳、八段锦，可以减少骨量丢失。改善周围不良环境，防止老年人跌倒而发生骨折。（推荐强度：A）

补肾健骨中药可采用中药淫羊藿、骨碎补、山茱萸、枸杞子单味配方颗粒预防。（推荐强度：A）

2.2 治疗

治疗原发性骨质疏松症强调以辨证论治为原则，并根据中医证候遣方用药。总的治疗原则是补肾壮骨、健脾益气、活血通络，治疗方法有中药、针灸、推拿，根据患者的不同临床特点和病情而选择具体的治疗方法。并发骨折、病情较重者，根据具体情况选用中医辨证论治或手术治疗。

肾阳虚证：汤剂用补肾壮骨冲剂，中成药用右归丸、仙灵骨葆胶囊、强骨胶囊。（推荐强度：A）

肝肾阴虚证：汤剂用六味地黄汤加减，中成药用中成药用固本壮骨胶囊、金天格胶囊。（推荐强度：A）

脾肾阳虚证：汤剂用金匮肾气丸加减，中成药用骨立饮。（推荐强度：B）

血瘀气滞证：汤剂用身痛逐瘀汤加减（推荐强度：GPP），中成药用骨疏康胶囊、骨疏康颗粒（推荐强度：A）。

3 实施过程

在广泛征求同行专家意见的基础上，对确诊的原发性骨质疏松症患者，实施如下操作流程：

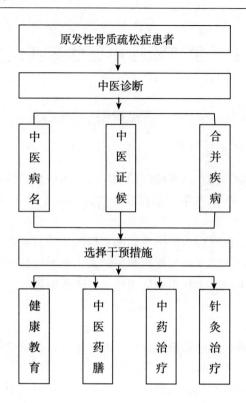

目　录

介　　绍

本指南针对的患者群体是原发性骨质疏松症的高危人群和原发性骨质疏松症患者（绝经后骨质疏松症和老年性骨质疏松症）无并发骨折者。制定本指南的目的是促进专业医生规范进行以中医药为主要内容的原发性骨质疏松症的诊断、预防和治疗，提高传统医学防治原发性骨质疏松症临床疗效和减少不规范使用中医药情况发生。本指南供专业中医师使用。

目前国际上颁布的有关骨质疏松症的临床实践指南比较权威的机构主要有苏格兰联合指南网、美国 AACE 骨质疏松症小组、澳大利亚内分泌协会和骨质疏松症协会等。其分别于 2003 年颁布了《国家临床指南·骨质疏松症管理》[1]、2001 年颁布了（2003 年更新）《AACE 关于预防和治疗绝经后骨质疏松症的临床实践指南》[2]、2002 年颁布了《骨质疏松症预防：澳大利亚内分泌骨折预防会议成果》[3]等。西太地区已有新加坡卫生部 2002 年颁布的《骨质疏松症》[4]及 2006 年中华医学会骨质疏松和骨矿盐疾病分会颁布的《原发性骨质疏松症诊疗指南》[5]（讨论稿）均从现代医学角度阐述了原发性骨质疏松症的诊断、预防、治疗、护理和康复。

原发性骨质疏松症属于中医"骨痿"范畴。2000 年，老年医学学会骨质疏松委员会骨质疏松诊断标准学科组制定了《中国人骨质疏松症建议诊断标准（第二稿）》[6]；2002 年，国家药品监督管理局组织专家编写的《中药新药临床研究指导原则》[7]（试行）中制定了骨质疏松症的中医证候诊断标准，以及疗效判定标准。2005 年，香港中文大学联合中国内地学者及世界卫生组织，共同编订了《中药防治骨质疏松症及其骨折的临床前和临床评价指导原则》[8]，系统叙述了防治骨质疏松症中药研发的指导理论、评价终点、有效性和安全性应遵循的原则和程序，指导科学评价中药防治骨质疏松症和降低骨折发生率的药效与安全性。2005 年国家中医药管理局委托中华中医药学会组织专家撰写了《中医内科常见病诊疗指南·骨质疏松症》的编制工作，并于 2008 年正式发布。

本指南编写组基于循证医学评价和专家共识对 1949 年至 2009 年 12 月的中文文献、英文文献进行了较全面的查询检索和评价，其中随机对照试验类文献质量采用 Cochrane 的简易法评价；Meta 分析类文献采用柳叶刀杂志发表的 QUOROM 法评价，证据分级分为五级，建议分级分为四级。在每个建议之后提供了证据强度和建议强度，通过这种方法，使用者可以了解到每个建议的证据级别和建议强度。

中医药领域在原发性骨质疏松症的预防和治疗等方面进行了系统研究[9-18]，包括病因病机、辨证论治规律、中药有效治疗药物、中药新药临床研究、中医综合治疗方案等多个方面。专家们在运用中医药治疗原发性骨质疏松症的模式与方法上基本达成了共识，逐步形成了针对原发性骨质疏松症的中医药治疗方案。根据上述研究成果和相关标准制订本指南。

编写指南三个原则：①临床指南必须与临床密切相关，以便向临床医生提供有用的信息；②所提出的每一项建议必须具有表明其在临床诊治过程中重要性的明确等级；③所提出的每一项建议也必须具有表明其证据强度的明确等级，这些证据强度支持了所提出的建议，反映了目前可利用的中医药最好的证据。

指南制订工作组由中医老年病专业、中医骨伤专业、中医妇科专业及内分泌专业、临床流行病学专业等人员组成。由高层专家指导委员会、同行资深专家委员会参与，进行总体方案的制订和技术指导；由有中医学、中西医结合、临床一线医师、循证医学、临床流行病学、文献编辑等知识背景的人员撰写指南；由本领域专家指导并由有临床流行病学和中医学知识背景的人员进行文献检索和评价，历经三年撰写成稿。

背　景

原发性骨质疏松症（ICD - 10：M81.0，M81.8）是以骨量减少、骨的微观结构退化为特征的致使骨的脆性增加，以及易于发生骨折的一种全身性骨骼疾病[19-20]。

原发性骨质疏松症（primary osteoporosis）属于中医骨痿（GUWEI）范畴。本病的病因病机是以肾虚为本，与脾虚有关。《素问·痿论》曰："肾气热，则腰脊不举，骨枯而髓减，发为骨痿。"[21]它是指绝经或年老后，由于体质因素、疾病影响、摄生不当、外感大热、远行劳倦等原因，造成以肾阴亏损、肾精耗竭为主的病理改变，并逐渐发展为髓减骨枯、足不任身的骨痿病证。《医宗必读·痿》曰："阳明虚则血气少，不能润养宗筋，故弛纵；宗筋纵则带脉不能收引，故足痿不用。"[22]它是指饮食偏嗜或喜好烟酒，损伤脾胃，致使脾胃虚弱，水谷精微化生不足，导致肌肉骨髓失养，四肢不用；脾虚不能补养先天，又会导致肾精不足，筋骨失养，骨痿不用。

原发性骨质疏松症是一种老年人和绝经后妇女所特有的多发病，在当今的疾病谱中排列第五位[23]。全世界现有约 2 亿骨质疏松症患者，其中有近一半患者发生在亚太地区。我国 50 岁以上中老年人骨质疏松的患病率为 15.7%，其中男性和女性的患病率分别为 8.8% 及 30.8%。至 2020 年，中国骨质疏松症或骨密度低患者将达到 2.9 亿；而至 2050 年，这一数字还将上升至 5.3 亿。为治疗伴随而至的髋部骨折，2020 年，全国医疗支出将达 850 亿元人民币。2050 年，这一数字将跃升至 1.8 万亿元人民币。原发性骨质疏松症的病因尚不明确，目前认为与年老组织生理性衰退、女性绝经后雌激素减退等有关。其可分为绝经后骨质疏松症（Ⅰ型）和老年性骨质疏松症（Ⅱ型）[24]。原发性骨质疏松症的严重后果是发生骨折（脆性骨折），我国 50 岁以上人群总骨折患病率为 26.6%，其中男性 24.6%，女性 28.5%；髋部骨折患病率为 1.9%，前臂骨折患病率为 4.0%，脊椎骨折患病率为 13.3%，增加老年人的病残率和死亡率。其危险因素主要包括[1]跌仆或骨折史、家族史、吸烟、过量饮酒，与年龄、性别、种族、多育、体重、缺乏体育锻炼、低钙饮食等也有关系。本病呈慢性、渐进性发展，病情较轻时，常无症状，或症状轻微。随着病情的缓慢进展，临床症状和体征会逐渐加重。

原发性骨质疏松症不但造成患者生活质量下降，而且给国家医疗卫生经济造成了巨大压力，已成为世界医学界研究的热点。世界卫生组织已将每年 10 月 20 日定为全世界的"骨质疏松日"，指定 2000~2010 年为"骨与关节十年"，其中包括原发性骨质疏松症在内的骨与关节疾病等全球关注的健康问题[25]。

临床特征

1　临床表现

1.1　病史

原发性骨质疏松症是一种慢性、渐进性发展的疾病，病情较轻时，常无症状，或症状轻微。随着病情的缓慢进展，临床症状和体征会逐渐加重，主要表现为疼痛、身长缩短、驼背及骨折。

1.2　症状

疼痛是原发性骨质疏松症最常见的早期症状，常以腰背部为主，亦可表现为全身骨骼疼痛或髋、膝、腕关节疼痛。腰背疼痛最初发生在从静息状态转为运动状态时，以后逐渐发展为持续性；较长时间采取同一姿势，疼痛可加重；若压缩骨折累及神经，可出现肢体麻木、乏力、挛缩、疼痛，或肋间神经痛，甚至腹痛。有时骨质疏松即使很明显，也可无明显腰背痛。

该病早期骨量减少，当腰椎骨量丢失小于 24% 时，可没有任何症状，称为"静悄悄的病"；即使出现腰背部疼痛，也常因 X 线检查无明显异常发现而未被诊断。若腰背疼痛突然加剧，可能发生椎体压缩骨折，此时骨折部位的棘突有压痛和叩击痛，但因常没有明显外伤史或仅有轻微外伤史而被患者所忽略，只有经 X 线检查发现椎体压缩骨折时，才意识到骨质疏松症的存在，此时，骨质疏松已相当严重，腰椎骨量丢失大于 25%。因此，对于骨质疏松症患者而言，若排除其他原因引起的疼痛，则疼痛可作为其骨折阈值的临床特征。而对于严重骨质疏松症患者而言，腰背部容易疲劳，疼痛常持续存在。

1.3　体征

1.3.1　身长缩短、驼背

身长缩短、驼背是继腰背疼痛后出现的重要体征。骨质疏松时，变形轻者只累及 1～2 个椎体，重者可累及整个脊椎椎体。经过数年，会使整个脊椎缩短 10～15cm，使从头到耻骨与耻骨到跟骨的比值小于 1.0，从而导致身长缩短。椎体压缩，特别是在那些活动度和负重量较大的椎体，如第 11、12 胸椎和第 3 腰椎等变形显著或出现压缩性骨折时，均可使脊柱前倾、背屈加重而形成驼背。驼背的程度越重，则腰背痛越明显。椎体压缩性骨折会导致胸廓畸形、腹部受压及影响心肺功能等。

1.3.2　骨折

骨折是原发性骨质疏松症的严重并发症。即使是轻微创伤甚至无创伤的碰撞也能引起骨折，脊柱椎体压缩性骨折、髋部骨折和桡骨远端骨折是原发性骨质疏松症患者最常发生的三种骨折。骨折的发生与年龄、绝经时间有一定的关系。

1.4　生活能力下降

由于病情的进展，患者的临床症状和体征逐渐加重，尤其是骨痛、腰膝酸软、下肢无力等症状，常导致原发性骨质疏松症患者生活质量及行动能力下降，严重者可有行走困难、不能负重，甚至骨折，影响了中老年人的健康和日常生活。

2　理化检查

2.1　诊断性检查

原发性骨质疏松症的诊断主要依靠骨密度（bone mineral density，BMD）测量。

2.1.1　骨密度测量

原发性骨质疏松症的确诊需要测量 BMD，采用双能 X 线吸收法（Dual energy X-ray absorptiometry，DEXA）。人群筛查可以使用单光子吸收法（SPA）、单能 X 线吸收法（SXA）、CT 骨密度测量。

2.1.2　骨 X 线平片检查

在没有条件做骨密度检测的地区，可参考 X 线平片检查。但 X 线平片检查诊断骨质疏松的准确度较差，只有当骨骼的矿物质丢失 30%～40% 时才能在 X 线平片上辨认出来，因此，轻度的骨质疏松症在 X 线平片上难以诊断。除跟骨摄侧位片外，其他部位骨结构应摄正、侧位片。照片的清晰度、对比度、细致度应较高，软组织、骨组织层次结构清楚。

2.2　判断病因检查

绝经后骨质疏松症患者血雌二醇降低；男性老年性骨质疏松症患者血睾丸酮降低。

诊断标准

1 西医诊断

1.1 BMD 诊断标准

1994 年，WHO 公布以骨密度（BMD）为指标的骨质疏松症诊断标准，这一诊断标准仅适用于欧美白人妇女，其他人群是否采用此分级标准存在争议[26]。（M 为峰值骨量均值）

> M − 1SD	骨量正常
M − 1SD ~ − 2.5SD	骨量减少
< M − 2.5SD 以上	骨质疏松症
< M − 2.5SD 以上，伴有一处或多处骨折	严重骨质疏松症

对于尚未作峰值骨密度调查的地区或民族，或不便应用 SD 的单位，可用腰椎骨量丢失百分率（%）诊断法。参考日本 1996 年修订版的标准进行诊断[5]。

> M − 12%	骨量正常
M − 13% ~ − 24%	骨量减少
< M − 25%	骨质疏松症
< M − 25%，伴有一处或多处骨折	严重骨质疏松症
< M − 37%，无骨折	严重骨质疏松症

1.2 临床分型

原发性骨质疏松症分为两型，I 型为绝经后骨质疏松症，Ⅱ型为老年性骨质疏松症，它们都属于退行性的骨质疏松症。

2 鉴别诊断

2.1 与骨软化的鉴别[27-28]

骨质疏松症的特征是正常矿化骨基质的密度明显降低，而骨软化指的是不完全矿化骨基质的质量增加、正常或减少；骨质疏松症的发生年龄一般为老年人和绝经后妇女，而骨软化则发生于所有年龄组；骨质疏松症的症状为骨折处骨痛，而骨软化则为全身骨痛；骨质疏松症的软化为骨折处软化，而骨软化为骨折处外骨质软化和全身性骨质软化。实验室检查：骨质疏松症的血清钙、磷、碱性磷酸酶均正常，尿钙离子升高或正常，骨活检示四环素标记正常；而骨软化的血清钙、磷均降低或正常，碱性磷酸酶升高，尿钙离子正常或降低，四环素标记异常。

2.2 与甲状旁腺功能亢进的鉴别[27,29-32]

甲状旁腺功能亢进多以骨痛、骨骼畸形，甚至病理性骨折为主要临床表现，MRI、骨扫描、头和手的 X 线片等有助于本病的诊断；而血清 PTH 升高、高血钙和低血磷则可确诊本病。与原发性骨质疏松症不同的是，全身和脊柱区域甲状旁腺的骨丢失明显，皮质骨的骨丢失比松质骨更严重。这种骨量丢失即使在甲状旁腺切除后亦很难恢复。

2.3 与肾性骨营养不良症的鉴别[27,32-33]

肾性骨营养不良症是指慢性肾病存在的矿物质与骨代谢的紊乱引起的骨重塑。它与佝偻病和骨软化相似，也是导致骨软化的最常见因素，多数患者伴有剧烈的肌痛和肌无力，可能还有病理骨折。

3　中医证候诊断

依据中医基础理论，以阴阳为纲，辨虚实、脏腑、气血，参考《中医内科常见病诊疗指南·骨质疏松症》、临床流行病学调查结果[34-35]及专家共识，可将原发性骨质疏松症分为以下四个证候类型：

3.1　肾阳虚证

腰背冷痛，酸软乏力，甚则驼背弯腰，活动受限，畏寒喜暖，遇冷加重，尤以下肢为甚，小便频多，舌淡苔白，脉沉细或沉弦。

3.2　肝肾阴虚证

腰膝酸痛，膝软无力，下肢抽筋，驼背弯腰，患部痿软微热，形体消瘦，眩晕耳鸣，或五心烦热，失眠多梦，男子遗精，女子经少或经绝，舌红少津，少苔，脉沉细数。

3.3　脾肾阳虚证

腰髋冷痛，腰膝酸软，甚则弯腰驼背，双膝行走无力，畏寒喜暖，纳少腹胀，面色萎黄，舌淡胖，苔白滑，脉沉弱。

3.4　血瘀气滞证

骨节疼痛，痛有定处，痛处拒按，筋肉挛缩，骨折，多有外伤或久病史，舌质紫暗，有瘀点或瘀斑，脉涩或弦。

干预、管理和推荐

1　干预

目前，双磷酸盐、降钙素、雌激素、雷诺昔芬、血甲状旁腺素（parathyroid hormone，PTH)[1-4,36-37]等药物虽为临床防治骨质疏松症的常用有效药物，但因其不良反应而在临床应用上受到限制。

中医药在原发性骨质疏松症的预防、治疗等方面进行了系统研究，在运用中医药治疗原发性骨质疏松症的方法上基本达成了共识，逐步形成了针对原发性骨质疏松症的中医药治疗方案，取得了循证医学证据。中医药预防原发性骨质疏松症强调整体调节，采取中药防治与一般性预防措施相结合；治疗原发性骨质疏松症强调以辨证论治为原则，并根据原发性骨质疏松症的中医证候而遣方用药。总的治疗原则是补肾壮骨、健脾益气、活血通络[38]，治疗方法有中药、针灸、推拿，根据患者的不同临床特点和病情选择具体的治疗方法。临床以综合治疗方案为宜，可促进患者全身症状的改善，减轻骨痛，提高患者生活质量，升高骨密度[39]。

2　管理

2.1　预防和早期监测

原发性骨质疏松症的危害是潜在性的，早期通常没有症状，对它的防治往往不能引起人们的重视。而潜在性的危害一旦发展到一定程度，后果就会变得非常严重。因此，对于原发性骨质疏松症的防治，总的原则应当是防重于治。

2.1.1　健康教育[40]

健康教育是预防原发性骨质疏松症的经济、有效手段。通过健康教育，提高人们对骨质疏松症的认识，了解其危害性和早期预防措施。原发性骨质疏松症对人体造成的最大危害是骨折，其危险因素主要包括跌仆或骨折史、家族史、吸烟、过量饮酒，与年龄、性别、种族、多育、体重、缺乏体育锻炼、低钙饮食有关。其中年龄、性别、种族、家族史为不可控因素，而生活方式是可以改变的。预防骨质疏松症的措施有：坚持健康的生活方式，改变不良生活习惯；顺应四时气候变化，生活起居有规律；精神上乐观豁达，淡泊名利；饮食上可食用中医特色的药膳；加强体育锻炼，可采用五禽戏、八段锦、简化二十四式太极拳等有助于减少骨量丢失；定期体检，以早期发现和动态监测骨量变化。（推荐强度：GPP；证据级别：Ⅳ）

2.1.2 预防措施

2.1.2.1 中医药膳

骨质疏松症与营养因素密切相关，特别是在老年男性和绝经后妇女中，营养对骨丢失的速率起着关键性作用[41-42]，故食物疗法在骨质疏松症的预防中占 30%[43]。饮食中应保证足够的钙、维生素 D[37,44]和蛋白质摄入[45]。（推荐强度：A，证据级别：Ⅰa）

中医认为，食物也具有类似中药的四气五味、归经、功效等性能，可以养生治病。"药性刚烈，犹若御兵，若能用食平疴，适性遣疾者，可谓良工，为医者当须先洞晓病源，以食治之，食疗不愈，然后命药[46]"。（孙思邈《千金要方·食治》）推荐药膳可根据个人具体情况选用。

2.1.2.1.1 怀杞甲鱼汤[47]（推荐强度：GPP，证据级别：Ⅳ）

适应证：腰膝酸软，五心烦热，潮热盗汗，头晕、耳鸣，口燥舌干等。

配方：怀山药、枸杞、骨碎补、甲鱼。

功效：滋阴补肾，益气健脾。

2.1.2.1.2 生地黄鸡[47]（推荐强度：GPP，证据级别：Ⅳ）

适应证：腰膝酸软，时或隐痛，足跟作痛，喜按喜揉，遇劳则甚，休息时减轻，神疲乏力，耳鸣，头昏，齿摇等。

配方：地黄、乌骨鸡、饴糖。

功效：补肾填精，生髓壮骨。

2.1.2.1.3 羊脊骨粥[47]（推荐强度：GPP，证据级别：Ⅳ）

适应证：腰膝酸软，头晕耳鸣，神疲乏力，小腹冷痛，肢冷畏寒等。

配方：羊脊骨、肉苁蓉、菟丝子。

功效：温肾壮阳，填精补髓。

2.1.2.2 运动预防

健身法如五禽戏（推荐强度：A，证据级别：Ⅰa）[48]、简化二十四式太极拳（推荐强度：A，证据级别：Ⅰa）[49]、八段锦（推荐强度：B，证据级别：Ⅱa）等[50]，每周 2~3 次，每次 30~45 分钟。

2.1.2.3 生活习惯[51]

顺应四时气候变化，生活起居有规律，不妄劳作。（推荐强度：GPP，证据级别：Ⅳ）

2.1.2.4 中药预防[12-1]

补肾健骨中药能预防骨质疏松及其骨折，宜合理运用补肝肾类中药，并根据老年人的生理特点调补后天脾胃，补气活血，积极预防骨质疏松及其骨折的发生。偏肾阳虚可选用淫羊藿[52-54]、骨碎补[55-56]等单味配方颗粒剂（推荐强度：A，证据级别：Ⅰa）；偏肾阴虚可选用山茱萸、枸杞子等单味配方颗粒剂。（推荐强度：GPP，证据级别：Ⅳ）

2.1.2.5 预防跌倒[24,57-59]

通过体育锻炼或改善周围不良环境、健康教育等方式以预防老年人跌倒，防止骨折发生（推荐强度：A，证据级别：Ⅰa）；避免应用影响平衡的药物，积极治疗影响身体平衡的疾病；对极易跌倒或摔伤的人应使用髋骨保护器（推荐强度：A，证据级别：Ⅰa）。

2.1.3 早期监测

较高的峰值骨量能减少老年后患骨质疏松症的危险，儿童青少年期是峰值骨量形成的关键时刻，应当从儿童青少年期开始提倡健康的生活方式，包括定期运动、摄入足够的钙、保持健康体重、避免吸烟及大量饮酒。对于年龄大于 70 岁的男性及绝经后骨质疏松症等高危人群要重点健康管理，早期监测，定期监测骨密度[60]。对于出现骨量减少，并且临床出现骨痛、腰膝酸软、行动能力下降、足

跟痛、下肢抽搐等症者要及时检查骨密度，并采取相应的中医预防措施。（推荐强度：GPP，证据级别：Ⅳ）

专家共识和建议：原发性骨质疏松的预防要整体调节，除中药、针灸等预防方法外，还要重视一般性预防措施的应用，包括饮食、运动、生活起居等方面。要做到生活有规律，注意劳逸适度，坚持适量适度的体育锻炼，不吸烟，少饮酒，合理饮食等。

骨量减少者采用运动与药膳相结合的治疗方法，诊断为原发性骨质疏松症者可采取中医辨证论治的方法，疼痛严重者建议加用针灸治疗；并发骨折且病情较重者，应根据具体情况选用中医辨证论治或手术治疗。

2.2 治疗

2.2.1 辨证论治

2.2.1.1 肾阳虚证

病机：肾阳不足，骨骼失于温煦、濡养。

治法：补肾壮阳，强筋健骨。

推荐方药：补肾壮骨冲剂和右归丸[61-64]（《景岳全书》）加减。熟地黄、肉桂、鹿角胶、山药、山茱萸、枸杞子、当归、杜仲、菟丝子、巴戟天、骨碎补、三棱等。（推荐强度：A，证据级别：Ⅰa）

加减：虚寒明显者，可加用仙茅、肉苁蓉、淫羊藿、干姜等以温阳散寒。

用法：水煎服，每日1剂，分2次服用。

推荐中成药：仙灵骨葆胶囊[65-67]，每次1.5g，每日2次，口服（推荐强度：A，证据级别：Ⅰa）；强骨胶囊[68-70]，每次0.25g，每日3次，口服。（推荐强度：A，证据级别：Ⅰa）

2.2.1.2 肝肾阴虚证

病机：肝肾亏虚，阴精不足，骨骼失养。

治法：滋补肝肾，填精壮骨。

推荐方药：六味地黄汤[71-73]（《小儿药证直诀》）加减。熟地黄、山药、山茱萸、茯苓、牡丹皮、泽泻、骨碎补、续断、仙灵脾等。（推荐强度：A，证据级别：Ⅰa）

加减：阴虚火旺明显者，可加知母、黄柏；疼痛明显者，可加桑寄生补肾壮骨。

用法：水煎服，每日1剂，分2次服用。

推荐中成药：固本壮骨胶囊[74]，每次2粒，每日3次，口服（推荐强度：A，证据级别：Ⅰb）；金天格胶囊[14,75]，每次1.2g，每日3次，口服。（推荐强度：A，证据级别：Ⅰa）

2.2.1.3 脾肾阳虚证

病机：脾虚不健，脾精不足，则肾精乏源，骨骼失养。

治法：补益脾肾，强筋壮骨。

推荐方药：金匮肾气丸[76]（《金匮要略》）加减。山药、茯苓、白术、附子、熟地黄、山茱萸、牛膝、淫羊藿、骨碎补、杜仲、菟丝子、甘草等。（推荐强度：B，证据级别：Ⅱa）

骨立饮[77]：党参、白术、茯苓、淫羊藿、蛇床子、丹参、补骨脂、熟地、怀牛膝加减。（推荐强度：B，证据级别：Ⅱa）

用法：水煎服，每日1剂，分2次服用。

2.2.1.4 血瘀气滞证

病机：气滞血瘀，阻滞经络，骨骼失养。

治法：理气活血，化瘀止痛。

推荐方药：身痛逐瘀汤（《医林改错》）加减。秦艽、羌活、香附、川芎、桃仁、红花、当归、没药、牛膝、地龙、甘草、五灵脂等。（推荐强度：GPP，证据级别：Ⅳ）

加减：骨痛以上肢为主者，加桑枝、姜黄；下肢为甚者，加独活、防己以通络止痛；久病关节变形、痛剧者，加全蝎、蜈蚣以通络活血。

用法：水煎服，每日 1 剂，分 2 次服用。

推荐中成药：骨疏康胶囊[78-79]，每次 4 粒，每日 2 次，口服（推荐强度：A，证据级别：Ⅰa）；骨疏康颗粒[80-83]，每次 10g，每日 2 次，口服（推荐强度：A，证据级别：Ⅰa）。

以上治疗根据患者病情，疗程可为 6～12 个月；服药一年以上者需监测肝肾功能；严重骨质疏松症可配合西药治疗。

妇女绝经后骨质疏松症常常以肝肾阴虚证为主，临床表现为腰膝酸软、四肢或腰背痛、或足跟痛、疼痛时不能久立、遇劳更甚、手足心发热、烦躁易怒、潮热盗汗、眩晕耳鸣、失眠多梦等症状。常用药物为熟地黄、山萸肉、鹿角胶（烊化）、枸杞、淫羊藿、肉苁蓉、山药、白芍、牛膝、黄芪、茯苓等。（推荐强度：A，证据级别：Ⅰa）

老年性骨质疏松症发病年龄女性大于 60 岁，男性大于 70 岁。常以肾阳虚证为主，表现为腰、髋、膝等关节处冷痛及畏寒肢冷、面色白或黧黑、气衰神疲、小便清长等症状。常用药物为淫羊藿、骨碎补、川续断、补骨脂、杜仲、菟丝子、丹参、当归、鸡血藤、巴戟天、肉苁蓉、肉桂等。（推荐强度：A，证据级别：Ⅰa）

2.2.2 推荐使用的中成药

2.2.2.1 仙灵骨葆胶囊（2009 年国家基本药物中成药制剂品种目录药物）

功能主治：滋补肝肾，接骨续筋，强身健骨。

适应证：用于骨质疏松和骨质疏松症、骨折、骨关节炎、骨无菌性坏死等。

用法：口服，每次 1.5g，每日 2 次。（推荐强度：A，证据级别：Ⅰa）

2.2.2.2 强骨胶囊（2003 年，国药准字 Z20030007）

功能主治：补肾，壮骨，强筋，止痛。

适应证：用于原发性骨质疏松症、骨量减少患者的肾阳虚证。症见腰背四肢酸痛，畏寒肢冷或抽筋，下肢无力，夜尿频多等。

用法：口服，每次 0.25g，每日 3 次。（推荐强度：A，证据级别：Ⅰa）

2.2.2.3 补肾健骨胶囊（2002 年，国药准字 Z20020056）

功能主治：滋补肝肾、强筋健骨。

适应证：用于原发性骨质疏松症的肝肾不足证。症见腰脊疼痛，胫软膝酸。

用法：口服，每次 2g，每日 3 次。（推荐强度：A，证据级别：Ⅰa）

2.2.2.4 骨松康合剂（2002 年，国药准字 Z20025505）

功能主治：补益肝肾，壮骨止痛。

适应证：用于肝肾不足所致的骨质疏松症。症见腰背肢体疼痛，无力。

用法：口服，每次 30ml，每日 3 次。（推荐强度：A，证据级别：Ⅰa）

2.2.2.5 金天格胶囊（2003 年，国药准字 Z20030080）

功能主治：改善骨质疏松患者的临床症状，促进骨形成，增加骨密度，降低骨折发生率。

适应证：用于腰背疼痛，腿膝瘫软，下肢痿弱，步履艰难等症状的改善。

用法：口服，每次 1.2g，每日 3 次。（推荐强度：A，证据级别：Ⅰa）

2.2.2.6 骨松宝胶囊（2003 年，国药准字 Z20030084）

功能主治：补肾活血，强筋壮骨。

适应证：用于骨痿（骨质疏松症）引起的骨折、骨痛及预防更年期骨质疏松。

用法：口服，每次 2 粒，每日 3 次。（推荐强度：A，证据级别：Ⅰa）

2.2.2.7 六味壮骨颗粒（2002 年，国药准字 Z20025232）

功能主治：养肝补肾，强筋壮骨。

适应证：用于骨质疏松证属肝肾不足者，症见腰脊酸痛、足膝酸软、乏力。

高血压、心脏病、肝病、肾病等慢性病严重者应在医师指导下服用。

用法：口服，每日 20g，分 3 次服用。（推荐强度：A，证据级别：Ⅰa）

2.2.2.8　骨疏康颗粒（2009 年，国药准字 Z2003255）

功能主治：补肾益气，活血壮骨。

适应证：肾虚，气血不足所致的中老年骨质疏松症，伴有腰脊酸痛、足膝酸软、神疲乏力。

用法：口服，每次 10g，每日 2 次。（推荐强度：A，证据级别：Ⅰa）

2.2.2.9　六味地黄丸（《中华人民共和国药典》[84] 2010 版）

功能主治：滋阴补肾。

适应证：用于头晕耳鸣，腰膝酸软，遗精盗汗。

用法：口服，每次 6g，每日 2 次。（推荐强度：A，证据级别：Ⅰa）

2.2.2.10　知柏地黄丸（《中华人民共和国药典》[84] 2010 版）

功能主治：滋阴清热。

适应证：用于潮热盗汗，耳鸣遗精，口干咽燥。

用法：口服、每次 8 丸，每日 3 次。（推荐强度：A，证据级别：Ⅰa）

2.2.2.11　青娥丸（《中华人民共和国药典》[84] 2010 版）

功能主治：补肾强腰。

适应证：用于肾虚腰痛，起坐不利，膝软乏力。

用法：口服，水蜜丸每次 6~9g，每日 2~3 次。（推荐强度：A，证据级别：Ⅰa）

以上药物在长期服用过程中未见有明显肝肾功能损害，但高血压、心脏病、肝病、肾病等慢性病严重患者应在医师指导下服用，定期监测肝肾功能。

2.2.3　针灸治疗[85-87]

腰背痛症状明显的原发性骨质疏松症患者加用针刺治疗，畏寒肢冷症状明显的原发性骨质疏松症患者加用灸法治疗。

2.2.3.1　针刺

取穴：足三里、肾俞、脾俞、关元、太溪、三阴交、大椎、太白。配穴：为痛处所属经脉络穴。（推荐强度：B，证据级别：Ⅱa）

操作方法：根据病证虚实，采用强弱不同的刺激手法，每日针刺 1 次，留针 20 分钟，10 日为 1 个疗程。

2.2.3.2　灸法

取穴：大椎、大杼、肝俞；中脘、膻中、足三里；脾俞、肾俞、命门；神阙、关元。配穴：为痛处所属经脉络穴。

采用补肾填精、温阳壮骨、疏通经络等中药，如补骨脂、当归、熟地黄、仙茅、淫羊藿、丁香、肉桂等，压制成药饼。（推荐强度：B，证据级别：Ⅱa）

操作：用直接灸或隔药灸法。每日灸 1 组穴，每穴灸 5 壮，15 日为 1 个疗程。

3　推荐

原发性骨质疏松症的主要病机为肾虚，与肝虚、脾虚、血瘀有关。其治疗原则是"补肾壮骨，益肝健脾，活血通络"。在此治疗原则指导下，补肾法、益肝法、补脾法、活血化瘀法在本病的治疗中发挥着重要作用。

3.1　补肾法的应用

肾虚是原发性骨质疏松症的主要病机，补肾法在本病的治疗中占据了重要的地位。现代临床报道[14,88-90]温肾壮阳法、补肾阳辅以滋肾阴法均有改善原发性骨质疏松症腰背四肢骨痛及骨密度的作用，且安全性好。代表方剂如骨松宝胶囊、青娥丸等。

建议：补肾法是中医治疗原发性骨质疏松症的重要方法，在改善骨密度、提高患者生存质量上显示了很好的临床疗效。（推荐强度：A，证据级别：Ⅰa）

3.2 滋补肝肾法的应用

肝肾同源，滋补肝肾法[72-74,91]具有改善原发性骨质疏松症腰背疼痛、腰膝酸软、下肢抽筋等症状，提高骨密度的作用，且安全性好。代表方剂如补肾健骨胶囊、骨松康合剂、六味壮骨颗粒。

建议：滋补肝肾法是中医治疗原发性骨质疏松症的方法之一，在改善临床症状、提高骨密度显示了较好的临床疗效。（推荐强度：A，证据级别：Ⅰa）

3.3 温肾补脾法的应用

肾与脾胃关系密切，肾为先天之本，脾为后天之本，肾精依赖脾精源源不断地滋养补充。若脾不运化，脾精不足而肾精乏源；或肾精本虚，骨骼失养，则骨骼脆弱无力，终致骨质疏松症。现代临床报道中，温肾补脾法[17]、补肾健脾法[92-94]对改善患者临床症状、体征的效果明显，对骨密度也有一定的改善作用。

建议：温肾补脾法对于原发性骨质疏松症的治疗有较肯定的疗效，在本病的治疗中应用较广泛。（推荐强度：A，证据级别：Ⅰa）

3.4 活血化瘀法的应用

血瘀的产生主要是因虚致瘀，如肾阴、肾阳偏衰，或脾虚气血生化乏源而气虚推动无力均可导致血瘀。另外，外伤亦可致血络受损而瘀血停滞。而瘀血作为致病因素，又会加重脾肾的虚衰，使精微不布，而致"骨不坚"，促进骨质疏松的发生。中医文献研究报道，补肾健脾活血法[92]、补肾活血法[95]对改善骨密度有一定的作用。

建议：活血化瘀法可以与补肾法、温肾补脾法合用，是中医治疗原发性骨质疏松症的主要治法之一。（推荐强度：B，证据级别：Ⅱa）

3.5 推拿治疗

推拿是治疗原发性骨质疏松症的有效方法，目前已广泛为临床医生所采用。腰背痛、骨痛症状明显时，可采用推拿治疗，能显著提高临床疗效。具体的推拿手法及穴位，可以根据患者的病情，由专科医生酌情选用。但推拿治疗原发性骨质疏松症存在一定风险，只能采用轻度推拿手法，慎用深度推拿手法，禁用活络关节等重手法[17,96]。

建议：腰背痛、畏寒肢冷症状明显的原发性骨质疏松症患者可以采用推拿治疗。（推荐强度：B，证据级别：Ⅱa）

3.6 并发症处理

原发性骨质疏松症并发骨折属病情较重，建议参照有关骨折的临床指南及时救治患者，在此基础上建议尽早采取中医辨证论治的方法，无法通过保守治疗的患者，建议手术治疗[97-99]。（推荐强度：A，证据级别：Ⅰa）

3.7 护理[100-101]

骨质疏松症患者由于腰背痛等原因导致生活质量降低，应给予患者积极的止痛护理。一般疼痛护理可予以中药离子导入（推荐强度：B，证据级别：Ⅱa）、中药烫疗（推荐强度：GPP，证据级别：Ⅳ）、穴位注射中药治疗（推荐强度：B，证据级别：Ⅲb）等处理。

3.8 随访[102-103]

采用中药治疗的患者，要定期随访，对骨痛、骨密度、生存质量进行评估，利用双能X线骨密度仪检测骨密度以反映药物治疗的效果。一般情况下应6~12个月监测一次骨密度；骨密度检测的部位为腰椎和股骨颈。如果治疗后骨痛减轻、行动能力提高、骨密度稳定或增高表示治疗有效，而临床症状没有改善、骨密度显著降低则要重新制定有效的治疗方案。中药的使用根据病情变化随证加减，

服药一年以上者要监测肝肾功能。（推荐强度：GPP，证据级别：Ⅳ）

3.9 结局

临床疗效评价从骨痛、骨密度、生存质量三个方面进行评估。骨痛采用 VAS 法测量，计分减少应≥3[104]，骨密度采用双能 X 线骨密度仪测量，骨密度 > M - 1SD[105]，生存质量采用 SF - 36（the MOS - item short - form health survey）量表测量，量表分值越高，健康状况越好[106]。

方　　法

1　临床证据的检索策略

采用计算机和手工相结合的方法进行检索。

检索 PubMed、BioMed、Databases@ Ovid 等数据库；检索 IOF、NOF、NACCM；WHO 及 WHO 西太区成员国相关网站（新加坡骨质疏松症协会、韩国骨质疏松症协会、日本骨质疏松症协会、中国香港骨质疏松症协会、泰国骨质疏松症协会、马来西亚骨质疏松症协会、越南骨质疏松症协会等）；检索世界著名制药公司相关网站：默沙东、辉瑞、礼来等。以 "osteoporosis"、" senile osteoporosis"、" postmenopausal osteoporosis" 为关键词，检索 1996 年至 2009 年的文献。

选用中国期刊全文数据库（CNKI）、中国中医药文献数据库、中国医用信息资源系统（维普）和中国疾病知识总库等数据库、中国台湾 CPES 中文电子期刊服务网站，以 "骨质疏松症、原发性骨质疏松症" 为关键词，检索 1949 年至 2009 年的文献。

借鉴美国、英国、澳大利亚、新加坡和新西兰等国家的原发性骨质疏松症临床实践指南和 2005 年中华中医药学会内科分会制定的《中医内科常见病诊疗指南》。

参考中国、日本、韩国等亚太国家的中医古代医籍文献。

2　证据级别和质量评价

所有纳入的证据均使用结构性摘要表，并按照本指南选用的分级体系来进行评价。将证据依次划分为 Ⅰa、Ⅰb、Ⅱa、Ⅱb、Ⅲa、Ⅲb、Ⅳ、Ⅴ 等几个等级。如果为 Ⅰ 级证据，根据证据的观点则指南做出 "推荐使用或者禁止使用"；如果为 Ⅱ、Ⅲ 级证据，根据证据的观点则指南做出 "有选择性的推荐或者建议不要使用"。如果证据级别为Ⅳ、Ⅴ级，但是来源于临床实践且在临床中广泛应用，则指南做出 "专家共识"。

3　推荐强度

采用的证据级别参照中国刘建平教授提出的关于传统医学证据分级的建议[107]，推荐分级参照 GRADE 工作组 2004 年发表的专家共识[108]（见附件3）。

4　评议和咨询过程

指南初稿形成后，首先通过电子邮件的方式征求国内中医骨科专家、中医妇科专家、内分泌专家、中医老年病专家、妇产科专家、临床流行病学专家的意见，根据专家意见对指南进行修改和完善。其次召开专家咨询会进一步征求专家意见，最终达到专家共识。最后，咨询中医妇科、中医老年病科、中医骨伤科一线临床医生对于指南临床适用性和可操作性的意见，指南制订小组根据提出的意见对指南进一步进行完善，最终形成指南定稿。

5　宣传

指南出版后，拟通过专业学会、学术会议、医师培训和继续教育项目等进行进一步宣传和推广。

6　执行

通过专业学会、学术会议、医师培训和继续教育项目等方式进行宣传，并鼓励临床医生进行本指南的临床应用，将应用情况及存在问题通过电子邮件、电话、信件等形式反馈给指南工作小组。指南工作小组参考反馈意见，进行进一步的修订和完善。

7 更新

本指南根据本学科研究进展情况，如有新的干预方法产生并有最佳证据、发现现有干预有严重缺陷等，应对本指南进行修订，拟定三年修订一次。届时将由指南编写委员会和相关人员对新出现的证据加以收集、整理和分析，最后由指南编写组决定是否对指南予以修订。

参考文献

［1］ Scottish Intercollegiate Guidelines Network（SIGN）. Management of osteoporosis. A national clinical guideline. Edinburgh（Scotland）：Scottish Intercollegiate Guidelines Network（SIGN），2003. Jun：1.

［2］ Hodgson SF, Watts NB, Bilezikian JP, et al. American association of clinical endocrinologists medical guidelines for clinical practice for the prevention and treatment of postmenopausal osteoporosis，2003，9（6）：544.

［3］ SambrookPN, Seeman E, Phillips SR, et al. Preventing osteoporosis：outcomes of the Australian fracture prevention summit, MJA 2002，176（8 Suppl）：1.

［4］ Singapore Ministry of Health. Osteoporosis. Singapore：Singapore Ministry of Health，2002.

［5］ 中华医学会骨质疏松和骨矿盐疾病分会.原发性骨质疏松症诊疗指南（讨论稿）.中华全科医师杂志，2006，5（8）：455.

［6］ 中国老年学会骨质疏松委员会骨质疏松诊断标准学科组.中国人骨质疏松症建议诊断标准（第二稿）.中国骨质疏松杂志，2000，6（1）：1.

［7］ 国家药品监督管理局.中药新药临床研究指导原则（试行）.北京：中国医药科技出版社，2002.

［8］ 《指导原则》编写委员会.中药防治骨质疏松症及其骨折的临床前和临床评价指导原则.北京：人民卫生出版社，2006.

［9］ 陈丽琛，唐年亚.骨质疏松症的病因病机及其防治探讨.山西中医，2007，23（1）：4.

［10］ 刘峰，梁翔.中医药辨证治疗骨质疏松症128例.实用中西医结合临床，2005，5（4）：52.

［11］ 陈维静，刘新梅，廉红真.中医辨证治疗原发性骨质疏松症（附109例报告）.中医药研究，1999，15（3）：29.

［12］ 谢雁鸣，朱芸茵，吴泰相.中医药治疗绝经后骨质疏松的疗效及安全性系统评价.中国循证医学杂志，2005，5（1）：29.

［13］ 谷贵山，李子川，吴振源.骨疏康颗粒防治骨质疏松症的 Meta 分析.中国临床康复，2005，9（35）：124.

［14］ 张军，吴林生，孙树椿，等.金天格胶囊治疗原发性骨质疏松症660例临床疗效.中国骨质疏松杂志，2005，11（4）：490.

［15］ 尚玉敏，刘艳艳，李惠萍.仙灵骨葆胶囊治疗绝经后骨质疏松症的临床观察.中国中西医结合急救杂志，2007，14（1）：55.

［16］ 崔贺平，薛艳慧，江彩平，等.骨疏康胶囊合中药离子导入治疗骨质疏松症100例.河北中医，2005，27（11）：816.

［17］ 木荣华，全晓彬，张纯武.温肾补脾法合推拿治疗老年性骨质疏松症.浙江中西医结合杂志，2005，15（9）：535.

［18］ 刘威，王芳.不同方案治疗绝经后妇女骨质疏松症疗效、疗程及费用分析.中国临床康复，2002，6（11）：1672.

［19］ 第三届国际骨质疏松研讨会.丹麦，1990.

［20］ 第四届国际骨质疏松研讨会.香港，1993.

［21］ 程士德校注.内经（第二版）.北京：人民卫生出版社，2006.

[22] 明·李中梓. 医宗必读. 北京：人民卫生出版社，1995.

[23] 李仲廉. 原发性骨质疏松症的诊疗. 中国疼痛医学杂志，2006，12（1）：40.

[24] 刘忠厚. 骨矿与临床. 北京：中国科学技术出版社，2006.

[25] 秦岭，郑振耀. 2000-2010 骨关节十年. 中国骨质疏松杂志，2000，6（4）：90.

[26] John A Kanis，L. Joseph Melton III，Claus Christiansen，et al. The diagnosis of osteoporosis. J Bone Miner Res，1994，9（8）：1137.

[27] 郭世绂，罗先正，邱贵兴. 骨质疏松的基础与临床. 天津：天津科学技术出版社，2001.

[28] 陈启明，梁国穗，秦岭，等主译. 骨科基础科学. 北京：人民卫生出版社，2001.

[29] Lindsay R. Clinicial utility of biochemical markers. Osteoporosis Int，1999，9（supp12）：29.

[30] Miller PD，Baran DT，Bilezikian JP，et al. Practical clinical application of biochemical markers of bone turnover：Consensus of an expert panel. J Clin Densitometry，1999，2（3）：323.

[31] 刘忠厚. 骨质疏松学. 北京：科学技术出版社，1998.

[32] Kroger H，Reeve J. Diagnosis of osteoporosis in clinical practice. Ann Med，1998，30（3）：278.

[33] Ito M，Hayashi K，Ito M. Vertebral density distribution pattern：CT classification of patients undergoing maintenance hemodialysis. Radiology，1991，180（1）：253.

[34] 谢雁鸣，朱芸茵，葛继荣，等. 基于临床流行病学调查的原发性骨质疏松症中医基本证候研究. 世界科学技术——中医药现代化，2007，9（2）：38.

[35] 方朝晖，耿家金，张有志，等. 1000 例老年性骨质疏松症证候分布与组合规律研究. 中国中医药信息杂志，2007，14（5）：15.

[36] North American Menopause Society. Management of osteoporosis in postmenopausal women：2006 position statement of the north American menopause society. Menopause，2006，13（3）：340.

[37] Institute for Clinical Systems Improvement（ICSI）. Diagnosis and treatment of osteoporosis. Bloomington（MN），2006，（7）：1.

[38] 曹亚飞，刘庆思，刘红敏. 骨质疏松症的中医证型与治疗原则探讨. 中国骨质疏松杂志，2002，8（4）：367.

[39] 陈砺，朱春燕，王小平，等. 补肾中药对绝经后骨质疏松症患者骨密度影响的 Meta 分析. 中国临床康复，2004，8（30）：6703.

[40] 陈玉平，刘雪琴. 预防原发性骨质疏松症的健康教育研究进展. 中华护理杂志，2004，39（6）：440.

[41] Snelling AM，Crespo CJ，Schaeffer M，et al. Modifiable and nonmodifiable factors associated with osteoporosis in postmenopausal women：results from the third national health and nutrition and examination survey，1988-1994. J Women's Health &Grendr-Based Med，2001，10（1）：57.

[42] Lowe NM，Fraser WD，Jackson MJ. Is there a potential therapeutic value of copper and zinc for osteoporosis? Proc Nutr Soc，2002，61（2）：181.

[43] 西尺良记. 骨质疏松症的诊断与治疗的相关调查. Osteoporosis Japan，2002，10（2）：196.

[44] Chaputy MC，Arlot ME，Delmas PD，et al. Effect of calcium and cholecalciferol treatment for three years on hip fractures in elderly women. BMJ，1994，（308）：1081.

[45] Bonjour J·P，Sclurch M·A，Chevalley T，et al. Protein intake，IGF-1 and osteoporosis. Osteoporos Int，1997，7（suppl 3）：36.

[46] 唐·孙思邈著. 焦振廉，苏礼，李景荣校订. 孙真人千金方. 北京：人民卫生出版社，1996.

[47] 周文泉，沙凤桐，高普，等. 中国药膳辨证治疗学. 北京：人民卫生出版社，2002.

[48] 虞定海，王敬浩. 6 个月健身气功五禽戏锻炼前后中老年人外周血 T 淋巴细胞的变化. 中国运

动医学杂志，2007，26（2）：206.

[49] Maciaszek J, Osiński W, Szeklicki R, et al. Effect of Tai Chi on body balance：randomized controlled trial in men with osteopenia or osteoporosis. Am J Chin Med, 2007, 35（1）：1.

[50] 曾云贵，周小青，王安利，等. 健身气功·八段锦锻炼对中老年人身体形态和生理机能影响的研究. 北京体育大学学报，2005，28（9）：1207.

[51] 商铁刚.《黄帝内经》中的养生之道诠释. 中医药学刊，2004，22（12）：2310.

[52] 董远芳. 淫羊藿等中药治疗骨质疏松症的临床观察. 中药材，2004，27（8）：620.

[53] 赵丽娜. 淫羊藿防治骨质疏松临床效果评价. 现代中西医结合杂志，2003，12（9）：922.

[54] 曾炎辉. 淫羊藿治疗绝经后骨质疏松症50例. 陕西中医，2005，26（5）：405.

[55] 谢雁鸣，王和鸣，沈霖，等. 强骨胶囊治疗原发性骨质疏松症（骨量减少）的临床研究. 中国中医药信息杂志，2004，11（6）：482.

[56] 王和鸣，田金洲，彭淑莲，等. 强骨胶囊治疗骨质疏松早期骨量较少的临床观察. 中国骨伤，2003，16（11）：692.

[57] John TC, Sally CM, Laurence ZR, et al. Interventions for the prevention of falls in older adults：systematic review and meta – analysis of randomised clinical trials. BMJ, 2004, 328（7441）：680.

[58] Roberson MC, Campbell AJ, Gardner MM, et al. Preventing injuries in older people by preventing falls：a meta – analysis of individual – level data. J Am Geriatr Soc, 2002, 50（5）：905.

[59] Thorsten N, Matthias B. Preventing falls in community – dwelling frail older people using a home intervention team（HIT）：results from the randomized Falls – HIT trial. J Am Geriatr Soc, 2003, 51（3）：300.

[60] Bischoff – Ferrari HA, Dawson – Hughes B, Willett WC et al. Effect of Vitamin D on falls：a meta – analysis. JAMA, 2004, 291（16）：1999.

[61] 邓伟民，崔伟历，沈有高，等. 补肾壮骨冲剂治疗绝经后骨质疏松症2年疗效观察. 广州中医药大学学报，2002，19（4）：275.

[62] 邓伟民，崔伟历，贺扬淑，等. 补肾壮骨冲剂对男性骨质疏松症患者骨矿含量和骨密度的影响. 中国临床康复，2005，9（11）：150.

[63] 邓伟民，杨勤华，沈有高，等. 补肾壮骨冲剂治疗绝经后骨质疏松症妇女5年观察. 中国临床康复，2003，7（21）：2964.

[64] 王旭凯，王英，杨有庚. 仙灵骨葆治疗绝经后妇女骨质疏松症的临床疗效观察. 中国妇幼保健，2009，24（12）：1707.

[65] 吴秀芳. 仙灵骨葆对原发性骨质疏松症骨矿密度的影响. 药物与临床，2006，3（5）：52.

[66] 茅月娟，吴连国，刘康，等. 仙灵骨葆胶囊对骨质疏松患者骨密度改善情况102例. 中国现代应用药学杂志，2006，23（5）：416.

[67] 王和鸣，葛继荣，田金洲，等. 强骨胶囊（骨碎补总黄酮）治疗骨质疏松症骨痛的疗效观察. 中国中医骨伤科杂志，2005，13（6）：38.

[68] 谢雁鸣，崔天红，高蕊，等. 强骨胶囊治疗原发性骨质疏松症（肾阳虚）的临床研究. 中药新药与临床药理，2000，11（4）：197.

[69] 王和鸣，葛继荣，田金洲，等. 强骨胶囊治疗原发性骨质疏松症临床试验. 中药新药与临床药理，2004，15（4）：284.

[70] 李经华，赵广利. 强骨胶囊治疗绝经后骨质疏松症的临床研究. 实用中西医结合临床，2008，8（6）：19.

[71] 曹留栓. 六味地黄丸加味治疗绝经后骨质疏松症疗效观察. 河南中医学院学报，2004，19

（4）：42.

[72] 张锦，殷松楼，殷寒秋，等．六味地黄丸治疗绝经后骨质疏松的疗效观察．临床内科杂志，2003，20（10）：10.

[73] 邹崇祺．六味地黄汤加味治疗绝经后骨质疏松症疗效观察．中国中医药信息杂志，2005，12（8）：75.

[74] 石瑛，石关桐，石印玉．固本壮骨胶囊治疗原发性骨质疏松症的临床研究．中国中医骨伤科杂志，2005，13（4）：11.

[75] 高扬，吴征，邬莉娅．金天格胶囊治疗骨质疏松症的临床观察．湖北中医杂志，2006，28（12）：43.

[76] 韩跃武，吴春娥．中医药治疗骨质疏松的临床疗效观察．山西中医学院学报，2006，17（6）：24.

[77] 蓝肇熙，李凌志，张进陶，等．骨立冲剂治疗脾肾两虚型原发性骨质疏松症的临床观察．四川中医，2006，24（6）：75.

[78] 王和鸣，葛继荣，石关桐，等．骨疏康胶囊治疗骨质疏松症临床试验总结．中国中医骨伤科杂志，2006，14（6）：10.

[79] 卢中道，王义生．骨疏康治疗中重度原发性骨质疏松症的疗效观察．中国临床康复，2004，8（18）：3652.

[80] 马泉，刘瑞荣，杨印智．骨疏康治疗绝经后骨质疏松症86例．陕西中医，2004，25（12）：1096-1097.

[81] 刘志伟，刚丕寰，尤田，等．骨疏康颗粒治疗原发性骨质疏松症133例远期疗效观察．中医药学刊，2001，19（5）：475.

[82] 陈志信，徐香玖，黄刚．骨疏康冲剂与钙剂联合应用治疗绝经后骨质疏松症的临床研究．中国骨肿瘤骨病，2004，3（1）：18.

[83] 蒋淑媛，尚亚平，吴林生，等．骨疏康颗粒治疗骨质疏松症的临床观察（附300例分析）．中国骨质疏松杂志，1995，1（2）：167.

[84] 国家药典委员会．中华人民共和国药典（2010版）．北京：中国医药科技出版社，2010.

[85] 王长海，田立民，冯文，等．针刺对绝经后骨质疏松症骨密度及血液流变性的影响．中国中医急症，2004，13（5）：284.

[86] 周晓莉，鲍圣涌．"双固一通"针灸疗法对绝经后骨质疏松症骨密度的影响．湖北中医杂志，2005，27（6）：49.

[87] 王东岩，蔡红，卓铁军．针刺背部俞穴对骨质疏松症腰椎骨密度的影响．湖北中医杂志，2001，23（2）：6.

[88] 陈砺，朱春燕，王小平，等．补肾中药对绝经后骨质疏松症患者骨密度影响的 Meta 分析．中国临床康复，2004，8（30）：6703.

[89] 易成生，刘向前．补肾方药治疗原发性骨质疏松症临床观察．湖南中医学院学报，2003，23（2）：36.

[90] 王长海，何养宁．补肾法治疗骨质疏松症的临床研究．中医药学报，1998，26（5）：20.

[91] 吕小华，陈科．金天格胶囊治疗骨质疏松症200例．现代中西医结合杂志，2009，18（7）：788.

[92] 谭清武．补肾健脾法治疗老年性骨质疏松症47例．湖北中医杂志，2000，22（11）：25.

[93] 周杨礼．补肾健脾法治疗58例老年性骨质疏松症．中国康复理论与实践，2003，9（6）：382.

[94] 马文侠，李翠萍．补肾健脾法治疗绝经后骨质疏松症30例报告．中医正骨，2003，15

（9）：32.

［95］宋献文，沈培芝，陈百先．补肾活血方药治疗绝经后骨质疏松症．中国骨伤，2001，14（8）：476.

［96］马荣连，吴云川，徐小梅．推拿对脾肾两虚型绝经后骨质疏松症妇女骨密度及衰老症状的影响．实用老年医学，2004，20（5）：11.

［97］WattsNB，HarrisST，GenantHK. Treatment of painful osteoporotic vertebral fractures with percutaneous vertebroplasty or kyphoplasty. Osteoporos Int，2001，12（6）：429.

［98］Barr JD，Barr MS，Lemley TJ，et al. Percutaneous vertebroplasty for pain relief and spinal stabiliza- tionSpine，2000，25（8）：923.

［99］Garfin S，Lin G，Lieberman I，et al. Retrospective analysis of the outcomes of balloon kyphoplasty to treat vertebralbody compression fracture（VCF）refractory to medical management. Eur Spine J，2001，10（Suppl1）：7.

［100］黄如娇，韦坚，黄美蔼，等．骨质疏松症患者的生活质量研究及护理干预影响．中国全科医学，2006，9（21）21：1798.

［101］潘霞．穴位注射治疗原发性骨质疏松症的护理与康复指导．家庭护士，2007，5（1）：32.

［102］Miller PD，Bonnick SL. Clinical application of bone densitometry. In primer on the metabolic bone diseases and disorders of mineral metabolism ediced by favus M Philadelphia：Lippincott Williams and Wikins，1999.

［103］Bonnick SL. Bone densitometry in Clinical medicine. Chapter9：Clinical indications for bone densitom- etry，Totowa NJ：Human Press 1998.

［104］段红光，倪家骧．疼痛的定性与定量测量．辽宁医学杂志，1996，10（1）：1.

［105］Genant HK，Engelke K，Fuerst，et al. Noninvasive assessment of bone mineral and structure：state of the art. J Bone Miner Res，1996，11（6）：703.

［106］Ware JE JR，Gandek B. Overview of the SF－36 health survey and the international quality of life as- sessment（IQOLA）project. J Clin Epidemiol，1998，51（11）：903.

［107］刘建平．传统医学证据体的构成及证据分级的建议．中国中西医结合杂志，2007，27（12）：1061.

［108］GRADE Working Group. Grading quality of evidence and strength of recommendations. BMJ，2004，328（7454）：1490.

附　件

附件1：指南工作组

原发性骨质疏松症指南编写组：

组长：谢雁鸣

成员：董福慧　孙树椿　王和鸣　宇文亚　刘庆思　马良宵　廖　星　徐桂琴　支英杰　牛潞芳　武常生

谢雁鸣　女，医学学士，研究员，中国中医科学院中医临床基础医学研究所，负责指南的总体设计和技术指导。

董福慧　男，医学博士，主任医师，中国中医科学院骨伤研究所，负责中医学指导。

孙树椿　男，医学学士，主任医师，中国中医科学院骨伤研究所，负责中医学指导。

王和鸣　男，医学学士，教授，福建中医学院，负责中医学指导。

宇文亚　女，医学博士，讲师、医师，中国中医科学院中医临床基础医学研究所，负责指南撰写及参与文献评价。

刘庆思　男，医学学士，主任医师，广州中医药大学附属骨伤科医院，负责中医学指导。

马良宵　女，医学博士，助理研究员，北京中医药大学，负责英文翻译。

廖星　女，医学硕士，中国中医科学院中医临床基础医学研究所，负责英文文献检索。

徐桂琴　女，医学硕士，中国中医科学院中医临床基础医学研究所，负责中文文献检索及参与文献评价。

支英杰　女，医学博士，助理研究员，中国中医科学院中医临床基础医学研究所，参与文献检索及评价。

牛潞芳　女，医学博士，医师，中国中医科学院中医临床基础医学研究所，参与文献检索及评价。

武常生　女，医学博士，医师，中国中医科学院中医临床基础医学研究所，参与文献检索及评价。

原发性骨质疏松症指南咨询专家：

徐苓　许昕　詹思延　刘建平　周文泉　蔡连香　张军

徐苓　女，医学硕士，主任医师，北京协和医院妇产科。

许昕　女，医学研究生，主任医师，首都医科大学附属北京中医医院。

詹思延　女，医学博士，教授，北京大学医学部循证医学中心。

刘建平　男，医学博士，教授，北京中医药大学循证医学中心。

周文泉　男，医学学士，主任医师，中国中医科学院西苑医院。

蔡连香　女，医学学士，主任医师，中国中医科学院西苑医院。

张军　男，医学博士，主任医师，中国中医科学院骨伤研究所。

附件2：信息资源

1　电子数据库

1.1　中文检索

中国期刊全文数据库（CNKI），检索1994~2009年9月的文献。

维普数据库以"骨质疏松"为主题词，检索1989~2009年9月的文献。

中国中医药期刊文献数据库，检索1949~2009年的文献。

中国疾病知识总库·循证医学库，检索2000年以来的中文医学核心期刊、国外相关的数据库、国外主要循证医学期刊。

1.2　英文检索

检索国际上有关骨质疏松症的专业网站：IOF、NOF、NACCM等；检索世界卫生组织WHO及WHO西太区网站；检索西太区成员国相关文献和网站；检索世界著名医学数据库：PubMed、BioMed、Mediline、OVDID平台；检索世界著名制药公司相关网站：默沙东、辉瑞、礼来等1996年至2009年9月的文献。最后按照本课题的要求进行筛选。

2　医学古籍

手工检索到的各个时期对骨认识的古代医书有60本左右。

《难经》　不分卷　（战国）秦越人

《金匮要略》　三卷　（汉）张机

《中藏经》　八卷　（汉）华佗

《甲乙经》　十二卷　（晋）皇甫谧

《肘后备急方》 八卷 （晋）葛洪

《褚氏遗书》 不分卷 （南齐）褚澄

《诸病源候论》 五十卷 （隋）巢元方

《素问》 二十四卷 （唐）王冰

《灵枢》 十二卷 （唐）王冰

《千金要方》 三十卷 （唐）孙思邈

《千金翼方》 三十卷 （唐）孙思邈

《外台秘要》 四十卷 （唐）王焘

《太平圣惠方》 一百卷 （宋）王怀隐等编集

《和剂局方》 十卷 （宋）陈师文等

《严氏济生方》 十卷 严氏济生续方八卷补遗一卷 （宋）严用和

《史载之方》 二卷 （宋）史堪

《洪氏集验方》 五卷 （宋）洪遵

《全生指迷方》 四卷 （宋）王贶

《扁鹊心书》 三卷附神方 （宋）窦材辑

《三因极一病证方论》 十八卷 （宋）陈言

《儒门事亲》 十五卷 （金）张从正

《兰室秘藏》 三卷 （金）李杲

《内外伤辨惑论》 三卷 （金）李杲

《脾胃论》 三卷 （金）李杲

《医学发明》 不分卷 （金）李杲

《平治荟萃》 三卷 （元）朱震亨

《医垒元戎》 十二卷 （元）王好古

《卫生宝鉴》 二十四卷 （元）罗天益

《丹溪心法》 五卷 （元）朱震亨

《脉因证治》 二卷 （元）朱丹溪

《瑞竹堂经验方》 十五卷 （元）萨理弥实

《医学正传》 八卷 （明）虞抟

《古今医鉴》 十六卷 （明）龚信纂、龚廷贤

《万病回春》 八卷 （明）龚廷贤

《寿世保元》 十卷 （明）龚廷贤

《医林绳墨》 八卷 （明）方隅

《杂症准绳》 八卷 （明）王肯堂

《医贯》 六卷 （明）赵献可

《景岳全书》 六十四卷 （明）张介宾

《医学六要·病机部》 二卷 （明）张三锡

《证治要诀》 十二卷 （明）戴元礼

《医学纲目》 四十卷 （明）楼英

《针灸大成》 十卷 （明）杨继洲

《医学阶梯》 不分卷 （清）张睿撰

《本草万方针线》 八卷 （清）蔡烈先辑

《嵩崖尊生书》 十五卷 （清）景东阳

《辨证录》 十四卷 （清）陈士铎

《医学心悟》 六卷 （清）程国彭

《医方一盘珠》 十卷 （清）洪金鼎

《证治汇补》 八卷 （清）李用粹

《症因脉治》 四卷 （明）秦昌遇

《病机汇论》 十八卷 （清）沈坦仲撰；马淑校定

《医宗金鉴杂病心法要诀》 五卷 （清）吴谦等

《金匮翼》 八卷 （清）尤怡辑

《医醇胜义》 四卷 （清）费伯雄

《医书九种》（诸痹汇要、痿症大要、虚劳要则） （清）沈灵犀

《中西汇通医经精义》 （清）唐宗海

《素问痿论释难》 不分卷 刘复

《马王堆古医书考释》 马继兴

附件3：证据分级与推荐强度标准

1 证据级别[107]

参照刘建平教授提出的关于传统医学证据分级的建议。

Ia：由随机对照试验、队列研究、病例对照研究、病例系列这四种研究中至少两种不同类型的研究所构成的证据体，且不同研究结果的效应一致。

Ib：具有足够把握度的单个随机对照试验。

IIa：非随机对照研究或队列研究（有对照的前瞻性研究）。

IIb：病例对照研究。

IIIa：历史性对照的系列病例。

IIIb：自身前后对照的病例系列。

IV：长期在临床上广泛运用的病例报告和史料记载的疗法。

V：未经系统研究验证的专家观点和临床经验，以及没有长期在临床上广泛运用的病例报告和史料记载的疗法。

2 推荐强度[108]

参照证据分级工作组提出的推荐分级。

推荐使用（A）：有充分的证据支持其疗效，应当使用（基于I级证据）。

有选择性的推荐（B）：有一定的证据支持，但不够充分，在一定条件下可以使用（基于II、III级证据）。

建议不要使用（C）：大多数证据表明效果不良或弊大于利（基于II、III级证据）。

禁止使用（D）：有充分的证据表明无效或明显弊大于利（基于I级证据）。

专家共识[4]（good practice points，GPP）：基于指南撰写专家组的临床经验所推荐的最好意见。（Recommended best practice based on the clinical experience of the guideline development group.）

附件4：指南评价

AGREE 评测结果

六大领域标准化得分（表1）：

表1 六大领域标准化得分

研究领域	条目编号	标准化得分
范围与目的	1，2，3	92%
参与人员	4，5，6，7	83%
制定的严谨性	8，9，10，11	92%
清晰性和可读性	12，13，14，15，16，17，18	83%
应用性	19，20，21	57%
编辑独立	22，23	83%

对评价质量较好的指南，建议先在局部地区进行试用，指南编写者应该提供指南使用手册等指导指南使用的材料。

附件5：词汇表

痛有定处：疼痛部位固定不移。

畏寒：自觉怕冷，加衣被或近火取暖，采取保暖措施，身体发冷的感觉可以缓解。

腰膝酸软：自觉腰部与膝部酸软无力。

腰痛：腰部一侧或两侧疼痛。

腰酸：自觉腰部酸楚不适。

足跟痛：一侧或两侧足跟部位疼痛，站立、行走则加重。

IgA 肾病中医临床实践指南

要点说明

1　关键事项

本指南是在收集循证医学证据的基础上，参考相关指南，结合专家经验和国内中医药治疗 IgA 肾病的实际情况制定的。

本指南并不是医疗行为的标准或者规范，而仅仅是根据现有的研究证据依据循证医学方法制作出的一个文本。随着临床实践的发展，新证据的不断产生，指南所提供的建议亦会随之不断地修正。采用指南推荐的方法并不能保证所有患者都能获得理想的临床结局。同时，就指南本身而言，并不能包括所有有效的疗法，也并不排斥其他有效的疗法。最终临床治疗措施的抉择需要卫生从业者根据临床的具体情况，结合自身的经验及患者的意愿做出。

2　关键建议

中医药治疗 IgA 肾病以中药汤剂为主，辅以饮食调节、情志调节等方法综合干预，关键建议如下：

引导患者正确认识疾病，减轻心理压力，对提高患者的生活质量可能有一定的益处。（推荐强度：C）

视 IgA 肾病的具体临床表现、病程及中医辨证情况，采用相应的饮食宜忌对患者有一定的益处。（推荐强度：C）

若 IgA 肾病患者常易外感，平素表现为气短乏力、自汗畏风，证属肺脾气虚、卫表不固者，可予玉屏风散加味防治。（推荐强度：C）

IgA 肾病患者若扁桃体炎反复发作，发病早期切除扁桃体可改善其肾生存情况，但需要考虑其禁忌证和适应证。扁桃体感染后尿检结果恶化，轻中度肾损害是其适应证；而肾功能明显损害是手术禁忌证。扁桃体切除时机应在扁桃体炎症消退，肾炎病情稳定时为宜。（推荐强度：A）

气阴两虚证是 IgA 肾病慢性迁延期最常见的证型，当无证可辨时，常规采用益气养阴法，亦可取得一定的疗效。（推荐强度：A）

以活血化瘀为主要治法，或在辨证论治基础上佐以活血化瘀，是 IgA 肾病治疗中不可或缺的一环。（推荐强度：B）

对于 IgA 肾病病机属三焦气化不利者，可选用柴苓汤。（推荐强度：B）

对于 IgA 肾病部分临床类型应用激素及免疫抑制剂者，因该类药物的副作用较大，因此采用中西医结合治疗，在应用西药的基础上辨证服用中药，可提高疗效。（推荐强度：B）

IgA 肾病为本虚标实之病，常因虚致实，虚实夹杂，临床证型常呈多证相兼的复合证候，治疗宜标本兼顾，扶正祛邪。（推荐强度：B）

对于咽喉症状突出的 IgA 肾病患者，应重视解毒利咽法的运用。（推荐强度：A）

3　实施过程

对于确诊的 IgA 肾病患者，可以按如下实施流程操作：

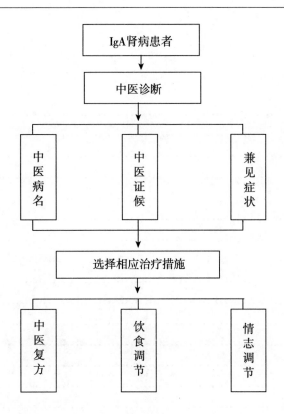

目　录

介　绍

　　IgA 肾病是临床最常见的原发性肾小球疾病，是由法国学者 Berger 于 1968 年首次提出的，故亦称 Berger 病。目前国内外关于 IgA 肾病的临床实践指南主要是 1999 年日本颁布的 IgA 肾病诊疗指南[1]，并于 2002 年更新指南（第 2 版）[2]。目前在欧美及国内尚无 IgA 肾病的诊疗指南，但 2004 年《欧洲肾脏病透析及移植杂志》刊登的"基于证据的 IgA 肾病成人治疗建议"[3]以及 2004 年《中华内科杂志》刊登的"从循证医学角度评价成人 IgA 肾病的治疗方案"[4]都从循证医学的角度对 IgA 肾病的治疗进行了积极探索。

　　1998 年，中国中医肾病专业委员会 IgA 肾病协作中心制订了《IgA 肾病中医辨证分型方案》和《IgA 肾病疗效评定标准》[5,6]。2001～2006 年，中国"十五"科技攻关课题组开展了 IgA 肾病中医证治规律研究，随着循证医学的发展，逐步开展了多中心的随机对照临床试验。2007 年，由中华中医药学会肾病分会制订了《IgA 肾病的诊断、辨证分型和疗效评定（试行方案）》[7]。在以往工作基础上，根据循证医学的原则，在系统分析国外指南制作方法和指南评价方法的基础上，将其与中医学的特点相结合，通过临床问题的分解、文献检索、文献评价与证据形成、证据评价与推荐建议形成、指南草案书写、专家评审、草案修改等步骤，完成了本指南的撰写。

　　本指南制订的目的，在于为中医临床医师提供一个适用于大多数 IgA 肾病患者的中医诊疗策略，从而规范 IgA 肾病的中医诊断、治疗和预防，使 IgA 肾病患者获得最大益处。其针对的人群是 IgA 肾病患者。

背　景

　　IgA 肾病（ICD - 10 编码：N02. 801）为免疫病理学诊断名称，是一组不伴有系统性疾病、肾活检免疫病理检查在肾小球系膜区以 IgA 或 IgA 沉积为主、临床上以血尿为主要表现的原发性肾小球肾炎。

　　IgA 肾病的确切发病机理目前尚未完全清楚，系多种因素参与发病。目前比较一致的看法是 IgA 肾病为免疫复合物引起的肾小球疾病，是由免疫功能异常导致大量多聚体 IgA 沉积于肾小球系膜区，激活补体及凝血纤溶系统，释放炎症介质等进而造成肾小球的损伤。此外，近年来有事实说明遗传因素在 IgA 肾病的发病中亦占有重要位置。

　　IgA 肾病可发生在任何年龄，但多见于青少年，16～35 岁的患者占总发病患者数的 80%。在不同的国家和地区，其发病率有所差异。在亚洲和太平洋地区，IgA 肾病占肾活检患者的 30%～40%；在西欧占 30%，在欧洲占 20%；而在北美仅占 10%[8]。IgA 肾病是导致慢性肾衰的主要原因，有 25%～30% 的 IgA 肾病患者 10 年后进展为终末期肾衰[9]。IgA 肾病进展的临床危险因素包括发病年龄大、前驱症状持续时间、蛋白尿程度、高血压、肾功能损伤、体重指数增加。但判断预后最主要应依靠肾脏组织病理改变，其中弥漫而严重的系膜细胞与基质增生、肾小球硬化、新月体形成、小管损伤、间质纤维化和血管损害为预后不良指征[10]。

　　IgA 肾病属于现代医学病名，根据其临床表现及病机特点，可归属于中医"尿血"、"虚损"、"腰痛"、"水肿"等疾病范畴。中医学认为，本病病位常以肾为病变中心，并可涉及肺、肝、脾等脏。肾元亏虚是发病的主要内因；感受外邪，尤其是风热毒邪是本病的主要外因；而过度劳累，饮食不节，情志失调等则常为本病发病的诱因。临床上 IgA 肾病围绕肾的虚、热、瘀、湿的消长而变化，其病性多属本虚标实、虚实夹杂之证。

　　目前，国内外对 IgA 肾病开展了多方面、多层次的研究，但其发病机制尚不明确，亦无特异性的治疗方法。中国传统医学虽无此病名，但数千年前就有对"尿血"、"虚损"等记载，并积累了丰富的治疗经验。近 20 年来，中医药对 IgA 肾病进行了探讨病理机制的动物试验研究、临床证候学研究、中医证候规律及疗效评价标准研究，并进行了几项多中心合作的随机对照临床试验，使得 IgA 肾病的中医药治疗方案更加规范化，更加完善。中医药治疗本病的优势在于改善患者体质状态、控制诱发因素、阻断病程的迁延发展，从而控制病情，有利于保护肾功能，改善患者的预后。

IgA 肾病的中医辨治以整体观念和辨证论治为指导思想。鉴于本病有慢性迁延及急性发作的特点，临床上常将本病分为急性发作期和慢性迁延期。在此基础上再辨证，将辨病与辨证有机地结合起来，并注意其动态变化情况。宗中医学"急则治标、缓则治本"之旨，急性发作期的治疗以祛邪为主，慢性迁延期以扶正为主，如病情虚实夹杂者，则扶正与祛邪兼顾。

临床特征

1 临床表现

IgA 肾病临床表现多样。血尿是 IgA 肾病主要的临床表现。IgA 肾病的血尿虽可见于任何年龄段的患者，但以儿童和青年更为多见。部分患者常有慢性咽炎病史，起病前多有感染，如上呼吸道感染、消化道感染、泌尿系感染等，典型患者常在上呼吸道感染同时或 72 小时之内出现突发性肉眼血尿，称为"咽炎同步血尿"。肉眼血尿发作时还可伴有低热、腰痛、尿痛、全身不适等症状。另一类患者起病隐匿，表现为无症状性尿异常，常在体检时查出，呈持续性或间断性镜下血尿，可伴或不伴轻度蛋白尿。也有部分患者呈现为肾病综合征或高血压。

2 辅助检查

（1）尿沉渣检查常显示尿红细胞增多，相差显微镜显示变形红细胞为主，提示肾小球源性血尿。

（2）24 小时尿蛋白定量显示为不同程度的蛋白尿。

（3）血清 IgA 水平升高者达 30%～50%。

（4）部分患者可有肾功能异常。

诊断标准

1 西医诊断

1.1 诊断依据

IgA 肾病的确诊要依靠肾穿刺，其中肾脏免疫病理以 IgA 沉积为主是确诊的金标准。

肾脏免疫病理：主要在系膜区，有时可伴有毛细血管壁呈粗大颗粒状或巨块状的强度较高的 IgA 沉积。80% 的病例伴有补体 C_3 的沉积，部分病例可伴有 IgG 或 IgM 沉积，但强度均弱于 IgA。

肾脏组织病理：主要病变是肾小球系膜细胞及基质增生。病变的范围可呈局灶性或弥漫性；病变的程度可呈轻微病变、中度至重度增生，或出现肾小球硬化及多量新月体。肾间质可出现单核细胞浸润或纤维化，肾小管可出现萎缩[11,12]。

1.2 诊断要点

发病者多为儿童或青年。

有肾损害的表现：血尿（肉眼血尿或镜下血尿），可伴有不同程度的蛋白尿，可伴有不同程度的肾功能下降。

具有咽炎同步血尿的特点，并经检测为肾小球性血尿。

必须有肾穿刺免疫病理检查的结果：IgA 为主在肾小球系膜区呈团块状或分散的粗大颗粒分布。

必须除外继发性的以 IgA 沉积为主的肾小球疾病[7]。

1.3　病理分级

1.3.1　采用 1982 年世界卫生组织（WHO）病理分级标准[13]

Ⅰ级：光镜下大多数肾小球正常，少数部位有轻度系膜增生伴（不伴）细胞增生，称轻微改变。无小管和间质损害。

Ⅱ级：少于 50% 的肾小球有系膜增生，罕有硬化、粘连和小新月体，称不严重的变化。无小管和间质损害。

Ⅲ级：局灶节段乃至弥漫肾小球系膜增宽伴细胞增生，偶有粘连和小新月体，称局灶节段性肾小球肾炎。偶有局灶间质水肿和轻度浸润。

Ⅳ级：全部肾小球示明显的弥漫性系膜增生和硬化，伴不规则分布的、不同程度的细胞增生，经常可见到荒废的肾小球；少于 50% 的肾小球有粘连和新月体，称弥漫性系膜增生性肾小球肾炎。有明显的小管萎缩和间质炎症。

Ⅴ级：与Ⅳ级相似但更严重，节段和/或球性硬化、玻璃样变、球囊粘连；50% 以上的肾小球有新月体，称之为弥漫硬化性肾小球肾炎。小管和间质的损害较Ⅳ级更严重。

1.3.2　采用 2002 年日本《IgA 肾症诊疗指针（第二版）》病理分级标准[2]

一级：轻度系膜细胞及基质增生，无肾小球硬化、新月体和包曼囊粘连。无小管和间质损害。

二级：轻度系膜细胞及基质增生，少于 10% 的肾小球有硬化、新月体和包曼囊粘连。无小管和间质损害。

三级：中等度的弥漫性系膜细胞及基质增生，10%～30% 的肾小球有硬化、新月体和包曼囊粘连。肾小管轻度萎缩，部分硬化肾小球周围以外的肾间质有轻度的细胞浸润，可见轻度的肾小动脉硬化。

四级：高度的弥漫性系膜细胞及基质增生，50% 以上的肾小球有硬化、新月体和包曼囊粘连，可见代偿性肥大的肾小球。肾小管萎缩，肾间质高度的细胞浸润和高度纤维化，部分肾小动脉可见管壁增厚和变性。

1.4　临床分型

反复肉眼血尿型：肉眼血尿反复发作，通常在感染数小时后出现肉眼血尿。发病期间有腰酸胀痛感，血尿间歇期间不伴大量蛋白尿和高血压。

1.4.1　无症状尿检异常型

患者起病隐匿，根据是否合并蛋白尿将其分为两个亚型。

A 型：仅为持续性镜下血尿，无蛋白尿，亦无高血压及肾功能不全。

B 型：表现为持续性镜下血尿伴轻-中度蛋白尿（＜2.0g/24h），不伴高血压及肾功能减退。

1.4.2　大量蛋白尿型

表现为持续性蛋白尿，通常无肉眼血尿及高血压。根据合并症状，将其分为经典型（A 型）和非肾病型（B 型）两个亚型。

A 型：具有"三高一低"典型的肾病综合征特征。

B 型：大量蛋白尿，但水肿不明显，常有夜尿增多现象，俗称"干性肾病"。

1.4.3　血管炎型

起病较急，病情进展较快。血尿较突出，可合并高血压及肾功能损害。部分患者血液中的抗中性粒细胞胞浆抗体（ANCA）阳性。

1.4.4　高血压型

突出表现为血压持续升高，需用降压药物控制。可伴有不同程度的肾功能不全，除尿检异常外，可有孤立性肉眼血尿。

1.4.5 终末期肾病型（ESRD 型）

除表现蛋白尿、镜下血尿及高血压外，还合并尿毒症症状，血肌酐在 5mg/dl（442μmol/L）以上[14]。

1.5 鉴别诊断

主要与继发性 IgA 沉积为主的疾病相鉴别。

过敏性紫癜肾炎：肾脏组织病理与免疫病理与 IgA 肾病相同，但紫癜性肾炎有典型的肾外表现，如皮肤紫癜、关节肿痛等，而 IgA 肾病无此表现。

慢性酒精性肝硬化：部分酒精性肝硬化患者的肾组织可显示以 IgA 为主的免疫球蛋白的沉积，与 IgA 肾病鉴别主要依据肝硬化的存在。

狼疮性肾炎：狼疮性肾炎的免疫荧光多呈满堂亮（IgG、IgA、IgM、C_3、C_1q、纤维蛋白相关抗原均为阳性）。此外，该病表现为多系统受累的临床特征。

2 中医诊断

2.1 病名诊断

IgA 肾病中医病名诊断以症状或病机诊断为主。以血尿为主症者，诊为尿血；以腰痛或水肿为主症者，可诊为腰痛、水肿病；病机呈正气虚者，可诊为虚损。

2.2 辨证分型

依据国内文献有关 IgA 肾病的主要中医证型分布，并结合学会的辨证分型及专家意见而拟定如下六个证型：

2.2.1 风热犯肺证

发热微恶风寒，头痛咳嗽，咽喉肿痛，尿红赤或镜下血尿。舌边尖红，苔薄白或薄黄，脉浮数。

2.2.2 下焦湿热证

腹痛即泻，心烦口渴，或小便频数、灼热涩痛，腰腹胀痛，大便干结，尿红赤或镜下血尿。舌红，苔黄腻，脉滑数。

2.2.3 气阴两虚证

镜下血尿或伴见蛋白尿，神疲乏力，腰膝酸痛，手足不温或手足心热，自汗或盗汗，易感冒，心悸，口不渴或咽干痛，大便偏干或溏薄。舌淡红、边有齿痕或舌胖大，苔薄白或薄黄而干，脉细数而无力。

2.2.4 肝肾阴虚证

镜下血尿或伴见蛋白尿，五心烦热，咽干而痛，头目眩晕，耳鸣腰痛，大便偏干。舌红，苔干，脉细数或弦细数。

2.2.5 脾肾气虚证

镜下血尿或伴见蛋白尿，神疲乏力，腰膝酸软，夜尿偏多，大便溏薄或腹泻，口淡不渴。舌淡胖边有齿痕，苔薄白，脉沉弱。

瘀血阻络证：病程日久，腰部刺痛，血尿不断，蛋白尿增多，面色晦暗。舌质暗，边有瘀斑，脉沉涩。

2.3 辨证要点

临床证候是辨证要点的体现，辨证要点则从各个不同的侧面反映了证候特征。鉴于病机、症状的复杂性，临床常表现为多个证候的兼夹，辨证时应当依次辨别以下辨证要点及其相互转化关系。

2.3.1 辨虚实

虚实是辨别邪正盛衰的两个纲领。虚是以正气不足为矛盾主要方面的病理反应，表现为机体的精、气、血、津液亏少和功能衰弱，脏腑经络的功能低下，抗病能力减退，如脾肾亏虚、气阴两虚包含虚的因素；实是指邪气亢盛，以邪气盛为矛盾主要方面的病理反应，可见于各种亢盛有余的证候，如风热袭肺、下焦湿热、瘀血内阻则包含实的因素。虚与实之间可以相互转化。各种实性病证如因迁延不愈，导致脏腑功能下降，可转变为虚证；而各种虚性病证因机体功能不足，易在原有病证的基础上产生湿热、瘀血等病理产物，故临床上出现虚实夹杂证候。

2.3.2 辨标本缓急

标和本是一个相对的概念，用来说明病变过程中各种矛盾的主次关系。从正邪关系看，正气为本，邪气为标；从因证关系看，病因为本，见证为标；从新旧关系看，旧病为本，新病为标。就 IgA 肾病来说，慢性迁延期以正气虚为本，此时当以扶正固本为要；若感受风热或湿热之邪，则呈现慢性基础上的急性发作，此时当以祛邪为要，待风热或湿热之邪已祛后，再转为扶正。

2.3.3 辨病位

肾为气之根，肺主气，脾为气血生化之源，故气虚者多呈现肺脾肾三脏气虚；肝藏血，肾藏精，故阴虚者，多为肝肾阴虚；肺主皮毛，肺卫主一身之表，故风热毒邪多袭肺表。

2.3.4 辨病理产物

主要为湿热和瘀血。脾虚不能化湿，湿邪蕴久化热则为湿热之邪；气虚、气滞或血热，致血行凝滞而成瘀血。湿热、瘀血等病理产物又常作为致病因素，使病情反复难愈。

干预、管理和推荐

1 干预

目前现代医学对 IgA 肾病反复肉眼血尿型和无症状尿检异常型（A 型）尚无特异性治疗；无症状尿检异常型（B 型）应用血管紧张素转化酶抑制剂（ACEI）和/或血管紧张素 II 受体拮抗剂（ARB）；大量蛋白尿型应用激素治疗；血管炎型采用强化免疫抑制治疗，应用激素序贯合并霉酚酸酯（MMF）或环磷酰胺（CTX）；高血压型首选 ACEI 和/或 ARB，可合并应用钙通道阻滞剂（CCB）和小剂量利尿剂；终末期 IgA 肾病型治疗同慢性肾衰[14]。

中医学对反复肉眼血尿型和无症状尿检异常型 IgA 肾病主要应用中药复方及中药提取成分治疗；对大量蛋白尿型、血管炎型和高血压型应用中药复方配合西药治疗；终末期 IgA 肾病应用中医辨证施治同慢性肾衰。

2 管理

专家临床实践经验以及部分在临床上常用但缺乏临床对照研究或病例系列研究的方剂等，将以专家共识意见的形式给出。

2.1 预防与调养

IgA 肾病的预防与调养主要包括情志调养、饮食调养、生活起居调养、药物防治及扁桃体摘除术防治等几个方面。

2.1.1 情志调养

IgA 肾病为一慢性疾病，其病程迁延，且易反复，治疗上有一定的难度，同时部分患者可进展到肾衰竭，预后不良，因而患者常伴有焦虑、情绪急躁、悲观失望等表现。长期的情志刺激不仅会影响疗效，而且会加重病情。因此，引导患者正确认识疾病，减轻心理压力，树立战胜疾病的坚定信心是十分必要的，可以建议患者配合打太极拳，多听轻快舒缓的音乐等方法以移情易志。（推荐强度：C，证据级别：Ⅳ）

2.1.2 饮食调养

饮食调养的目的在于合理地补充营养，以补益精气，并通过饮食的调配，以纠正脏腑的阴阳偏盛，从而增进健康，延年益寿。对于 IgA 肾病患者，目前主张：若肾功能正常，每日蛋白质的摄入量应以 1g/kg 为宜；若表现为肾功能不全的患者，则宜低蛋白饮食，一般每日摄入的蛋白量为 0.6～

0.8g/kg，其中要求优质蛋白应占 50% ～70%，而且应均匀分配在三餐，优质蛋白宜选用动物蛋白，如鸡蛋、牛奶、瘦肉等。IgA 肾病表现有水肿和高血压的患者，应采取低盐饮食，一般宜 3 ～5g/d。此外，也可以根据中医辨证配合食物进行适当的调补。辨证为阴虚者，平素应忌食辛辣燥烈等助热上火的食物，如辣椒、胡椒、生姜、大蒜、狗肉、羊肉等；可食用银耳、莲子、藕、百合、芝麻、蜂蜜、桑椹、山药等养阴清补的食物。辨证为阳虚者，平素应忌食生冷黏滑等物，宜食胡椒、生姜、干姜、葱、核桃等温补助阳的食物。辨证为血虚者，平素宜食用大枣、桂圆、芝麻、桑椹、鸡蛋等补血的食物。辨证为气虚者，平素宜食用薏苡仁、芡实、山药、莲子肉等健脾益气之品[15]。（推荐强度：C，证据级别：Ⅳ）

2.1.3 生活起居调养及定期检查

IgA 肾病好发于青少年，其预后相差较大，处于这部分年龄段的患者涉及学业、工作、运动、婚姻等方面的具体问题。因此，正确的生活起居方式是十分必要的。目前国内尚无这方面的指导建议，这里主要参考日本 2002 年《IgA 肾症诊疗指针（第二版）》[2]中根据肾脏组织病理分为四级的相关生活指导内容：

一级患者：预后良好。避免激烈的运动，管理好体重，1 年内应做 1 ～2 次尿定性及沉渣检查，并观测血压。

二级患者：预后较好。生活指导内容与一级患者相同，但上述检查 1 年内至少应做 3 ~4 次。

三级患者：预后不太好。避免过劳，可以正常工作与学习。应避免加班、夜班及激烈运动，尽量注意生活规律。根据血压、肾功能及尿检情况，控制工作量及运动量。运动时注意补充水分，避免脱水。注意妊娠与分娩。原则上，门诊检查 1 个月 1 次，在尿液定性及沉渣、血压检测的基础上，一定要检查血液生化及尿蛋白定量。

四级患者：预后不良。工作与学习以 1 小时为宜。只能做一般工作及一般家务，闲暇可散步及骑自行车，学生宜轻度体育活动。高度注意妊娠与分娩。肾功能检查应每月 1 次以上。

2.1.4 药物防治

感冒是 IgA 肾病血尿和/或蛋白尿反复发作与加重的重要诱因，因而积极预防和治疗感冒，对于 IgA 肾病的康复和改善预后具有十分重要的意义。肾病患者应保持良好的心态，避免过劳，保证充分的睡眠时间，注意大便通畅，随季节的变迁而增减衣服；流感流行的季节应注意隔离感冒患者，积极提高机体抵抗力以预防感冒的发生。若患者常易外感，平素表现为气短乏力、自汗畏风，证属肺脾气虚、卫表不固者，可予玉屏风散加味防治[16,17]（推荐强度：C，证据级别：Ⅳ）。

2.1.5 扁桃体摘除术防治

对于扁桃体炎反复发作的患者，行扁桃体切除术有助于减少血尿、蛋白尿的发作，对肾功能可能具有长期的保护作用，发病早期切除扁桃体可改善其生存情况，但需要考虑其禁忌证和适应证[18]（推荐强度：A，证据级别：Ⅰa）。一般认为扁桃体感染后尿检结果恶化，轻中度肾损害是其适应证；而肾功能明显损害是手术禁忌证。扁桃体切除时机应在扁桃体炎症消退、肾炎病情稳定时为宜。

2.2 辨证论治

辨证论治是中医临床诊断治疗疾病的思维方法和过程。通过四诊收集患者的病史、症状等临床资料，根据中医理论进行综合分析，分辨出证候，并拟定治疗方法。各证候采用的方剂由临床证据决定，并参考了现有的共识或标准。

2.2.1 风热犯肺证

病机：风热外袭，内舍于肺，循经灼伤脉络，迫血下行。

治法：疏散风热，清热解毒。

推荐方药：银翘散（《温病条辨》）加减[19,20]。金银花、连翘、淡竹叶、荆芥穗、牛蒡子、薄荷、淡豆豉、桔梗、芦根、甘草。（推荐强度：C，证据级别：Ⅳ）

药物名称参照 2005 年版《中华人民共和国药典》[21]，下同。

煎服方法：煎药时加冷水超过药面，二煎水量酌减。头煎沸后，再煎 10 分钟；二煎沸后，再煎 6～8 分钟。用武火煎药，每隔 3～5 分钟搅拌一次，待药香气出，即取服，切勿煎煮过久。头二煎药共计得药汁 300ml 左右，混合后，早饭前和晚饭后分两次服用。

2.2.2 下焦湿热证

病机：湿热下注，灼伤血络，迫血下行及精微物质下泄。

治法：清利湿热。

推荐方药：小蓟饮子（《济生方》）加减[22-24]。小蓟、藕节、蒲黄（包煎）、通草、滑石、地黄、栀子、当归、淡竹叶、甘草。（推荐强度：B，证据级别：Ⅱb）

注：原方有木通而无通草，因木通有川木通和关木通之分，其中关木通含马兜铃酸，可导致慢性肾衰，故以通草替代。（推荐强度：C，证据级别：Ⅳ）

煎服方法：煎药时蒲黄用纱布包，加冷水超过药面，二煎水量酌减。头煎沸后，再煎 20 分钟；二煎沸后，再煎 15 分钟。煎药未沸时用武火，沸后用文火，每隔 3～5 分钟搅拌一次。头二煎药共计得药汁 300ml 左右，混合后，早饭前和晚饭后分两次服用。

2.2.3 气阴两虚证

病机：气虚统摄失司，阴虚虚热内扰，封藏失职，血及精微物质下泄。

治法：益气滋阴。

推荐方药：参芪地黄汤（《沈氏尊生书》）加减[25,26]。太子参、黄芪、地黄、山药、山茱萸、牡丹皮、茯苓。（推荐强度：B，证据级别：Ⅱa/Ⅱb）

煎服方法：煎药时加冷水超过药面，二煎水量酌减。头煎沸后，再煎 20 分钟；二煎沸后，再煎 15 分钟。煎药未沸时用武火，沸后用文火，每隔 3～5 分钟搅拌一次。头二煎药共计得药汁 300ml 左右，混合后，早饭前和晚饭后分两次服用。

2.2.4 肝肾阴虚证

病机：肝肾阴虚，阴虚则生内热，藏血、藏精功能失司，血及精微物质下泄。

治法：滋养肝肾。

推荐方药：知柏地黄汤（《医宗金鉴》）加减[27,28]。知母、黄柏、地黄、山药、山茱萸、牡丹皮、茯苓、泽泻。（推荐强度：B，证据级别：Ⅱb）

煎服方法：煎药时加冷水超过药面，二煎水量酌减。头煎沸后，再煎 20 分钟；二煎沸后，再煎 15 分钟。煎药未沸时用武火，沸后用文火，每隔 3～5 分钟搅拌一次。头二煎药共计得药汁 300ml 左右，混合后，早饭前和晚饭后分两次服用。

2.2.5 脾肾气虚证

病机：脾肾气虚，统摄、封藏之职失司，血及精微物质下泄。

治法：健脾补肾。

推荐方药：

参苓白术散（《和剂局方》）加减[29]。党参、茯苓、白术、白扁豆、陈皮、山药、莲子、砂仁（后下）、薏苡仁、桔梗、炙甘草。（推荐强度：B，证据级别：Ⅱb/Ⅴ）

煎服方法：煎药时加冷水超过药面，二煎水量酌减。头煎沸后，再煎 20 分钟；二煎沸后，再煎 15 分钟。砂仁待其他药物煮沸 10 分钟后再放入，煎药未沸时用武火，沸后用文火，每隔 3～5 分钟搅拌一次。头二煎药共计得药汁 300ml 左右，混合后，早饭前和晚饭后分两次服用。

补中益气汤（《脾胃论》）加减[30]。黄芪、党参、白术、当归、陈皮、升麻、柴胡、炙甘草。（推荐强度：B，证据级别：Ⅱb）

煎服方法：煎药时加冷水超过药面，二煎水量酌减。头煎沸后，再煎 20 分钟；二煎沸后，再煎

15 分钟。煎药未沸时用武火，沸后用文火，每隔 3 ~ 5 分钟搅拌一次。头二煎药共计得药汁 300ml 左右，混合后，早饭前和晚饭后分两次服用。

大补元煎（《景岳全书·新方八阵》）加减[31]。人参（另煎兑入）、地黄、山药、枸杞子、杜仲、山茱萸、当归、炙甘草。（推荐强度：B，证据级别：Ⅱb）

煎服方法：煎药时人参另煎，沸后用文火再煎 30 分钟；其余药物加冷水超过药面，二煎水量酌减。头煎沸后，再煎 20 分钟；二煎沸后，再煎 15 分钟。煎药未沸时用武火，沸后用文火，每隔 3 ~ 5 分钟搅拌一次。头二煎药共计得药汁 300ml 左右，兑入人参汁，混合后，早饭前和晚饭后分两次服用。

2.2.6 瘀血阻络证

病机：久病入络，瘀血内阻，新血不生，离经之血不循常道。

治法：活血化瘀。

推荐方药：

血府逐瘀汤（《医林改错》）加减[32]。桃仁、红花、地黄、赤芍、当归、川芎、柴胡、枳壳、甘草、川牛膝、桔梗。（推荐强度：B，证据级别：Ⅱb）

煎服方法：煎药时加冷水超过药面，二煎水量酌减。头煎沸后，再煎 20 分钟；二煎沸后，再煎 15 分钟。煎药未沸时用武火，沸后用文火，每隔 3 ~ 5 分钟搅拌一次，头二煎药共计得药汁 300ml 左右，混合后，早饭前和晚饭后分两次服用。

补阳还五汤（《医林改错》）加减[33-35]。黄芪、赤芍、川芎、当归、地龙、桃仁、红花。（推荐强度：B，证据级别：Ⅱb/Ⅴ）

煎服方法：煎药时加冷水超过药面，二煎水量酌减。头煎沸后，再煎 20 分钟；二煎沸后，再煎 15 分钟。煎药未沸时用武火，沸后用文火，每隔 3 ~ 5 分钟搅拌一次。头二煎药共计得药汁 300ml 左右，混合后，早饭前和晚饭后分两次服用。

2.3 随症加减

针对 IgA 肾病的治疗，常在辨证选方的基础上根据不同的症状选用不同的药物，有助于提高疗效。

治疗血尿，常选用小蓟、仙鹤草、生地等药；治疗蛋白尿，常选用芡实、金樱子、紫河车等药；咽痛者，可加牛蒡子、银花、连翘、玄参中的一二味药；纳差者，可加鸡内金、白术、焦三仙；便溏者，可加白术、车前子；大便干结者，可加大黄、麻子仁；头晕者，可加天麻、杭菊花；尿频急者，可加入车前草、蒲公英；苔黄厚腻者，可加入佩兰、竹茹及少量黄连；烦热者，可加生石膏、竹叶、栀子、薄荷等药。（推荐强度：C，证据级别：Ⅳ）

3 推荐

3.1 减轻心理压力

引导患者正确认识疾病，减轻心理压力，对提高患者的生活质量可能有一定的益处。（推荐强度：C）

3.2 饮食宜忌

视 IgA 肾病的具体临床表现、病程及中医辨证情况，采用相应的饮食宜忌对患者有一定的益处。（推荐强度：C）

3.3 益气固表

若 IgA 肾病患者常易外感，平素表现为气短乏力、自汗畏风，证属肺脾气虚、卫表不固者，可予玉屏风散加味防治。（推荐强度：C）

3.4 切除扁桃体

若 IgA 肾病患者见扁桃体炎反复发作时，发病早期即可切除扁桃体以改善其肾的生存情况，但需要考虑其禁忌证和适应证。扁桃体感染后尿检结果恶化，轻中度肾损害是其适应证；而肾功能明显损害是手术禁忌证。扁桃体切除时机应在扁桃体炎症消退，肾炎病情稳定时为宜。（推荐强度：A）

3.5 益气养阴

气阴两虚证是 IgA 肾病慢性迁延期最常见证型，当无证可辨时，常规采用益气养阴法亦可取得一定的疗效。（推荐强度：A）

陈香美等[36]采用前瞻性、多中心、双盲双模拟、随机对照试验设计方案，将 131 例 IgA 肾病气阴两虚证患者随机分为福辛普利阳性对照组（66 例）和肾华片治疗组（65 例），治疗 12 周，观察尿蛋白定量、血肌酐、尿素氮、内生肌酐清除率、中医主症积分等疗效指标，以及肝功能、不良事件等安全性指标，并对失访病例进行了意向治疗分析。结果：治疗 12 周后，福辛普利组和肾华组的 24 小时尿蛋白分别较治疗前下降（0.26±0.92）g/24h 和（0.26±0.95）g/24h（$P<0.01$），而两组尿蛋白的下降幅度差异无显著性（$P>0.05$）。福辛普利组和肾华组中医主症积分分别下降 1.74±2.12 和 2.52±2.34（$P<0.01$），两组下降幅度差异有显著性（$P<0.05$）。与基线比较，两组的血肌酐、尿素氮、内生肌酐清除率均无明显变化（$P>0.05$），治疗后两组中医兼症积分均明显下降（$P<0.01$），但组间差异无显著性（$P>0.05$）。观察过程中，两药不良事件发生率差异无显著性，且均未发生严重不良事件。与阳性对照药福辛普利相似，肾华片可以降低 IgA 肾病气阴两虚证患者的尿蛋白，稳定肾功能，无严重不良反应，在改善临床症状方面，肾华片优于福辛普利。（证据级别：Ib）

聂莉芳等[37]采用多中心、随机、平行对照试验，选择 211 例 IgA 肾病患者，并随机分为益气滋肾颗粒治疗组 109 例、肾炎康复片对照组 102 例，观察治疗前及治疗后 4 周、6 周、8 周、12 周尿红细胞计数、24 小时尿蛋白定量和临床症状积分，并观察治疗前后血常规及肝肾功能等安全性指标。结果：治疗组 IgA 肾病患者血尿恢复正常的比率，与治疗时间呈正相关性。治疗 12 周时，治疗组蛋白尿的完全缓解率 35%，减少 50%者为 23.33%，尿蛋白定量平均下降 52.54%，明显优于对照组。治疗 8 周、12 周时，治疗组中医症状积分减少优于对照组。安全性方面，仅对照组有一例出现血肌酐升高，显示了益气滋肾颗粒在控制 IgA 肾病血尿、减少蛋白尿、改善患者症状等方面具有良好的作用，且无严重不良反应。（证据级别：Ib）

易无庸等[38]对确诊为 IgA 肾病且辨证为气阴两虚证患者 136 例进行随机分组。治疗组 68 例，给予益肾泄浊方、雷公藤多苷片、洛汀新等治疗；对照组 68 例，给予雷公藤多苷片、洛汀新等治疗。总疗程 6 个月，观察两组的疗效及药物副作用。结果：治疗组总有效率 88.2%，对照组总有效率 64.6%，治疗组优于对照组（$P<0.05$）。显示益肾泄浊方能明显减少患者蛋白尿、血尿，稳定患者肾功能。（证据级别：Ib）

3.6 活血化瘀

以活血化瘀为主要治法，或在辨证论治基础上佐以活血化瘀法，是 IgA 肾病治疗中不可或缺的一环。（推荐强度：B）

张勉之等[39]将 320 例 IgA 肾病患者随机分为两组，各 160 例。治疗组以补肾活血法为大法口服中药，对照组口服潘生丁，观察两组临床症状、体征、尿常规（尿红细胞、尿蛋白）、24 小时尿蛋白定量、免疫球蛋白及肾功能等指标的变化。3 个月为 1 个疗程，3 个疗程后统计疗效。结果：治疗组总有效率 75.6%，对照组总有效率 45.0%（$P<0.01$）。治疗组血尿、蛋白尿等指标的改善明显优于对照组（$P<0.05$ 或 $P<0.01$），血清 IgA 也较治疗前明显降低（$P<0.01$）。显示了补肾活血法是治疗 IgA 肾病的有效方法，可显著改善 IgA 肾病血尿及蛋白尿症状。（证据级别：Ib）

胡仲仪等[40]将 60 例 IgA 肾病患者随机分为对照组 30 例，单纯服用中药煎剂；治疗组 30 例，在同对照组中药煎剂基础上加服保肾康，疗程 8 周，观测血尿、尿蛋白、肾功能、血纤溶酶原激活物（tPA）及其抑制物（PAI）。结果：治疗组总有效率为 80.0%，对照组总有效率为 53.3%（$P<0.05$），治疗组 24 小时尿蛋白治疗后减少（$P<0.05$），tPA/PAI 比值提高（$P<0.05$）。两组治疗后

肾功能均有改善。提示保肾康对 IgA 肾病血尿、蛋白尿具有一定疗效。（证据级别：Ib）

聂莉芳[41]在临床中观察到 IgA 肾病的血尿因热因虚而致者多见，因瘀而致者少见，故认为应慎用活血化瘀药，否则可使尿血加重，以致 IgA 肾病患者的血尿迁延难愈。（证据级别：Ⅴ）

张琪[42]认为 IgA 肾病发展到慢性迁延期常兼见瘀血之证，在临床辨证治疗中，若能辨证精当，巧妙运用活血化瘀之品，往往能收到很好的治疗效果，但亦不能滥用；若用之不当，则往往会加重病情。提示在治疗 IgA 肾病中，运用活血化瘀之品应当慎重。（证据级别：Ⅴ）

3.7 柴苓汤

对于 IgA 肾病病机属三焦气化不利者，可选用柴苓汤。（推荐强度：B）

日本吉川德茂[43]观察柴苓汤治疗小儿 IgA 肾病的疗效，其观察对象为发病年龄在 15 岁以下 IgA 肾病患者，随机分为柴苓汤治疗组 50 例，并设对照组 51 例，以尿蛋白和尿潜血作为观察指标，共观察 2 年。结果显示，柴苓汤治疗组总有效率为 46%，对照组为 10%（$P < 0.001$），观察结束时对照组只有 1 例出现肾功能低下。（证据级别：Ⅱb）

日本龟田愛樹等[44]用柴苓汤治疗 16 例小儿 IgA 肾病，观察其对降低蛋白尿有一定的疗效。（证据级别：Ⅳ）

杜雨茂[45]认为 IgA 肾病进展至慢性肾功能不全者，其病情复杂，病机多为肾气亏虚，三焦疏泄不利，故治以扶正达邪，常用柴苓汤合大黄附子汤化裁。（证据级别：Ⅴ）

黄文政[46]认为 IgA 肾病的病机特点为气血运行失常，少阳三焦枢机不利，脾、肺、肾三脏功能失调，而使水湿浊热等邪气内壅，久之湿热瘀血等标实之证形成。疏利三焦气机，使内外宣通，上下条达，气机得以枢转，气血津液运行恢复正常，则精微得以封藏，浊邪得以外泄。临床常用柴胡、黄芩以疏利三焦气机。（证据级别：Ⅴ）

3.8 中西医结合

对于 IgA 肾病部分临床类型应用激素及免疫抑制剂者，因该类药物的副作用较大，因此采用中西医结合治疗，在应用西药的基础上辨证服用中药，可提高疗效。（推荐强度：B）

蒋文功等[47]对经肾活检证实的 65 例 IgA 肾病患者，分为中西医结合治疗组 32 例，西医对照组 33 例，前者即在后者用药的基础上据辨证分型加服中药。观察 24 小时尿蛋白定量、尿红细胞排泄率、血清免疫球蛋白和肾功能等指标共六个月。结果显示，治疗组总有效率为 87.22%，对照组总有效率为 12.12%，显示中西医结合治疗组的疗效明显优于西药对照组（$P < 0.01$）。（证据级别：Ⅱb）

陈洪宇等[48]对 50 例重复肾活检的 IgA 肾病患者进行不同治疗方案的临床与病理观察。Ⅰ组 27 例采用中西医结合个体化联合序贯治疗，Ⅱ组 23 例未按个体化联合序贯治疗，观察治疗前后尿蛋白、尿红细胞、血肌酐及肾活检病理参数变化，疗程长达 2 年，随访最长时间为 5 年。结果：Ⅰ组总有效率（96.30%）明显高于Ⅱ组（52.17%）；病理分析显示，Ⅰ组治疗前后的 Katafuchi 积分基本稳定，Ⅱ组则有显著升高，应用 Andredi 法分析显示Ⅰ组治疗后的活动性指数明显下降，而Ⅱ组治疗后的活动性指数与慢性指数均有明显上升。提示中西医结合个体化联合序贯方案不仅可提高 IgA 肾病临床缓解率，而且能显著降低肾脏的活动性病理指数，延缓慢性化进程。（证据级别：Ⅱb）

方洁等[49]对确诊为 IgA 肾病的 62 例 IgA 肾病患者分为两组，对照组 30 例采用西医对症治疗，治疗组 32 例在西医对症治疗基础上辨证加用中药，观察 24 小时尿蛋白定量、尿红细胞排泄率、血清肌酐等指标。结果：治疗组总有效率为 84.38%，对照组总有效率为 23.33%，治疗组疗效明显优于对照组（$P < 0.01$）。显示中西医结合是治疗 IgA 肾病的有效方法。（证据级别：Ⅱb）

3.9 扶正祛邪

IgA 肾病为一本虚标实之病，常因虚致实，虚实夹杂，临床证型常呈多证相兼的复合证候。此时，治疗宜标本兼顾，扶正祛邪。（推荐强度：B）

郑平东等[50]根据中医理论和长期临床实践认为，IgA 肾病为本虚标实之证。本虚以气虚表卫不固、阴虚肾精亏损为主，标实以瘀、热为主。在此思想指导下创制了益气养阴、活血清热之固本通络冲剂，以此治疗 IgA 肾病患者 50 例，并设潘生丁对照组 30 例进行疗效观察。结果发现，固本通络冲剂治疗组总有效率为 88%，对照组为 30%，治疗组疗效明显优于对照组（P<0.01）。（证据级别：Ⅱb）

易岚等[51]认为，部分 IgA 肾病患者多以脾气虚弱为本，湿热蕴结为标，虚实夹杂，相兼为患。故提出益气健脾、清热利湿的大法，并在继承全国名老中医邹云翔教授治疗肾炎经验方的基础上改进而制成健肾片。用健肾片治疗 IgA 肾病 40 例作为治疗组，与 32 例肾炎四味片对照组进行比较。结果显示，健肾片能有效降低患者尿红细胞计数，降低患者蛋白尿，改善临床症状，临床总有效率 85%，综合疗效优于对照组（P<0.01）。（证据级别：Ⅱb）

3.10 解毒利咽

对于咽喉症状突出的 IgA 肾病患者，要重视解毒利咽法的运用。（推荐强度：A）

沈惠风等[52]将本病辨证为热结咽喉证的 64 例 IgA 肾病患者随机分为两组，治疗组 42 例予牛蒡汤清热解毒利咽，对照组 22 例予西医对症治疗，观察咽部症状与体征、尿液分析及肾功能。结果：治疗组的总有效率达 85.7%，明显优于对照组（P<0.05）。提示清热利咽、下病上取为治疗 IgA 肾病的重要措施。（证据级别：Ⅰb）

方　法

1 临床证据的检索策略
采用计算机和手工相结合的方法进行检索，具体见附件 2。

2 证据级别和质量评价
参考中国刘建平教授提出的关于传统医学证据分级的建议[53]。

3 推荐强度
参考美国国家临床指南交换所建议分级划分标准，并根据实际情况做适当的修改（见附件 3）。

4 评议和咨询
评议和咨询采取函审和会议相结合的方法。首先确定咨询专家工作组，针对指南初稿涉及的临床问题设计咨询表，将初稿和咨询表函寄咨询专家工作组成员，由工作组专家打分并提出意见。据函审反馈意见对指南初稿进行修改，然后组织会议进行专家组进一步论证和评议，根据会议记录对指南初稿再次修改。

5 宣传
形成正式的临床实践指南后，将正式文稿在行业期刊发表，同时在肾脏病领域相关学会内宣讲，举办学习班对相关医务人员进行继续教育，印成通俗的小册子对患者进行宣教。

6 执行
在指南发布后的每一年，指南工作组将对各种期刊发表的有关 IgA 肾病中医药治疗的文献进行分析和总结，同时相关学会组织各级医院，包括三级、二级、一级医院、社区医院及基层医院等对住院和门诊的 IgA 肾病患者中医诊疗情况进行资料提取、分析、归纳和总结，进而了解指南应用的实施情况。

7 更新
根据指南执行情况、反馈信息以及新的文献，每 5 年对指南进行评议和更新，若出现如下特殊情况时，则对指南及时进行更新：①产生新的干预方法；②产生证明现有干预方法有利或有弊的证据；③产生重要的结论；④产生证明现有方法是最佳方法的证据；⑤产生结论的意义；⑥产生医疗资源。

参考文献

［1］富野康日己．IgA 肾症診療マニュアル．東京：日本南江堂株式会社，1999.

［2］富野康日己．IgA 肾症診療指針（第二版）．日肾会誌，2002，44（7）：487.

［3］Laville M，Alamartine E．Treatment options for IgA nephropathy in adults：a proposal for evidence – based strategy．Nephrol Dial Transplant，2004，19（8）：1947.

［4］王海燕，吕继成，张宏．从循证医学角度评价成人 IgA 肾病的治疗方案．中华内科杂志，2004，43（9）：712.

［5］全国中医肾病专业委员会 IgA 肾病协作中心．IgA 肾病中医辨证分型方案．1998，10.

［6］全国中医肾病专业委员会 IgA 肾病协作中心．IgA 肾病疗效评定标准．1998，10.

［7］中华中医药学会肾病分会．IgA 肾病的诊断、辨证分型和疗效评定（试行方案）．上海中医药杂志，2007，41（5）：9.

［8］Donadio JV，Grande JP．IgA nephropathy．N Engl J Med，2002，347（10）：738.

［9］D'Amico G．Natural history of idiopathic IgA nephropathy：Role of clinical and histological prognostic factors．Am J Kidney Dis，2000，（36）：227.

［10］Barratt J，Feehally J．IgA nephropathy．J Am Soc Nephrol，2005，16（7）：2088.

［11］王海燕．肾脏病学（第二版）．北京：人民卫生出版社，2001.

［12］聂莉芳．血尿的诊断与中医治疗．北京：人民军医出版社，2007.

［13］Schena FP．IgA Nephropathies．In：Cameron JS，Dvison AM．Oxford Text book of Clincal Nephrology．Vol I，1st ed．Oxford，Oxford University Press，1992：339.

［14］解放军肾脏病研究所学术委员会．IgA 肾病诊断及治疗规范．肾脏病与透析肾移植杂志，2004，13（3）：253.

［15］聂莉芳．肾脏病中医诊治与调养．北京：金盾出版社，2004.

［16］张继，严彦彪．加味玉屏风散治疗反复上呼吸道感染 200 例．四川中医，2005，23（3）：65.

［17］梅淑文，李正．玉屏风散加味治疗 135 例气虚复感疗效观察．基层医学论坛，2006，10（1）：56.

［18］李敏，何晓光，文卫华．扁桃体切除对 IgA 肾病患者肾生存影响的 Meta 分析．昆明医学院学报，2007，（1）：43.

［19］陈琴，潘海洋．辨证分型治疗 IgA 肾病．吉林中医药，2002，22（5）：12.

［20］李良．中医辨证论治 IgA 肾病 60 例．上海中医药杂志，2002，36（8）：24.

［21］国家药典委员会．中华人民共和国药典（一部）．北京：化学工业出版社，2005.

［22］洪江淮，郑京，王智，等．小蓟饮子加减治疗标证为湿热型的 IgA 肾病疗效观察．福建中医药，2000，31（1）：11.

［23］汤水福，洪钦国，罗月中，等．中西医结合治疗 IgA 肾病 54 例临床观察．中国中西医结合肾病杂志，2003，4（9）：517.

［24］韩·许浚．东医宝鉴．北京：中国中医药出版社，1995.

［25］饶家珍，吴立友，蒙向欣，等．芪黄饮对 IgA 肾病红细胞免疫功能影响的临床研究．时珍国医国药，2007，18（6）：1495.

［26］刘秀萍，尚莉莉．中西医结合治疗 IgA 肾病 21 例．中国中医药科技，2005，12（3）：198.

［27］袁莉，张琪．知柏地黄汤加减治疗阴虚内热型 IgA 肾病的临床观察．中华中西医学杂志，2007，5（3）：120.

[28] 余俊文，李美珍，张小娟．中西医结合治疗 IgA 肾病的临床疗效观察．中国中西医结合肾病杂志，2000，1（2）：108.

[29] 张琼，于学清．中西医结合治疗 IgA 肾病 120 例临床分析，广西医学，1999，21（3）：521.

[30] 王青．中西医结合治疗 IgA 肾病临床分析．中华临床医学研究杂志．2005，11（12）：3260.

[31] 杨勇，李培珍，叶任高．中西医结合治疗表现为肾病综合征的 IgA 肾病 76 例分析．中国中西医结合肾病杂志，2001，2（5）：276.

[32] 吴竞，杨爱国，阮诗玮．血府逐瘀汤为主治疗单纯血尿性 IgA 肾病 22 例观察．实用中医药杂志，2003，19（5）：233.

[33] 何灵芝，李学铭．补阳还五汤治疗肾病举隅．广西中医药，2005，28（6）：34.

[34] 涂小刚，王礼凤．补阳还五汤治验．河南中医，2007，27（2）：63.

[35] 邱楚雄，谢明剑，薛伟新．补阳还五汤加减治疗 IgA 肾病 50 例．山西中医，2009，25（6）：18.

[36] 陈香美，陈建，陈以平，等．肾华片治疗 IgA 肾病（气阴两虚证）多中心随机对照临床观察．中国中西医结合杂志，2007，27（2）：101.

[37] 聂莉芳，余仁欢，于大君，等．益气滋肾颗粒控制 IgA 肾病血尿的多中心临床疗效评价．中国中西医结合肾病杂志，2006，7（4）：215.

[38] 易无庸，熊国良，杨琴，等．益肾泄浊方治疗气阴两虚型 IgA 肾病临床观察．中医药学刊，2006，24（11）：2018.

[39] 张勉之，张大宁，张敏英，等．补肾活血法治疗 IgA 肾病 160 例临床研究．中医杂志，2006，47（1）：38.

[40] 胡仲仪，陈以平，金亚明，等．保肾康治疗 IgA 肾病临床观察．上海中医药杂志，2001，35（12）：21.

[41] 聂莉芳．IgA 肾病血尿的中医辨治．中国中西医结合肾病杂志，2001，2（11）：621.

[42] 林启展，马育鹏，潘碧琦，等．张琪教授辨治 IgA 肾病尿血证经验．广州中医药大学学报，2006，23（3）：234.

[43] 吉川德茂．漢方薬．腎と透析，2006，61（2）：252.

[44] 龟田愛樹，吉川德茂．和漢薬治療の臨床．腎と透析，1989，（別冊）：96.

[45] 杜治宏．杜雨茂教授治疗 IgA 肾病的经验．现代中医药，2005，（2）：1.

[46] 张丽芬．黄文政教授治疗 IgA 肾病的经验．天津中医学院学报，2004，23（1）：31.

[47] 蒋文功，叶任高，肖笑．IgA 肾病 65 例的中西医结合治疗疗效分析．广东药学院学报，2002，18（2）：152.

[48] 陈洪宇，王永钧，朱彩凤，等．中西医结合个体化联合序贯方案治疗 IgA 肾病的临床病理研究——附 50 例重复肾穿刺病理对照研究．中国中西医结合肾病杂志，2004，5（5）：261.

[49] 方洁，叶任高．中西医结合治疗 IgA 肾病的临床观察．中国中西医结合肾病杂志，2003，4（7）：389.

[50] 周家俊，高建东，郑平东，等．固本通络冲剂治疗 IgA 肾病的疗效特点分析．中国中西医结合肾病杂志，2003，4（6）：334.

[51] 易岚，孙伟，曾安平，等．健肾片治疗 IgA 肾病脾虚湿热证的临床观察．辽宁中医杂志，2002，29（6）：364.

[52] 沈惠风，李鹤，李祎群．牛蒲汤治疗 IgA 肾病热结咽喉证 42 例临床观察．中国中西医结合肾病杂志，2006，7（2）：98.

[53] 刘建平．传统医学证据体的构成及证据分级的建议．中国中西医结合杂志，2007，27（12）：1061.

附　件

附件1：指南工作组

IgA 肾病指南编写组：

组长：聂莉芳

成员：徐建龙　李　赛　薛武更　余仁欢　于大君　韩东彦　孙红颖　高　蕊

聂莉芳　女，医学硕士，主任医师，中国中医科学院西苑医院，中华中医药学会肾病分会副主任委员、中国中西医结合学会肾病专业委员会副主任委员、北京中医肾病专业委员会主任委员，指南开发小组组长，主要负责指南的总体设计与指导。

徐建龙　男，医学硕士，中国中医科学院研究生院，主要负责指南的文献检索、评价与指南草案的书写。

李　赛　男，医学硕士，中国中医科学院研究生院，主要负责指南的英文翻译与评价。

薛武更　男，医学硕士，中国中医科学院研究生院，主要负责指南的英文翻译与评价。

余仁欢　男，医学硕士，副主任医师，中国中医科学院西苑医院，中华中医药学会肾病分会委员，主要负责指南的文献检索与评价。

于大君　女，医学博士，副主任医师，中国中医科学院西苑医院，中华中医药学会会员，主要负责指南的文献检索与评价。

韩东彦　女，医学硕士，中国中医科学院研究生院，主要负责指南的文献检索、评价。

孙红颖　女，医学学士，主治医师，中医内科学专业，中国中医科学院西苑医院，主要负责指南的文献检索、评价。

高　蕊　女，医学硕士，主任医师，中国中医科学院西苑医院，中华中医药学会会员，方法学专家，主要负责指南的方法学指导。

IgA 肾病指南咨询专家：

陈孝文　张大宁　陈以平　沈庆法　王永钧　邹燕琴　黄文政　邵朝弟　方敬爱　何立群　杨霓芝　张佩青　孙　伟　梁　萌　张胜容

陈孝文　男，医学学士，主任医师，广东医学院肾病研究所，曾任中华医学会理事、广东省肾病学会副主任委员。

张大宁　男，医学学士，主任医师，天津中医药研究院，中华中医药学会肾病分会主任委员、中华中医药学会副会长。

陈以平　女，医学学士，主任医师，上海中医药大学附属龙华医院，中国中西医结合学会肾病专业委员会主任委员。

沈庆法　男，医学学士，主任医师，上海中医药大学，曾任中华中医药学会肾病专业委员会主任委员。

王永钧　男，医学学士，主任医师，杭州市中医院，曾任中国中西医结合学会肾病专业委员会副主任委员、浙江省中医药学会副会长。

邹燕琴　女，医学学士，主任医师，江苏省中医院，曾任中华中医药学会肾病专业委员会副主任委员，现任华东中医肾病专业委员会名誉主任委员。

黄文政　男，医学学士，主任医师，天津中医药大学第一附属医院，中华中医药学会理事、世界中医药学会联合会肾病专业委员会会长。

邵朝弟　女，医学学士，主任医师，湖北省中医院，曾任中华中医药学会肾病专业委员会副主任委员，现任湖北省中医肾病专业委员会主任委员。

方敬爱　女，医学博士，主任医师，山西医科大学第一医院，中国中西医结合学会肾病专业委员会副主任委员、山西省中西医结合学会肾病专业委员会主任委员。

何立群　男，医学博士，主任医师，上海中医药大学附属曙光医院，中华中医药学会肾病分会副主任委员兼秘书长、上海中医药学会肾病专业委员会主任委员。

杨霓芝　女，医学学士，主任医师，广东省中医院，中华中医药学会肾病分会副主任委员、广东省中西医结合肾病专业委员会主任委员。

张佩青　女，医学硕士，主任医师，黑龙江省中医研究院，中华中医药学会肾病分会副主任委员、黑龙江省中医药学会常务理事。

孙　伟　男，医学博士，主任医师，江苏省中医院，中华中医药学会肾病分会副主任委员、江苏省中医肾病委员会主任委员。

梁　萌　男，医学硕士，主任医师，厦门解放军第一七四医院，中国中西医结合学会肾病专业委员会副主任委员。

张胜容　女，医学学士，主任医师，首都医科大学北京中医医院，中华中医药学会肾病分会委员、北京中医肾病专业委员会副主任委员。

附件 2　信息资源

1　检索的数据库

中文文献：中国生物医学文献数据库（CBMdisc）、中文科技期刊数据库（全文）、中国期刊全文数据库（CNKI）、万方数据资源、重庆维普（VIP）数字期刊全文数据库、中国博硕士学位论文全文数据库、中国中医药信息网。

英文文献：MEDLINE、PUBMED、EMBASE、Cochrane Library、AMED、NGC、WHO、SIGN。

2　检索类型

已有的指南、系统评价或 Meta 分析、随机对照临床试验（RCT）、其他类型的临床研究如病例对照研究、队列研究、专家经验、个案报道。

3　检索策略

用主题词或关键词结合自由词检索，主题词或关键词包括 "IgA nephropathy"、"肾小球肾炎，IgA"、"IgA 肾病"、"IgA 肾小球肾炎"、"Berger 病"、"中医"、"中西医结合"、"针灸"、"辨证论治"和 "指南"、"治疗建议"、"诊疗规范"，并用布尔逻辑算符 AND、OR 和 NOT 对上述检索词进行逻辑组配进行检索。检索年限，中文文献从 1979 年到 2009 年 9 月，英文文献检索近 15 年内的文献。

4　手工检索

中国医籍，如《黄帝内经》、《伤寒论》、《金匮要略》、《备急千金要方》、《千金翼方》、《太平惠民和剂局方》、《世医得效方》、《脾胃论》、《景岳全书》、《证治准绳》、《医宗金鉴》、《医学心悟》、《温病条辨》、《医林改错》、《血证论》等；国外有关中医的古籍，如《杂病广要》、《东医宝鉴》、《医方类聚》、《皇汉医学》、《证治摘要》等。

附件 3：证据分级与推荐强度标准

1　证据分级

参考刘建平教授提出的传统医学证据体的构成及证据分级的建议，本指南结合临床实际作适当修订。

Ⅰa：由随机对照试验、队列研究、病例对照研究、病例系列这四种研究中至少两种不同类型的研究构成的证据体，且不同研究结果的效应一致；实施较好的 Meta 分析或系统评价。

Ⅰb：具有足够把握度的单个随机对照试验。

Ⅱa：非随机对照研究或队列研究（有对照的前瞻性研究）。

Ⅱb：病例对照研究。

Ⅲa：历史性对照的系列病例。

Ⅲb：自身前后对照的病例系列。

Ⅳ：长期在临床上广泛运用的病例报告和史料记载的疗法；专家共识意见。

Ⅴ：未经系统研究验证的专家观点和临床经验，以及没有长期在临床上广泛运用的病例报告和史料记载的疗法。

2 推荐强度

参考美国国家临床指南交换所建议分级划分标准，并作适当修改。

A级：需要至少一个随机对照临床试验作为高质量和连贯性地提出具体建议的文献整体的一部分（证据来自Ⅰa和Ⅰb）。

B级：需要与主题相关的完成良好的临床研究，但没有随机对照临床试验（证据来自Ⅱa、Ⅱb和Ⅲ级）。

C级：需要来自专家委员会的报告或意见和/或临床经验，但缺乏直接高质量的临床研究（证据来自Ⅳ和Ⅴ级）。

附件4：指南评价

AGREE 评测结果

六大领域标准化得分（表1）：

表1 六大领域标准化得分

研究领域	条目编号	标准化得分
范围与目的	1, 2, 3	66.7%
参与人员	4, 5, 6, 7	44.4%
制定的严谨性	8, 9, 10, 11	75.0%
清晰性和可读性	12, 13, 14, 15, 16, 17, 18	63.5%
应用性	19, 20, 21	0.0%
编辑独立	22, 23	95.0%

对指南进行全面评估后，建议在局部地区先进行预试验，再行推广。指南应提供支持指南应用的工具，如手册、计算机或其他手段。对指南推行的障碍及费用，疗效评价标准也应加以考虑。

附件5：词汇表

辨病论治：以中医理论为指导，对症状表现、疾病原因、性质、部位、患者的体质，以及各种检查的结果等进行全面分析与辨别，做出疾病种类的诊断，以此为依据来决定治疗措施。

辨证论治：中医临床诊断治疗疾病的思维方法和过程。通过四诊收集患者的病史、症状等临床资料，根据中医理论进行综合分析，辨出证候，并拟定治疗方法。也包括中医理论贯穿在预防与养生实践中的过程。

标本：关于事物主次关系的相对概念。本指主要方面，标指次要方面。如：在经络学说中，经络在四肢为本，在头面、躯干者为标。在病因病机学说中，从正气与邪气来说，人体正气是本，致病的邪气是标；从疾病本身来说，病因是本，症状是标；从原发病与继发病来说，旧病是本，新病是标。在运气学说中，标本指标气与本气。

病机：疾病发生、发展、变化的机理，包括病性、病位、病势、脏腑气血虚实变化及其预后等。

补益脾肾：用具有补益脾肾之气作用的方药，治疗脾肾气虚证的治法。

风热犯肺：风热之邪侵袭肺卫，致使肺气宣降失常的病理变化。

肝肾阴虚：肝肾阴液俱虚，形体官窍失于濡养，且阴不制阳，虚火内扰的病理变化。

缓则治本：与急则治标相对而言。在病势缓和、病情缓慢的情况下，针对本病的病机治疗，或采取调理、补益为主的治疗原则。

活血化瘀：用具有活血化瘀作用的方药治疗血瘀证的治法。

急则治标：与缓则治本相对而言。在大出血、暴泻、剧痛等标症甚急的情况下，及时救治标病，如止血、止泻、止痛等，然后治其本病的治疗原则。

气阴两虚：气虚和阴虚同时并见的病理变化。

气滞血瘀：气机运行不畅，以致血液运行障碍，形成气滞与血瘀并存的病理变化。

清热利湿：用具有清热、祛湿作用的方药治疗湿热蕴结证的治法。

虚实夹杂：由于邪正相争，形成邪盛和正衰同时并存的病理变化。

阴阳：阴气与阳气的合称。事物普遍存在的相互对立的两种属性，阴阳相反相成是事物发生、发展、变化的规律和根源。

整体观念：强调人体自身整体性，并与外环境相统一的思想。

证：对疾病过程中一定阶段的病位、病因、病性、病势及机体抗病能力的强弱等本质的概括。

证候：证的外候。即疾病过程中一定阶段的病位、病因、病性、病势及机体抗病能力的强弱等本质有机联系的反应状态，表现为临床可被观察到的症状等。

治未病：采取一定的措施防止疾病产生和发展的治疗原则，包括未病先防和既病防变两个方面。

滋补肝肾：用具有滋阴补肾养肝作用的方药，治疗肝肾阴虚证的治法。

慢性阻塞性肺疾病中医临床实践指南

要点说明

1 关键事项

本指南主要根据中国慢性阻塞性肺疾病的中医药临床研究成果并结合专家的经验制订，该指南主要提供给在中华人民共和国境内的中医及中西医结合执业医师使用。本指南是根据现有的研究证据，依据特定方法制作的首次版本，随着临床实践的发展，新证据的不断产生，指南所提供的建议亦会随之不断被修正。采用指南推荐的方法并不能保证所有人都能获得理想的临床结局。同时，就指南本身而言，并不能包括所有有效的疗法，也并不排斥其他有效的疗法。最终临床治疗措施的抉择需要卫生从业者根据临床的具体情况，并结合自身的经验及患者的意愿做出。

2 关键建议

COPD 急性加重期和稳定期的辨证分型治疗是本指南的重点建议内容，关键建议如下：

对平素肺气虚，遇寒冷气候易患感冒患者，可口服玉屏风散加味或玉屏风口服液以益气固表，预防上呼吸道感染和 COPD 急性加重。（推荐强度：A）

对 COPD 急性加重期属外寒内饮者，可用小青龙汤化裁。（推荐强度：B）

麻杏石甘汤加味治疗 COPD 急性加重期属外寒内热证者。（推荐强度：B）

越婢加半夏汤加减治疗 COPD 急性加重期属痰热壅肺证者。（推荐强度：B）

COPD 急性加重期及肺心病见痰热壅肺证者，可用清气化痰汤化裁。（推荐强度：B）

在西医抗生素及对症治疗基础上，加痰热清注射液静脉注射，治疗 COPD 急性加重期属痰热壅肺证者。（推荐强度：B）

对 COPD 加重期属痰湿蕴肺证者，可用苓桂术甘汤合二陈汤、苏子降气汤，或二陈汤合三子养亲汤化裁。（推荐强度：B）

桃红四物汤加减治疗 COPD 急性加重期属痰瘀阻肺证者。（推荐强度：B）

真武汤合五苓散加减治疗 COPD 急性加重期或肺心病心力衰竭、辨证属阳虚水泛者。（推荐强度：B）

六君子汤及升陷汤治疗 COPD 稳定期属肺脾两虚证者。（推荐强度：B）

COPD 稳定期见肺肾气虚证者，可用补肺汤合平喘固本汤加减治疗。（推荐强度：B）

COPD 稳定期见肺脾肾虚证者，可用参蛤散合金匮肾气丸，或参蛤散合金水六君煎加减治疗。（推荐强度：B）

COPD 稳定期，可应用针灸、拔罐等辅助治疗以增强疗效。（推荐强度：B）

冬病夏治穴位敷贴法，可减轻 COPD 稳定期患者症状，改善免疫功能，减少急性发作次数。（推荐强度：B）

3 实施过程

对确诊为 COPD 患者，可以按如下实施流程操作：

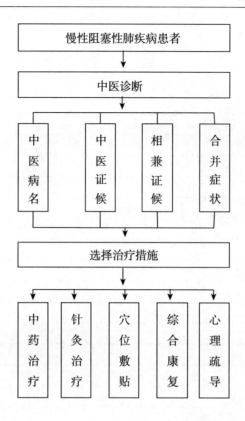

目　录

介　绍

慢性阻塞性肺疾病是临床常见病。其发病率高，死亡率亦高，严重危害人类健康，给社会经济带来沉重负担，已经成为一个严重的公共卫生问题。COPD 相关的脉、因、证、治的记载见于中医古籍"肺胀"、"喘证"、"咳嗽"等病名中，在长期的临床实践中积累了丰富的经验，形成了理论体系，并在日本、韩国等国家被广泛应用。近年来 COPD 的防治重点转移到早期预防、早期治疗和稳定期治疗，以提高患者的生存质量和减少慢性阻塞性肺疾病急性加重（acute exerbation of chronic obstructive pulmonary disease，AECOPD）次数为主要目标，中医综合治疗在改善患者症状、提高疾病相关的生活质量、延缓肺通气功能的减退等方面显示了一定的优势。

本指南适用于 COPD 急性加重期和稳定期，应用对象为个体执业中医师、社区医院医生、中医医院内科医生、综合医院中医科或中西医结合科医生。本指南制定的主要目的：是在循证医学基本原则的指导下推荐有循证医学证据的 COPD 中医药诊治方法，以规范 COPD 患者的中医及中西医结合治疗，提高临床疗效和患者生存质量，节省医疗资源。

关于中医对 COPD 的规范化、标准化建设工作多年来一直在进行，并逐步深入和完善。1994 年 6 月，国家中医药管理局发布了中华人民共和国中医药行业标准《中医病证诊断疗效标准》；其后国家药品食品监督管理局又组织专家制订了《中药新药临床研究指导原则》，规范了"肺胀"、"喘证"、"咳嗽"的诊断和疗效判定标准；2001 年人民卫生出版社出版了《中医病证诊断标准与方剂选用》，增加了治疗方剂，切合临床实用。2008 年 8 月，由国家中医药管理局立项，中华中医药学会组织编写并出版了《中医内科常见病诊疗指南》，推进了中医对内科常见病诊疗的规范化进程。

随着各国中医药学术交流的扩大，中医药防治 COPD 的作用逐渐被医学界认可，迫切需要制订适合国际间交流的中医药防治 COPD 的临床实践指南。目前国际上尚未有中医药治疗 COPD 的循证临床实践指南。本指南开发小组根据以往有关 COPD 规范和标准的工作成就，遵循循证医学的理念，在系统分析国外指南制作方法和指南评价方法的基础上，通过文献检索、文献评价与证据形成、证据评价与推荐建议形成、撰写草案、专家评审、草案修改等步骤，完成了本指南的编写工作，本指南是对近几十年中医、中西医结合研究成果的总结，期望通过本指南规范和统一中医药治疗 COPD 的临床操作方案，提高中医药治疗 COPD 的临床实践质量，更好发挥中医药在 COPD 治疗、预防、康复中的作用。本指南为具有中医学执业资格的医生提供临床指导，同时也为社会医疗决策者及患者提供有益的参考。

背　景

慢性阻塞性肺疾病（ICD-10 编码：J44.901）是一种具有气流受限特征的可以预防和治疗的疾病。气流受限不完全可逆、呈进行性发展，与肺部对香烟烟雾等有害气体或有害颗粒的异常炎症反应有关。COPD 主要累及肺脏，但也可引起全身（或称肺外）的不良效应[1]。

1990 年，世界范围内的 COPD 患病率，男性为 9.34‰，女性为 7.33‰[2]。在中国，2002～2003 年进行了 7 个地区 20245 名成年人的调查，COPD 患病率占 40 岁以上人群的 8.2%[1]。

住院率：COPD 是美国成人住院的主要原因，因 COPD 住院的患者占总住院人数的 13%。55 岁以上人群中，COPD 是首位的住院原因，占总住院人数的 52.9%[3]。

病死率：美国女性 COPD 病死率，1998 年为 32.1/10 万，2000 年为 56.7/10 万。在 45 岁以上人群中，COPD 在所有死亡原因中居第 4～5 位。中国每年因 COPD 死亡的人数达 100 万[2]。

对生存质量的影响：COPD 在中国居疾病负担的首位，因 COPD 致残人数达 500 万～1000 万[3]。

经济和社会负担：COPD 可严重致残，给社会、家庭、个人带来巨大负担。1990 年，在世界伤残－校正生存年数（DALY）的疾病排名中，COPD 排名第 12 位，估计至 2020 年，COPD 将升为第五位。1993 年，美国 COPD 在一年内所造成的经济负担估计在 230.9 亿美元左右[2]。因此，COPD 对人力资源和社会经济的影响难以估量。

其致病因素可有以下几种情况：[3] ①遗传：COPD 是一种多基因疾病，遗传因素可增加发生 COPD 的易感性；②吸烟：吸烟是 COPD 最主要的危险因素，被动吸烟也可能导致 COPD 发生；③感染：呼吸道感染是诱发 COPD 急性加重的重要因素。肺炎球菌和流感嗜血杆菌为 COPD 急性发作的最主要病原菌；④职业性粉尘和化学物质：接触粉尘、废气、烟雾等；⑤空气污染：有害成分有二氧化硫（SO_2）、一氧化碳（CO）、一氧化氮（NO）、二氧化氮（NO_2）、硫化氢、甲醛及悬浮颗粒物等；⑥其他：寒冷空气能引起黏膜分泌物增加，支气管纤毛运动减弱，从而导致 COPD 发病。

西医治疗主要包括支气管扩张剂、抗生素、吸入激素、氧疗、机械通气等。COPD 急性加重期使用上述手段以控制感染、减轻气道炎症、缓解呼吸困难，是有一定疗效的。但本病在病程中常反复急性加重，肺功能和生活质量进行性降低，而抗感染、氧疗、机械通气、营养支持以及肺减容手术等疗法对肺功能和生存质量的下降无逆转作用。患者多年患病，免疫功能下降，易因季节变换、气候等因素诱发，导致病情反复，病情在缓解—复发—再缓解—再复发的循环中逐渐加重。若能在病情缓解的稳定期进行有效治疗，则可减少急性发作的频率和严重程度、延缓呼吸道阻塞的进一步发展、改善患者的生活质量。近年来 COPD 的防治战略前移，重点放在早发现、早防治，以防止或延缓心肺功能的继续减退。强调稳定期的综合治疗，将抗炎、支气管扩张剂使用、激素、氧疗、康复治疗、戒烟等作为稳定期的主要治疗方法，能取得一定疗效，但在祛痰、改善支气管痉挛和炎症、调节免疫力、减少药物毒副反应等方面尚存在诸多有待克服的难题，而某些中药具有祛痰、支气管舒张、免疫调节等作用值得深入研究[1]。

COPD 见于中医学"肺胀"、"喘证"、"咳嗽"等文献中，最早见于《黄帝内经》，如《灵枢·胀论》云："肺胀者，虚满而喘咳。"《灵枢·经脉》云："肺手太阴之脉……是动，则病肺胀满，膨膨而喘咳。"《金匮要略》有"痰饮咳嗽上气病脉证治"等专篇论述，其后历代医家在病因病机、治疗、预防等方面积累了丰富内涵。本病病位主要在肺，或先病肺，后及脾、肾、心、肝，或由他脏先虚而致肺虚，以肺为主，多脏受累。诱因为反复感受风寒、风热之邪，以及过劳、吸烟、情志刺激等。正气虚损，导致痰饮、瘀血等病理产物内生，肺虚则不能通调水道，津液不能输布而停聚，痰浊内生；脾虚则不能健运水湿，津聚痰生；肾虚不能蒸化水液，水聚为饮。三者均可导致津液内停，痰浊内生，阻碍气机升降，影响气血运行，致使病变多端，或痰与热结、或痰阻血瘀、或阳虚水泛。病机总为本虚标实，虚实夹杂，发作期以标实为急，稳定期以本虚为主。标实主要为外邪、痰浊、水饮、瘀血，早期以外邪、痰浊为主，可兼见气滞、血瘀、水饮为患；后期痰瘀壅盛，正气虚衰，标实与本虚并重。主要病变趋势是由轻到重、由肺及脾及肾，后期多脏受累，病情危笃。本病治疗大法为扶正固本，祛痰活血化饮。急性加重期重在祛邪，但要兼顾正气；稳定期重在补肺健脾益肾，兼治痰饮瘀血。近年来，以中医药为主治疗 COPD 急性加重期和稳定期的文献报道有明显增多，出现了一些较高水平的文献。

临床特征

1 临床表现

1.1 病史

多有长期大量吸烟史，或有害物质接触史，部分患者有家族史，多于中年以后发病，好发于秋冬季节，常有反复呼吸道感染及急性加重史，并随病情的进展，急性加重期的发作次数愈渐频繁。后期可出现呼吸衰竭、右心衰竭及肺性脑病。

1.2 症状

慢性咳嗽：初起咳嗽呈间歇性，早晨较重，以后整日均有咳嗽，部分病例咳嗽不伴咳痰，少数病例有明显气流受限但无咳嗽。

咳痰：通常咳少量黏液性痰，合并感染时则痰量增多，常有脓性痰。

气短或呼吸困难：早期仅于劳力时出现，后逐渐加重，日常活动甚至休息时也感气短。

喘息和胸闷：重度患者有喘息，于劳力后发生胸部紧闷感。

后期常有体重下降、食欲减退、精神抑郁和/或焦虑，合并感染时可有咯血痰或咯血。可出现低氧血症和/或高碳酸血症的症状，可并发慢性肺源性心脏病和右心衰竭。

1.3 体征

COPD早期体征可不明显，典型体征有：桶状胸，语颤减弱；叩诊过清音，肺、肝界下移，心界缩小；听诊呼吸音减弱，呼气延长，干湿啰音，心音遥远，剑突部心音清晰响亮。

2 理化检查

2.1 肺功能

肺功能检查是判断气流受限且重复性好的客观指标，对COPD的诊断、严重程度评价、疾病进展、预后及治疗反应等均有重要意义。气流受限是以第一秒用力呼气容积（FEV_1）和FEV_1与用力肺活量（FVC）之比（FEV_1/FVC）降低来确定的。FEV_1/FVC是COPD的一项敏感指标，FEV_1占预计值的百分比是中、重度气流受限的良好指标；吸入支气管舒张剂后，当$FEV_1/FVC<70\%$时，可确定为不能完全可逆的气流受限。

2.2 胸部X线检查

早期X线胸片可无明显变化，以后出现肺纹理增多、紊乱等非特征性改变；主要X线征为肺过度充气：肺容积增大，胸腔前后径增长，肋骨走向变平，肺野透亮度增高，横膈位置低平，心脏悬垂狭长，肺门血管纹理呈残根状，肺野外周血管纹理纤细稀少，有时可见肺大泡形成。并发肺动脉高压和肺心病时，除右心增大的X线征外，还可有肺动脉圆锥膨隆、肺门血管影扩大及右下肺动脉增宽等。

2.3 胸部CT检查

一般不作为常规检查。但在鉴别诊断时有益，高分辨率CT（HRCT）对辨别小叶中央型或全小叶型肺气肿及确定肺大泡的大小和数量，有很高的敏感性和特异性，对预计肺大泡切除或外科减容手术等的效果有一定价值。

2.4 血气分析

血气分析对晚期COPD患者十分重要，血气异常首先表现为轻、中度低氧血症，而低氧血症则随疾病进展、加重，并出现高碳酸血症，并发酸碱失衡及电解质紊乱。呼吸衰竭的血气诊断标准为静息状态下海平面吸空气时动脉血氧分压（PaO_2）$<60mmHg$，伴或不伴动脉血二氧化碳分压（$PaCO_2$）增高（$>50mmHg$）。

2.5 其他实验室检查

血红蛋白可增高，当红细胞压积$>55\%$时，可诊断为红细胞增多症。并发感染时，痰涂片可见大量中性粒细胞，痰培养可检出各种病原菌，常见者为肺炎链球菌、流感嗜血杆菌和肺炎克雷白杆菌等。

诊断标准

1 西医诊断

1.1 COPD 诊断[1]

根据 COPD 的诊断应根据临床表现、危险因素接触史、体征及实验室检查等资料综合分析确定。存在不完全可逆性气流受限是诊断 COPD 的必备条件。肺功能检查是诊断 COPD 的金标准。COPD 应与支气管哮喘、支气管扩张症、充血性心力衰竭、肺结核等相鉴别。

1.2 严重程度分级[1]

根据 COPD 严重程度评估需根据症状、肺功能异常、是否存在合并症等确定，其中，反应气流受限程度的 FEV_1 下降有重要意义。根据肺功能，COPD 严重性分为 4 级（表 1）。

表 1　　　　　　　　慢性阻塞性肺疾病临床严重程度的肺功能分级（吸入支气管舒张剂后）

级　别	特　征
Ⅰ级（轻度）	$FEV_1/FVC < 70\%$，FEV_1 占预计值百分比 $\geq 80\%$
Ⅱ级（中度）	$FEV_1/FVC < 70\%$，$50\% \leq FEV_1$ 占预计值百分比 $< 80\%$
Ⅲ级（重度）	$FEV_1/FVC < 70\%$，$30\% \leq FEV_1$ 占预计值百分比 $< 50\%$
Ⅳ（极重度）	$FEV_1/FVC < 70\%$，FEV_1 占预计值百分比 $< 30\%$，或 FEV_1 占预计值百分比 $< 50\%$ 伴有慢性呼吸衰竭

虽然 FEV_1 预计值对反映 COPD 严重程度、健康状况及病死率有用，但 FEV_1 并不能完全反映 COPD 复杂的严重情况。除 FEV_1 以外，体重指数（BMI）和呼吸困难分级在预测 COPD 生存率等方面有意义。BMI 等于体重（kg）除以身高（m）的平方，当 $BMI < 21kg/m^2$ 时，COPD 患者死亡率增加。

功能性呼吸困难分级：可用呼吸困难量表来评价。

0 级：除非剧烈活动，无明显呼吸困难。

1 级：当快走或上缓坡时有气短。

2 级：由于呼吸困难比同龄人步行得慢，或者以自己的速度在平地上行走时需要停下来呼吸。

3 级：在平地上步行 100 米或数分钟后需要停下来呼吸。

4 级：明显的呼吸困难则见不能离开房屋或者当穿脱衣服时气短。

FEV_1 作为反映气流阻塞的指标、呼吸困难作为症状指标、BMI 作为反映营养状况的指标、6 分钟步行距离作为运动耐力的指标，将这四方面指标综合起来评价建立一个多因素高级系统（BODE）能更好地反映 COPD 的预后。

生活质量评估：广泛应用于评价 COPD 患者的病情严重程度、药物治疗的疗效、非药物治疗的疗效（如肺康复治疗、手术）和急性发作的影响等。常用的生活质量评估方法有圣乔治呼吸问卷（SGRQ）和治疗结果研究（SF - 36）等。

此外，COPD 急性加重次数也可作为 COPD 严重程度的一项监测指标。

1.3 分期

COPD 病程分急性加重期（AECOPD）和稳定期。

AECOPD 的定义是指患者出现超越日常状况的持续恶化，并需改变基础 COPD 的常规用药者。通常在疾病过程中，患者短期内咳嗽、咯痰、气短和/或喘息加重，痰量增多，呈脓性或黏脓性，可伴发热等炎症明显加重的表现[1]。

稳定期则指患者咳嗽、咯痰、气短等症状稳定或轻微。

2 中医病名诊断[6]

COPD 可归属于中医"肺胀"、"喘病"等病证。若症状以呼吸困难为主，甚至张口抬肩、鼻翼煽动、不能平卧而无明显胸高膨满者，可诊断为喘病；多种慢性肺系疾病如咳嗽、肺痈、喘病反复发作，迁延不愈，导致肺气胀满，不能敛降，临床表现为胸部膨满、憋闷如塞、喘息气促、咳嗽咯痰、或唇甲紫绀、心悸浮肿、昏迷喘脱等证候者，则诊断为肺胀。

3 中医证候诊断

3.1 中医辨证分型

整体观念与辨证论治是中医学的特点和精髓，临床上同一疾病可出现多种证候，辨证论治的使用者往往因个人经验、辨证的方法和着重点不同而对同一疾病的辨证分型有较大差异。《中医病证诊断疗效标准》、《中药新药临床指导原则》以及各版本的高等院校中医内科学教材对 COPD 的辨证分型起到了一定的指导作用。但上述标准、原则和教材之间的辨证分型极不一致，临床报道的辨证分型更是较为多样。本指南开发小组结合现有指南和标准，参照文献依据，结合专家共识，确定了急性加重期常见证型为外寒内饮证、外寒内热证、痰热壅肺证、痰湿蕴肺证、痰瘀阻肺证、阳虚水泛证，稳定期常见证型为肺脾两虚证、肺肾气虚证、肺脾肾虚证。相兼证候多见于反复发作的久病患者的急性加重期，主要有痰蒙神窍证、元阳欲脱证。在病情的发展变化中，证候之间可相兼或转化，临床需认真甄别[4-9]。

3.1.1 急性加重期

外寒内饮证：咳逆喘满，气短息促，咯痰稀白量多呈泡沫状，恶寒无汗，周身酸楚。舌质淡，苔薄白，脉浮紧。

外寒内热证：有感受风寒史，恶寒无汗，发热咳嗽，喘逆上气，咯痰色黄而黏，烦躁口渴。舌质淡红，苔薄黄腻，脉浮紧而数。

痰热壅肺证：咳嗽气喘，痰多黏稠，或痰黄带血，身热烦渴，胸闷面赤。舌质红，苔黄腻，脉滑数。

痰湿蕴肺证：咳嗽反复发作，咳声重浊，痰多色白易咯，晨起为甚，胸闷喘息，脘痞腹胀，纳少体倦。舌质淡，苔白腻，脉滑。

痰瘀阻肺证：喘咳反复久作，痰多清稀，或痰中带血，面暗唇紫，胸高胀闷，心下痞坚，身倦纳少。舌淡暗或紫暗有瘀斑，苔白腻，脉滑或脉细涩。

阳虚水泛证：喘咳不能平卧，咯痰清稀，心悸脘痞，面浮肢肿，或一身尽肿，胸高膨满，腹部胀满，尿少便溏，纳差畏寒，面唇青紫。舌胖质暗，苔白滑，脉沉细滑或结代。

3.1.2 稳定期

肺脾两虚证：咳喘病程较短，咳声低微，气短自汗，咳嗽痰多，色白清稀易咯出，神疲乏力，脘腹胀满，食少便溏。舌淡胖，苔白腻，脉细滑或虚缓。

肺肾气虚证：呼吸浅短难续，甚至张口抬肩，倚息不能平卧，咳嗽痰白如沫，咯吐不利，动则汗出，形寒畏风，神疲乏力，腰膝酸软，胸闷心悸，小便清长，或尿后余沥，或咳则小便自遗。舌淡或淡暗或齿痕，苔白润，脉沉细虚弱，或有结代。

肺脾肾虚证：咳喘日久，动则喘咳加重，胸闷气短，心悸怔忡，咯痰清稀，腹胀便溏，倦怠乏力，腰膝酸软，小便清长，或尿后余沥，或咳则小便自遗。舌淡或齿痕，苔白润，脉沉细微。

3.1.3 相兼证候

痰蒙神窍证：嗜睡昏迷，喉中痰鸣，腹胀便秘，躁动或肌肉抽搐，唇甲青紫，舌质紫暗，苔腻，脉滑。

元阳欲脱证：呼多吸少，气不接续，身寒肢冷，汗出如油，舌淡，脉沉细。

3.2 辨证要点

临床证候是辨证要点的体现，辨证要点从各个不同的侧面反映了证候特征。鉴于病机、症状的复杂性，临床常表现为多个证候的兼夹，辨证时应当依次辨别以下辨证要点及其相互转化关系。

3.2.1 辨虚实

虚是以正气不足为矛盾主要方面的病理反映，表现为机体的精、气、血、津液亏少和功能衰弱，脏腑经络的功能低下，抗病能力减退，如肺脾气虚、肺脾肾虚包含虚的因素；实是指邪气亢盛，以邪气盛为矛盾主要方面的病理反映，可见各种亢盛有余的证候，如外寒内热、痰热壅肺、痰瘀阻肺等包含实的因素。虚与实之间可以相互转化。实证如迁延不愈，导致脏腑功能下降，转变为虚证；而虚性病证因机体功能不足，易在原有病证的基础上产生痰饮、瘀血等病理产物而出现虚实夹杂证候。

3.2.2 辨寒热

寒热是体现机体整体功能的另一要素，如肺脾肾阳气亏虚包含着寒的要素，外寒内热、痰热壅肺包含热的要素。寒与热之间可以相互影响，热证失治误治，迁延日久，阳气损伤可转变为肺脾肾虚寒证、而肺肾气虚证迁延不愈，气机不畅，气滞血瘀，郁而化热可表现为寒热错杂的证候。

3.2.3 辨气血痰

肺主气，肾纳气，脾生气，肝调气，气的化生和运行离不开这四脏功能的健全。如因外邪干犯、内生五邪、情志等因素影响四脏的功能，则可导致气的生发运行失常，而表现为气虚、气滞、气逆、气陷等；肝藏血、脾统血、心主血、宗气生于脾胃上贯心肺而行血，若因各种因素致五脏功能失常，气机郁滞，血脉失和而成血瘀。气血之间往往相互影响，气虚气滞可以导致血瘀；而血瘀内阻，有形之邪阻滞气机，又可造成气滞，日久可致气虚。痰饮为人体内生的病理产物，形成原因主要责之肺脾肾功能失常，一旦形成，又成为继发性病因，可导致血瘀、水停、气滞；还可凌犯心肺，耗损阳气。痰饮与瘀血可以互生互化，相互兼夹，导致病情复杂难愈。

干预、管理和推荐

1 干预

1.1 西医干预[1]

控制性氧疗：给氧途径包括鼻导管或文丘里（Venturi）面罩，目标氧合水平为 $PaO_2 > 60mmHg$ 或 $SaO_2 > 90\%$。

抗菌治疗：AECOPD 患者应用抗菌药物指征：出现呼吸困难、痰量增多，脓痰；或出现脓痰及痰量增多或脓痰及呼吸困难；或需要机械通气[10]。轻、中度的 AECOPD 患者并不是应用抗菌药物的指征[11]。在未确定 COPD 感染病原菌的情况下需进行经验用药，可选用青霉素、β内酰胺/β内酰胺酶抑制剂、大环内酯类、头孢菌素类、左氧氟沙星、亚胺培南等；疗程 3~7 天（铜绿假单胞菌感染的疗程 2 周）。

支气管扩张剂治疗：可单用或联合使用抗胆碱药物、β_2 受体激动剂和茶碱类药物。

糖皮质激素：AECOPD 合并气道高反应者或对 β_2 受体激动剂有肯定效果时，可短时间应用糖皮质激素。

祛痰药：主要有两类：黏液溶解剂使黏蛋白破坏；痰液调节剂通过改变黏蛋白合成以减少痰液黏稠度。

机械通气：无创性正压通气（NIPPV）可降低 $PaCO_2$，减轻呼吸困难，降低气管插管和有创机械通气的使用。有创性机械通气用于呼吸衰竭进行性恶化，出现危及生命的酸碱异常和/或神志改变时。

康复治疗：包括呼吸生理治疗、肌肉训练、营养支持、精神治疗等。

COPD 稳定期的治疗：对 COPD 稳定期患者仍应采取积极态度，给予管理与适当治疗，戒烟、避免职业性污染和环境污染也是重要的。长期家庭氧疗可改善 COPD 患者伴慢性呼吸衰竭患者的生存率。当症状较重、呼吸困难持续存在时，支气管扩张剂主要用异丙托品定量吸入，或加用 β₂ 受体激动剂等。对支气管舒张试验 $FEV_1 < 50\%$ 预计值者，可吸入抗胆碱能药物及/或长效 β₂ 受体激动剂糖皮质激素的混合制剂治疗；若症状未改善则应停药。

1.2 中医干预

中医对 COPD 的干预采取以中药辨证论治为主，针灸、穴位敷贴为辅，配合呼吸操、推拿、康复、心理疏导、饮食调摄及护理等多种方法，以平调阴阳、扶正祛邪，达到改善症状、祛病强身的目的。

2 管理

2.1 预防

COPD 的预防和早期治疗应高度重视，本着中医学"治未病"的思想，对本病的预防建议采取以下措施：

2.1.1 COPD 的早期发现

COPD 的发病初期，患者常无明显不适，当患者求医时，疾病多已发展到较重程度。对长期吸烟、职业性粉尘接触时间久的高危人群应进行肺功能检查，有助于早期发现、诊断和监测。

2.1.2 药物预防

根据患者的体质和症状，应用中药辨证施防，可减少急性发作次数，提高机体免疫力。COPD 患者证属肺脾气虚，体倦懒言，咯痰清稀色白，平素易感冒者，可在每年夏秋季节服用玉屏风散（《丹溪心法》）或加味[12-14]。（推荐强度：A，证据级别：Ⅰb/Ⅱa/Ⅱb）

2.1.3 夏季穴位敷贴

药物：麻黄、细辛、延胡索、白芥子、半夏、甘遂等，共研细粉，新鲜生姜汁适量。

贴敷时间：夏季初伏开始第一次治疗，以后每隔 10 天治疗 1 次，共治疗 3 次。

穴位选择：主穴为大椎、肺俞、膏肓、定喘、膈俞；配穴为肾俞、脾俞、膻中。

贴药方法：将准备好的药粉用生姜汁调成干湿适中的膏状，并切成面积 1cm×1cm 的块状，将药块贴于选好的穴位上，然后用 20mm×20mm 胶布固定，12~24 小时后取下。每年初、中、末伏各贴药 1 次[15-17]。（推荐强度：B，证据级别：Ⅲa/Ⅲb/Ⅲa）

2.1.4 健康指导

戒烟；起居有常，生活规律，适度运动而增强体质；保暖防寒，预防感冒；饮食有节，合理饮食；情志调畅，心静神安，保持良好的心情，消除恐惧、焦虑、抑郁等不良情绪；康复训练，如气功、太极拳、八段锦等。

2.2 急性加重期辨证论治

辨证论治就是依据中医基本理论对患者所表现出来的各种症状、舌象、脉象，进行综合分析判断，确定证候及其病机，选择相应的方药。COPD 基本的病机是本虚标实，肺脾肾虚为本，痰饮、瘀血、外邪为标，采取的治疗方法以药物辨证论治为主，针灸等其他疗法为辅。综合文献表明，辨证分型论治 COPD 对改善患者的临床症状，提高患者的生存质量有较好的作用；对改善肺通气功能、提高免疫功能、抗病原体、消炎、减少 COPD 急性发作等也有一定作用。

各证候的方剂由临床证据决定，并参考了现有的共识或标准。由于现有中医证据级别较低，因此，推荐建议的级别普遍偏低，但仍具有相当重要的临床指导意义。另外，专家临床实践经验以及沿用至今的古方、效方，虽缺乏临床对照研究或病例系列研究，证据级别不高，但我们也以专家共识意见的形式给出（推荐强度：C，证据级别：Ⅳ）。

2.2.1 外寒内饮证

病机：外感风寒，寒饮蕴肺，内外合邪，肺气上逆。

治法：解表散寒，温肺化饮。

推荐方药：

小青龙汤（《伤寒论》）加减。麻黄、桂枝、白芍、干姜、细辛、五味子、半夏、甘草。若饮郁化热，烦躁而喘，脉浮者，可加生石膏以清郁热；若得汗而喘未平，可酌减麻黄、细辛用量，加厚朴、杏仁[18-21]。水煎服，每日一剂，分2~3次服用。（推荐强度：B，证据级别：Ⅱa/Ⅲa/Ⅲb）

茯苓杏仁甘草汤（《金匮要略》）或苓甘姜味辛夏仁汤（《金匮要略》）加减：茯苓、甘草、干姜、五味子、细辛、半夏、杏仁[22-24]。水煎服，每日一剂，分2~3次服用。用于体质偏弱，咳嗽频作，喘鸣气促，鼻流清涕，浮肿畏寒，心下有振水音，腹壁柔软，脉沉细弱者。（推荐强度：B，证据级别：Ⅱa/Ⅲb/Ⅳ）

推荐中成药：

小青龙颗粒（《中华人民共和国药典》2005版），冲服，每次6g，每日3次。（推荐强度：C，证据级别：Ⅳ）。

风寒咳嗽颗粒（《中华人民共和国药典》2005版），口服，每次5g，每日3次。（推荐强度：C，证据级别：Ⅳ）。

桂龙咳喘宁胶囊（《中华人民共和国药典》2005版），口服，每次5粒，每日3次。（推荐强度：C，证据级别：Ⅳ）。

2.2.2 外寒内热证

病机：肺有郁热，风寒外束，肺失宣肃。

治法：疏风散寒，宣肺清热。

推荐方药：麻黄杏仁石膏甘草汤（《伤寒论》）加味。麻黄、杏仁、石膏、甘草、桂枝、陈皮、生大黄、黄芩[25-28]。水煎服，每日1剂，分2~3次服用。（推荐强度：B，证据级别：Ⅱa/Ⅱb/Ⅲb）

推荐中成药：

通宣理肺口服液（《中华人民共和国药典》2005版），口服，每次10ml，每日2~3次。（推荐强度：C，证据级别：Ⅳ）。

止嗽定喘口服液（《中华人民共和国药典》2005版），口服，每次10ml，每日2~3次。（推荐强度：C，证据级别：Ⅳ）。

止咳橘红口服液（《中华人民共和国药典》2005版），口服，每次10ml，每日2~3次。（推荐强度：C，证据级别：Ⅳ）。

2.2.3 痰热壅肺证

病机：痰浊内蕴，郁而化热，肺气壅阻，肺失清肃。

治法：清热化痰，降逆平喘。

推荐方药：

清气化痰汤（《医方考》）加减。胆南星、黄芩、瓜蒌仁、枳实、杏仁、冬瓜仁、茯苓、陈皮、半夏、甘草[29-32]，水煎服，每日1剂，分2~3次服用。（推荐强度：B，证据级别：Ⅱa/Ⅲb）。

越婢加半夏汤（《金匮要略》）加杏仁、鱼腥草、益母草、丹参[33-35]。水煎服，每日1剂，分2~3次服用。用于肺中痰火壅滞，复感外邪，咳而上气，肺胀喘息，紫绀水肿者。（推荐强度：B，证据级别：Ⅱa/Ⅳ）。

推荐中成药：

羚羊清肺丸（《中华人民共和国药典》2005版），口服，每次6g，每日3次。（推荐强度：C，证据级别：Ⅳ）。

牛黄蛇胆川贝液（《国家食品药品监督局》），口服，每次10ml，每日3次。（推荐强度：C，证据级别：Ⅳ）。

急支糖浆（《中华人民共和国药典》2005 版），口服，每次 10～20ml，每日 3 次。（推荐强度：C，证据级别：Ⅳ）。

痰热清注射液 20～30ml 加入 0.9% 盐水或 5% 葡萄糖注射液 250～500ml 中，静脉滴注，每日 1 次[36-38]。（推荐强度：B，证据级别：Ⅰa/Ⅱa/Ⅱb）。

2.2.4　痰湿蕴肺证

病机：肺虚脾弱，痰湿内生，上逆干肺，肺失宣降。

治法：化痰降气，健脾益肺。

推荐方药：

苓桂术甘汤（《金匮要略》）合二陈汤（《太平惠民和剂局方》）加减[39-43]。茯苓、桂枝、白术、炙甘草、法半夏、陈皮、葶苈子。（推荐强度：B，证据级别：Ⅱa/Ⅱb/Ⅲb）。

苏子降气汤（《太平惠民和剂局方》）合三子养亲汤（《韩氏医通》）加减。紫苏子、橘皮、半夏、当归、前胡、厚朴、肉桂、炙甘草、炒莱菔子、白芥子、瓜蒌、桃仁[44-46]。（推荐强度：B，证据级别：Ⅱa/Ⅱb）。

二陈汤合三子养亲汤加减。法半夏、橘皮、紫苏子、炒莱菔子、白芥子、茯苓、生姜、炙甘草、乌梅、薏苡仁[47-48]。（推荐强度：B，证据级别：Ⅱa）。

推荐中成药：

祛痰止咳颗粒（《国家食品药品监督局》），口服，每次 6g，每日 3 次。（推荐强度：C，证据级别：Ⅳ）。

二陈丸（《中华人民共和国药典》2005 版），口服，每次 9～15g，每日 2 次。（推荐强度：C，证据级别：Ⅳ）。

消咳喘糖浆（《中华人民共和国药典》2005 版），口服，每次 10ml，每日 3 次。（推荐强度：C，证据级别：Ⅳ）。

2.2.5　痰瘀阻肺证

病机：肺气郁闭，血行无力，积而成瘀，痰瘀互结于肺。

治法：化痰祛瘀，泻肺平喘。

推荐方药：桃红四物汤（《医宗金鉴》）加味。桃仁、红花、熟地、当归、白芍、川芎、苏子、半夏、人参、陈皮、葶苈子、瓜蒌[49-53]。（推荐强度：B，证据级别：Ⅱa/Ⅱb/Ⅲb）

推荐中成药：血府逐瘀胶囊（国家食品药品监督局），口服，每次 6 粒，每日 2 次。（推荐强度：C，证据级别：Ⅳ）。

2.2.6　阳虚水泛证

病机：脾肾阳虚，气不化水，水饮泛滥，上凌心肺。

治法：温肾健脾，化饮利水。

推荐方药：真武汤（《伤寒论》）合五苓散（《伤寒论》）加减。熟附子（先煎）、桂枝、茯苓、白术、泽泻、生姜、赤芍、甘草[54-57]。（推荐强度：B，证据级别：Ⅱa/Ⅱb/Ⅲb）

推荐中成药：

附子理中丸（《中华人民共和国药典》2005 版），水蜜丸每次 6g，大蜜丸每次 1 粒，每日 2～3 次，口服。（推荐强度：C，证据级别：Ⅳ）。

参苓白术丸（《中华人民共和国药典》2005 版），水蜜丸每次 6g，每日 2～3 次，口服。（推荐强度：C，证据级别：Ⅳ）。

济生肾气丸（《中华人民共和国药典》2005 版），水蜜丸每次 6g，每日 2～3 次，口服。（推荐强度：C，证据级别：Ⅳ）。

此外，各证型还可配合针灸治疗。

主穴：肺俞、列缺、大椎、膻中，配穴：心俞、风池、风府、风门、间使、气海、足三里、天突。痰浊壅盛者加丰隆；痰热者加尺泽、合谷；胸闷心悸者加内关；水肿者加三阴交。操作方法：以毫针为主，也可配合针灸电针。实证针用泻法，虚证针用补法[6-7,58-59]。（推荐强度：B，证据级别：Ⅲb/Ⅳ）

2.3 稳定期辨证论治

2.3.1 肺脾两虚证

病机：肺脾气虚，气不化饮，痰浊内生，上干于肺，肺气不利。

治法：健脾益肺，温化痰饮。

推荐方药：

六君子汤（《校注妇人良方》）加味。党参、炒白术、茯苓、炙甘草、陈皮、制半夏[60-63]。（推荐强度：B，证据级别：Ⅱa/Ⅱb/Ⅲb）

升陷汤（《医学衷中参西录》）加味。生黄芪、知母、柴胡、桔梗、升麻、党参、麦冬、五味子、丹参、山萸肉、杏仁[64-66]。（推荐强度：B，证据级别：Ⅱa/Ⅱb/Ⅲb）

推荐中成药：

人参养荣丸（《中华人民共和国药典》2005版），水丸每次6g，每日2次，口服。（推荐强度：C，证据级别：Ⅳ）

香砂六君丸（《中华人民共和国药典》2005版），水、蜜丸，每次6~9g，每日2~3次，口服。（推荐强度：C，证据级别：Ⅳ）

补中益气丸（《中华人民共和国药典》2005版），水、蜜丸，每次6~9g，每日2~3次，口服。（推荐强度：C，证据级别：Ⅳ）

2.3.2 肺肾气虚证

病机：肺肾两虚，肺不主气，肾不纳气，气失摄纳，上逆而喘。

治法：补肺纳肾，降气平喘。

推荐方药：补肺汤（《永类钤方》）合平喘固本汤（《南京中医学院附院验方》）加减。黄芪、山萸肉、五味子、肉苁蓉、淫羊藿、沉香、紫菀、款冬花、紫苏子、法半夏、橘红、党参[67-70]。（推荐强度：B，证据级别：Ⅱa/Ⅱb/Ⅲb）

推荐中成药：

百令胶囊（《中华人民共和国药典》2005版），口服，每次5~15粒，每日3次。（推荐强度：C，证据级别：Ⅳ）

金水宝胶囊（《中华人民共和国药典》2005版），口服，每次6粒，每日3次。（推荐强度：C，证据级别：Ⅳ）

龟龄集（《中华人民共和国药典》2005版），口服，每次0.6g，每日1次，早饭前2小时用淡盐水送服。（推荐强度：C，证据级别：Ⅳ）

2.3.3 肺脾肾虚证

病机：肺脾肾虚，肺失清肃，运化失常，肾不纳气，痰瘀内阻。

治法：补肺健脾，益肾纳气，化痰祛瘀。

推荐方药：参蛤散（《普济方》）合金匮肾气丸（《金匮要略》）加减。人参、蛤蚧（去头足）、熟地黄、山茱萸、泽泻、丹皮、茯苓、桂枝、丹参、熟附子（先煎）[71-74]。（推荐强度：B，证据级别：Ⅱa/Ⅱb）

加减：若喘息气短，咳嗽痰少，质黏难咯，面色及口唇青紫，舌质暗，苔白少，脉细数。为肺脾肾虚，血瘀痰阻证。用参蛤散（《普济方》）合金水六君煎（《景岳全书》）加减。人参、蛤蚧、当归、熟地、陈皮、半夏、金沸草、茯苓、山茱萸、菟丝子、丹参[75-78]。（推荐强度：B，证据级别：

Ⅱa/Ⅱb）

推荐中成药：

固本咳喘片（《中华人民共和国药典》2005 版），每次 3 片，每日 3 次，饭后温开水口服[79-80]。（推荐强度：B，证据级别：Ⅱb）

蛤蚧定喘丸（《中华人民共和国药典》2005 版），每次 9g，每日 2 次，饭后温开水口服。（推荐强度：C，证据级别：Ⅳ）

桂附理中丸（《中华人民共和国药典》2005 版），每次 9g，每日 2 次，口服。（推荐强度：C，证据级别：Ⅳ）

2.4 兼证辨证论治

2.4.1 痰蒙神窍证

病机：痰浊内蕴，蒙蔽心窍。

治法：涤痰开窍醒神。

推荐方药：涤痰汤（《济生方》）送服安宫牛黄丸（《温病条辨》）。法半夏、橘红、枳实、茯苓、人参（单煎）、石菖蒲、竹茹、甘草，煎汤送服安宫牛黄丸 1 丸[81-84]（推荐强度：B，证据级别：Ⅱa/Ⅱb）

推荐中成药：清开灵注射液 20~30ml 加入 5% 的葡萄糖注射液 500ml 中，静脉滴注，每日 1~2 次，心功能衰竭者，控制滴速在每分钟 30~60 滴[85-86]。（推荐强度：B，证据级别：Ⅱa/Ⅱb）

2.4.2 元阳欲脱证

病机：肺气欲竭，心肾阳衰。

治法：回阳救逆，益气固脱。

推荐方药：参附龙牡汤（《方剂学》）加减。附子（先煎）、红参、麦冬、黄芪、五味子、龙骨（先煎）、牡蛎（先煎）、炙甘草[7,87-88]。（推荐强度：B，证据级别：Ⅱ/Ⅲb/Ⅳ）。

推荐中成药：参附注射液 20~100ml 加入 5% 的葡萄糖注射液 500ml 中，静脉滴注，每日 2 次[7,89]。（推荐强度：C，证据级别：Ⅲb/Ⅳ）。

2.5 对症治疗

COPD 临床症状表现复杂多样，可在辨证论治的基础上配合对症治疗，改善患者的症状和生活质量。

咳嗽较重属实证者，可加前胡、白前、百部、黛蛤散等；痰白黏或黄黏，咯吐不畅，体质不虚者，可加海浮石、浙贝母、胆南星、清半夏、瓜蒌仁等；喘憋较重属实者，可加全瓜蒌、薤白、地龙、鬼箭羽、白果、款冬花、葶苈子等；喘促气短属虚证者，可加蛤蚧、仙灵脾、沉香、紫石英、人参等；水肿明显者，可加车前子、泽兰、猪苓、茯苓等；外感风热，体实发热者，可加生石膏、鱼腥草、黄芩、金银花等；热伤血络，痰中带血者，可加三七粉、茜草炭、藕节炭、云南白药等；口唇紫绀重者，可加丹参、红花、川芎、三七、水蛭等；纳呆便溏者，可加佩兰、砂仁、神曲、山药、炒薏苡仁等。（推荐强度：C，证据级别：Ⅳ）

2.6 针灸

主穴：肺俞、膻中、天突。配穴：气海、大椎、肾俞、关元、气海、足三里。操作方法：用针法，毫针浅刺，平补平泻。脾俞、胃俞、膏肓、肾俞，用灸法，可配合拔罐、康复训练、艾绒灸、艾条灸、温灸器灸、隔姜灸等[90-92,59]。（推荐强度：B，证据级别：Ⅱb/Ⅲb/Ⅳ）

2.7 穴位敷贴

用白芥子、细辛、元胡、半夏、甘遂、沉香、肉桂、冰片等研细末，生姜汁调成糊状，用胶布固定，贴敷于大椎、肺俞、膏肓、天突、膻中等穴。冬病夏治，在一定程度上，可减轻症状、减少急性发作次数、改善免疫功能及肺功能、减缓疾病进展[15,93-96]。（推荐强度：B，证据级别：Ⅱb）

2.8 综合康复治疗

2.8.1 内服中药结合呼吸操和推拿

缩唇—膈式呼吸：膈式（腹式）呼吸即吸气时放松腹肌，膈肌收缩；呼气时腹肌收缩，膈肌松弛。同时配合缩唇呼吸，要求吸气时气体由鼻孔吸入，呼气时双唇向前突起呈吹口哨样，让气体均匀地自双唇间逸出，吸呼比为1：2。缩唇－膈式呼吸可先在卧位时练习，逐渐过渡到日常生活中。

推拿与锻炼：穴位按摩，如擦印堂、按揉太阳穴，分推前额，揉按迎香，上擦鼻旁，按揉风池，拿内、外关，拿按合谷，揉膻中，并进行冷水洗脸洗手的耐寒锻炼。

内服百令胶囊或黄芪生脉饮：黄芪、党参、丹参、山药各30g，麦冬20g，五味子10g，当归、茯苓、仙灵脾各15g，地龙、黄芩各12g。每日1剂，水煎分2次温服[97-100]。（推荐强度：B，证据级别：Ⅱb）

2.8.2 八段锦健身功

按照国家体育总局2003年颁布的八段锦健身功法，运动24周，运动频率为每周5天，每天早晚各练习I次，每次练习2遍，每次练习45分钟左右。八段锦运动能有效改善慢性阻塞性肺病稳定期老年患者的肺功能，尤其是在坚持锻炼24周以后效果更为显著[101]。（推荐强度：C，证据级别：Ⅱb）

2.8.3 中药熏洗双足

用中药熏洗方：麻黄、葶苈子、桑白皮、细辛、川芎、川乌、泽兰。用法：上药煎煮30分钟，睡前熏洗双足30分钟，疗程3月。临床对照观察30例，可明显提高老年COPD患者生活质量、行走耐力，改善肺通气功能，减少急性加重次数，患者依从性好，无明显不良反应[102]。

温经通络逐瘀熏洗方：川乌、草乌、桃仁、红花、当归、川芎、陈艾、菖蒲、麻黄、桂枝、细辛等各30g，姜、葱、酒、盐各100g。煎取药液4000ml，每次取1000ml，加开水2000ml倒入桶内，趁热熏蒸双足，待药液不烫足时，将双足浸入桶内。每次熏洗30分钟，每晚1次，共治疗12天。治疗30例，并随机设30例内服真武汤合五苓散对照组。结果：治疗组与对照组证候疗效无统计学差异（$P>0.05$），中药熏洗对慢性肺心病阳虚水泛证的疗效与内服真武汤合五苓散相仿[103]。（推荐强度：C，证据级别：Ⅱb）

2.9 心理疏导

研究表明，COPD患者有着不同程度的心理障碍如抑郁、焦虑、恐惧等，并严重影响了患者的生活质量及预后[104-106]。采用抑郁自评量表（SDS）和焦虑自评量表（SAS）对100例慢性阻塞性肺病患者抑郁、焦虑状况进行评价。结果：慢性阻塞性肺病患者SDS、SAS总平均分与我国常模比较，差异有统计学意义（$P<0.01$）；有合并症组与无合并症组SDS、SAS评分间，差异均有统计学意义（$P<0.001$）；女性患者的SDS、SAS评分明显高于男性，差异有统计学意义（$P<0.05$）。表明有并发症的患者，其焦虑、抑郁症状表现更加明显。结论：慢性阻塞性肺病患者存在情绪障碍，心理辅导治疗应作为慢性阻塞性肺病患者综合治疗的重要内容[107]。有报道，118例COPD患者参与研究，其中57例接受常规药物治疗和心理干预治疗，61例患者只接受常规药物治疗，分组采用随机。心理干预措施：①由医护人员向患者恰当介绍病情，纠正患者对所患疾病的错误认知，增强患者战胜疾病信心，克服心理失衡状态，让患者了解负性情绪是影响心理健康和治疗效果的重要因素；②向所有患者均指导呼吸功能锻炼和放松疗法；③音乐干预：选择患者喜好的轻音乐、流行音乐、京剧或地方戏种，安排合适时间和地点进行播放。干预后2周测试者心理状态的改善状况。结果：通过在常规药物治疗的基础上使用心理干预治疗，患者SAS评分较治疗前有明显下降，$P=0.025$，差异有统计学意义，表明有效心理干预能显著改善慢性阻塞性肺疾病患者的焦虑、抑郁情绪，起到辅助药物治疗的效果[108]。另有研究报道，通过健康教育，包括宣传AECOPD健康教育知识手册、入院时进行教育指导、放录像、讲座、发宣传材料等方法，对AECOPD患者进行健康教育干预，2周后利用汉密尔顿抑

郁量表（HAMA）、汉密尔顿焦虑量表（HAMD）、社会支持评定量表来评定。结果：治疗依从性提高90.3%，抑郁、焦虑的症状减轻＞30%。结论：通过对患者及家属进行健康教育，可以提高患者对AECOPD躯体疾病诱发心理性疾病的认识，提高患者对治疗的依从性，减轻焦虑、抑郁症状，缩短住院时间及减少医疗费用，提高生活质量[109]。（推荐强度：B，证据级别：Ⅱb）

3 推荐

3.1 玉屏风散

对平素肺气虚，遇寒冷气候易感冒的患者，可口服玉屏风散或口服液以益气固表，预防上呼吸道感染和COPD急性发作。

玉屏风散由黄芪、白术和防风组成，是中医扶正固本的经典方剂，具有益气固表、扶正止汗、祛邪御风等功效。常用于治疗或预防反复发作的上呼吸道感染、过敏性鼻炎、支气管哮喘、慢性支气管炎、慢性阻塞性肺疾病、肺心病等疾病。现代药理研究表明，其对免疫功能具有双向调节作用，能增强机体免疫功能，改善血流速度。对巨噬细胞吞噬功能、抗体生成、血清免疫球蛋白IgA、红细胞C_3b受体花环率、淋巴细胞绝对值均有不同程度提高；玉屏风散颗粒能显著提高血清IgG、IgM、C_3，其提高体液免疫功能显著优于多抗甲素。一项65例的临床对照试验表明，用玉屏风汤加冬虫夏草组成的冬屏汤，每年夏至至秋分服用，连续治疗2年，能提高COPD稳定期患者CD_3^+、CD_4^+、CD_4/CD_8^+及IgA、IgG、IgM水平，明显减少急性发作次数及医疗费用[12-14]。（推荐强度：A，证据级别：Ⅰb）

3.2 小青龙汤

对COPD急性加重期属外寒内饮者，可用小青龙汤化裁。

小青龙汤为张仲景之名方，具有解表散寒、温里化饮、止咳平喘之功效，被广泛应用于治疗呼吸系统疾病。一项有关小青龙汤加减治疗慢性阻塞性肺病急性加重期的随机对照试验报道，对照组34例西医常规治疗，治疗组52例在对照组治疗基础上加服小青龙汤加减治疗。结果：治疗组咳嗽、咯痰、气喘症状改善情况明显优于对照组（$P<0.05$，$P<0.01$）；总有效率，治疗组为88.46%，对照组为76.47%。两组比较，差异有显著性意义（$P<0.05$）。两组治疗后PaO_2、$PaCO_2$均有明显改善（$P<0.05$），差异有显著性意义（$P<0.05$）。结论：小青龙汤在治疗慢性阻塞性肺病急性加重期方面具有确切的疗效。另有多项报道，用本方治疗COPD急性发作期，疗程2周，咳痰喘等症状改善优于西药对照组；小青龙汤治疗支气管哮喘急性期对改善喘息、哮鸣音、胸闷、咯痰有优势，疗效优于西药对照组[18-21]。（推荐强度：B，证据级别：Ⅱa/Ⅲa/Ⅲb）

3.3 麻杏石甘汤加味

麻杏石甘汤加味治疗COPD以及肺心病急性加重期证属外寒内热证者有较好疗效。

麻杏石甘汤原为外感风寒之邪，入里化热而设，以汗出而喘、无大热为主症。临床上多项随机对照试验表明，麻黄杏仁石膏甘草汤加味治疗COPD急性加重期、肺心病急性发作期证属外寒内热证者无论有无大热均有较好疗效[25-28]。（推荐强度：B，证据级别：Ⅱa/Ⅱb/Ⅲb）

3.4 越婢加半夏汤

越婢加半夏汤再加鱼腥草、丹参等治疗COPD急性加重期属痰热壅肺证者安全有效。原方出自《金匮要略》，在《肺痿肺痈咳嗽上气病脉证治第七》中云："咳而上气，此为肺胀，其人喘，目如脱状，脉浮大者，越婢加半夏汤主之。"张仲景本为治肺胀而设，其症状描述与现在肺心病急性发作期症状极为符合。方中麻黄、石膏辛凉配伍，辛能宣肺散邪，凉能清泻肺热，半夏、生姜化饮以降逆，甘草、大枣扶正以祛邪，加杏仁伍麻黄宣肺平喘，鱼腥草、益母草、丹参清热化瘀利水，共奏宣肺化痰、平喘降逆、化瘀利水之功。一项110例肺心病急发期随机对照试验表明，对照组52例给予西药常规治疗，治疗组58例在对照组治疗基础上予以中药加味越婢加半夏汤口服，疗程14天。结果：治疗组在临床综合疗效、血气分析、血液流变学指标改善情况及症状、体征缓解天数等均明显优于对照组，且未发现明显毒副反应。结论：加味越婢加半夏汤治疗肺心病急性发作期安全、有效[33-35]。（推荐强度：B，证据级别：Ⅱa/Ⅳ）。

3.5 清气化痰汤

COPD 急性加重期多见痰热壅肺证，治疗当以清热化痰为大法。清气化痰汤出自明·吴昆的《医方考》，由陈皮、杏仁、炒枳实、黄芩、瓜蒌仁、茯苓、胆南星、半夏组成，具有清热化痰止咳作用，是临床治疗痰热咳、喘的常用方剂。药理研究证明，胆南星、半夏、陈皮、瓜蒌仁有祛痰泻下作用，黄芩、杏仁有抗菌消炎解痉功效。多项临床随机对照试验表明，清气化痰汤化裁合并西药治疗 COPD 急性加重期、肺心病呼吸衰竭，均可取得较好疗效[29-32]。（推荐强度：B，证据级别：Ⅱa/Ⅲb）。

3.6 痰热清注射液

痰热清注射液在西医抗生素及对症治疗基础上加痰热清注射液静脉注射治疗 AECOPD 证属痰热壅肺证者安全、有效。

痰热清注射液由黄芩、熊胆粉、山羊角、金银花、连翘等组成，具有清热解毒、化痰止咳等作用。多项临床研究及系统评价结果显示，在 COPD 急性加重期治疗中，在西医抗生素辅以对症治疗基础上给予痰热清注射液静脉滴注，可以明显提高临床疗效，并有助于通气功能、肺功能的改善，未见明显的不良反应。在目前对肺部感染抗生素的耐药性逐步上升之际，纯中药制剂之痰热清具有良好的临床应用价值[36-38]。（推荐强度：B，证据等级：Ⅱa/Ⅱb/Ⅲb）

3.7 苓桂术、甘汤、二陈汤、苏子降气汤、三子养素汤

对 COPD 加重期证属痰湿蕴肺证者，可用苓桂术甘汤合二陈汤、苏子降气汤或二陈汤合三子养亲汤化裁。

《金匮要略·痰饮咳嗽病脉证治》云："心下有痰饮，胸胁支满，目眩，苓桂术甘汤主之。"可见，此方用于治疗中阳不足所致痰饮内停心下，症见胸胁支满、目眩心悸、短气而咳、舌苔白滑、脉弦滑或沉紧等。中药药理研究表明：法半夏、陈皮有缓解支气管痉挛、祛痰平喘、镇咳、抗炎、抗菌、抗组胺等作用；茯苓有平滑肌松弛、免疫调节、抗菌作用；甘草有抗炎、抗变态反应、免疫增强、镇咳祛痰、抗病毒的作用。多项临床对照研究表明，苓桂术甘汤合二陈汤化裁治疗 COPD 急性加重期及肺心病辨证属痰湿蕴肺证者可取得较好疗效[39-43]。（推荐强度：B，证据级别：Ⅱa/Ⅱb/Ⅲb）。

苏子降气汤出自《太平惠民和剂局方》，主要功用降气平喘、祛痰止咳、兼以温肾，适用于上盛下虚以上盛为主的喘咳证。临床上多项随机对照试验表明，用本方加味治疗 COPD 急性加重期，可改善症状及肺通气功能，提高动脉血氧水平[44-46]。（推荐强度：B，证据级别：Ⅱa/Ⅱb）。

三子养亲汤加味方在 COPD 急性加重期的治疗中，能明显缓解临床症状，改善患者的肺循环和肺通气功能，具有肯定的辅助治疗作用[47-48]。（推荐强度：B，证据级别：Ⅱa）。

3.8 桃红四物汤

桃红四物汤是治疗 COPD 急性发作期的常用方，有证据显示，用桃红四物汤合生脉散加味（人参5g，麦冬、五味子、桃仁、红花各10g，丹参15g，当归、川芎、赤芍各20g，枳壳6g），水煎服，每日1剂，治疗肺心病急性加重期46例，疗效显著优于西药对照组，总有效率89.13%。多项随机对照试验表明桃红四物汤加减治疗 COPD 急性加重期辨证属痰瘀阻肺证者有较好疗效[49-53]。（推荐强度：B，证据级别：Ⅱa/Ⅱb/Ⅲb）。

3.9 真武汤合五苓散加减

COPD 急性加重期或肺心病心力衰竭的基本病机为本虚标实，正虚主要是脾肾阳虚，邪实主要为水饮、血瘀等。脾肾阳虚，气不化水，水饮泛滥，上凌心肺为本病主要病机，可出现咳、痰、喘、肿加重，甚至神志恍惚。多项随机对照试验表明，用真武汤合五苓散加减治疗肺心病急性心衰对改善咳嗽、咯痰、喘息、水肿、紫绀等症状，减轻呼吸衰竭和心衰，都有较好疗效[54-57]。（推荐强度：B，

证据级别：Ⅱa/Ⅱb/Ⅲb）

3.10 六君子汤及升陷汤

一项随机对照试验用 BODE 指数评估六君子丸治疗 COPD 稳定期患者的临床疗效。方法：选择门诊及住院的 COPD 稳定期患者 73 例，随机分为 A 组与 B 组，A 组 38 例予口服六君子丸（每次 9g，每日 2 次，温开水送服）3 个月，B 组 35 例不予中成药及中药汤剂进行治疗，所有病例观察 6 个月，出现 COPD 急性发作时予常规西药对症处理。分别记录治疗前及观察结束时 BODE 指数各因子指标 FEV1%、功能性呼吸困难量表、6 分钟步行距离（6MWD）、体重指数（BMI）及对应积分。结果：治疗前 A、B 两组各因子指标及积分相比均无显著性差异（$P > 0.05$）；ITT 分析显示观察结束时，A 组 FEV1%、6MWD 均较 B 组明显提高（$P < 0.05$ 或 $P < 0.01$），A 组 FEV1% 积分、6MWD 积分、MMRC 积分、MMRC 及 BODE 指数均显著低于 B 组（$P < 0.05$）。结论：口服六君子丸有助降低 COPD 稳定期 BODE 指数，可改善 COPD 预后[62]。另有多项随机对照试验表明，六君子汤及升陷汤治疗 COPD 稳定期证属肺脾两虚痰阻证有较好疗效，能祛痰止咳平喘，有效改善 COPD 稳定期营养状况及肺通气功能，提高生活质量[60-66]。（推荐强度：B，证据级别：Ⅱa/Ⅱb/Ⅲb）

3.11 补肺汤合平喘固本汤

一项关于 80 例 COPD 稳定期治疗的随机对照试验报道，对照组用抗感染、化痰、解痉等西医常规治疗，治疗组在西医常规治疗基础上加用补肺汤合人参蛤蚧散加减，2 个月为治疗周期。结果：治疗组肺功能较对照组明显改善（$P < 0.05$）。总有效率：治疗组 85%、对照组 25%，两组比较有极显著性差异（$P < 0.01$）。治疗后，治疗组生活质量评分明显提高（$P < 0.05$）。结论：补肺纳肾法治疗慢性阻塞性肺疾病稳定期可改善患者肺功能，改善临床症状，提高生存质量[68]。另一项关于 120 例慢性肺原性心脏病中西医结合治疗的报道：随机分为中西医结合治疗（治疗组）60 例、西医治疗组（对照组）60 例，两组均予吸氧、舒张支气管药物、抗生素、强心、利尿、扩血管、止咳化痰等综合治疗。治疗组在上述治疗基础上加中药治疗，急性期、恢复期辨证选用平喘固本汤合补肺汤加减。组方：熟地、黄芪、丹参各 20g，紫菀、款冬花、苏子、半夏、麦冬、陈皮、当归、川贝各 10g，甘草 5g，五味子 6g。每日 1 剂，分 2 次口服，2 周为 1 个疗程。结果：治疗组 60 例中，显效 24 例，有效 33 例，无效 3 例，总有效率 95%；对照组 60 例中，显效 20 例，有效 32 例，无效 8 例，总有效率 86%。两组疗效比较，$P < 0.05$。结论：中西医结合治疗对慢性肺原性心脏病失代偿期患者的心功能改善具有积极的作用。它能改善肺循环，提高氧合能力，减轻缺氧对心脏的损害[70]。（推荐强度：B，证据级别：Ⅱa/Ⅱb）

3.12 参蛤散合金匮肾气丸及金水六君煎加减

多项随机对照试验表明，参蛤散合金匮肾气丸及金水六君煎治疗 COPD 稳定期证见肺脾肾虚证者有较好疗效[71-78]。一项随机对照试验报道，将 58 例 COPD 稳定期患者随机分为补益肺肾组 28 例、肺康Ⅰ号治疗，补益肺脾肾组 30 例、用肺康Ⅱ号治疗。观察临床症状、肺功能、6 分钟行走距离的改善情况。结果：两组对临床症状、肺功能、6 分钟行走距离均有显著改善作用，治疗前后比较，差异有显著性意义（$P < 0.05$）；治疗后两组各项比较，补益肺脾肾组均优于补益肺肾组（$P < 0.05$）。结论：在敛肺纳肾、活血祛瘀基础上加用培土生金法对 COPD 缓解期的治疗具有重要意义。（推荐强度：B，证据级别：Ⅱa/Ⅱb）

3.13 针灸拔罐法

《杂病广要·卷第三十喘》载："有贵人久患喘，夜卧不得而起行，夏月亦衣夹背心，予知是膏肓病也，令灸膏肓而愈……若不因痰而喘者，当灸肺俞，凡有喘与哮者，为按肺俞，无不酸疼，皆为缪刺肺俞，今灸而愈，亦有只缪刺不灸而愈，此病有浅深也。"一项 150 例的随机对照临床试验报道：150 例缓解期的患者随机分为治疗组和对照组，每组 75 例，治疗组采用温肾利气法针灸，由大椎、肺俞（双）、膻中、关元、支沟（双）、列缺、偏历组成，每日 1 次，每次治疗 30 分钟，针刺手法采用平补平泻法，并口服中药。对照组采用口服中药。12 天为 1 疗程，疗程休息 3 天，共治 3 个疗程。结果：治疗组在治疗前后肺功能的数值比较差异有显著性（$P<0.05$）[59,80-82]。（推荐强度：B，证据级别：Ⅱa/Ⅱb/Ⅳ）

3.14 穴位贴敷法

一项随机对照试验观察咳喘散穴位敷贴治疗 COPD 稳定期的临床疗效。方法：将 120 例 COPD 稳定期患者随机分为对照组与咳喘散穴位敷贴组（简称敷贴组），每组各 60 例。对照组患者给予相应的对症支持基础治疗；治疗组患者在给予基础治疗的同时加用咳喘散穴位敷贴治疗。观察两组患者治疗前后的中医证候积分变化、肺通气功能［用力呼气量占预计值百分比（FVC）、第一秒呼气容积占预计值百分比（FEV$_1$）、第一秒呼气容积占用力呼气量百分比（FEV$_1$/FVC）］及治疗后 1 年内的急发次数情况。结果：对照组总有效率为 53.33%，敷贴组为 86.67%，两组比较有显著性差异（$P<0.05$）。敷贴组在改善 COPD 稳定期患者中医证候积分及减少患者 1 年内急发次数、提高肺功能 FVC、FEV$_1$ 水平方面皆优于对照组（$P<0.05$）。结论：咳喘散穴位敷贴治疗 COPD 稳定期临床疗效显著，可明显减轻症状，减少急性发作次数[17]。另有一项 85 例慢性阻塞性肺疾病患者随机对照临床试验，探讨中药穴位贴敷治疗 COPD 的临床疗效及其对免疫功能的影响。方法：将 85 例患者随机分为治疗组 43 例、对照组 42 例。治疗组穴位贴敷咳喘方，对照组穴位贴敷安慰剂。观察两组临床疗效及治疗前后免疫功能指标变化。结果：治疗组有效率明显高于对照组，$P<0.01$；CD$_4^+$、CD$_4^+$/CD$_8^+$ 明显高于对照组，IL-4、TNF-α 明显低于对照组，IgM、IgA、IgG 明显高于对照组，IgE 水平明显低于对照组。结论：穴位贴敷咳喘方治疗慢性阻塞性肺疾病疗效确切，可改善患者免疫功能，降低 IL-4、TNF-α 水平[15]。另有多项随机对照临床试验表明，三伏用白芥子泥丸穴位贴敷法治疗 COPD 有良好的临床疗效，且可明显改善肺功能[94-95]。（推荐强度：B，证据级别：Ⅰb/Ⅱa/Ⅱa）

方　　法

1　临床证据的检索策略

指南编写小组制定了文献检索策略，采取了电子检索与手工检索相结合的方式，系统检索了中医药治疗 COPD 的国内外文献（见附件 2）。

2　证据级别和质量评价

按照 2007 年 8 月 27~28 日，WHO 西太区对传统医学临床实践指南编写工作进展汇报会议的要求，采用北京中医药大学刘建平教授证据分级方法。

指南编写小组对检索的文献根据文献的初筛标准进行了初筛，初筛合格的文献根据文献质量评价标准进行了第二次筛查，合格的文献采用了温哥华格式的文献摘要表对文献进行了结构性的摘要，并最终汇总成证据表（见附件 3）。

3　推荐强度

参考美国国家临床指南交换所建议分级划分标准，并作适当修改（见附件 3）。

4　评议和咨询过程

慢性阻塞性肺疾病临床实践指南在初稿完成后，进行了一次专家评审会。经专家充分讨论草案的每个部分，指南编写小组对指南草案进行了整理、编排和修改，形成第二稿后再送专家函审，然后汇总专家意见，反复增删，形成修订稿，并经指南指导委员会审核通过。

5　宣传

本指南将以中华中医药学会内科分会呼吸系统疾病专业委员会为平台，在广大中医药医务人员中开展慢性阻塞性肺疾病中医循证临床实践指南的宣传工作。

6 执行

引进苏格兰地区学院间指南网络（SIGN）和世界卫生组织（WHO）所提供的指南制作方法，制订 COPD 传统医学临床实践指南在中国和亚太区均属首次。本次指南的制作只是一个开端和尝试，更多的经验有待以后进一步总结。对于使用过程中出现的问题，我们欢迎您提出宝贵意见。

联系方式：中国中医科学院西苑医院呼吸科。

联系地址：北京市海淀区西苑操场 1 号（100091）。

7 更新

指南制订委员会定期委托相关人员对指南进行评议，对新出现的证据进行收集、整理和分析，最后由指南制订委员会决定是否对指南予以修订。一般而言，在下列情况下，需要对指南进行修订或更新：产生新的干预方法；产生证明现有干预方法为最佳、有利或有弊的证据；产生新的重要的有意义的结论；产生新的医疗资源。如果对指南修订有任何新的建议，欢迎与我们联系。

参考文献

［1］中华医学会呼吸病学分会慢性阻塞性肺疾病学组. 慢性阻塞性肺疾病诊治指南（修订版）. 中华结核和呼吸杂志，2007，30（1）：8.

［2］钟南山，姚婉贞，徐永健. 慢性阻塞性肺疾病. 北京：北京大学医学出版社，2007.

［3］施焕中. 慢性阻塞性肺疾病. 北京：人民卫生出版社，2006.

［4］中华人民共和国卫生部. 中药新药临床研究指导原则. 北京：中国医药科技出版社，2002.

［5］国家中医药管理局. 中华人民共和国中医药行业标准——中医病证诊断疗效标准. 北京：中国中医药出版社，1995.

［6］中华中医药学会. 中医内科常见病诊疗指南（中医病证部分）. 北京：中国中医药出版社，2008.

［7］中华中医药学会. 中医内科常见病诊疗指南（西医疾病部分）. 北京：中国中医药出版社，2008.

［8］王至婉，李建生，王明航，等. 慢性阻塞性肺疾病急性加重期中医证候分布规律的文献研究. 中医杂志，2008，49（8）：727.

［9］金亚明，丁元华. COPD 中医辨证分型及临床相关性研究分析. 辽宁中医药大学学报，2008，10（7）：69.

［10］Rabe KF, Hurd S, Anzueto A, et al. Global strategy for thediagnosis, management, and prevention of chronic obstructive pulmonary disease：GOLD executive summary. Am J Respir Crit CareMed, 2007, （176）：532.

［11］Puhan Milo A, Vollenweider D, Latshang T, et al. Exacerbations of chronic obstructive pulmonary disease：when are antibiotics indicated A systematic review. Respir Res, 2007, （8）：30.

［12］梁爱武，黄美杏，吴娜娜，等. 冬屏汤冬病夏治对慢性阻塞性肺疾病稳定期免疫功能影响的观察. 广西中医学院学报，2008，11（1）：9.

［13］候林江，张玉国，辛洪涛，等. 加味玉屏风散对慢性阻塞性肺疾病红细胞免疫作用的影响. 浙江中西医结合杂志，2000，10（12）：727.

［14］毛兵，李廷谦，迟焕海，等. 玉屏风散颗粒治疗慢性阻塞性肺病的临床研究. 成都中医药大学学报，1999，22（2）：16.

［15］王海峰，李素云，王明航，等. 中药穴位贴敷治疗慢性阻塞性肺疾病患者临床观察及免疫功能的影响. 中华中医药学刊，2009，27（6）：1209.

［16］万文蓉，程绍鲁，张卫，等. 温肾利气法针药并治慢性阻塞性肺疾病缓解期对患者肺功能影响

的临床研究．中华中医药学刊，2009，27（1）：163.

[17] 石克华，折哲，熊必丹，等．咳喘散穴位敷贴治疗慢性阻塞性肺疾病稳定期临床疗效观察．世界中西医结合杂志，2009，4（3）：195.

[18] 杨荣源，林燕凤，李际强．小青龙汤加减治疗慢性阻塞性肺病急性加重期临床观察．新中医，2009，41（1）：43.

[19] 李华利，杨社香．加味小青龙汤治疗慢性阻塞性肺病急性加重期48例．中医研究，2008，21（6）：42.

[20] 谢加富，陈仕章，秦平祥．小青龙汤配合基础治疗对慢性阻塞性肺疾病患者血氧饱和度的影响．临床和实验医学杂志，2008，7（9）：5.

[21] 方灵云．小青龙汤治疗COPD 38例观察．浙江临床医学，2003，5（3）：217.

[22] 张月美，房栋．茯苓杏仁甘草汤加味治疗慢性阻塞性肺疾病发作期疗效分析．中国中医急症，2006，15（4）：351.

[23] 陈继婷，朱祝生．辨证分型治疗慢性阻塞性肺疾病85例．陕西中医，2000，21（10）：451.

[24] 山田光胤．图说东洋医学（汤液篇II）．日本：学研出版社，1984.

[25] 谢卫红．麻杏石甘汤加味治疗慢性阻塞性肺病急性加重期．中国中医药现代远程教育，2009，7（4）：101.

[26] 王玲，蒲海霞．中西医结合治疗肺心病急性发作期100例．陕西中医，1999，（10）：16.

[27] 李学明．辨证论治配合西药治疗慢性呼吸衰竭34例．陕西中医，2006，27（12）：1462.

[28] 杨阿妮．中西医结合治疗肺心病急性发作期32例．甘肃中医，1999，12（5）：37.

[29] 金亚明，丁元华．中西医结合治疗慢性阻塞性肺病急性加重期72例临床观察．浙江中医药，2007，39（6）：37.

[30] 范红玲．清气化痰汤化裁治疗慢性阻塞性肺疾病急性加重期57例．四川中医，2003，21（8）：30.

[31] 张瑜，李剑莹，邓屹琪，等．清肺化痰中药配合呼吸机无创正压通气救治慢性阻塞性肺病伴呼吸衰竭的疗效观察．广州中医药大学学报，2007，24（3）：205.

[32] 吴震东，李可坚．清金化痰汤合杏丁注射液治疗慢性阻塞性肺疾病急性期疗效观察．现代中西医结合杂志，2007，16（24）：3500.

[33] 许林生．加味越婢加半夏汤治疗肺心病急性发作期临床研究．临床肺科杂志，2006，11（4）：543.

[34] 杨志强，肖鹏．越婢加半夏汤加味方治疗喘息型支气管炎50例．实用中医内科杂志，2007，21（5）：53.

[35] 蔡丽威，于殿宏，于敏，等．越婢加半夏汤治愈肺胀两则．吉林中医药，2002，22（5）：55.

[36] 秦光灿．中西医结合治疗慢性阻塞性肺疾病疗效观察．中外医疗，2009，（11）：71.

[37] 杨红梅，毛兵，钟云青，等．痰热清注射液治疗慢性阻塞性肺疾病急性加重随机对照试验的系统评价．华西医学，2008，23（6）：1244.

[38] 陈智玲，胡永峰，肖海霞．痰热清注射液治疗慢性阻塞性肺疾病临床观察．中国中医急症，2009，18（9）：1411.

[39] 黄梅．苓桂术甘汤治疗慢性肺源性心脏病心力衰竭观察．实用中医药杂志，2006，22（1）：11.

[40] 陆莺．苓桂术甘汤加味治疗慢性支气管炎近期疗效观察．广西中医学院学报，2005，8（4）：19.

[41] 周岳君，姚真敏．葶苈合剂治疗慢性支气管炎发作期87例疗效观察．中国中医药科技，2000，7（2）：121.

[42] 崔爱春．苓桂术甘汤加味治疗慢性支气管炎 28 例．光明中医，2009，24（3）：466．

[43] 李景君，王琦，赵会中．苓桂术甘汤加味治疗慢性心力衰竭 30 例临床观察．中医药信息，2009，26（1）：44．

[44] 刘丰晓．苏子降气汤加减治疗肺心病心力衰竭 46 例疗效观察．中国中医药现代远程教育，2009，7（7）：105．

[45] 黎建德，潘燕红．中西医结合治疗喘息型支气管炎急性发作期．浙江中西医结合杂志，2007，17（3）：140．

[46] 刘晖，陈康远，曾韵萍．三子养亲汤加味方治疗慢性阻塞性肺疾病急性加重期的临床观察．新中医，2009，41（8）：38．

[47] 张穗坚，方楚权．二陈汤合三子养亲汤治疗慢性阻塞性肺疾病 48 例疗效观察．新中医，2006，38（10）：24．

[48] 肖桂林，金益强．中西医结合治疗慢性阻塞性肺疾病临床报告．江西中医药，2001，32（6）：51．

[49] 高玉祥．桃红四物汤合生脉散加味治疗肺心病急性加重期 46 例．浙江中医杂志，2008，43（5）：265．

[50] 李正兰，王笑梅，王天鹏，等．化裁桃红四物汤治疗肺心病心力衰竭疗效观察．中国中医急症，2004，13（10）：639．

[51] 戚建明，金绪美，赖幼林．活血化瘀为主治疗慢性肺源性心脏病急性发作期临床观察．河北中医，2000，22（1）：25．

[52] 谢帮军．中西医结合治疗慢性肺心病心力衰竭疗效观察．山东中医杂志，2005，24（7）：420．

[53] 李红哲，宋杰．华盖散与桃红四物汤加减配合西药治疗慢性阻塞性肺疾病 42 例．陕西中医，2008，29（8）：940．

[54] 陈少军，孙久林，万秀英．中西医结合治疗慢性充血性心力衰竭急性发作 80 例临床研究．江苏中医药，2009，41（7）：26．

[55] 姚红艳，吴官保．中西医结合治疗慢性肺心病急性期 35 例．湖南中医杂志，2008，24（6）：51．

[56] 董德保，张荣华．真武汤加味治疗慢性充血性心力衰竭临床观察．四川中医，2005，23（4）：48．

[57] 邓仕安．真武汤加味治疗慢性肺源性心脏病 30 例．中国民间疗法，2009，17（6）：23．

[58] 万文蓉．针灸治疗慢性阻塞性肺疾病 36 例．中国针灸，2006，26（9）：672．

[59] 日本，丹波元坚．杂病广要．北京：中医古籍出版社，2002．

[60] 吴伟平，陈清维，徐丽．等．六君子散煎剂对 COPD 缓解期营养状况及肺功能的影响．辽宁中医杂志，2009，36（4）：559．

[61] 陈明锐，杨远富．六君子汤加减治疗慢性阻塞性肺疾病稳定期营养不良的临床研究．现代中西医结合杂志，2009，18（7）：721．

[62] 张晓谊，程德云．六君子丸对 COPD 稳定期患者 BODE 指数的影响．云南中医中药杂志，2008，29（8）：8．

[63] 吴允华，卢方．加味六君子汤治疗慢性阻塞性肺病缓解期 32 例．浙江中医药大学学报，2006，30（5）：517．

[64] 张馨予，陈文玲，陈代珍．中西医结合治疗老年慢性阻塞性肺病 88 例疗效观察．云南中医中药杂志，2006，7（3）：11．

[65] 刘忠良，曹志安．中西医结合治疗慢性心力衰竭 65 例临床观察．中西医结合心脑血管病杂志，

2008，6（1）：11.

[66] 李兰波. 升陷汤治疗慢性心力衰竭 50 例临床观察. 光明中医，2008，23（5）：634.

[67] 高洁，魏国玲，陈茜，等. 皱肺平喘胶囊治疗慢性阻塞性肺病肺肾双虚证 54 例. 陕西中医，2008，29（8）：947.

[68] 麦海萍. 补肺纳肾法对慢性阻塞性肺疾病稳定期患者肺功能的影响研究. 实用中医药杂志，2009，25（4）：210.

[69] 莫健平，莫松柳，黎奇才. 补肺汤合可必特治疗肺气虚型慢性阻塞性肺疾病疗效观察. 临床医药实践杂志，2007，16（9）：369.

[70] 李志明，章康伟，俞陈莲. 中西医结合治疗慢性肺源性心脏病 120 例. 浙江中西医结合杂志，2008，18（1）：62.

[71] 周海云，张凤宇. 中西医结合治疗稳定期慢性阻塞性肺疾病 50 例疗效观察. 中国中医急症，2008，17（12）：1677.

[72] 孙子凯，曹世宏，徐丽华，等. 益肾固本法对慢性阻塞性肺疾病缓解期患者的疗效观察. 时珍国医国药，2007，18（12）：2980.

[73] 李素云，周庆伟，吴纪珍. 补肺益肾颗粒对 COPD 缓解期患者肺通气功能和免疫功能的影响. 山东中医杂志，2003，22（6）：333.

[74] 麦海萍. 补肺纳肾法对慢性阻塞性肺疾病稳定期患者肺功能的影响研究. 实用中医药杂志，2009，25（4）：210.

[75] 武慧，王翼洲，张琳. 金水化痰方对慢性阻塞性肺疾病肺功能和血液流变的影响. 中国临床保健杂志，2007，10（3）：263.

[76] 刘小虹，刘琼. 培土生金法在慢性阻塞性肺疾病缓解期的应用研究. 新中医，2002，34（10）：18.

[77] 李素云，周庆伟，王明航，等. 以补肺益肾法复方制剂调节慢性阻塞性肺疾病缓解期患者肺通气及免疫功能随机分组安慰剂对照. 中国临床康复，2006，10（7）：145.

[78] 赵甫成，王健，王腕卿. 自拟益气健脾补肾活血汤治疗慢性阻塞性肺疾病稳定期 39 例. 中医杂志，2009，50（10）：914.

[79] 许建中. 扶正固本丸（片）防治慢性支气管炎远期疗效观察. 中西医结合杂志，1984，4（1）：32.

[80] 王伟，张燕萍，苗青，等. 支气管哮喘缓解期（肺脾气虚证）中西医结合治疗研究. 中国中医药信息杂志，2006，13（12）：71.

[81] 穆爱林. 涤痰汤在临床急重证中的应用. 北京中医，2001，（2）：38.

[82] 梁月俭. 清开灵并安宫牛黄丸治疗肺性脑病临床观察. 中国中医急症，2006，15，（6）：614.

[83] 王汉蓉，岑小波，王莉. 安宫牛黄丸治疗肺性脑病的系统评价. 中草药，2003，34（1）：92.

[84] 杜艾吉. 中西医结合治疗肺性脑病 40 例疗效观察. 新中医，2003，35（5）：47.

[85] 余昆山. 大剂量清开灵治疗肺性脑病的疗效观察. 云南中医中药杂志，2001，22（3）：21.

[86] 蔡峥，方蔓倩，张轶英. 地坛牌清开灵注射液治疗肺性脑病 30 例. 北京中医药大学学报，2002，25（4）：77.

[87] 刘红军. 益气温阳化瘀法治疗慢性肺源性心脏病 44 例. 浙江中医杂志，2006，41（10）：591.

[88] 高巍. 参附汤与生脉散并用治疗心衰 50 例观察. 实用中医内科杂志，2006，20（2）：180.

[89] 范德斌，秦雪屏，白红华，等. 参附注射液治疗肺心病心衰 62 例临床观察. 中国中医急症，2009，18（3）：381，386.

[90] 贾杰. 针刺联合康复训练改善慢性阻塞性肺病肺功能的临床研究. 中国针灸，2004，24

（10）：681.

［91］万文蓉，程绍鲁，张卫．温肾利气法针药并治慢性阻塞性肺疾病缓解期对患者肺功能影响的临床研究．中华中医药学刊，2009，27（1）：163.

［92］何迎春，刘秀梅，郭建文．针刺配合拔罐疗法改善慢性阻塞性肺病患者血液流变性的影响．中国微循环，2003，7（6）：387.

［93］程秀英，李忠杰，赵利群．改良白芥子涂法治疗喘证270例临床观察．现代中医药，2002，（3）：23.

［94］李菊莲，费新明，范娥．穴位贴敷法治疗慢性阻塞性肺疾病临床观察．针灸临床杂志2009，25（4）：35.

［95］王文章，郑彩霞，张念志．穴位贴敷法治疗慢性阻塞性肺疾病90例临床观察．中国中医急症，2009，18（2）：186.

［96］陈平，许光兰．益气补肺膏穴位敷贴治疗慢性阻塞性肺疾病缓解期33例．陕西中医，2009，30（8）：945.

［97］俞亚丽．慢性阻塞性肺病缓解期的康复治疗．湖北中医杂志，2001，23（6）：53.

［98］郝小梅，陈宁，李慧．中药合并肺康复治疗慢阻肺稳定期疗效观察．江西中医学院学报，2009，21（2）：39.

［99］沈志坤．百令胶囊联合肺康复医疗体操对缓解期COPD的疗效观察．中国中药杂志，2008，33（8）：942.

［100］王星，刘曼莉，党群．慢性阻塞性肺疾病稳定期治疗体会．延安大学学报（医学科学版），2008，6（3）：28.

［101］冯毅，潘华山，汶希，等．八段锦运动对慢性阻塞性肺病稳定期老年患者的疗效观察．新中医，2009，41（8）：36.

［102］仕丽，王檀．中药熏洗治疗老年慢性阻塞性肺疾病稳定期的临床观察．中国老年学杂志，2008，28（24）：2493.

［103］谢利，刁本恕．中药熏洗治疗慢性肺心病阳虚水泛证30例．中医外治杂志，2006，15（5）：26.

［104］丁树荣，石晶，涂宏斌，等．医学生焦虑状况及影响因素调查研究．临床荟萃，2007，22（19）：1404.

［105］刘兴晖．慢性阻塞性肺疾病患者的社区心理干预观察．中国医药导报，2009，6（6）：119.

［106］Tze-Pin Ng, Mathew Niti, Wan-Cheng Tan, et al. Depressive symptoms and chronic obstructive pulmonary disease. Arch Intern Med, 2007, (167): 60.

［107］朱卫华，肖吕武，蓝芬，等．慢性阻塞性肺疾病患者情绪障碍及其影响因素分析．实用心脑肺血管病杂志，2009，17（9）：748.

［108］晏良美，李金梅．慢性阻塞性肺疾病患者情绪调查和心理干预．亚太传统医药，2009，5（9）：108.

［109］杨红菊，金燕芬，田陆云，等．通过健康教育降低AECOPD患者的抑郁、焦虑症状．临床合理用药，2009，2（4）：32.

附 件

附件1：指南工作组

慢性阻塞性肺疾病指南编写组：

组长：王书臣

成员：张燕萍　赵兰才　苗　青　何昌生　张文江　许宗伟　崔　云　樊茂蓉　谭素贞　韩克华　祁海艳　罗海丽　代昭欣。

王书臣　男，医学硕士，主任医师，中国中医科学院西苑医院，主要负责指南的总体设计。

张燕萍　女，医学学士，主任医师，中国中医科学院西苑医院，主要负责指南的设计与审核。

赵兰才　男，医学博士，副主任医师，中国中医科学院西苑医院，负责指南的设计、文献检索、评价与指南草案的书写。

苗　青　男，医学硕士，副主任医师，中国中医科学院西苑医院，负责指南的文献检索、评价。

张文江　男，医学硕士，副主任医师，中国中医科学院西苑医院，负责指南的文献检索、评价。

崔　云　男，医学硕士，主治医师，中国中医科学院西苑医院，负责指南的文献检索、评价。

樊茂蓉　女，医学硕士，主治医师，中国中医科学院西苑医院，负责指南的文献检索、评价。

何昌生　男，医学硕士，住院医师，中国中医科学院西苑医院，负责指南的文献检索、评价。

谭素贞　女，医学硕士，住院医师，中国中医科学院西苑医院，负责指南的文献检索、评价。

韩克华　女，医学硕士，住院医师，中国中医科学院西苑医院，负责指南的文献检索、评价。

祁海艳　女，医学硕士，住院医师，中国中医科学院西苑医院，负责指南的文献检索、评价。

罗海丽　女，医学硕士，住院医师，中国中医科学院西苑医院，负责指南的文献检索、评价。

代昭欣　男，医学硕士，住院医师，中国中医科学院西苑医院，负责指南的文献检索、评价。

慢性阻塞性肺疾病指南咨询专家：

晁恩祥　许建中　张贻芳　武维屏　洪广祥　周平安　王　玉　王　鹏　王　琦　俞森洋　许文兵　王宝玉　李国勤　张洪春　史利卿

晁恩祥　男，医学学士，主任医师，卫生部中日友好医院。

许建中　男，医学学士，主任医师，中国中医科学院西苑医院。

张贻芳　女，医学学士，主任医师，中国中医科学院西苑医院。

武维屏　女，医学学士，主任医师，北京中医药大学附属东直门医院。

洪广祥　男，医学学士，主任医师，江西中医学院。

周平安　男，医学硕士，主任医师，北京中医药大学附属东方医院。

王　玉　女，医学学士，主任医师，吉林省中医研究院。

王　鹏　男，医学学士，主任医师，湖北中医药大学。

王　琦　男，医学学士，主任医师，北京中医药大学附属东方医院。

俞森洋　男，医学硕士，主任医师，中国人民解放军总医院。

许文兵　男，医学博士，主任医师，北京协和医院。

王宝玉　男，医学学士，主任医师，北京市通县中医医院。

李国勤　男，医学学士，主任医师，中国中医科学院广安门医院。

张洪春　男，医学博士，主任医师，卫生部中日友好医院。

史利卿　男，医学博士，主任医师，北京中医药大学附属东方医院。

附件 2：信息资源

1 检索的数据库

英文资料：选用 Medline，EMBASE 等外文数据库，以"chronic obstructive pulmonary disease、Medicine Chinese Traditional"为关键词进行检索。

中文资料：选用中国生物医学文献光盘数据库（CBMdisc）、中国生物医学期刊数据库（CMCC）、中国学术期刊网（CNKI）、中国优秀博硕士学位论文全文数据库、万方数据库等中文数据库。

2 检索类型

已有的指南、系统评价或 Meta 分析、随机对照临床试验（RCT），以及其他类型的临床研究如病例对照研究、队列研究、专家经验、个案报道及部分基础研究。

3 检索策略

用主题词或关键词结合自由词检索，关键词以慢性阻塞性肺疾病、慢性阻塞性肺病、慢性阻塞性肺气肿、慢性肺源性心脏病稳定期、中医药治疗、中医药疗法、辨证论治、喘证、肺胀、随机对照等为关键词，检索 1980 年至 2009 年 10 月的文献。

4 手工检索

手工检索自汉代至明清的中医书籍 50 余种，如《伤寒论》、《金匮要略》、《备急千金要方》、《千金翼方》、《外台秘要》、《儒门事亲》、《明医杂著》、《兰台轨范》、《临证指南医案》、《名医类案》等。国外有关中医的古典医籍如《皇汉医学》、《东医宝鉴》、《杂病广要》、《东医寿世保元》、《汉方の临床》、《日本东洋医学杂志》、《汉方医学》等。

附件 3：证据分级与推荐强度标准

1 证据分级标准

证据分级标准参考刘建平教授提出的传统医学证据体的构成及证据分级的建议，本指南结合临床实际作适当修订。

Ia：由随机对照试验、队列研究、病例对照研究、病例系列这四种研究中至少两种不同类型的研究构成的证据体，且不同研究结果的效应一致；实施较好的 Meta 分析或系统评价。

Ib：具有足够把握度的单个随机对照试验。

IIa：非随机对照研究或队列研究（有对照的前瞻性研究）。

IIb：病例对照研究。

IIIa：历史性对照的系列病例。

IIIb：自身前后对照的病例系列。

IV：长期在临床上广泛运用的病例报告和史料记载的疗法；专家共识意见。

V：未经系统研究验证的专家观点和临床经验，以及没有长期在临床上广泛运用的病例报告和史料记载的疗法。

2 推荐强度

推荐强度参考美国国家临床指南交换所建议分级划分标准，并作适当修改。

A 级：需要至少一个随机对照临床试验作为高质量和连贯性地提出具体建议的文献整体的一部分（证据来自 Ia 和 Ib）。

B 级：需要与主题相关的完成良好的临床研究，但没有随机对照临床试验（证据来自 IIa、IIb 和 III 级）。

C 级：需要来自专家委员会的报告或意见和（或）临床经验，但缺乏直接的高质量的临床研究

（证据来自Ⅳ和Ⅴ级）。

附件4：指南评价

AGREE 评测结果

六大领域标准化得分（表1）：

表1 六大领域标准化得分

研究领域	条目编号	标准化得分
范围与目的	1，2，3	66.6%
参与人员	4，5，6，7	56.2%
制定的严谨性	8，9，10，11	60.4%
清晰性和可读性	12，13，14，15，16，17，18	64.3%
应用性	19，20，21	0.0
编辑独立	22，23	70.8%

附件5：词汇表

八纲辨证：运用表、里、寒、热、虚、实、阴、阳八纲对疾病的病位外内、病势浅深、虚实属性，以及致病因素与人体抗病能力的强弱对比状态等进行分析辨别的辨证方法。

辨证：以中医学理论为指导，对四诊所得的资料进行综合分析，辨别为何种证候的思维方法，是中医临床认识与诊断病证的重要方法。

辨证论治：中医临床诊断治疗疾病的思维方法和过程。通过四诊收集患者的病史、症状等临床资料，根据中医理论进行综合分析，分辨出证候，并拟定治疗方法。也包括中医理论贯穿在预防与养生实践中的过程。

标本：关于事物主次关系的相对概念，"本"指主要方面，"标"指次要方面。如：在病因病机学说中，从正气与邪气来说，人体正气是本，致病的邪气是标；从疾病本身来说，病因是本，症状是标。

病因：导致人体发生疾病的原因。

病机：疾病发生、发展、变化的机理，包括病性、病位、病势、脏腑气血虚实变化及其预后等。

喘息：呼吸困难急促，甚至张口抬肩，不能平卧的表现，有虚喘、实喘之分。

乏力：自觉肢体懈怠，软弱无力的表现。

扶正祛邪：对于正虚为主、因虚致实的病证，应采取扶助正气为主，使正气加强，从而达到驱除病邪目的的治疗原则。

发热：是患者自觉身体全身或局部发热，体温或升高，或不升高。

咳嗽：为肺失宣降，肺气上逆。有声无痰谓之咳，有痰无声谓之嗽，有痰有声为咳嗽。

咳痰：咯出呼吸道分泌物，多因痰湿而起。

气虚：是指全身或局部气的减少，而导致脏腑组织功能减退的证候。主要临床表现：少气懒言，神疲乏力，头晕，自汗，活动时诸症加剧，舌淡苔白，脉虚无力。其中乏力是其主要症状。

气短：呼吸短促而急，自觉气息不能接续的表现。

实：与虚相对而言，指邪气亢盛，以邪气盛为矛盾主要方面的病理反应，表现为正气与邪气均较强盛，正邪相搏，斗争剧烈，反应明显，可见各种亢盛有余的证候。

腧穴：是指脏腑经络之气输注出入的特殊部位，既是疾病的反应点，又是针灸临床的刺激点。

外寒内热：即表寒里热证。表寒、里热症状同时存在。由外邪传里化热而表寒未解，或本有内热又感寒邪所致。

恶寒发热：是指恶寒与发热同时并作的症状。

虚：指正气不足，以正气虚损为矛盾主要方面的病理反应，表现为机体的精、气、血、津液亏少和功能衰弱，脏腑经络的功能低下，抗病能力减退，可见各种虚弱不足的证候。邪：各种致病因素的统称。

脏腑：指人体的内脏器官，为五脏、六腑、奇恒之腑的统称。

脏腑辨证：以脏象学说的理论为指导，分析判断疾病所在的脏腑病位及其病因、病性及邪正盛衰情况等的辨证方法。

中医：起源与形成于中国的具有整体观念、辨证论治等特点的医学。

中医学：以中医药理论与实践经验为主体，研究人类生命活动中健康与疾病转化规律及其预防、诊断、康复和保健的综合性科学。

中医师：依法取得执业医师资格或执业助理医师资格，经注册在医疗、预防、保健机构中执业的专业中医医务人员。

证：对疾病过程中一定阶段的病位、病因、病性、病势及机体抗病能力的强弱等本质的概括。

证候：证的外候，即疾病过程中一定阶段的病位、病因、病性、病势及机体抗病能力的强弱等本质有机联系的反应状态，表现为临床可被观察到的症状等。

正：人体正常功能活动的统称，即人体正常功能及所产生的各种维护健康的能力，包括自我调节能力、环境适应能力、抗邪防病能力和康复自愈能力等。

整体观念：强调人体自身整体性并与外环境相统一的思想。

症状：机体因发生疾病而表现出来的异常状态，包括患者自身的各种异常感觉与医者的感觉器官所感知的各种异常表现。

自汗：不因劳累活动，不因天热及穿衣过暖或服用发散药物等因素而自然汗出的表现。

治未病：采取一定的措施防止疾病产生和发展的治疗原则，包括未病先防和既病防变两个方面。